（中文翻译版）

肾脏疾病病例精选

Absolute Nephrology Review

主编　［美］阿鲁如·S. 雷迪（Alluru S. Reddi）

主译　李贵森　邓　菲

科学出版社

北　京

图字：01-2021-5971

内 容 简 介

本书主编是美国著名肾脏病学专家。本书的特点是创新性地以病例和简洁问答的形式进行撰写，其内容涵盖了肾脏病学几乎所有领域和常见的临床情景。结合文献复习、指南及临床经验对每个病例进行了详细的讲解和剖析。近1000个问题和详细的答案及分析为从事肾脏病学领域的科研工作者、临床医师、规培医师及医学生提供了了解肾脏病的更好方式。

本书内容贴近临床实际，具有很强的临床医疗和学习意义。

图书在版编目 (CIP) 数据

肾脏疾病病例精选 /（美）阿鲁如 S.雷迪（Alluru S. Reddi）主编；李贵森，邓菲主译 . —北京：科学出版社，2022.10

书名原文：Absolute Nephrology Review

ISBN 978-7-03-073213-2

Ⅰ. ①肾… Ⅱ. ①阿… ②李… ③邓… Ⅲ. ①肾疾病－诊疗 Ⅳ. ① R692

中国版本图书馆 CIP 数据核字（2022）第 173618 号

责任编辑：路　弘 / 责任校对：张　娟
责任印制：赵　博 / 封面设计：龙　岩

First published in English under the title
Absolute Nephrology Review: An Essential Q & A Study Guide
by Alluru S. Reddi Copyright © Springer International Publishing Switzerland, 2016
This edition has been translated and published under licence from Springer Nature Switzerlan

科 学 出 版 社 出版
北京东黄城根北街 16 号
邮政编码：100717
http://www.sciencep.com

三河市春园印刷有限公司　印刷
科学出版社发行　各地新华书店经销

*

2022 年 10 月第　一　版　　开本：889×1194　1/16
2022 年 10 月第一次印刷　　印张：24 1/2　插页：6
字数：630 000

定价：150.00 元
（如有印装质量问题，我社负责调换）

译 者 名 单

主　译　李贵森　四川省人民医院·电子科技大学附属医院肾脏内科
　　　　　邓　菲　四川省人民医院·电子科技大学附属医院肾脏内科

副主译　王　蔚　四川省人民医院·电子科技大学附属医院肾脏内科
　　　　　洪大情　四川省人民医院·电子科技大学附属医院肾脏内科
　　　　　吴重宽　新光吴火狮纪念医院肾脏内科
　　　　　何　凡　华中科技大学同济医学院附属同济医院肾脏内科

译　者　（以姓氏汉语拼音为序）
　　　　　陈　瑾　四川省人民医院·电子科技大学附属医院肾脏内科
　　　　　陈　伟　通用医疗成飞医院
　　　　　段志强　西部战区空军医院肾脏内科
　　　　　冯　静　四川省人民医院·电子科技大学附属医院中医科
　　　　　郭　宁　山东大学齐鲁医院器官移植科
　　　　　贺　欣　新华医疗
　　　　　黄正懿　青青医疗
　　　　　兰　灵　纽瓦克贝斯以色列医学中心（美）重症医学科
　　　　　李　明　中山大学附属第一医院肾脏内科
　　　　　李　怡　四川省人民医院·电子科技大学附属医院肾脏内科
　　　　　李明权　成都中医药大学附属医院肾脏内科
　　　　　刘晓惠　川北医学院附属医院肾脏内科
　　　　　刘心霞　四川省人民医院·电子科技大学附属医院药学部
　　　　　吕理哲　新光吴火狮纪念医院肾脏内科
　　　　　马跃先　成都中医药大学附属医院肾脏内科
　　　　　毛　楠　成都医学院第一附属医院肾脏内科
　　　　　欧三桃　西南医科大学附属医院肾脏内科
　　　　　谭　竞　成都市第三人民医院血液科

王　聪　宜宾市中医院肾脏内科

王　颖　乔治全球健康研究所（澳）

王少清　成都医学院第二附属医院·核工业 416 医院

吴蔚桦　西南医科大学附属医院肾脏内科

肖　健　广元市中心医院肾脏内科

肖　祥　成都医学院第一附属医院肾脏内科

谢席胜　南充市中心医院肾脏内科

杨　浩　浙江大学医学院附属第一医院肾脏科

杨　勇　四川省人民医院·电子科技大学附属医院药学部

杨世峰　西安交通大学附属第一医院肾脏内科

俞　波　天普大学附属医院（美）肾脏及高血压科

张　凌　四川大学华西医院肾脏内科

张　萍　四川省人民医院·电子科技大学附属医院肾脏内科

张和平　川北医学院附属医院肾脏内科

张亚玲　四川省人民医院·电子科技大学附属医院肾脏内科

赵良斌　成都中医药大学附属医院肾脏内科

译 者 前 言

由 Alluru S. Reddi 教授主编的《肾脏疾病病例精选》(*Absolute Nephrology Review*)与众多肾脏病学专著不同，它是一本从临床实际出发，基于案例等提出问题，然后再通过复习相关知识和最新文献，给出专业的解答。以临床案例引导读者思考，并深入阅读，从而激发读者主动学习的热情；每章的问题均精心设计，所涉及的内容包括了病理生理基础、发病机制和治疗干预决策等；每个问题均体现出了作者严谨的态度和求实的风格。

我们从众多肾脏病学专著中精心挑选出该书，组织相关专家进行翻译，以期为我国临床肾脏病医师培训做贡献。尽管我们对翻译提出高要求，对译稿也进行了反复校对，但由于水平有限，书中若有错漏之处，请各位专家批评指正。

四川省人民医院　李贵森

2022 年 5 月

原著前言

　　编写本书的目的是希望能使肾脏病专科培训医师及肾脏病执业医师通过问答的形式来全面了解肾脏病学，以避免让其阅读冗长的肾脏病教科书。书中的问题是针对一些最新期刊和标准教科书的信息及作者的临床经验所提出的。每章的问题均旨在涵盖生理学、发病机制的基础知识及临床问题的治疗策略。

　　撰写一个有意义的问题其实比撰写书中的一个章节更加困难。每个问题都花费编写者很长的时间进行思考，然后针对此问题又花费更长的时间精雕细琢出满意的答案。我坚信本书会帮助每位即将毕业的肾脏病专科培训者及肾脏病相关执业医师通过执业考试或定期考核。

　　诚然，如果没有众多学生、工作人员和同事的帮助，本书是无法完成的，是他们让我更加全面地了解了肾脏病及如何正确管理此类患者。他们是我知识的强大来源，我感谢所有人。非常感谢我的家人对我的支持。特别感谢Surya V. Seshan博士，本书第2章的所有显微照片均是由她提供的。感谢她对我们的肾脏病研究奖学金计划和书稿审阅的贡献。最后，我还要感谢Springer的工作人员，特别感谢Gregory Sutorius和Michael Koy一如既往的支持、帮助和建议。同时，深深感谢所有对本书改进有所帮助的建设性批评。

Alluru S. Reddi

纽瓦克，新泽西

目　录

第1章　液体、电解质及酸碱平衡紊乱 1

第2章　肾小球、小管间质和血管疾病 45

第3章　急性肾脏损伤和重症监护相关肾病 122

第4章　慢性肾脏病 154

第5章　矿物质代谢紊乱与肾结石 184

第6章　高血压 215

第7章　肾脏药理学 250

第8章　遗传病与妊娠 273

第9章　血液透析 298

第10章　腹膜透析 321

第11章　肾移植 338

彩图 381

第1章

液体、电解质及酸碱平衡紊乱

1.患者女，36岁。因头晕、虚弱、食欲缺乏、乏力和嗜盐4周入院。有哮喘史，未服用任何相关药物。有1型糖尿病及甲状腺功能减退家族史。入院时，她的坐位血压为100/60mmHg（1mmHg＝0.133kPa），脉率为100次/分；立位血压为80/48mmHg，脉率为120次/分，体温是37.6℃。化验值如下：

Na^+ = 124mmol/L	肌酐 = 1.8mg/dl
K^+ = 6.1mmol/L	葡萄糖 = 50mg/dl
Cl^- = 114mmol/L	血红蛋白 = 13g/dl
HCO_3^- = 20mmol/L	血细胞比容 = 40%
尿素氮 = 42mg/dl	尿Na^+ = 60mmol/L

根据上述病史和化验值，除了适当的激素治疗外，下列哪种液体是合适的？

A. 5%葡萄糖溶液（D5W）

B. 5%白蛋白

C.乳酸钠林格液

D. 正常（0.9%）生理盐水

E. 0.45%（1/2张）生理盐水

答案：D

解析：直立性低血压和脉搏变化提示容量耗竭。低钠血症、高钾血症、尿素氮和肌酐的升高、低血糖和高尿Na^+的排泄提示肾上腺功能不全（Addison病），这是由于糖皮质激素和盐皮质激素缺乏所致。她的症状和体征与容量耗竭及电解质紊乱有关。低血压与上述激素缺乏引起的Na^+和水分丢失有关。

除了使用氢化可的松和氟化可的松外，患者还需要使用生理盐水来改善全身容量（选项D正确）。容量补充和激素治疗都能改善血压和电解质。

D5W可以改善高钾血症和血糖，但不足以增加容量（选项A错误）。5%白蛋白可能会扩大容量，但在此患者中不适用（选项B错误）。乳酸钠林格液可加重高钾血症和高钙血症（约10%的Addison病患者有高钙血症），但对低钠血症影响不大。因此，选项C错误。1/2张生理盐水不足以补充该患者的全部液体（选项E错误）。

推荐阅读

Sarkar SB, Sarkar S, Ghosh S, et al. Addison's disease. Contemp Clin Dent, 2012, 3: 484-486.

Ten S, New M, Maclaren N. Addison's disease 2001. J Clin Endocrinol Metab, 2001, 86: 2909-2922.

2.更重要的是要知道输注的晶体或胶体有多少会保留在血管内，以改善容量状态和血流动力学状态。以下哪种液体在血管腔内含量最多？

A.5%葡萄糖溶液

B.1/2张生理盐水

C.生理盐水

D.乳酸钠林格液

E.C和D

答案：E

解析：要回答这个问题，关键是要记住体液在各个液体腔中所占的百分比。一个体重70kg偏瘦的男性，全身体液占体重的60%（42L），其中2/3（即28L）存在于细胞内，称为细胞内液（ICF）；1/3（即14L）存在于细胞外，称为细胞外液（ECF）（图1.1）。在这14L的细胞外液中，3.5L（25%）存在于血管腔内，10.5L（75%）分布于细胞间隙内。因此，如果输注1L D5W，约667ml将进入细胞内，约333ml将留在细胞外液中。在这333ml中，只有83ml（25%）将留在血管腔内（图1.2）。

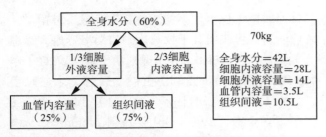

图1.1　一名70kg男子的全身水分（TBW）分布

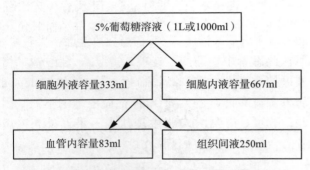

图1.2　5%葡萄糖溶液（D5W）的体内分布

低渗溶液［如0.45%NaCl（1/2张）］的保留率是不同的。0.45%NaCl被认为是生理盐水和游离水50：50的混合物。如果输注1L 0.45%NaCl，则500ml游离于水中，333ml分布于细胞内液中，167ml分布于细胞外液中。在167ml中，只有42ml（25%）会留在血管腔内。另外的500ml，则类似于0.9%的生理盐水，375ml（75%）将进入细胞间隙内，125ml停留在血管腔内（图1.3）。因此，输注1L后血管腔内剩余的总容量仅为167ml（42＋125＝167ml）。

另一方面，等渗液输注得越多，留在血管腔内的液体越多。如果向血管腔内输注1L生理盐水，

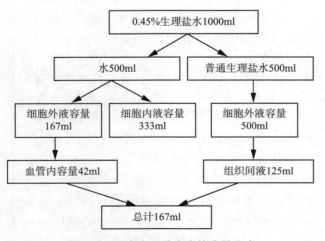

图1.3　1/2张生理盐水在体内的分布

约750ml将进入细胞间隙，剩下250ml在血管腔内（图1.4）。生理盐水进入细胞间隙内约在输液后30min。生理盐水停留在血管内期间，血容量和血压状况均有所改善。但在继续增大输注量前，尿量不一定会有所改善。乳酸钠林格液也有类似的体积变化。因此，选项E正确。

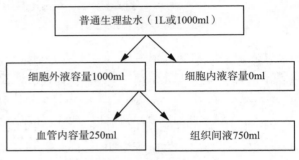

图1.4　生理盐水在体内的分布

输注胶体会使更多的液体滞留在血管腔内。如果输注1L 5%白蛋白，有900ml会留在血管腔内，100ml留在细胞间隙。白蛋白在血管内停留可超过16h。

当输注1L的25%白蛋白时，由于约有3L的液体将从细胞间隙进入血管内，血管内容量将增加4L。

在没有休克或脓毒症的情况下，各种晶体和胶体（白蛋白）在体内各腔隙的大致分布汇总见表1.1。

表1.1　静脉输注1L液体在人体各腔隙中的大致分布

液体	细胞内（ml）	组织间隙（ml）	血管内（ml）
5%葡萄糖溶液	667	250	83
生理盐水（0.9%）	0	750	250
乳酸钠林格液	0	750	250
白蛋白（5%）	0	100	900
白蛋白（25%）[a]	0	-3000	4000

[a] 从液体从细胞间隙移动到血管内（血浆）

推荐阅读

Nuevo FR，Vennari M，Agro FE. How to maintain and restore fluid balance：Crystalloids//Agro FE. Body Fluid Management. From Physiology to Therapy. Milan：Springer，2013：

37-46.

Reddi AS. Intravenous fluids: Composition and indications//Reddi AS. Fluid, Electrolyte, and Acid-Base Disorders. Clinical Evaluation and Management. New York: Springer, 2014: 33-44.

3. 24岁女性，因发热伴寒战、无力入院，伴有低血压和心动过速。血培养金黄色葡萄球菌呈阳性，诊断为感染性休克。四肢无水肿。根据药敏结果，患者开始使用万古霉素。化验值如下：

$Na^+ = 144mmol/L$	葡萄糖 = 80mg/dl
$K^+ = 5.1mmol/L$	总蛋白 = 5.8g/dl
$Cl^- = 88mmol/L$	白蛋白 = 2.0g/dl
$HCO_3^- = 20mmol/L$	血红蛋白 = 10g/dl
尿素氮 = 30mg/dl	血细胞比容 = 30%
肌酐 = 1.7mg/dl	尿 $Na^+ = 10mmol/L$

以下哪种液体适合初始复苏？
A. 浓缩红细胞悬液（pRBCs）
B. 1/2张生理盐水
C. 生理盐水
D. 乳酸钠林格液
E. 白蛋白
答案：C
解析：感染性休克时血管腔内通常会出现容量相对耗竭。该患者有血管内容量耗竭的症状。因此，选择的液体是生理盐水（选项C正确）。需要在1h内快速输注至少1L生理盐水，至少150～200ml/h，直到血压、组织灌注和氧供恢复。值得注意的是，感染性休克患者在肺毛细血管楔压＜18mmHg时可出现肺水肿。输注血红蛋白，使Hb＞10g/dl是没有益处的，因此，不需要输注红细胞（选项A错误）。然而，一旦患者的Hb降至7g/dl以下，就需要输注pRBCs。

在无乳酸酸中毒和高钾血症的情况下，可考虑乳酸钠林格液。因为与生理盐水相比，低Cl^-溶液更不容易发生急性肾损伤。然而，在此例中乳酸钠林格液和1/2生理盐水可能不合适（选项B和选项D错误）。

若大量生理盐水不能使轻微水肿的患者的血压得到改善，白蛋白可能有助于恢复血压和组织灌注。感染性休克的患者可能会出现外周水肿，由于血管通透性增加，液体渗入到细胞间隙中，因此没有足够的容量替代。除白蛋白外，可能还需要血管升压药来改善血压、组织灌注和气体交换。然而，白蛋白不是液体复苏的初始选择。因此，选项E错误。

推荐阅读

Reddi AS. Intravenous fluids: Composition and indications//Reddi AS. Fluid, Electrolyte, and Acid-Base Disorders. Clinical Evaluation and Management. New York: Springer, 2014: 33-44.

Tommasino C. Volume and electrolyte management. Best Pract Res Clin Anaesthelol, 2007, 21: 497-516.

4. 30岁男性，因腹部多处受伤被送往创伤科，需行脾切除术和多脏器修复。多处引流管。血压120/80mmHg，脉率80次/分。化验值如下：

$Na^+ = 134mmol/L$	$Ca^{2+} = 80mg/dl$
$K^+ = 3.1mmol/L$	磷酸盐 = 3.5mg/dl
$Cl^- = 88mmol/L$	白蛋白 = 4.1g/dl
$HCO_3^- = 18mmol/L$	血红蛋白 = 11g/dl
尿素氮 = 10mg/dl	血细胞比容 = 34%
肌酐 = 1.1mg/dl	尿 $Na^+ = 12mmol/L$
葡萄糖 = 80mg/dl	尿 $K^+ = 10mmol/L$

以下哪种液体对血管内液体复苏作用最大？
A. D5W
B. 1/2张生理盐水
C. 生理盐水
D. 乳酸钠林格液
E. C和D
答案：D
解析：该患者非肾性的液体丧失伴有多种电解质问题。因此，适合初始治疗的液体是含有Na^+、Cl^-、K^+、Ca^{2+}和乳酸钠林格液。应该继续使用这种液体，直到所有电解质紊乱都被纠正为止（选项D正确）。

该患者不适合D5W，因为他患有低钾血症，葡萄糖会进一步降低血清钾，这可能导致乏力和心律失常。此外，生理盐水本身并不合适，它可能会通过尿液排泄进一步降低血钾。虽然含有K^+的生理盐水可以最大限度地减少K^+的丢失，但可能不会改善其他电解质紊乱。

推荐阅读

Reddi AS. Intravenous fluids：Composition and indications//Reddi AS. Fluid, Electrolyte, and Acid-Base Disorders. Clinical Evaluation and Management. New York：Springer, 2014：33-44.

Tommasino C. Volume and electrolyte management. Best Pract Res Clin Anaesthelol, 2007, 21：497-516.

5. 72岁男性，体重98kg。有高血压、2型糖尿病、冠心病、支架置入术后、心力衰竭等病史，因静息性呼吸困难入院。尽管有限盐和使用利尿剂，仍伴有双腿肿胀4周。左室射血分数（EF）40%。使用的药物包括优泌乐（75/25）20U，每日1次；呋塞米40mg，每日2次；美托拉宗2.5mg，每日1次；螺内酯12.5mg，每日1次；卡维地洛12.5mg，每日2次；雷米普利10mg，每日1次；阿托伐他汀40mg，每日1次；氯吡格雷75mg，每日1次；阿司匹林81mg，每日1次。血压100/60mmHg，脉搏102次/分，颈静脉怒张明显，湿啰音，S3，肝颈静脉回流征阳性，膝关节以下凹陷性水肿。实验室检查：Na^+ 134mmol/L，K^+ 3.8mmol/L，Cl^- 90mmol/L，HCO_3^- 28mmol/L，BUN 46mg/dl，肌酐1.8mg/dl，eGFR < 60ml/min，葡萄糖100mg/dl。糖化血红蛋白（HbA1c）7%。尿液分析蛋白尿（＋＋）。心电图显示心动过速。根据上述病史和化验值，该患者最合适的初始治疗方案是

A.静脉注射呋塞米

B.奈西立肽

C.硝酸甘油

D.以上所有

E.增加美托拉宗剂量

答案：D

解析：患者需要立即从容量超负荷中缓解症状。静脉滴注呋塞米（5mg/h）可能比静脉推注效果更好，因为它安全可靠，使尿量更多，肾损害更小。如果速效利尿剂效果不佳，应该尝试奈西立肽，直到尿量改善。奈西立肽的推荐剂量为单次2μg/kg，然后是0.01μg/（kg·min）。奈西立肽可导致动静脉血管扩张，包括冠状动脉血管系统。它还可以降低静脉和心室压力，同时略微增加心排血量。因此，呼吸困难可能会得到改善。随着奈西立肽的使用，呋塞米的需求量减少。如果尿量不足，应考虑硝酸甘油20μg/min。由于硝酸甘油会引起低血压，监测血压非常重要，一旦收缩压 < 90mmHg就应该停药。增加美托拉宗的剂量是不合适的。

推荐阅读

Amer M，Adomaityte J，Qawum R. Continued infusion versus intermittent bolus furosemide in ADHF：an updated meta-analysis of randomized control studies. J Hosp Med, 2012, 7：270-275.

Jessup M，Brozena S. Heart failure. N Engl J Med, 2003, 348：2007-20018.

Krum H，Teerlink R. Medical therapy for heart failure. Lancet, 2011, 378：713-721.

6. 患者的主要症状在48h内有所改善，但是尿量和水肿并没有明显改善。他的体重从98kg降至96kg。复查实验室检查结果显示肌酐2.1mg/dl。血压维持在100/56mmHg。下一步合理的处理是

A.增加呋塞米的用量

B.增加奈西立肽的用量

C.开始使用多巴酚丁胺

D.呋塞米联合美托拉宗

E.继续观察患者的24h尿量

答案：C

解析：鉴于EF值低，应考虑使用肾上腺素激动剂，如多巴酚丁胺。多巴酚丁胺可以通过降低心脏后负荷和增加心肌肌力来改善心排血量。当剂量为1 ～ 2μg/（kg·min）时，肾脏灌注也有所改善（选项C正确）。其他治疗方案不能改善患者的临床症状，并且可能有害。

推荐阅读

Jessup M，Brozena S. Heart failure. N Engl J Med, 2003, 348：2007-20018.

Krum H，Teerlink R. Medical therapy for heart failure. Lancet, 2011, 378：713-721.

7. 尽管使用了多巴酚丁胺，但24h内尿量未见明显改善。米力农是一种磷酸二酯酶抑制剂，起始剂量为25μg/kg，以0.1μg/（kg·min）注射，

改善收缩力。血压、尿量和水肿无改善。血压90/70mmHg，血清肌酐3.2mg/dl。下列哪种治疗方法可以改善该患者的病情？

A.开始腹膜透析（PD）

B.开始血液透析（HD）

C.开始连续性静脉-静脉血液透析滤过（CVVHDF）

D.开始使用托伐普坦

E.开始水分离

答案：C

解析：患者病情进展，诊断为2型心肾综合征。利尿剂、奈西立肽及硝酸甘油应该停用。在所有选项中，CVVHDF是最合适的选择，因为它可以清除液体和肌酐（选项C正确）。PD是一个缓慢的过程，HD对于低血压没有帮助。托伐普坦在低EF和尿量减少患者中效果不佳。水分离术适合CHF患者，它会使肌酐值进一步增加。因此，CVVHDF明显优于其他选择。

推荐阅读

De Vecchis R, Baldo C. Cardiorenal syndrome type 2: from diagnosis to optimal management. Therapeut Clin Managm, 2014, 10: 949-961.

House AA, Haapio M, Lassus J, et al. Therapeutic strategies for heart failure in cardiorenal syndromes. Am J Kidney Dis, 2010, 56: 759-773.

8. 50岁女性，有酗酒史，首次因"呼吸困难"来急诊科就诊，近4周腹胀加重，双腿肿胀。既往病史包括20年饮酒史，473ml/d。该患者未服用任何药物。饮食规律。血压124/68mmHg，脉搏80次/分。肺部听诊可闻及湿啰音，可闻及第三心音（S3），有张力性腹水，膝关节以下凹陷性水肿。相关实验室检查：血清钠128mmol/L，血清钾3.6mmol/L，肌酐0.8mg/dl。胸部X线片显示肺部充血。对于该患者的管理，下列哪项是正确的？

A.限制液体摄入量

B.呋塞米40mg口服

C.呋塞米40mg静脉注射

D.呋塞米联合美托拉宗

E.血液透析

答案：C

解析：由于该患者的主要问题是水钠潴留，限制这两者有助于降低体重。患者存在肺部湿啰音和肺部充血，静脉注射袢利尿剂对患者有利，如呋塞米（40mg，每日2次，或部分患者同意可予以80mg）。因此，选项C正确。若患者病情稳定，螺内酯以100mg为起始剂量，每2～3天增加100mg直至40mg/d。若尿量不足，可尝试将呋塞米增加至最大剂量160mg（80mg，每日2次）。卧床休息可以提高心排血量和肾小球滤过率。患者的腹水及充血性心力衰竭应该会得到好转。如果经上述治疗后腹水仍未得到改善，建议进行腹腔穿刺抽液术，并予以5%人血白蛋白替代治疗。应记录每日体重、血压、摄入量/输出量（I/O）。其他选项均不适合。

推荐阅读

EASL clinical practice guidelines on the management of ascites, spontaneous bacterial peritonitis, and hepatorenal syndrome in cirrhosis. J Hepatol, 2010, 53: 397-417.

Runyon BA. Management of adult patients with ascites due to cirrhosis: An update. Hepatology, 2009, 49: 2087-2107.

9.经上述治疗，该患者7d内减重14kg。血清钠134mmol/L，肌酐维持在0.8mg/dl。限制患者含钠饮食及戒酒教育，出院后服用螺内酯400mg，每日1次和呋塞米80mg，每日2次。2周后门诊预约随访。临床上，患者被发现有严重的容量不足，体重再次下降4kg。在这2周里，腹水无增加。下一步的处理措施是

A.减少螺内酯和呋塞米的剂量，1周内预约就诊

B.建议停用利尿剂，同时饮水，1周内预约就诊

C.收住入院，使用D5W补液

D.收住入院，使用0.45%NaCl溶液补液

E.收住入院，停用利尿剂，开始使用5%人血白蛋白，必要时使用生理盐水补液

答案：E

解析：患者应住院接受容量置换和稳定治疗。停用利尿剂，并予以5%人血白蛋白（100g/d）。第2天可以考虑使用5%人血白蛋白50g联合1L生理盐水。应记录患者血压和每日液体入量与出量的比值。出院时，呋塞米剂量应减至40mg，每日2

次，同时减少螺内酯用量。需要随访 1～2 周。选项 A～D 均不恰当。

推荐阅读

EASL clinical practice guidelines on the management of ascites, spontaneous bacterial peritonitis, and hepatorenal syndrome in cirrhosis. J Hepatol, 2010, 53: 397-417.

Runyon BA. Management of adult patients with ascites due to cirrhosis: An update. Hepatology, 2009, 49: 2087-2107.

10. 46 岁男性，由初级保健医师转介给您，对其蛋白尿和腿部水肿 3 个月进行评估。除此之外，该患者是健康的。无任何服药史，但有很长的吸烟史。患者 2 个月前发现下肢水肿，行走时伴有轻微的呼吸急促。血压 132/80mmHg，脉搏 74 次 / 分。除下肢凹陷性水肿外，其他查体正常。血清生化和全血细胞计数正常（肌酐 0.8mg/dl）。血清白蛋白 3.2g/dl。尿检提示蛋白尿（＋＋＋＋）和脂肪管型。尿蛋白 / 肌酐 7.2，24h 尿蛋白 7.1g。尿 Na^+ 142mmol/L。体重 94kg。患者同意行肾穿刺活检，结果提示膜性肾病。膜性肾病的继发病因检查结果阴性。该患者无医疗保险。关于他的初始治疗，下列哪项是正确的？

A. 限制液体量为 750ml/d

B. 限制饮食 Na^+ 为 88mmol/L（2g/d）

C. 开始口服呋塞米 40mg

D. 开始使用 ACEI

E. B、C 和 D

答案：E

解析：限制饮食中的 Na^+（88mmol/d）是患者管理的第一步。呋塞米 40mg，每日 1 次和赖诺普利（一种 ACEI）20mg，每日 1 次以改善水肿和蛋白尿。此时限水不恰当。应经常观察患者的体重、水肿、血压、蛋白尿、肌酐、K^+、尿 Na^+ 对饮食的依从性。若观察到赖诺普利无效或部分有效，加用阿米洛利可以降低蛋白尿。

推荐阅读

Rondon-Berrios H. New insights into the pathophysiology of oedema in nephrotic syndrome. Nefrologia, 2011, 31: 148-154.

Schrier RW. Renal sodium excretion, edematous disorders, and diuretic use//Schrier RW. Renal and Electrolyte Disorders, 7th ed, Wolters Kluwer/Lippincott Williams & Wilkins, 2010: 45-85.

11. 48 岁女性，患有小细胞肺癌，精神状态改变 4d，且疑似癫痫发作，于急诊科就诊。其丈夫诉，由于口干，患者经常饮水。血压 130/80mmHg，脉搏 74 次 / 分。在 24h 内输入 2L 0.45% 生理盐水后得到的实验室检查结果如下：

血清 Na^+ = 114mmol/L	尿 K^+ = 34mmol/L
血浆渗透压 = 238mOsm/(kg·H_2O)	尿渗透压 = 284mOsm/(kg·H_2O)
尿 Na^+ = 140mmol/L	24h 尿量 = 1L

关于游离电解质水清除率（$T^e_{CH_2O}$），下列正确的是

A. -0.75L

B. -0.52L

C. +0.52L

D. +0.75L

E. -0.82L

答案：B

解析：$T^e_{CH_2O}$ 的概念是肾脏保留或排泄每日摄取的液体以维持正常血清钠的水平。每当水平衡被破坏时，就会出现低钠血症或高钠血症。在这种情况下，使用以下公式计算 $T^e_{CH_2O}$ 有助于评估血清钠：

$$T^e_{CH_2O} = V\left[1 - (U_{Na} + U_K)/P_{Na}\right]$$

其中 V 是 24h 尿量，U_{Na}、U_K 和 P_{Na} 分别是尿 Na^+、K^+ 和血浆 Na^+ 浓度，单位是 mmol/L，替换成该患者的数据，得到以下结果：

$$T^e_{CH_2O} = 1\left[1 - (140 + 34)/114\right] = -0.52L$$

解析：当该值为负数时，肾脏就会向体内增加水分，导致低钠血症。另一方面，当 $T^e_{CH_2O}$ 为正数时，肾脏会排出体内水分，从而导致高钠血症。患者接受低渗溶液治疗进一步降低血清钠。因此，选项 B 正确。

推荐阅读

Reddi AS. Disorders of water balance: Physiology//Reddi AS. Fluid, Electrolyte, and

Acid-Base Disorders. Clinical Evaluation and Management. New York: Springer, 2014: 91-100.

Thurman JM, Berl T. Disorders of water metabolism//Mount DB, Sayegh MH, Singh AJ. Core Concepts in the Disorders of Fluid, Electrolytes and Acid-Base Balance. New York: Springer, 2013: 29-48.

12. 72岁女性，独居。因虚弱不能行走、健忘2周入院。她可以自己做饭。有轻微嗜睡。体格检查：血压124/78mmHg，脉搏78次/分，无直立性低血压。心、肺检查正常。实验室检查如下：

血清	尿液
Na$^+$ = 120mmol/L	容量 = 1L/d
K$^+$ = 3.6mmol/L	Na$^+$ = 20mmol/L
Cl$^-$ = 88mmol/L	K$^+$ = 12mmol/d
BUN = 6mg/dl	尿素氮 = 246mg
肌酐 = 0.5mg/dl	渗透压 = 110mOsm/（kg·H$_2$O）
葡萄糖 = 90mg/dl	
尿酸 = 5.2mg/dl	
渗透压 = 250mOsm/（kg·H$_2$O）	
总蛋白 = 6.8g/dl	

下列导致该患者低钠血症最可能的原因是
A.假性低钠血症
B.高渗性低钠血症
C.茶和吐司饮食导致的低钠血症
D.氢氯噻嗪（HCTZ）导致的低钠血症
E.抗利尿激素分泌失调综合征（SIADH）
答案：C
解析：该患者没有假性低钠血症，因为血糖和总蛋白正常。此外，她没有高渗性低钠血症，因为患者血糖正常，无渗透压间隙，提示存在甘露醇或甘油（选项A和B错误）。

根据体格检查，患者存在等容量性低钠血症。通常来说，典型的美国饮食每天至少产生600mOsm（假设蛋白质摄入量为60g）。如果尿液渗透压为50mOsm/（kg·H$_2$O），所有这些毫渗透摩尔均从12L尿中排出；或者如果尿液渗透压为1200mOsm/（kg·H$_2$O），则从0.5L尿中排出（mOsm/尿液渗透压或600/50 = 12L或600/1200 = 0.5L）。因此，具有完整稀释和浓缩功能的正常人

可以在不改变水平衡（或血浆渗透压）的情况下排出0.5～12L尿液。

该患者的尿液渗透压为110mOsm/（kg·H$_2$O），因此，她可以从2.2L的尿液中排出全部的毫渗透摩尔（110/50 = 2.2L）。然而，她的总毫渗透摩尔仅为110，表明患者溶质摄入量不足。如果患者每日饮水量＞2.7（2.2±0.5）L，且溶质排泄量仅为110mOsm，则患者处于正水平衡状态，继而出现低钠血症。

溶质摄入缺乏会损害肾脏将尿液稀释到100mOsm/（kg·H$_2$O）以下的功能，因为溶质的排泄减少限制了水的排泄。如果她的饮食中至少含有60g蛋白质、盐（100mmol Na$^+$）和40～60mmol K$^+$则低钠血症会有所改善。因此患者被诊断为茶和吐司饮食导致的低钠血症（选项C正确）。

该患者既没有HCTZ引起的低钠血症，也没有SIADH，因为其他实验室检查，如尿酸（一般这两种情况下都会降低）对于她的年龄而言是正常的（选项D和E错误）。

推荐阅读

Berl T. Impact of solute intake on urine flow and water excretion. J Am Soc Nephrol, 2008, 19: 1076-1078.

Jamison RL, Oliver RE. Disorders of urinary concentration and dilution. Am J Med, 1982, 72: 308-322.

Reddi AS. Disorders of water balance: Hyponatremia//Reddi AS. Fluid, Electrolyte, and Acid-Base Disorders. Clinical Evaluation and Management. New York: Springer, 2014: 101-131.

13. 44岁女性。在经期接受了4h的腹部手术。在围手术期，她接受生理盐水补液以维持血压和尿量。术后予以了0.45%生理盐水120ml/h，以及吗啡止痛。尿量110ml/h。术后24h后患者苏醒，自诉恶心、头痛。患者提供了就诊时的实验室检查：

血清［Na$^+$］= 130mmol/L	尿量 = 100ml/h
尿［Na$^+$］= 100mmol/L	术前［Na$^+$］= 139mmol/L
尿［K$^+$］= 30mmol/L	体重 = 64kg
尿液渗透压 = 440mOsm/（kg·H$_2$O）	

关于患者缺水量，正确的是

A.4.2L

B.1.6L

C.3.2L

D.2.1L

E.3.6L

答案：D

解析：下列两个公式可用于计算过量水量：

（1）过量水＝全身含水量（TBW）×实际［Na^+］＝术前［Na^+］×新TBW

体重＝64kg

TBW＝65×0.5＝32L

实际［Na^+］＝130mmol/L

术前［Na^+］＝139mmol/L

新TBW＝32×130/139＝29.92L

过量水＝初始TBW－新TBW

或者32－29.92＝2.1L

（2）替换公式：

术前全身［Na^+］＝TBW×血清［Na^+］或者32×139＝4448mmol

正水平衡＝全身［Na^+］/实际［Na^+］或者4448/130＝34.2L

过量水＝34.2－32＝2.2L（接近2.1L）

因此，选项D正确

推荐阅读

Reddi AS. Disorders of water balance：Hyponatremia//Reddi AS. Fluid, Electrolyte, and Acid-Base Disorders. Clinical Evaluation and Management. New York：Springer，2014：101-131.

Thurman JM，Berl T. Disorders of water metabolism//Mount DB，Sayegh MH，Singh AJ. Core Concepts in the Disorders of Fluid，Electrolytes and Acid-Base Balance. New York：Springer，2013：29-48.

14. 27岁男性，松果体肿瘤切除术后持续性低钠血症。自诉身体虚弱伴有轻度头晕。查体：血压114/70mmHg，脉搏120次/分，呼吸16次/分，体温37.28℃。心脏检查正常。肺部听诊呼吸音清。无周围性水肿。患者每日注射生理盐水2.5L。实验室检查如下：

Na^+＝122mmol/L	总蛋白＝7.69g/dl
K^+＝4.2mmol/L	尿酸＝3.5mg/dl
Cl^-＝96mmol/L	尿渗透压＝700mOsm/（kg·H_2O）
HCO_3^-＝27mmol/L	尿Na^+＝350mmol/L
BUN＝22mg/dl	尿K^+＝24mmol/L
肌酐＝1.4mg/dl	尿量＝4L/24h
葡萄糖＝80mg/dl	

请问以下哪一种是最可能导致该患者低钠血症的原因？

A.假性低钠血症

B.晚期呕吐

C.肾上腺皮质功能不全

D.脑性盐耗（CSW）

E.抗利尿激素分泌失调综合征（SIADH）

答案：D

解析：假性低钠血症与极高水平的蛋白质和甘油三酯有关。虽然未检测甘油三酯的水平，患者的总蛋白质浓度正常。因此，该患者没有假性低钠血症。

呕吐是一种考虑，然而，血清Cl^-和尿K^+浓度与呕吐不一致。总的来说，晚期呕吐的患者由于低容量的原因，Na^+潴留、Na^+排泄降低。同时，早期和晚期呕吐时K^+排泄增加。因此，选项B错误。

正常和（或）低血压，脉率增加及尿Na^+排泄率增加也需要考虑肾上腺皮质功能不全。但是Cl^-和HCO_3^-及血糖水平正常可排除肾上腺皮质功能不全的诊断。

低渗性低钠血症，低血清尿酸水平，相对正常的血压，高尿Na^+及高渗透压会考虑SIADH的诊断。但是，高脉率和轻度升高的HCO_3^-及BUN水平在SIADH患者中不常见。SIADH患者常有血容量增加，生理盐水治疗可降低其血清Na^+水平。本例患者的临床表现表明低血容量而非高血容量。因此，本患者可能不是SIADH。

脑性盐耗（CSW）是本例患者低钠血症最可能的原因。低血容量和血清及尿实验室检查指标都和CSW诊断一致。因此，选项D正确。

推荐阅读

Maesaka JK，Imbriano LJ，Ali NM，et al. Is it cerebral or renal salt wasting. Kidney Int，2009，76：934-938.

Reddi AS. Disorders of water balance：Hyponatremia//Reddi AS. Fluid, Electrolyte, and Acid-Base Disorders.Clinical Evaluation and Management. New York，Springer，2014：101-131.

15. 42岁男性，因蛛网膜下腔出血入院。脑动脉瘤切除术后，出现低钠血症（Na$^+$浓度从136mmol/L降至124mmol/L）。初步诊断为脑性盐耗（CSW）。下列哪项可区分CSW和SIADH？

A.排泄Na$^+$负荷的能力

B.低血清尿酸水平

C.正常的血清K$^+$水平

D.FE$_{尿酸}$和FE$_{PO_4}$增高

E.潜在病因去除后，FE$_{尿酸}$水平无法恢复至正常

答案：D

解析：CSW可出现在蛛网膜下腔出血和其他中枢神经系统障碍患者中。典型表现是低血压、低血浆容量及盐负平衡。CSW和SIADH的特点是低渗透性的低钠血症，Na$^+$排泄增加，分泌增加引起的低血清尿酸水平，导致高FE$_{尿酸}$和正常的血K$^+$水平。但是，一旦SIADH病因得到纠正，FE$_{尿酸}$水平恢复至基线，而CSW患者仍保持高FE$_{尿酸}$。同时FE$_{PO_4}$在CSW患者中保持高水平，而在SIADH患者中则正常。

推荐阅读

Maesaka JK, Imbriano LJ, Ali NM, et al. Is it cerebral or renal salt wasting. Kidney Int, 2009，76：934-938.

Reddi AS. Disorders of water balance：Hyponatremia//Reddi AS. Fluid, Electrolyte, and Acid-Base Disorders. Clinical Evaluation and Management. New York：Springer，2014：101-131.

16.关于上述患者的治疗，下列选项正确的是

A.液体限制

B.高渗性生理盐水及呋塞米治疗

C.血管升压素拮抗剂

D.盐摄入及氟氢可的松

E.地美环素及尿素的使用

答案：D

解析：CSW患者由于尿中钠盐丢失，出现伴体位性改变的低血压低钠血症。因此，提高血清Na$^+$的水平可采取NaCl和氟氢可的松的扩容治疗。因此，选项D正确。其他治疗措施无法提高CSW患者血清Na$^+$水平。选项A、B、C、E在SIADH患者中治疗更有效。

推荐阅读

Maesaka JK, Imbriano LJ, Ali NM, et al. Is it cerebral or renal salt wasting. Kidney Int, 2009，76：934-938.

Reddi AS. Disorders of water balance：Hyponatremia//Reddi AS. Fluid, Electrolyte, and Acid-Base Disorders.Clinical Evaluation and Management. New York，Springer，2014：101-131.

17. 20岁女性，在派对上服用"摇头丸"后晕厥几小时，下列哪种电解质异常在此患者中最有可能出现？

A.剧烈舞蹈运动和药物滥用引起的高钾血症

B.β肾上腺素过度释放引起的低钾血症

C.狂喜引起的低钾周期性瘫痪

D.抗利尿激素的释放和液体摄入引起的低钠血症

E.剧烈舞蹈运动和液体摄入引起的低钠血症

答案：D

解析："摇头丸"是甲基苯丙胺环取代形式的一个流行名称。除其他副作用如横纹肌溶解、心律失常和肾衰竭外，"摇头丸"还可引起症状性低钠血症和猝死。"摇头丸"通过降低胃肠道蠕动诱导胃和肠内加压素的分泌和水的滞留。低钠血症的发生是由于从胃肠道重新吸收水分和存在高血管升压素水平的情况下过量口服。胃肠道的水重吸收和高水平血管升压素存在引起的过度水摄入可促进低钠血症的形成。因此，选项D正确。其他选项在由于"摇头丸"引起的低钠血症中作用微小。

推荐阅读

Hall AP, Henry JA. Acute toxic effects of 'ecstasy'（MDMA）and related compounds：Overview of pathophysiology and clinical management. Br J Anaesth, 2006，96：678-685.

Kalantar-Zadeh K，Nguyen MK，Chang R，et al. Fatal hyponatremia in a young woman after ecstasy ingestion. Nat Clin Pract Nephrol,2006,2：283-288.

Reddi AS. Disorders of water balance：Hyponatremia//Reddi AS. Fluid, Electrolyte, and Acid-Base Disorders.Clinical Evaluation and Management. New York：Springer，2014：101-131.

18.1例马拉松运动者赛后出现方位定位障碍和精神错乱，血清钠128mmol/L。他的体重较赛前轻微增高。下列哪项是最适合的输液方式？

A .1L的D5W

B. 1L的0.45%生理盐水

C.小剂量的3%生理盐水

D. 1L的0.9%生理盐水

E. 0.5L的7.5%生理盐水

答案：C

解析：症状性运动引起的低容量性低钠血症患者推荐的最初治疗方案是小剂量的3%生理盐水。低渗液体治疗（例如0.45%生理盐水和等渗的D5W）应避免，因为会导致进一步的血清钠降低。正常生理盐水（0.9%）是容量替代的液体治疗选择，虽然有研究报道在运动员中使用等渗盐水治疗有良好的结果。对于血管升压素升高或不适当升高的患者，等渗盐水可能不是纠正其低钠血症的合适溶液。虽然3%和7.5%的生理盐水是高渗盐水，但3%的生理盐水常是症状性低钠血症患者更好的液体选择。因此，选项C正确。

推荐阅读

Reddi AS. Disorders of water balance：Hyponatremia//Reddi AS. Fluid, Electrolyte, and Acid-Base Disorders.Clinical Evaluation and Management. New York：Springer，2014：101-131.

Verbalis JG. Diagnosis, evaluation, and treatment of hyponatremia：Expert panel recommendations. Am J Med, 2013, 126：A1-S42.

19. 60岁女性，有肺癌病史，因虚弱和昏睡入院4周。患者血清钠浓度120mmol/L。患者体重60kg，血清渗透压250mOsm/（kg·H_2O），尿渗透压是616mOsm/（kg·H_2O），诊断为SIADH。如果患者接受1L的等渗盐水治疗，她的血清钠浓度可能是

A. 122mmol/L

B. 116mmol/L

C. 118mmol/L

D. 120mmol/L

E. 124mmol/L

答案：C

解析：治疗SIADH时液体的选择取决于对液体、血清和尿液渗透压的清晰认识。此外，医师应该评估全身水（TBW）的含量及全身Na^+（TB_{Na}）的含量。作者想使用TB_{Na}含量而不是总血浆渗透压，因为两种计算都会产生相似的结果。系统化的方法会得到正确的答案。

首先，如下计算患者的TBW和TB_{Na}：

TBW＝体重（kg）×%的水/kg

＝60×0.5＝30L

TB_{Na}＝TBW×血清［Na^+］

＝30×120＝3600mmol

其次，计算需要排泄患者给定液体渗透压所需的尿量。这可以通过将尿液渗透压分为液体渗透压来计算。在上述患者中，可以获得新的血清钠：

0.9%NaCl的渗透压＝308（Na^+＝154和Cl^-＝154，共308）

尿渗透压＝616

需要排泄308的渗透压的尿量＝308/616＝0.5L

该患者接受1L的0.9%生理盐水治疗；但是，该患者以0.5L的尿液排泄了全部的渗透压摩尔。因此患者保留了0.5L游离水，导致TBW由30L增加到30.5L。假设TB_{Na}保持在3600mmol，新的血清钠为：

3600/30.5＝118mmol/L

因此，在诊断为SIADH的患者中，0.9% NaCl治疗会导致血清钠降低而不是增加。因此，选项C正确。

推荐阅读

Reddi AS. Disorders of water balance：

Hyponatremia//Reddi AS. Fluid, Electrolyte, and Acid-Base Disorders. Clinical Evaluation and Management. New York: Springer, 2014: 101-131.

Rose BD. New approaches to disturbances in the plasma sodium concentration. Am J Med, 1986, 81: 1033-1040.

20. 80岁女性，因头痛恶心，精神错乱入院2d。既往有高血压病史，她的医生将氢氯噻嗪（HCTZ）从每天12.5mg增加至25mg。该患者饮水量较平常多。患者血压120/70mmHg，脉率80次/分。无直立性血压和脉搏改变。血清实验室检查：Na^+ 112mmol/L，K^+ 3.2mmol/L，Cl^- 90mmol/L，葡萄糖90mg/dl。尿渗透压220mOsm/（kg·H_2O）。体重70kg。以下关于患者的低钠血症的叙述哪一个是正确的？

A.呋塞米是低钠血症的常见原因，而非HCTZ

B. HCTZ损害尿液浓缩能力

C.无电解质水清除率随HCTZ的使用增加而减小

D.无电解质水清除率随HCTZ的使用增加而增加

E.以上都不是

答案：C

解析：低钠血症是利尿剂治疗常见的并发症。约73%的低钠血症与氢氯噻嗪类利尿剂的使用有关。20%的病例源于噻嗪类药物和保钾利尿剂的联合使用，8%与呋塞米的使用有关。因此，HCTZ是低钠血症最常见的原因而非呋塞米，因为噻嗪类药物损害最大尿稀释功能但不会损害尿浓缩功能。噻嗪类药物使用者的尿渗透压通常为 > 100mOsm/（kg·H_2O）。对于正常尿稀释能力的低钠血症（118mmol/L），预期尿渗透压约为50mOsm/（kg·H_2O）。然而，该患者的尿渗透压无法降低至 < 100mOsm/（kg·H_2O），这是因为HCTZ对肾脏水处理的影响。HCTZ降低游离水清除率（即更多的水重吸收），导致无法将尿渗透压降低至 < 100mOsm/（kg·H_2O）。

呋塞米可损害肾脏的浓缩能力，自由水清除增加而不是减少。因此，呋塞米单独使用不会引起低钠血症，但联合使用HCTZ和呋塞米可导致低钠血症。然而，一些患者长期服用呋塞米可发生伴直立性血压和脉搏变化的低钠血症，这是由于全身Na^+

和水分的流失引起的。因此，选项A、B、D和E错误。

推荐阅读

Astraf N, Loursdey R, Arial AI. Thiazide-induced hyponatremia associated with death or neurologic damage in outpatients. Am J Med, 1981, 70: 1163-1168.

Reddi AS. Disorders of water balance: Hyponatremia//Reddi AS. Fluid, Electrolyte, and Acid-Base Disorders. Clinical Evaluation and Management. New York: Springer, 2014: 101-131.

Spital A. Diuretic-induced hyponatremia. Am J Nephrol, 1999, 191: 447-452.

21.以下治疗低钠血症的策略，正确的是

A.限制液体，每天1L

B.停用HCTZ

C.使用3%生理盐水在6h内将血清Na^+水平从112mmol/L纠正至130mmol/L

D.使用3%生理盐水在3h内将血清Na^+水平从112mmol/L纠正至118mmol/L，再在48h内纠正至130mmol/L

E.使用生理盐水24h内将血清Na^+水平从112mmol/L水平纠正至130mmol/L

答案：D

解析：该患者有急性症状性低钠血症，需要立即治疗。尽管有争议，治疗应迅速考虑到防止脑水肿和缺氧的进展，其风险远远超过渗透性脱髓鞘。最初，血清钠应在3～4h以每小时2mmol/L的速度从112mmol/L纠正至118mmol/L直到症状消失。随后，使用3%盐水或生理盐水（选项D正确）在48h内以不超过18mmol纠正至130mmol/L。通过频繁检测血清钠、尿Na^+及尿K^+的水平来调整高渗盐水的使用。

限制液体和停用HCTZ不适用于急性症状性低钠血症，虽然症状缓解后可使用。该患者给予生理盐水的治疗是不恰当的。而且，在6h内快速将血清Na^+水平纠正至130mmol/L可能有渗透性脱髓鞘的风险。因此，选项A、B、C和E均错误。

研究表明，在18～56h缓慢纠正噻嗪类诱导的症状性低钠血症的治疗可能与永久性神经损伤的高发生率有关。因此，需要及时纠正以得到症状的缓解。

应该注意的是，因低钠血症和低钾血症入院的虚弱患者可以使用KCl成功治疗。

> **推荐阅读**
>
> Astraf N，Loursdey R，Arial AI. Thiazide-induced hyponatremia associated with death or neurologic damage in outpatients. Am J Med，1981，70：1163-1168.
>
> Reddi AS. Disorders of water balance：Hyponatremia//Reddi AS. Fluid，Electrolyte，and Acid-Base Disorders. Clinical Evaluation and Management. New York：Springer，2014：101-131.
>
> Spital A. Diuretic-induced hyponatremia. Am J Nephrol，1999，191：447-452.

22. 下列关于噻嗪诱导的低钠血症的可能机制哪一个是错误的？

A.低容量刺激血管加压素的释放，皮质层集合管增加水的重吸收

B. 早期利尿剂治疗和GFR的降低激活管球反馈（TGF）系统

C.近端小管溶质和水重吸收增加

D. 游离水的排泄受损，特别是继发于PGE_2相对降低的老年人

E.噻嗪类利尿剂治疗期间尿液中H_2O的丢失大于Na^+

答案：E

解析：如上述病例所示，噻嗪类药物不仅会导致轻微的无症状性低钠血症，还会导致严重的症状性低钠血症。对一些易感患者来说，这种紊乱也会危及生命。虽然噻嗪类致低钠血症的机制尚不完全清楚，但已经提出了如下几种可能的解释：①容量体积收缩；②早期利尿剂诱导TGF系统失活；③以上两种机制导致的GFR下降；④刺激后血管升压素释放，增加了水的重吸收；⑤无抗利尿激素作用的老年受试者血管舒张性PG合成相对下降；⑥尿稀释功能下降。

此外，利尿剂诱导的低钾血症可能通过细胞外阳离子交换（由于渗透压改变）进一步加剧低钠血症，其中K^+移出细胞改善低钾血症，Na^+移进细胞维持电中性。因此，选项A～D都正确。

在使用完HCTZ后将很快出现Na^+和水的丢失；但是，慢性水丢失少于Na^+丢失（选项E错误）。

> **推荐阅读**
>
> Astraf N，Loursdey R，Arial AI. Thiazide-induced hyponatremia associated with death or neurologic damage in outpatients. Am J Med，1981，70：1163-1168.
>
> Reddi AS. Disorders of water balance：Hyponatremia//Reddi AS. Fluid，Electrolyte，and Acid-Base Disorders.Clinical Evaluation and Management. New York：Springer，2014：101-131.
>
> Spital A. Diuretic-induced hyponatremia. Am J Nephrol，1999，191：447-452.

23. 49岁男性被送到急诊科，恶心、疲劳和虚弱24h。他的妻子说他一直在狂饮，没有进食。他没有服用任何药物。体检显示，血容量正常。体重70kg。血压100/60mmHg，脉搏82次/分。血清钠120mmol/L；血清钾3.8mmol/L；尿素氮8mg/dl；肌酐0.6mg/dl；渗透压230mOsm/（kg·H_2O）。尿液结果：渗透压75mOsm/（kg·H_2O）；Na^+ 10mmol/L；K^+ 20mmol/L。诊断为酒瘾者。假设在2～3h没有排尿，以下哪种是最适合这位患者的治疗方法？

A . 5%葡萄糖溶液（D5W）

B . 0.9%氯化钠

C . 3%氯化钠

D . 0.45%氯化钠

E.液体限制和氯化钠片

答案：B

解析：因为症状的减弱和消退，所以酗酒引起的急性症状性低钠血症的治疗对内科医师来说是一个挑战。关于啤酒摄入引起的低钠血症的文献综述表明，给予0.9% NaCl，0.45% NaCl与KCl补充，并且3% NaCl和限制液体不必用这种方法治疗。因此，低钠血症的治疗取决于症状出现的严重程度和持续时间。

该患者有轻至中度低钠血症症状。适当的治疗是0.9%氯化钠而不是3%氯化钠（选项B正确）。对于这位患者，用3%氯化钠快速校正血清钠，使血钠从120mmol/L升至126mmol/L是不必要的。此外，在酗酒患者中快速校正血清钠＞130mmol/L，

可能导致渗透性脱髓鞘综合征。因此，注射0.9%氯化钠（1L/24h）或24h限制液体以增加血清钠小于10mmol/L或48h血清钠小于18mmol/L是可取的。

D5W不是该患者的首选解决方案，因为它可以转化为游离水，可能进一步降低血清钠。如果血清钠达到约128mmol/L后需要摄入热量，则可启用D5W。此外，限制液体及补充氯化钠片也不是合适的选择。

> **推荐阅读**
>
> Reddi AS. Disorders of water balance：Hyponatremia//Reddi AS. Fluid，Electrolyte，and Acid-Base Disorders. Clinical Evaluation and Management. New：York：Springer，2014：101-131.
>
> Sanghavi SR，Kellerman PS，Nanovic L. Beer potomania：an unusual cause of hyponatremia at high risk of complications from rapid correction. Am J Kidney Dis，2007，50：673-681.

24. 28岁的妇女因恶心、呕吐、视物模糊和可疑的癫痫发作入院。她被选择性地插管以保护气道。从她母亲那里获得了进一步的病史，她说，患者有2d非血性腹泻，喝了几升水。患者是一个严格的素食者，健康状况良好，不服用任何药物。体格检查示：身材苗条，体重64kg，血压116/72mmHg，脉搏98次/分。肺和心脏检查正常。无外周水肿。6周前她生了一个健康的宝宝，血清钠140mmol/L。实验室结果如下：

血清	尿液
$Na^+ = 114$mmol/L	$Na^+ \leqslant 20$mmol/L
$K^+ = 2.7$mmol/L	$K^+ = 6$mmol/L
$Cl^- = 78$mmol/L	渗透压＝40mOsm/（kg·H_2O）
$HCO_3^- = 17$mmol/L	
肌酐＝0.5mg/dl	
尿素氮（BUN）＝4mg/dl	
葡萄糖＝100mg/dl	
尿酸＝2.9mg/dl	
渗透压＝240mOsm/（kg·H_2O）	

假设她的总排水量（腹泻量、排尿量和无知觉损失）为2L/d，那么她摄入了多少水才能使血清钠从140mmol/L降至114mmol/L？

A.8L

B.9L

C.11L

D.13L

E.15L

答案：C

解析：首先计算入院前患者的全身水分（TBW）和Na^+总量，然后计算其体内过剩水分量。

TBW＝64×0.5＝32L

身体以前［Na^+］＝TBW×血清［Na^+］/32×140＝4480mmol

新的TBW＝4480/114＝39.3L

过剩水量＝39.3－32＝7.3L

然后将2d的总输出量（4L）与身体过剩水量7.3L相加，因此，患者可能消耗了约11L的水。因此，选项C正确。

> **推荐阅读**
>
> Reddi AS. Disorders of water balance：Hyponatremia//Reddi AS. Fluid，Electrolyte，and Acid-Base Disorders. Clinical Evaluation and Management. New York：Springer，2014：101-131.

25. 在急诊科，她接受了100ml的3% NaCl溶液治疗，排尿量为200ml/h。4h内测血清钠为119mmol/L。她是拔管患者。患者在接下来的20h内没有接受任何静脉输液或其他干预措施。尿量增加到300ml/h。24h后，血清钠为141mmol/L。在治疗低钠血症时，下列哪一项是最合适的下一步治疗措施？

A.D5W 100ml/h静脉滴注

B.蒸馏用水200ml每6小时1次经N/G管道滴注

C.0.45%生理盐水100ml/h

D.限制液体1L/d

E.盐酸去氨加压素（DDAVP）1～2μg静脉注射或4μg用蒸馏用水稀释后皮下注射（200ml每6小时1次）

答案：E

解析：虽然多饮患者血清钠可以迅速纠正，但由于排尿量的增加，24h内血钠增加27mmol太快了。如果排尿量没有减少，血清钠可能会进一步增加。因此，此时适当的处理是防止血清钠和脱髓鞘的进一步增加，而这些变化可以通过再次使用 DDAVP 和低渗液体来逆转。对动物和人类的研究表明，这种管理方式适合于防止血清钠的进一步增加。DDAVP 1～2μg 静脉注射应该与蒸馏用水或 D5W 联合开始使用。因此，选项 E 正确。仅注射低渗溶液不足以逆转脱髓鞘。

推荐阅读

Reddi AS. Disorders of water balance: Hyponatremia//Reddi AS. Fluid, Electrolyte, and Acid-Base Disorders. Clinical Evaluation and Management. New York: Springer, 2014: 101-131.

Sterns RH, Hix JK, Silver S. Treating profound hyponatremia: A strategy for controlled correction. Am J Kidney Dis, 2010, 56: 774-779.

26. 32 岁的艾滋病（AIDS）妇女被转到肾脏诊所评估持续性低钠血症。没有近期感染史，但承认每天喝啤酒，有时抑郁。患者很瘦，但没有恶病质。血压 120/80mmHg，脉搏 78 次/分。没有体位性改变。肺和心脏检查正常。无外周水肿。血清和尿液化学结果如下：

血清	尿液
Na^+ = 126mmol/L	渗透压 = 578mOsm/（kg·H_2O）
K^+ = 4.2mmol/L	Na^+ = 80mmol/L
Cl^- = 94mmol/L	K^+ = 40mmol/L
HCO_3^- = 23mmol/L	
尿素氮（BUN）= 12mg/dl	
肌酐 = 0.5mg/dl	
葡萄糖 = 104mg/dl	
白蛋白 = 3.4g/dl	
肝功能和皮质醇正常	
渗透压 = 264mOsm/（kg·H_2O）	

下列哪一种治疗方法不适用于该患者？
A. 限水
B. 锂
C. 四环素
D. 选择性 5-羟色胺再摄取抑制剂（SSRI）
E. 苯妥英钠
答案：D

解析：除 SSRI 外，其他治疗方式已尝试改善异位产生或抗利尿激素刺激产生的慢性无症状低钠血症。选择性 5-羟色胺再摄取抑制剂，如舍曲林、帕罗西汀和度洛西汀抑制 5-羟色胺的再摄取，从而导致低钠血症。SSRI 诱导 SIDAH 的机制包括：①刺激抗利尿激素分泌；②增强抗利尿激素在肾髓质的作用；③重置降低抗利尿激素分泌阈值的渗透压调定点；④SSRI 与其他药物通过 P450 酶相互作用，导致 ADH 的作用增强。因此，选项 D 正确。苯妥英抑制抗利尿激素的分泌，从而改善低钠血症。

推荐阅读

Jacob S, Spinler SA. Hyponatremia associated with selective serotonin-reuptake inhibitors in older adults. Ann Pharmacother, 2006, 40: 1618-1622.

Mort JR, Aparasu RR, Baer RK. Interaction between selective serotonin reuptake inhibitors and nonsteroidal anti-inflammatory drugs: Review of the literature. Pharmacotherapy, 2006, 26: 1307-1313.

27. 65 岁男性，患有左肺小细胞癌，被发现患有由抗利尿激素分泌失调综合征（SIADH）引起的低钠血症。他去看了肾病医师，开始他的液体限制为 1L/d。因为酗酒和尿素导致胃肠不适，患者拒绝服用去甲环霉素。血清钠维持在 130～135mmol/L 一段时间。接下来 3 个月的随访，患者表现为虚弱、疲劳和交谈时无法集中注意力。他还抱怨说他有跌倒的感觉。血压 140/78mmHg。他承认由于口渴，每天要喝 1L 的液体。血清钠 124mmol/L，为等容性的。其他实验室结果与 SIADH 一致。治疗他的低钠血症的适当步骤是什么？
A. 监护下液体限制
B. 生理盐水
C. 托伐普坦
D. 高渗生理盐水
E. 盐片
答案：C

解析：患者有慢性低钠血症的症状。认知功能障碍和跌伤合并骨折在慢性低钠血症患者中并不少见。患者入院有两个原因：①改善症状，24h 内血清钠升高至 128～130mmol/L；②因患者不服从液体限制，考虑口服伐普坦。托伐普坦是口服剂型，有 15mg、30mg 和 60mg 的片剂。

托伐普坦使用时，在剂量滴定期间医院应该开始监测血清钠。该药物开始 15mg，每日 1 次，滴定到每天 60mg，没有液体限制。一旦患者症状好转，使用固定剂量的托伐普坦 2～3d 即可出院。在等血容量和高血容量性低钠患者中，托伐普坦是有意义的。不应该用于低血容量低钠血症患者。临床研究表明，托伐普坦具有良好的疗效。

SALT 试验纳入了患有抗利尿激素分泌失调综合征（SIADH）、充血性心力衰竭（CHF）和肝硬化的患者，结果显示，与单纯限制液体摄入相比，托伐普坦在第 4 天增加了 4.5mmol/L 的血清钠，在 30d 内增加了 7.4mmol/L 的血清钠。这些患者也接受了平均 701d 的随访。平均血清钠从 131mmol/L 增加至大于 135mmol/L。

该患者将受益于使用托伐普坦来增加血清钠，并预防跌倒和骨折。因此，选项 C 正确。其他选择对长期低钠血症无帮助。

推荐阅读

Thurman JM，Berl T. Disorders of water metabolism//Mount DB，Sayegh MH，Singh AJ. Core Concepts in the Disorders of Fluid，Electrolytes and Acid-Base Balance. New York：Springer，2013：29-48.

Reddi AS. Disorders of water balance：Hyponatremia//Reddi AS. Fluid，Electrolyte，and Acid-Base Disorders. Clinical Evaluation and Management. New York：Springer，2014：101-131.

28. 3 月龄婴儿因易怒入院。体格检查除血压 128/92mmHg 外，其他无显著异常。血清钠 123mmol/L，肌酐 < 0.3mg/dl；尿素氮 5mg/dl，加压素 < 1pg/ml（正常 1～13.3pg/ml），尿渗透压 284mOsm/（kg·H_2O），尿钠 35mmol/L；其他化学检查正常。下列哪一项是这个婴儿最可能的诊断？

A. 抗利尿激素分泌失调综合征（SIADH）

B. 肾源性 SIADH（NSIADH）

C. 充血性心力衰竭（CHF）

D. 脱水

E. 药物性低钠血症

答案：B

解析：NSIADH 与 SIADH 相似，但很罕见。

2005 年，它首次在低钠血症和尿高渗透压的婴儿中描述。与 SIADH 不同，NSIADH 患者的抗利尿激素水平检测不到或极低。NSIADH 是血管升压素 V2 受体功能获得突变（选项 B 正确）。治疗方法是限制液体、尿素和伐普坦。NSIADH 也出现在年龄超过 10 岁的患者中。其他选项不正确，因为这些情况与高抗利尿激素水平有关。值得注意的是，在药物性低钠血症中，ADH 的水平可能是正常的，也可能是高的。

推荐阅读

Reddi AS. Disorders of water balance：Hyponatremia//Reddi AS. Fluid，Electrolyte，and Acid-Base Disorders. Clinical Evaluation and Management. New York：Springer，2014：101-131.

Thurman JM，Berl T. Disorders of water metabolism//Mount DB，Sayegh MH，Singh AJ. Core Concepts in the Disorders of Fluid，Electrolytes and Acid-Base Balance. New York：Springer，2013：29-48.

29. 下列哪一项是最不可能引起非低渗性低钠血症的原因？

A. 砂糖（蔗糖）

B. 高蛋白血症

C. 高胆固醇血症

D. 高甘油三酯血症

E. 甲醇

答案：E

解析：有个案报道，在感染伤口局部应用蔗糖导致高渗低钠血症。与口服蔗糖不同，直接吸收的蔗糖从伤口进入血液循环不会代谢成葡萄糖和果糖，而引起高渗低钠血症。在多发性骨髓瘤中，在脂蛋白 X（2）或甘油三酯中发现的一种不同形式的胆固醇会引起等渗低钠血症。脂蛋白 X 可见于胆汁淤积性肝病（如原发性胆汁性肝硬化）患者体内。严重的高甘油三酯血症患者血清乳酸将增高。然而，甲醇引起渗透压差而不是非低渗性低钠血症。

推荐阅读

Reuters R，Boer W，Simmermacher R，et al. A bag full of sugar makes your sodium go down. Nephrol Dial Transplant，2005，20：2543-2544.

Turchin A，Seifter JL，Seely EW.Mind the gap. N Engl J Med，2003，349：1465-1468.

30. 50岁男性高血压患者因头痛和精神状态改变入院。头部CT扫描显示蛛网膜下腔出血。他正在静脉输注营养液，排尿量为4L/d。同时，护士注意其腹泻持续1d。血清钠149mmol/L，血清钾3.3mmol/L，HCO_3^- 26mmol/L，尿素氮44mg/dl，肌酐1.6mg/dl，葡萄糖200mg/dl。尿钠70mmol/L，尿渗透压380mOsm/（kg·H_2O）。液体容量是足够的。下列哪一项最有可能是患者发生高钠血症的原因？

A.肾性尿崩症

B.部分中枢性尿崩症

C.渗透性腹泻

D.渗透性利尿

E.7.5% NaCl治疗脑水肿

答案：D

解析：肾性尿崩症或部分中枢性尿崩症患者多为水利尿，而非高溶质性利尿。尿崩症患者渗透压排泄正常。尿崩症患者虽然有高血清渗透压或高钠血症，但尿液渗透压却很低。患者每天排泄1520mOsm（380×4＝1520mOsm）。因此，患者有溶质性利尿。所以，该患者不太可能出现选项A和选项B的情况。选项C也不太可能，因为尿钠水平是70mmol/L，这在腹泻等情况下算是很高了。在腹泻患者中，肾脏保钠而不是排钠。选项E也不太可能，因为患者由于高渗盐水输注没有任何液体容量扩张，而且患者应该有钠利尿的情况。患者有渗透性利尿，这是患者高钠血症的原因（选项D正确）。一般来说，渗透性利尿患者的尿渗透压高于血清渗透压。图1.5显示了多尿的鉴别诊断流程。

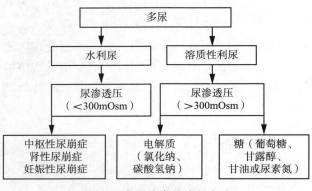

图1.5　多尿患者的诊断方法

推荐阅读

Oster JR，Singer I，Thatte L，et al. The polyuria of solute diuresis. Arch Intern Med，1997，157：721-729.

Reddi AS. Disorders of water balance：Hypernatremia//Reddi AS. Fluid，Electrolyte，and Acid-Base Disorders. Clinical Evaluation and Management. New York：Springer，2014：133-150.

Thurman JM，Berl T. Disorders of water metabolism//Mount DB，Sayegh MH，Singh AJ. Core Concepts in the Disorders of Fluid，Electrolytes and Acid-Base Balance. New York：Springer，2013：29-48.

31. 74岁的老人因昏睡、定向障碍和精神错乱被送进养老院。护士记录显示患者5年前发生过脑血管意外。患者没有发热、腹泻或液体流失。尿量700ml/d。

入院时（仰卧位）血压100/70mmHg，脉搏100次/分；坐位血压80/60mmHg，脉搏110次/分。体格检查正常，黏膜干燥。患者体重70kg。实验室检查结果如下：

血清	尿液
Na^+＝168mmol/L	Na^+＝12mmol/L
K^+＝4.6mmol/L	渗透压＝600mOsm/（kg·H_2O）
Cl^-＝114mmol/L	
HCO_3^-＝26mmol/L	
肌酐1.9mg/dl	
尿素氮（BUN）＝64mg/dl	
葡萄糖＝110mg/dl	

当计算所需血清钠为140mmol/L时，患者的水分丢失了多少？

A.3～4L

B.4.1～5L

C.5.1～6L

D.6.1～7L

E.＞8L

答案：E

解析：以下任何一个公式都可以用来计算水分丢失量。

公式 1：

水分丢失量＝以前全身水量（TBW）×实际［Na^+］
＝期望［Na^+］×新的全身水量（TBW）

$$新的全身水量（TBW）= \frac{以前全身水量（TBW）×实际［Na^+］}{期望［Na^+］}$$

例如：重量为 70kg

以前的 TBW＝70×0.6＝42L

实际［Na^+］＝168mmol/L

期望［Na^+］＝140mmol/L

新的 TBW＝42×168/140＝50.4L

水分丢失量＝新的 TBW−以前的 TBW＝50.4－42＝8.4L

公式 2：

$$水分丢失量＝以前全身水量（TBW）×\left(\frac{实际［Na^+］}{期望［Na^+］}-1\right)$$

通过上面的例子，我们得到：

$$42×\left(\frac{168}{140}-1\right)=8.4L$$

公式 3（粗略估计）：

Stern 和 Silver 的一篇社论（QJM 96：549-552，2003）表明，给予 3 ～ 4ml/kg 的无电解质的水可以降低瘦人血清钠 1mmol/L。总水分丢失量可以计算为体重（kg）×给予的 ml（3ml 或 4ml）×实际［Na^+］与期望［Na^+］之间的差值。

如果我们给体重 70kg 的个体施用 4ml/kg 的水，将血清钠从 160mmol/L 降至 140mmol/L，则水分丢失量为：

70×4×20 或 280×20＝5600ml（5.6L）

如果应用公式 2，使用患者数据，我们得到：

$$水分丢失量＝以前全身水量（TBW）×\left(\frac{实际［Na^+］}{期望［Na^+］}-1\right)$$

我们得到：$42×\left(\frac{160}{140}-1\right)=8.4L$

因此，选项 E 正确。

推荐阅读

Reddi AS. Disorders of water balance：Hypernatremia//Reddi AS. Fluid, Electrolyte, and Acid-Base Disorders. Clinical Evaluation and Management. New York：Springer, 2014：133-150.

Thurman JM, Berl T. Disorders of water metabolism//Mount DB, Sayegh MH, Singh AJ. Core Concepts in the Disorders of Fluid, Electrolytes and Acid-Base Balance. New York：Springer, 2013：29-48.

32. 假设患者没有口服摄入，每日尿量为 700ml，血清 Na^+ 从 140mmol/L 增加到 168mmol/L 约需要多少天？

A.2d

B.3d

C.5d

D.7d

E.9d

答案：D

解析：要回答这个问题，需要计算每天的总流失量。这可以通过排尿量和不显性失水（约 500ml/d）来计算。因此，患者每天的流失量为：700 ＋ 500 ＝ 1200ml（1.2L）。

患者的总水分丢失量为 8.4L；8.4÷1.2＝7。因此，该患者血清钠从 140mmol/L 增加到 168mmol/L 约需要 7d。

推荐阅读

Reddi AS. Disorders of water balance：Hypernatremia//Reddi AS. Fluid, Electrolyte, and Acid-Base Disorders. Clinical Evaluation and Management. New York：Springer, 2014：133-150.

33. 患者接受了 2L 生理盐水治疗后血压有所改善。他的精神状态有所改善，但他说他很饿。患者的血清钠保持在 167mmol/L，血糖保持在 198mg/dl。你对这个患者的下一步处理是什么？

A.继续使用生理盐水

B.林格液

C.口服游离水

D.半生理盐水

E.半生理盐水和 5% 葡萄糖（D5W）

答案：C

解析：患者需要补充游离水。对于精神清醒的患者，强烈建议口服水。对于其他患者，首选静脉给予D5W。对于糖尿病患者，0.45%生理盐水（半生理盐水）较好。纠正（降低）的速度不应超过 $6 \sim 8mmol/L/（L·24h）$。因此，血清钠应在24h内从167mmol/L降低到160mmol/L。完全校正需要 $2 \sim 3d$。

如果血清钠在补充丢失水分量（8.4L加每日不感损失）后仍未改善，说明对总水分丢失量未进行充分评估。

推荐阅读

Reddi AS. Disorders of water balance：Hypernatremia. In Reddi AS. Fluid, Electrolyte, and Acid-Base Disorders. Clinical Evaluation and Management. New York：Springer, 2014：133-150.

Thurman JM, Berl T. Disorders of water metabolism. //Mount DB, Sayegh MH, Singh AJ（eds）. Core Concepts in the Disorders of Fluid, Electrolytes and Acid-Base Balance. New York：Springer, 2013：29-48.

34. 1周龄男婴，因易怒，多尿，在摄入牛奶后不久呕吐，脱水，高钠血症和体温过高送至急诊。患儿对容量替代治疗反应良好。下列关于这个患儿的陈述哪一项是错误的？

A.临床表现与X连锁的肾源性尿崩症（NDI）的诊断一致

B.X连锁的NDI是由于血管升压素V2受体（AVPR2）突变导致功能缺失所致

C.X连锁的NDI患儿脱水非常严重，可能导致血压降低，肾脏、大脑和其他器官的氧合受损

D.由于水通道蛋白2（AQP2）基因突变，临床表现与NDI一致

E.噻嗪类利尿剂和吲哚美辛联合治疗是改善多尿症最有效的治疗方法

答案：D

解析：除选项D外，所有选项均符合X连锁的NDI的诊断。另一种类型是先天性NDI为常染色体显性遗传或隐性遗传（10%的病例），由AQP基因突变导致功能缺失引起。多尿、脱水和高钠血症在这种先天性尿崩症（DI）患者中也很常见。

推荐阅读

Reddi AS. Disorders of water balance：Hypernatremia. In Reddi AS. Fluid, Electrolyte, and Acid-Base Disorders. Clinical Evaluation and Management. New York：Springer, 2014：133-150.

Sands JM, Bichet DG. Nephrogenic diabetes insipidus. Ann Intern Med, 2006, 144：186-194.

35. 46岁女性，因多尿、多饮和夜尿入院。她主要用冰水来解渴。血清钠158mmol/L，尿液渗透压98mOsm/（kg·H₂O）。以下哪种尿渗透压 $[mOsm/（kg·H_2O）]$ 与她的诊断一致？

	脱水前渗透压（mOsm）	脱水12h后渗透压（mOsm）	用加压素后渗透压（mOsm）
A	600	1100	1080
B	100	120	360
C	180	350	500
D	300	310	314
E	120	500	520

答案：B

解析：根据病史和尿渗透压，患者为中枢性尿崩症（CDI）。选项B与CDI一致。选项A、C、D、E分别与正常人、部分CDI、肾源性DI、心理性多饮一致。

推荐阅读

Oster JR, Singer I, Thatte L, et al. The polyuria of solute diuresis. Arch Intern Med, 1997, 157：721-729.

Reddi AS. Disorders of water balance：Hypernatremia. //Reddi AS. Fluid, Electrolyte, and Acid-Base Disorders. Clinical Evaluation and Management. New York：Springer, 2014：133-150.

36. 低钾周期性瘫痪（HypoPP）可能是家族性的或获得性的。下列哪个陈述是错误的？

A.最常见的家族性（60%～70%）是常染色体显性遗传病，是由于肌肉钙离子通道 α_1 提呈基因突变造成的

B.少数（10%～20%）的家族性疾病是由于骨

骨骼肌钠通道突变所致

C.碳酸酐酶抑制剂经常可以减少家族性低钾周期性瘫痪发作次数

D.甲状腺功能亢进或高糖摄入在许多亚洲人口中会增加瘫痪发作

E.瘫痪发作最好以20mmol/h的速度静脉注射氯化钾

答案：E

解析：对于低钾周期性瘫痪，上面除了选项E之外的所有描述都是正确的。谨慎地以10mmol/h的速度静脉滴注氯化钾，以避免高钾血症的发生。

推荐阅读

Reddi AS. Disorders of potassium：Hypokalemia. //Reddi AS. Fluid, Electrolyte, and Acid-Base Disorders. Clinical Evaluation and Management. New York：Springer, 2014：161-176.

37. 18岁男性，因严重肌无力和头晕来急诊室。收缩压94mmHg，伴直立性改变。喜欢加盐的中餐。没有服用任何药物，包括任何非法药物。诉说膝盖有关节炎似的疼痛。膝关节X线片显示钙离子沉积。相关实验室结果如下：

血清	尿液（24h）
$Na^+ = 137mmol/L$	$Na^+ = 120mmol/L$
$K^+ = 2.9mmol/L$	$K^+ = 80mmol/L$
$Cl^- = 84mmol/L$	$Ca^{2+} = 50mmol/L$
$HCO_3^- = 30mmol/L$	pH = 6.2
$Ca^{2+} = 8.5mmol/L$	渗透压 = 300mOsm/（kg·H_2O）
$Mg^{2+} = 0.8mmol/L$	利尿剂筛查阴性
血液 pH = 7.48	

下列哪一种疾病是该患者最有可能的诊断？

A.肾外髓质钾离子（ROMK）通道突变的巴特综合征（2型）

B.假性醛固酮增多症（Liddle综合征）

C.家族性低钾低镁血症（Gitelman综合征）

D.遗传性盐皮质激素增多综合征

E.获得性盐皮质激素增多综合征

答案：C

解析：根据血压，可以排除选项B、D和E，因为这些疾病的特征是高血压。2型巴特综合征和Gitelman综合征的特征是低钾血症、代谢性碱中毒和低或正常血压。2型巴特综合征通常出现在新生儿，而Gitelman综合征发生在青少年。由于尿钙排泄低，因此，上述患者为Gitelman综合征。在巴特综合征中，钙排泄由正常到高。Gitelman综合征患者由于尿中镁丢失增加而出现低镁血症。患者的头晕与钠利尿引起的容量不足有关。

推荐阅读

Nachman PH, Jennette JC, Falk RJ. Primary glomerular diseases. //Taal MW, Chertow GM, Marsden PA, et al.（eds）：Brenner & Rector's The Kidney, 9th ed, Philadelphia, Elsevier Saunders, 2012：1100-1191.

Schnaper HW, Kopp JB. Nephrotic syndrome and the podocytopathies：Minimal change nephropathy, focal segmental glomerulosclerosis, and collapsing glomerulopathy. //Coffman TM, Falk RJ, Molitoris BA, et al.（eds）Schrier's Diseases of the kidney 9th ed, Philadelphia, Wolters Kluwer/Lippincott Williams & Wilkins, 2013：1414-1521.

38. 在处理上述患者时，下列哪种方法是正确的？

A.摄入盐

B.氯化钾

C.硫酸镁

D.依普利酮

E.以上都是

答案：E

解析：该患者需要终身摄入高盐、氯化钾和氯化镁（硫酸镁或氧化镁，它们比氯化镁更容易引起腹泻）。依普利酮（螺内酯受体阻滞剂）似乎比螺内酯或阿米洛利更能维持正常的血清钾。

推荐阅读

Nachman PH, Jennette JC, Falk RJ. Primary glomerular diseases. //Taal MW, Chertow GM, Marsden PA, et al.（eds）：Brenner & Rector's The Kidney, 9th ed, Philadelphia, Elsevier Saunders, 2012：1100-1191.

Schnaper HW, Kopp JB. Nephrotic syndrome and the podocytopathies：Minimal change nephropathy, focal segmental glomerulosclerosis, and collapsing glomerulopathy. //Coffman TM, Falk RJ, Molitoris BA, et al.（eds）Schrier's Diseases of the kidney 9th ed, Philadelphia, Wolters Kluwer/Lippincott Williams & Wilkins, 2013：1414-1521.

39. 30岁男性，因哮喘急性加重到急诊科就诊。以下哪一种药物不会引起低钾血症？

A.胰岛素

B.β_2受体激动剂

C.克伦特罗

D.普萘洛尔

E.庆大霉素

答案：D

解析：胰岛素、β_2受体激动剂和克伦特罗促进K^+从细胞外进入细胞内，而庆大霉素与位于髓袢升支粗段Ca^{2+}感应受体结合，导致肾外髓质钾离子（ROMK）通道抑制。这导致尿K^+丢失和低钾血症。普萘洛尔是一种非特异性β肾上腺素能拮抗剂，可引起血清钾升高。因此，选项D正确。

推荐阅读

Reddi AS. Disorders of potassium：Hypokalemia. //Reddi AS. Fluid, Electrolyte, and Acid-Base Disorders. Clinical Evaluation and Management. New York：Springer, 2014：161-176.

40. 26岁男性，因与朋友吸食海洛因后出现焦虑、心悸、呼吸急促到急诊科就诊。他反应敏捷，方向感明确，无发热，无呼吸困难，瞳孔正常。血压110/70mmHg，脉搏114次/分。实验室检查：血清钠140mmol/L，血清钾2.6mmol/L，Cl^- 106mmol/L，HCO_3^- 24mmol/L，肌酐0.9mg/dl，尿素氮16mg/dl，葡萄糖164mg/dl。心电图QT间期延长，Q波无，ST段改变。肌钙蛋白水平正常。尿液药物检查仅阿片类药物呈阳性，患者拒绝纳洛酮治疗，因为他说他的症状并不仅仅与海洛因有关。下列哪项最有可能导致他的低钾血症？

A.咖啡因

B.茶碱

C.含有瘦肉精的海洛因

D.可卡因和海洛因

E.以上都不是

答案：C

解析：患者没有海洛因滥用的典型症状，如中枢神经系统和呼吸抑制、瞳孔缩小或心动过缓。虽然咖啡因和茶碱可通过细胞转移引起低钾血症，但尿液毒理学检测这些物质呈阴性。瘦肉精是一种被批准用于治疗马支气管痉挛的β_2受体激动剂。此外，瘦肉精已被证明可以增加羔羊、马、肉鸡和牛的肌肉数量，同时减少脂肪数量。瘦肉精与沙丁胺醇类似，在欧洲已被用作支气管扩张剂。由于它的合成代谢和脂质作用，瘦肉精已经被健美者非法使用来增加肌肉量。在美国，含瘦肉精的食品已被禁止。

2005年，美国疾病控制和预防中心报道了26起疑似或确诊的海洛因中含有瘦肉精中毒病例，分布在新泽西、纽约、康涅狄格、北卡罗来纳和南卡罗来纳。由于它的β_2肾上腺素能作用，瘦肉精通过将K^+转移到细胞内导致严重的低钾血症。目前还不清楚海洛因是作为含有瘦肉精的海洛因在街头出售还是瘦肉精作为海洛因出售。因此，选项C正确。可卡因和海洛因的结合很少会引起低钾血症，除非被一种肾上腺素能药物污染。因此，选项D和E错误。

推荐阅读

Reddi AS. Disorders of potassium：Hypokalemia. //Reddi AS. Fluid, Electrolyte, and Acid-Base Disorders. Clinical Evaluation and Management. New York：Springer, 2014：161-176.

（王 蔚 译）

41.将以下患者的血清检查结果与临床诊断相匹配：

病例	Na^+	K^+	HCO_3^-	肾素	醛固酮
A	↑↓	↓	↑	↓	↑
B	N/↑	↓	↑	↓	↑
C	↓	↓	↑	↑	↑
D	N/↑	↓	↑	↓	↓
E	N/↑	↓	↓	↓	↓

↑增加；↓减少；N正常

1.原发性醛固酮增多症

2.糖皮质激素可抑制性醛固酮增多症（GRA）

3.肾动脉狭窄

4.Liddle综合征

5.表象性盐皮质激素过多综合征

答案：A＝1；B＝2；C＝3；D＝4；E＝5

解析：原发性醛固酮增多症是最常见的高血压病因，与低肾素和高醛固酮水平有关。高醛固酮水平是由于肾上腺皮质腺瘤或腺体双侧增生导致该激素分泌增加。醛固酮可以促进远端肾单位中的Na^+重吸收和K^+分泌，随之，血容量随血钠和容量依赖HTN的升高而增加。高钠血症也可能是由于容量增加使ADH相对抑制而引起的。血浆肾素水平低是因为容量扩增；然而，由于腺瘤或肾上腺的双侧增生自主分泌这种激素，因此醛固酮水平较高。原发性醛固酮增多症常见于有HTN、低钾血症、高钠血症和盐水抵抗性代谢性碱中毒的年轻患者。螺内酯或阿米洛利是HTN管理的首选药物。A中显示的实验室检查结果与原发性醛固酮增多症一致。

B中显示的实验室检查结果与糖皮质激素可抑制性醛固酮增多症（GRA）的诊断一致。由于患者的第8号染色体11β-羟化酶基因与醛固酮合成酶基因形成一融合基因，融合基因的5′为部分11β-羟化酶基因，3′为部分醛固酮合成酶基因，故编码蛋白质具有醛固酮合成酶活性。此融合基因在束状带表达，受ACTH调控，从而导致ACTH调节束状带分泌醛固酮，给予糖皮质激素可抑制醛固酮的分泌，也称为家族性醛固酮过多症1型。一些GRA患者可能患有严重的HTN、低钾血症和代谢性碱中毒。其他一些患者可能患有轻度HTN、血清钾正常或较低，以及血清HCO_3浓度轻度升高。血浆肾素被抑制，但醛固酮水平升高。醛固酮的分泌是由促肾上腺皮质激素刺激的，而不是由血管紧张素Ⅱ刺激的。因此，给予糖皮质激素可抑制醛固酮分泌并改善HTN。

肾动脉狭窄的患者可表现为严重的HTN、低钠血症、低钾血症和盐水抵抗性代谢性碱中毒。低钠血症性高血压综合征是单侧肾动脉狭窄的特征，但是这种症状也在部分双侧肾动脉狭窄患者中存在。其基本病理生理学为肾缺血导致肾素-AⅡ-醛固酮升高，进而使血压升高。而血压升高促使健侧肾脏排水、排钠导致容量减少，这可能是出现低血压反应的机制之一。高水平的AⅡ引起口渴和饮水，也促进了低钠血症的发生。在恶性高血压和肿瘤患者中也可以看到相同机制引起的低钠血症性HTN。在年轻患者中，肾动脉狭窄主要是由于肌纤维发育不良所致，而肾动脉粥样硬化会导致50岁以上患者发生HTN。

C中显示的实验室检查与肾动脉狭窄一致。

D中显示的实验室检查与Liddle综合征一致，该病是一种常染色体显性遗传病，致肾小球集合管对钠重吸收增加，排K^+、泌H^+增多，是由于ENaC的β和γ亚基的胞质COOH末端突变引发。该通道的激活导致Na^+重吸收增加，Na^+排泄减少，临床表现为高血压、低血钾、代谢性碱中毒，临床症状类似原发性醛固酮增多症，但其血浆醛固酮水平很低，且盐皮质激素受体拮抗剂螺内酯对其无效，故又称为假性醛固酮增多症。氨苯蝶啶或阿米洛利对HTN治疗有效。受影响的患者罹患脑血管和心血管疾病的风险增加。

E中显示的实验室与表象性盐皮质激素过多综合征（AME）的诊断一致，该病是一种常染色体隐性遗传病，是由于编码11β-羟基糖皮质激素脱氢酶2基因突变所致。该酶将皮质醇转化为无活性的可的松，作为突变的结果，11β-HSD2酶活性随着皮质醇的增加而降低。皮质醇通过占据其受体而像盐皮质激素一样起作用，引起Na^+重吸收，低钾、代谢性碱中毒和低肾素醛固酮HTN。肾素和醛固酮的抑制是由于Na^+引起的血容量过多。患有AME的儿童表现出低出生体重和肾钙化。HTN对限盐、阿米洛利或氨苯蝶啶治疗有反应，但常规剂量的螺内酯治疗无效。甘草的摄入可以引起类似综合征。并发症包括心脏事件、脑卒中和肾衰竭。

推荐阅读

Reddi AS. Disorders of potassium：Hypokalemia. In Reddi AS. Fluid, Electrolyte, and Acid-Base Disorders.Clinical Evaluation and Management. New York：Springer，2014：161-176.

42. 70岁女性，患有慢性肾脏病4期（CKD4期），跌倒后导致髋部骨折。髋关节术后，出现了水样腹泻，在禁食24h后治疗效果不佳。主诉为腹痛。腹部X线片显示结肠扩张，并诊断出急性假性梗阻（奥格尔维综合征）。她的粪便量为876ml/d。在4d的时间里，她的血清钾从4.2mmol/L下降至2.2mmol/L。最可能在结肠中过度表达的是以下哪一项？

    A. Na/K/2Cl协同转运蛋白

    B. Na/Cl协同转运体

    C. BK通道

    D. 上皮钠离子通道（ENaC）

    E. 以上都不是

答案：C

解析：该患者患有分泌性腹泻，因为它对禁食无反应（渗透性腹泻对禁食有反应）。几例病例报告提示，假性梗阻和粪便中K^+的丧失（130～170mmol/L）会引起分泌性腹泻。K^+的大量丧失归因于结肠中BK通道的过度表达。因此，选项C正确。

推荐阅读

    Reddi AS. Disorders of potassium: Hypokalemia. //Reddi AS. Fluid, Electrolyte, and Acid-Base Disorders. Clinical Evaluation and Management. New York: Springer, 2014: 161-176.

43. 32岁男性，因持续高钾血症（5.9mmol/L）和HTN转诊给您。他的家族中有2名成员具有相似的临床表现。其他实验室指标如下：Na^+ 140mmol/L，Cl^- 114mmol/L，HCO_3^- 16mmol/L，肌酐0.8mg/dl和葡萄糖90mg/dl。检查显示肾素和醛固酮水平低。尿Na^+水平为30mmol/L。ABG显示高氯代谢性酸中毒。没有服用任何药物。以下哪一种治疗方案最适合该患者？

    A. 呋塞米（Lasix）

    B. 氢氯噻嗪（HCTZ）

    C. 螺内酯

    D. 乙酰唑胺（Diamox）

    E. 盐替代品

答案：B

解析：在任何年轻男性中，高钾血症、高血压、高氯性代谢性酸中毒，低肾素和醛固酮水平低或正常及肾功能正常，均应提示假性醛固酮减少症Ⅱ型（PHA Ⅱ）（Gordon综合征）是最可能的诊断。PHA Ⅱ被认为是Gitelman综合征的"镜像"。PHA Ⅱ患者肾小管对Na^+、Cl^-的重吸收增加，泌K^+障碍，患者存在不同程度的慢性高血钾、高血氯和容量依赖性高血压，系常染色体显性遗传性疾病，是由编码WNK激酶的基因突变引起的。只有

WNK1和WNK4中的突变才会导致PHA Ⅱ。

在正常条件下，WNK4抑制Na/Cl共转运蛋白和ROMK的活性，促进细胞旁Cl^-的转运。WNK4的活性可被WNK1抑制。当WNK1发生突变时，大量的WNK1产生，消除了WNK4对Na/Cl共转运蛋白活性的抑制作用。致使NaCl过度重吸收，从而导致容量依赖性高血压。WNK4中的突变也导致类似的NaCl重吸收增强。

如前所述，WNK4通过通道的胞吞作用抑制ROMK。WNK4中的突变增强了ROMK的抑制作用，从而引起了高钾血症。此外，L-WNK1能够抑制ROMK，导致高钾血症的发生。因此，高钾血症与WNK4和WNK1的联合作用有关。

WNK4还被证明可以使claudins磷酸化，claudins是参与细胞旁Cl^-转运的紧密连接蛋白。因此，WNK4中的突变会导致跨细胞NaCl和旁细胞Cl^-转运增强，并抑制K^+分泌，导致如PHA Ⅱ中所见的容积增加、高钾血症和高血压。容积增加会导致肾素和醛固酮水平的抑制。尿液中Na^+浓度降低是因为其在远端小管中的重吸收作用增强。

由于抑制了Na/Cl共转运蛋白的活性，PHA Ⅱ对噻嗪类利尿剂（例如HCTZ）治疗有效。因此，选项B正确。呋塞米是一种袢利尿剂，它不作用于远端小管中的Na/Cl共转运蛋白。螺内酯是保钾利尿剂，可进一步提高血清K^+含量。丹木斯（乙酰唑胺）是一种碳酸酐酶抑制剂，可抑制近端小管中的HCO_3^-生成，会使高氯性代谢性酸中毒进一步加重。一般来说，盐替代物含有K^+，在本主题中未作说明。因此，选项A、C、D和E错误。

推荐阅读

    Reddi AS. Disorders of potassium: Hyperkalemia. //Reddi AS. Fluid, Electrolyte, and Acid-Base Disorders. Clinical Evaluation and Management. New York: Springer, 2014: 177-191.

44. 与低血钾性周期性麻痹（HypoPP）相比，以下哪一项与高血钾性周期性麻痹（HyperPP）无关？

    A. 家族性的HyperPP是由于骨骼肌钠通道的突变

    B. 继发性的HyperPP可与具有呼吸衰竭和膈肌麻痹的吉兰-巴雷综合征类似

C.与继发性HyperPP相比，家族性HyperPP在高K⁺摄入或运动后休息期间主要表现为肌病性肌无力

D.发病年龄较小（＜10岁或婴儿期），发作频率较高，恢复较快以及禁食期间频繁发作可以区别家族性HyperPP

E.高碳水化合物摄入、胰岛素刺激和肾上腺素释放通常是HyperPP发作的原因

答案：E

解析：除方案E以外，其他所有方案均具有HyperPP的特征，HyperPP可由于暴露于寒冷、运动后休息和高钾饮食而引发。

推荐阅读

Reddi AS. Disorders of potassium：Hyperkalemia. //Reddi AS. Fluid，Electrolyte，and Acid-Base Disorders. Clinical Evaluation and Management. New York：Springer，2014：177-191.

45. 50岁男性，因疲倦和乏力被家人带到急诊科就诊。他错过了两次血液透析治疗。患者的血清钾为7.6mmol/L，心电图显示T波波峰增宽。通过心电图的改变对他的高钾血症的治疗选择不采纳以下哪一项？

A.葡萄糖酸钙

B.高渗（3%）生理盐水

C.沙丁胺醇

D.血液透析

E.腹膜透析

答案：E

解析：钙通过降低心肌细胞的阈值电位来拮抗高钾血症的膜效应，而不降低血清钾。葡萄糖酸钙（10%）优于氯化钙，因为氯化钙渗入组织会引起坏死。未使用洋地黄的患者可以在10～15min服用钙盐。但是，对于服用洋地黄和高钾性心电图改变的患者，可以在30min内缓慢给钙。有趣的是，对于无法鉴别洋地黄毒性的患者，氯化钙治疗仍可以有效治疗高钾血症。

高渗生理盐水（3%）已被证明可逆转低钠血症患者因高钾血症引起的心电图变化。其推注量为50ml。目前尚不清楚这种治疗方法对健康个体是否有效。这种作用是由于心肌细胞电特性的改变而不是血清钾的改变。

沙丁胺醇（10mg）雾化吸入可将肾功能正常或下降的患者血清钾降低0.6mmol/L。有研究报道了沙丁胺醇对胰岛素/葡萄糖的降钾作用的叠加效果，沙丁胺醇降K⁺的机制是将K⁺转运到细胞内。

血液透析是从体内去除K⁺最有效的方法。快速去除K⁺可能会使某些患者出现室性心律失常，因此建议连续监测心电图。

腹膜透析（PD）也能去除合并中度高钾血症的维持性PD患者中的K⁺，但不是治疗伴有心电图改变的严重高钾血症患者的最佳选择。应当注意的是，腹膜透析液中的葡萄糖可以将K⁺转运到细胞中，而不会影响全身K⁺的储存。因此，选项E错误。

推荐阅读

Reddi AS. Disorders of potassium：Hyperkalemia. //Reddi AS. Fluid，Electrolyte，and Acid-Base Disorders. Clinical Evaluation and Management. New York：Springer，2014：177-191.

46. 22岁女性，因常规慢跑后出现疲劳和下肢无力，遂到学生保健诊所就诊。她主诉症状开始于6周前，当时她开始使用新的口服避孕药（COC）。既往无特殊病史，除了COC以外没有服用其他药物。除K⁺（5.9mmol/L）外，其他血清学指标正常。下列哪一种口服避孕药易引起高钾血症？

A.乙炔雌二醇和炔诺酮

B.乙炔雌二醇和炔诺孕酮

C.乙炔雌二醇和去氧孕烯

D.乙炔雌二醇和屈螺酮

E.以上都不是

答案：D

解析：全球有数以百万计的妇女使用联合口服避孕药（COC）。COC同时含有雌激素和孕激素。乙炔雌二醇是COC的雌激素成分。但是，孕激素成分各不相同，可能包括第一代孕激素（选项A）、第二代孕激素（选项B）、第三代孕激素（选项C）或新添加的孕激素（选项D），其为螺内酯衍生物。对患者COC的检查证实为屈螺酮，该药物随血清钾恢复正常而停用。

推荐阅读

Reddi AS. Disorders of potassium：Hyperkalemia. //Reddi AS. Fluid, Electrolyte, and Acid-Base Disorders. Clinical Evaluation and Management. New York: Springer, 2014: 177-191.

47.您被要求去看1例70岁的妇女（疗养院的居民），其血清Ca^{2+}水平为7.2mg/dl，磷酸盐水平为1.9mg/dl。血清白蛋白和Mg^{2+}水平正常。除碱性磷酸酶外，肝肾功能正常。患者有2型糖尿病病史，并且糖尿病是通过饮食控制的。除了骨痛，患者没有任何不适。

体格检查时，患者看上去很疲倦。血压146/84mmHg，脉搏82次/分。Trousseau征和Chvostek征阴性，但小腿和大腿的肌肉压痛明显。实验室检查指标见下：

检查	结果	参考范围
Ca^{2+}	3.5mg/dl	4.5～5.0mg/dl
PTH	74pg/ml	10～65pg/ml
25（OH）D_3	10ng/ml	＞30ng/ml
1,25（OH）$_2D_3$	80pg/ml	20～75pg/ml
碱性磷酸酶	300U/L	30～120U/L

以下哪一项是最可能的诊断？
A.甲状旁腺功能亢进
B.假性甲状腺功能减退症
C.维生素D缺乏症
D.低钙摄入
E.2型糖尿病
答案：C

解析：在甲状旁腺功能亢进症中，可见PTH、1,25（OH）$_2D_3$和碱性磷酸酶水平升高；但是，高钙血症常与这种疾病有关。假性甲状旁腺功能减退症的特征是磷酸盐和PTH水平升高，25（OH）D_3正常和1,25（OH）$_2D_3$降低。Ca^{2+}摄入量低不会引起低钙血症，因为通过骨吸收可以维持Ca^{2+}的水平。2型糖尿病与维生素D缺乏症有关，但是该患者的其他生化异常不大可能是由糖尿病引起的。因此，选项A、B、D和E错误。

由于25（OH）D_3低，维生素D缺乏症是该患者的诊断。活性维生素D_3［1,25（OH）$_2D_3$］水平可能是正常、轻微升高或降低。当所有25（OH）D_3都代谢为1,25（OH）$_2D_3$时，可表现为正常水平，而老年人中由于1α-羟化酶活性降低，则表现为水平较低。在一些继发于低磷酸盐血症的1α-羟化酶活性增强的患者中可呈现为高水平。

该患者的维生素D缺乏与日照减少、年龄下降及缺乏足够的牛奶和奶制品摄入量有关。据报道50%的疗养院居民缺乏维生素D。缺乏维生素D会导致肠道对Ca^{2+}和磷酸盐的吸收降低。低钙血症会刺激PTH分泌，进而促进磷酸盐排泄和低磷酸盐血症。PTH升高也会增加骨转换，导致碱性磷酸酶水平升高和骨痛。

推荐阅读

Reddi AS. Disorders of calcium: Hypocalcemia. //Reddi AS. Fluid, Electrolyte, and Acid-Base Disorders. Clinical Evaluation and Management. New York: Springer, 2014: 201-213.

48.70岁男性，因肺部可疑包块入院。血压、体格检查和实验室数据正常，肌酐1.2mg/dl（eGFR 60ml/min）。心电图正常。胸部MRI检查提示边界清晰。第2天早上，实验室电话通知，患者血清中Ca^{2+}的水平为6.5mg，PO_4^{3-}和白蛋白正常。该患者无症状。在评估他的低钙血症时，以下哪一种选择是正确的？
A.获取心电图
B.请内分泌科医师或肾脏科医师评估Ca^{2+}
C.离子Ca^{2+}
D.立即复查Ca^{2+}
E.以上都不是
答案：C

解析：这是继发于MRI造影剂的假性低钙血症。血清Ca^{2+}通常通过比色测定法进行测定，该比色测定法使用产生颜色的试剂。试剂结合Ca^{2+}并随Ca^{2+}浓度改变颜色。在MRI造影剂中加钆双铵（Omniscan）和钆弗塞胺（OtiMARK）与Ca^{2+}竞争比色试剂并螯合Ca^{2+}，导致虚假的低Ca^{2+}浓度。只要造影剂存在于血液中，低钙血症就会持续存在。另外两种造影剂，即加多戊酸酯二甲葡胺（Magnevist）或加多替多（Prohance），则不会发生这种假性低钙血症。一旦识别出假性低钙血症，就不需要行心电图检测和向内分泌科医师或肾脏科医师的咨询。为了证实假性低钙血症，可以测定游离的Ca^{2+}，通常通过离子特异性电极法进行测量。因此，选项C正确。

推荐阅读

Reddi AS. Disorders of calcium：Hypocalcemia. //Reddi AS. Fluid, Electrolyte, and Acid-Base Disorders. Clinical Evaluation and Management. New York：Springer, 2014：201-213.

49. 71岁男性，因酗酒导致下消化道大出血而入院，在6h内输注了12U红细胞。血红蛋白有改善，但血压略低。他意识清楚，主诉口腔刺痛。血清Ca^{2+}从9.2mg/dl降至6.0mg/dl，Mg^{2+}水平正常。患者的游离Ca^{2+}处于正常值的下限，肝功能检查略有异常。以下哪项是患者低钙血症的最可能原因？

A.因输血引起的低血钾导致的低钙血症

B.因肝脏疾病引起的低钙血症

C.因输血引起的低钙血症

D.因输血相关性凝血病引起的低钙血症

E.以上都不是

答案：C

解析：除选项C外，其他选项均不正确。库存血通常用柠檬酸盐抗凝（每单位3g柠檬酸盐）。尽管健康的肝脏每5分钟会代谢3g柠檬酸盐，但他从库存血中吸收了大量柠檬酸盐。他患有轻度肝病，可能会影响柠檬酸盐的代谢并导致柠檬酸盐中毒。尽管由于大量输血引起的血液稀释，总Ca^{2+}的测定可能不准确，但游离Ca^{2+}的检测却有帮助。

柠檬酸中毒会引起手足抽搐、QT间期延长、周围血管阻力降低引发的低血压、心肌收缩力下降和肌肉震颤。静脉注射Ca^{2+}是输血引起的低钙血症的合适治疗方法。

通常，高钾血症是输血后的常见异常指标。然而，一旦由于柠檬酸盐转化为HCO_3^-而引起代谢性碱中毒，就很少会出现低钾血症。轻度肝病可能不会导致症状性低钙血症。凝血障碍也是大量输血的并发症，但与低血钙无关。

推荐阅读

Reddi AS. Disorders of calcium：Hypocalcemia. //Reddi AS. Fluid, Electrolyte, and Acid-Base Disorders. Clinical Evaluation and Management. New York：Springer, 2014：201-213.

50. 50岁的男性，因即将戒酒而入院。主诉口唇发麻，全身无力。血压150/88mmHg，脉搏96次/分。实验室检查结果：K^+ 2.8mmol/L；Ca^{2+} 6.8mg/dl；Mg^{2+} 1.4mg/dl；PO_4 2.1mg/dl；白蛋白3.2g/dl。心电图显示QT间期延长。下列哪种治疗可以减轻患者口腔刺痛感？

A.给予氯化钾

B.给予葡萄糖酸钙

C.给予硫酸镁

D.给予含氯化钾的5%葡萄糖溶液

E.给予氯化钾、葡萄糖酸钙和硫酸镁

答案：C

解析：低钾血症、低钙血症、低镁血症和低磷血症是急性或慢性酒精中毒患者的典型电解质异常情况。酒精中毒的患者有几种导致低镁血症的机制，这些机制又会导致低钾血症和低钙血症。

酗酒患者的低钾血症可能是由于饮食摄入不足、呼吸性碱中毒、腹泻、戒酒期间的β肾上腺素能刺激和Mg^{2+}缺乏引起的。

低钙血症是由低镁血症通过两种机制引起的。首先，低镁血症会损害PTH的分泌；其次，低镁血症会引起骨骼对PTH作用的抵抗。两种机制均可导致PTH和Ca^{2+}水平降低。另外，低镁血症时1,25（OH）$_2D_3$的含量较低，这是因为从25（OH）D_3的转化减少有关。

酒精中毒时由于饮食摄入不足导致低磷血症、呼吸作用和葡萄糖摄入导致跨细胞分布碱中毒及低镁血症。由于低镁血症可导致其他电解质异常，补充镁可纠正低钾血症、低钙血症和低磷血症。因此，选项C正确。

与由Mg^{2+}缺乏引起的低钙血症不同，庆大霉素诱导的低镁血症相关的低钙血症可能仅靠补充镁不能得到改善。

推荐阅读

Reddi AS. Disorders of calcium：Hypocalcemia. //Reddi AS. Fluid, Electrolyte, and Acid-Base Disorders. Clinical Evaluation and Management. New York：Springer, 2014：201-213.

51. 一名来自新几内亚的47岁男子（24年前移民美国）因"咳嗽伴有少量血痰，呼吸困难1周和腹痛4个月"而入院。同时诉恶心、呕吐和头晕

10周。家人注意到他的体重逐渐减轻，精神状态发生了变化。既往无肾结石病史。14岁时被诊断出患有肺结核，并得到了充分治疗。患者目前没有服用任何处方药。他因感到"胃灼热"而喝牛奶并服用抑酸剂。胸部X线检查显示双肺浸润。心电图提示左束支传导阻滞。患者血压130/62mmHg，脉搏84次/分（坐姿）。站立时血压100/50mmHg，脉率102次/分。没有证据显示血管钙化。实验室值：Na^+ 140mmol/L，K^+ 4.1mmol/L，Cl^- 96mmol/L，HCO_3^- 28mmol/L，肌酐2.7mg/dl，BUN 52mg/dl，血糖82mg/dl，Ca^{2+} 21.6mg/dl，磷酸盐5.3mg/dl，Mg^{2+} 2.2mg/dl，总蛋白7.2g/dl，白蛋白4.0g/dl，碱性磷酸酶105IU/L，WBC $15×10^9$/L，血红蛋白13.8%，血小板$327×10^9$/L，活性维生素D_3 [1,25（OH）$_2D_3$]（↓）。

根据以上数据，该患者最有可能诊断为以下哪一项？

A.原发性甲状旁腺功能亢进症（PHPT）

B.肉芽肿病（结核病复发）

C.恶性肿瘤

D.维生素D过量

E.家族性低钙高钙血症（FHH）

答案：C

解析：正常的Cl^-，轻度升高的HCO_3^-，正常的磷酸盐，正常的碱性磷酸酶和低1,25（OH）$_2D_3$水平排除了PHPT的诊断（选项A错误）。TB复发是可能的，但是Ca^{2+}的程度和低1,25（OH）$_2D_3$含量使这种诊断不太可能（选项B错误）。另外，由于Ca^{2+}含量非常高，维生素D过量和FHH的可能性很小（选项D和E错误）。该患者似乎具有潜在的恶性肿瘤，可导致很高的Ca^{2+}水平（选项C正确）。

推荐阅读

Reddi AS. Disorders of calcium：Hypercalcemia. //Reddi AS. Fluid, Electrolyte, and Acid-Base Disorders. Clinical Evaluation and Management. New York：Springer, 2014：215-231.

52.除血清和尿蛋白电泳外，以下哪项测试最适合诊断恶性肿瘤引起的高钙血症？

A.PTH相关蛋白（PTH$_r$P）

B.PTH

C.肾脏活检和HIV检测及血清和肾组织HTLV-1

D.胸部、腹部和大脑CT

E.以上所有

答案：E

解析：上述所有检查结果均与该患者相关。2d后获得相应结果显示：PTH < 10pg/ml（低），PTH$_r$P 20pmol/L（参考值 < 2pmol/L），25（OH）D_3及血清和尿蛋白电泳正常。腹部CT显示腹部淋巴结肿大。艾滋病病毒检测阴性。由于肌酐增加而进行了肾脏活检，结果提示急性肾小管坏死。但血清HTLV-1滴度阳性。肾组织检测HTLV-1病毒也呈阳性。最终诊断：继HTLV-1诱导的成人T细胞淋巴瘤/白血病导致的高钙血症。

HTLV-1感染在加勒比海岛屿、非洲部分地区、南美和中美洲、日本和美国南部是流行性疾病，而高钙血症是来自这些地区的个体一个明显异常的情况。

推荐阅读

Reddi AS. Disorders of calcium：Hypercalcemia. //Reddi AS. Fluid, Electrolyte, and Acid-Base Disorders. Clinical Evaluation and Management. New York, Springer, 2014：215-231.

53. 62岁男性，因精神状况改变被带到急诊室。体格检查：发育良好，伴有呼吸困难。患者需要气管插管以维持通气。血压132/78mmHg，脉搏100次/分。除下肢溃疡用含白色粉末的绷带包裹外，其余检查均正常。实验室检查值：Na^+ 148mmol/L，K^+ 1.8mmol/L，Cl^- 73mmol/L，HCO_3^- 54mmol/L，肌酐3.4mg/L，BUN 22mg/dl，血糖110mg/dl，Ca^{2+} 9.2mg/dl，磷酸盐5.6mg/dl，总蛋白7.1g/dl，白蛋白2.7g/dl，心电图示正常窦性心律，QT间隔延长，pH 7.69，PO_2 45mmHg，PCO_2 48mmHg，HCO_3 53mEq/L；尿液：pH 5.8，Na^+ 81mmol/L，K^+ 58mmol/L，Cl^- < 10mmol/L，Ca^{2+} 150mg/L；尿毒理学阴性；胸部X线正常。

在补充生理盐水和钾后，电解质、肌酐和pH得到改善。血压升至160/90mmHg。患者已成功拔管。iPTH和1,25（OH）$_2D_3$为正常低值。最可能导致患者高钙血症的诊断是以下哪一项？

A.结节病

B.与含钙药物有关的高钙血症（Milk-Alkali综合征）

C.家族性低钙高钙血症（FHH）

D.隐匿性恶性肿瘤

E.噻嗪类药物治疗

答案：B

解析：尽管在某些病例中1,25（OH）$_2$D$_3$水平正常，但正常的1,25（OH）$_2$D$_3$水平基本排除了结节病。另外，由于正常的Ca^{2+}排泄率，FHH不太可能发生。FHH几乎无症状。另外，FHH中的Ca^{2+}排泄量低。隐匿性恶性肿瘤是可能的；但是，患者没有任何恶性肿瘤的证据。患者胸部X线片和总蛋白浓度正常，为了完全排除隐匿性恶性肿瘤，需要进一步的检查。尿液Cl$^-$＜10mmol/L和尿液Ca^{2+}为150mg，排除使用噻嗪类药物的诊断。根据覆盖小腿溃疡的白色粉末这一线索推测，患者可能正在服用含Ca^{2+}的药物。实际上，该患者承认最近6个月使用小苏打（CaHCO$_3$）作为腿部溃疡的治疗方法。因此，选项B正确。

小苏打已被用作治疗许多疾病的家庭药物，包括消化性溃疡疾病和伤口愈合。食入或皮肤过度使用小苏打会引起代谢性碱中毒、低血钾、高钙血症、容量减少和急性肾损伤。高钙血症会损害HCO$_3^-$的排泄，引起代谢性碱中毒、容量减少和肾功能不全，从而导致Milk-Alkali综合征。

Milk-Alkali综合征也可以在没有肾功能不全的情况下发生。PTH和1,25（OH）$_2$D$_3$通常是降低的，但也有正常值的报道。根据需要，水化和电解质补充通常足以治疗Milk-Alkali综合征。但部分肾功能不全和高钙血症可能会需要更长的时间改善。最终的长期治疗是停止使用违规药物。

推荐阅读

Reddi AS. Disorders of calcium：Hypercalcemia. //Reddi AS. Fluid，Electrolyte，and Acid-Base Disorders. Clinical Evaluation and Management. New York：Springer，2014：215-231.

54. 20岁男性，常规体检发现血清Ca^{2+}水平10.9mg/dl，并通过测定游离Ca^{2+}证实。患者的Mg^{2+}也略有升高，而磷酸盐则较低。患者的iPTH水平为70pg/ml，维生素D水平正常。所有其他实验室指标都正常。患者没有使用任何药物。体格检查正常。10年前，患者因咳嗽、咳痰入院，当时也显示血清Ca^{2+}升高。该患者最有可能诊断为以下哪一项？

A.原发性甲状旁腺功能亢进症（PHPT）

B.继发性甲状旁腺功能亢进

C.家族性低钙高钙血症（FHH）

D. Milk-Alkali综合征

E.亚临床肉芽肿病

答案：C

解析：实验室检查结果与无症状PHPT和FHH一致。成人很难区分PHPT和FHH。甲状旁腺切除术是PHPT的治疗方法，而上述所有生化异常即使在FHH患者的甲状旁腺切除术后也依然存在。区分PHPT和FHH的一种方法是计算Ca^{2+}与肌酐的清除率，FHH＜0.01%，而PHPT＞0.01%。患者的肾功能正常，因此，继发性甲状旁腺功能亢进不太可能。同样，正常的维生素D和升高的PTH水平排除了Milk-Alkali综合征和肉芽肿性疾病的诊断。

24h尿Ca^{2+}和尿肌酐提示，Ca^{2+}的排泄为54mg，Ca^{2+}和肌酐清除率＜0.01%。该成人受试者患有FHH的诊断。因此，选项C正确。

推荐阅读

Reddi AS. Disorders of calcium：Hypercalcemia. //Reddi AS. Fluid，Electrolyte，and Acid-Base Disorders. Clinical Evaluation and Management. New York：Springer，2014：215-231.

55.下列哪项代谢异常与严重的低磷血症（＜1.0mg/dl）无关？

A.横纹肌溶解症

B.代谢性酸中毒

C.对感染的敏感性增加

D.心排血量减少

E.代谢性碱中毒

答案：E

解析：中度低磷血症定义为血磷水平为1.2～1.8mg/dl，而严重的低磷血症血磷水平＜1.0mg/dl。代谢并发症在严重低磷血症中十分明显。肌肉需要足够量的ATP和磷酸肌酸才能发挥作用。磷的消耗导致细胞内磷减少，Na$^+$、Cl$^-$和水增加，导致肌病、肌无力和肌肉损伤。横纹肌溶解症是低血磷的并发症，可能伴有急性肾损伤。

严重的低磷血症引起的代谢性酸中毒与净酸排

泄（可滴定的酸和NH₃）的减少有关，导致H⁺的保留。此外，低磷血症会降低肾小管对HCO_3^-的重吸收。因此，严重低磷血症中的代谢性酸中毒归因于上述机制。

易感性增加与由ATP产生减少引起的白细胞功能障碍有关。严重的低磷血症与心肌病和低心排血量有关，这是由于磷酸盐、ATP和磷酸肌酸的心肌细胞浓度低所致。代谢性碱中毒不是严重低磷血症的并发症，因此选项E正确。

推荐阅读

Reddi AS. Disorders of phosphate: Hypophosphatemia. //Reddi AS. Fluid, Electrolyte, and Acid-Base Disorders. Clinical Evaluation and Management. New York: Springer, 2014: 239-252.

56. 50岁男性，因前壁心肌梗死入住重症监护病房。6h后患者出现呼吸急促。体格检查和胸部X线检查提示肺水肿。电解质和ABG值如下：

$Na^+ = 140mmol/L$	pH = 7.36
$K^+ = 5.2mmol/L$	$PCO_2 = 34mmHg$
$Cl^- = 94mmol/L$	$PO_2 = 80mmHg$
$HCO_3^- = 16mmol/L$	$HCO_3^- = 22mmol/L$
BUN = 30mg/dl	
肌酐 = 1.4mg/dl	
葡萄糖 = 200mg/dl	

以下哪一项最符合该患者的酸碱失衡？
A.代谢性酸中毒和呼吸性碱中毒
B.代谢性碱中毒和代谢性酸中毒
C.呼吸性酸中毒和代谢性酸中毒
D.呼吸性碱中毒和代谢性碱中毒
E.以上都不是
答案：E
解析：酸碱紊乱应进行系统分析。一旦进行了实验室检查，下一步就是检查pH是否正确。必须使用亨德森方程获得［H⁺］，然后获得pH。亨德森方程为：

$$[H^+] = 24 \times \frac{PCO_2}{[HCO_3^-]}$$

替换这些值，我们获得：

$$[H^+] = 24 \times \frac{34}{16} = 51$$

请记住以下与临床相关的pH的近似值［H⁺］：
pH 7.50 = 30
pH 7.40 = 40
pH 7.30 = 50
pH 7.20 = 60
pH 7.10 = 80
pH 7.10 = 100

［H⁺］为51对应于7.30的pH。因此，实验室报告的pH不正确。而且，在测量和计算出的HCO_3^-之间存在很大差异。鉴于此，很难解释ABG（选项E正确）。电解质和ABG均应在几分钟之内重复进行。这种情况强调需要检查pH的准确性或内部一致性。

推荐阅读

Reddi AS. Evaluation of an acid-base disorder. //Reddi AS. Fluid, Electrolyte, and Acid-Base Disorders. Clinical Evaluation and Management. New York:Springer, 2014: 301-317.

57. 72岁女性，患2型糖尿病、充血性心力衰竭和肾衰竭，因恶心、呕吐和呼吸急促入院。患者服用的药物有胰岛素和呋塞米。体重60kg。入院时实验室检查结果：Na^+ 140mmol/L，K^+ 4.1mmol/L，Cl^- 95mmol/L，HCO_3^- 24mmol/L，肌酐 4.1mg/dl，BUN 52mg/dl，葡萄糖 145mg/dl，白蛋白4.1g/dl，pH 7.40，PCO_2 40mmHg，PO_2 90mmHg，HCO_3^- 24mmol/L。

以下哪种酸碱紊乱是正确的？
A.代谢性酸中毒和呼吸性碱中毒
B.代谢性酸中毒和代谢性碱中毒
C.呼吸性酸中毒和代谢性酸中毒
D.呼吸性碱中毒和代谢性碱中毒
E.代谢性酸中毒、代谢性碱中毒和呼吸性碱中毒

答案：B
解析：尽管ABG值看起来很正常，但实际上，一旦计算出阴离子间隙（AG），它们就显现异常。该患者的AG为21。如果这是单纯代谢性酸中毒，则pH、血清HCO_3^-和PCO_2的水平将低于正常。由于患者呕吐，并且她也正在为自己的CHF服用呋塞米，因此发生了代谢性碱中毒。代谢性酸中毒和代

谢性碱中毒的并存使ABG值正常化，并给人以没有潜在干扰的印象（选项B正确）。诊断这种混合代谢性酸中毒和代谢性碱中毒的线索是存在高AG。因此，本案例强调了在分析任何酸碱干扰时计算AG的重要性。

推荐阅读

Reddi AS. Evaluation of an acid-base disorder. // Reddi AS. Fluid，Electrolyte，and Acid-Base Disorders. Clinical Evaluation and Management. New York：Springer，2014：301-317.

58. 51岁男性，因发现右侧颞部无痛性肿物3周而入院。他唯一的主诉是食欲缺乏，体重减轻了1.81kg。患者无其他慢性病病史，也没有服用任何药物。患者已经10年没有看医生了。入院时实验室检查结果如下：Na^+ 124mmol/L，K^+ 3.9mmol/L，Cl^- 100mmol/L，HCO_3^- 23mmol/L，肌酐1.0mg/dl，BUN 16mg/dl，葡萄糖102mg/dl，血清渗透压284mOsm/（kg·H_2O），pH 7.39，PCO_2 39mmHg，PO_2 94mmHg，HCO_3^- 22mmol/L。

评估该患者的酸碱紊乱需要以下哪一项？

A.阴离子间隙（AG）

B.白蛋白

C.总蛋白

D.以上全都是

E.以上全不是

答案：D

解析：从上述电解质结果中可以明显看出，AG仅为1，这是异常现象，值得进一步评估。低白蛋白血症是住院患者和非卧床患者中低AG的最常见原因。血清白蛋白水平恢复为4.5g/dl。因此，低白蛋白血症不是患者AG低的原因。

考虑到低钠血症和正常血清渗透压，此时确定血清总蛋白非常重要。患者总蛋白为14.2g/dl，

是低钠血症的原因。总蛋白的增加保证了显示出很高IgG水平血清和尿蛋白免疫电泳的准确性。连同病理报告一起，对IgG多发性骨髓瘤进行了诊断。

IgG分子在pH为7.4时带有正电荷，引起不可测阳离子的增加，而不可测阳离子的增加导致AG降低。尽管低AG是该患者最明显的异常，但白蛋白的测量对于评估AG很重要，总蛋白对于评估等渗性低钠血症也很重要（选项D正确）。

推荐阅读

Reddi AS. Evaluation of an acid-base disorder. // Reddi AS. Fluid，Electrolyte，and Acid-Base Disorders. Clinical Evaluation and Management. New York：Springer，2014：301-317.

59. 54岁女性，因呼吸急促、"不适"感和乏力数日由急诊部入院。血压114/51mmHg，脉搏69次/分。无发热。既往有颈腰椎间盘疾病、高血压病、抑郁症、焦虑症、共济失调症和慢性肺阻塞性疾病病史。她接受了腕管和颈椎间盘手术，胆囊切除术和子宫切除术。患者使用的药物有可必特（异丙托溴铵18μg、沙丁胺醇90μg）每8小时吸入1次，美托洛尔每天2次，每次12.5mg，克洛诺平（氯硝西泮），每8小时0.5mg，视需要而定，维考丁ES（氢可酮酒石酸氢盐7.5mg，对乙酰氨基酚750mg），视需要而定。该患者先前曾因类似的不适而入院，并发现其患有高AG代谢性酸中毒和急性肾损伤，需要短期血液透析。下表中显示了实验室检查结果。血红蛋白13.4g%，血小板计数为430 000。血糖为80mg/dl。pH 7.20，PCO_2 15mmHg，PO_2 91mmHg，计算出的HCO_3^- 6mmol/L。AG是16mmol/L。其他相关实验室检查结果正常。血浆渗透压为293mOsm/（kg·H_2O）。血酮和乳酸阴性，尿检正常。

住院日	Na^+（mmol/L）	K^+（mmol/L）	氯（mmol/L）	HCO_3^-（mmol/L）	肌酐（mg/dl）	BUN（mg/dl）	AG（mEq/L）	白蛋白（g/dl）	pH
入院时	138	4.6	114	8	0.87	10	16	4.4	7.20
第2天	143	4.8	119	11	0.59	11	13	3.9	7.31
第3天	141	3.6	109	18	0.55	9	14	3.4	
第4天	142	3.2	107	25	0.48	8	10	3.3	
第5天	140	4.1	100	33	0.55	8	7	3.6	

以下哪种酸碱失衡是正确的？

A.代谢性酸中毒和呼吸性碱中毒

B.代谢性酸中毒和代谢性碱中毒

C.呼吸性酸中毒和代谢性酸中毒

D.呼吸性碱中毒和代谢性碱中毒

E.代谢性酸中毒、代谢性碱中毒和呼吸性碱中毒

答案：A

解析：根据pH和PCO_2及血清 $[HCO_3^-]$，酸碱障碍是高AG代谢性酸中毒和呼吸性碱中毒（选项A正确）。

60.你目前应进行以下哪一项测试？

A.血浆渗透压间隙

B.血清阿司匹林水平

C.尿焦谷氨酸

D.血清D-乳酸水平

E.血清L-乳酸水平

答案：C

解析：该患者的渗透压间隙为6mOsm/L，这是正常的。正常的渗透压间隙不包括由于甲醇、乙二醇、酮体和乳酸引起的酸中毒。患者乳酸水平正常，酮体为阴性。

阿司匹林过量？最初的酸碱失衡是呼吸性碱中毒，随后发展为高AG代谢性酸中毒。该患者的血清水杨酸盐水平正常，排除了阿司匹林过量的诊断（选项B错误）。

D-乳酸性酸中毒患者通常表现出神经系统的症状和体征，并且该患者的症状与酸碱紊乱和急性肾损伤有关（选项D不正确）。

该患者正在接受大剂量的对乙酰氨基酚（750mg每8小时1次）治疗。尿焦谷氨酸水平检查提示，她的尿焦谷氨酸水平＞11 500mmol/mol Cr（参考范围0～100mmol/mol Cr）。此外，还存在对乙酰氨基酚及其代谢产物。因此，诊断为焦谷氨酸酸中毒是由于每天大剂量使用对乙酰氨基酚（泰诺）（选项C正确）。泰诺会耗尽GSH，后者会促进焦谷氨酸的产生。她开始使用芬太尼贴片治疗，最近3年的血清 $[HCO_3^-]$ 正常。

推荐阅读

Reddi AS. High anion gap metabolic acidosis. // Reddi AS. Fluid, Electrolyte, and Acid-Base Disorders. Clinical Evaluation and Management. New York：Springer，2014：319-346.

61. 1例有短肠手术史40岁的女性，发现有言语不清、混乱、无力、运动协调障碍和易怒。她喜欢吃冰淇淋，并在进食大量冰淇淋后出现轻度神经系统问题。患者没有服用任何药物或特殊食物。ABG：pH 7.27，PCO_2 24mmHg，计算出的 HCO_3^- 为16mmol/L。尿酮是阴性，血清乳酸水平为1.5mmol/L，血清肌酐正常。阴离子间隙为20，但渗透压间隙正常。以下哪个原因最可能导致该患者出现这种酸碱紊乱？

A.L-乳酸

B.焦谷氨酸

C. D-乳酸

D.甲醇

E.托吡酯

答案：C

解析：除托吡酯外，所有其他原因均可引起高AG代谢性酸中毒。托吡酯由于抑制碳酸酐酶而引起非AG代谢性酸中毒。血清L-乳酸正常，因此，排除了L-乳酸性酸中毒。另外，基于正常的渗透压间隙，排除了甲醇中毒。没有任何药物治疗史（使用泰诺或含泰诺的麻醉药）或使用抗生素。因此，排除了焦谷氨酸性酸中毒。基于手术史，高碳水化合物摄入和神经系统表现，最可能的诊断是D-乳酸性酸中毒。因此，选项C正确。

推荐阅读

Reddi AS. High anion gap metabolic acidosis. // Reddi AS. Fluid, Electrolyte, and Acid-Base Disorders. Clinical Evaluation and Management. New York：Springer，2014：319-346.

62. 1例17岁的女学生因精神错乱和急性肾损伤而入院。她能够提供一些病史，说她2d前与男友发生过争执，并且喝了他们车库里的一些液体。她既往没有任何其他药物或非法药物服用史。在急诊科，她的生命体征稳定。除了精神状态异常之外，其余体格检查正常。体重60kg。实验室检查如下：

血清	尿
Na^+ = 141mmol/L	渗透压＝320mOsm/（kg·H_2O）
K^+ = 4.2mmol/L	pH = 5.2

续表

血清	尿
$Cl^- = 110mmol/L$	蛋白质＝痕量
$HCO_3^- = 7mmol/L$	隐血阴性
BUN＝281.8mg/dl	
肌酐＝1.8mg/dl	尿沉渣＝包膜状结晶
葡萄糖＝72mg/dl	
血浆渗透压＝312mOsm/(kg·H$_2$O)	
ABG：pH＝7.21，PCO$_2$＝17mmHg，PO$_2$＝94mmHg，HCO$_3$＝6mmol/L	

下列哪种有毒酒精摄入最可能引起患者的症状？

A. 乙醇

B. 乙二醇

C. 甲醇

D. 甲苯

E. 异丙醇

答案：B

解析：该患者高AG代谢性酸中毒伴呼吸性碱中毒。渗透压间隙升高，为16。尿沉渣中草酸钙晶体（像信封一样）的存在是乙二醇摄入引起酸碱紊乱的线索（选项B正确）。乙二醇的最终产物之一是草酸，以草酸盐的形式排出。

乙二醇的解毒剂是甲吡唑。初始剂量为15mg/kg，随后每12小时10mg/kg，共4剂。如果乙二醇水平不低于20mg/dl，继续使用甲吡唑。同时，应开始用5%葡萄糖和3安瓿（150mmol）的NaHCO$_3$进行水化，以120ml/h的速度输注以改善容量状态。如果充分水化及NaHCO$_3$给药后肾功能和代谢性酸中毒没有改善，则应进行血液透析。

推荐阅读

Reddi AS. High anion gap metabolic acidosis. // Reddi AS. Fluid, Electrolyte, and Acid-Base Disorders. Clinical Evaluation and Management. New York：Springer，2014：319-346.

63. 55岁男性，患有慢性酒精中毒，因躁动、视物模糊和眼痛到急诊科。血压和脉搏正常。患者没有发热。患高AG代谢性酸中毒，渗透压差距26mOsm/L。最可能是以下哪种有毒酒精摄入导致的？

A. 乙醇

B. 乙二醇

C. 甲醇

D. 甲苯

E. 异丙醇

答案：C

解析：仅由甲醇形成的甲酸对视神经有毒，导致视觉障碍、视物模糊、眼痛和失明。因此，建议尽早使用甲吡唑来抑制醇脱氢酶和甲醇转化为甲醛和甲酸。

推荐阅读

Reddi AS. High anion gap metabolic acidosis. // Reddi AS. Fluid, Electrolyte, and Acid-Base Disorders. Clinical Evaluation and Management. New York：Springer，2014：319-346.

64. 使列A栏中所示的乳酸和焦谷氨酸的药物作用与列B栏中所示的作用机制相匹配：

A栏	B栏
A. 二甲双胍	1. 抑制线粒体蛋白质合成
B. 替诺福韦	2. 氧化磷酸化的解偶联
C. 利奈唑胺	3. 丙酮酸脱氢酶复合物的抑制
D. 丙泊酚	4. 抑制乙醇脱氢酶
E. 甲吡唑	5. 抑制5-羟脯氨酸酶
F. 氟西林	6. 增加NADH/NAD$^+$比例，抑制乳酸糖异生，抑制线粒体呼吸
G. 硫胺素缺乏症	

答案：A＝6；B＝1；C＝1；D＝2；E＝4；F＝5；G＝3

解析：二甲双胍可增加NADH/NAD$^+$比例，抑制乳酸糖异生，抑制线粒体呼吸，从而激活磷酸腺苷活化蛋白激酶（AMPK），减少肝脏葡萄糖的输出，具有显著降糖效果；有实验研究显示，替诺福韦在肾小管蓄积可直接损伤肾小管线粒体，可抑制DNA聚合酶γ（polγ）活性，从而引起线粒体mtDNA水平下降，影响nDNA和mtDNA编码蛋白质合成，进而使线粒体DNA含量减少，影响氧化磷酸化过程，导致细胞内环境紊乱，使近曲小管重吸收和分泌功能下降，终导致肾小管功能障碍和肾小管上皮细胞广泛水肿、坏死及空泡形成；利奈唑胺的机制为抑制细菌蛋白质的合成，通过与细菌50S亚基的23S核糖体RNA上的位点结合，从而阻止形成细菌转译始动环节；丙泊酚是一种常用的麻醉药，通过解偶联氧化磷酸化损害线粒体功能，可导致严重酸中毒、肾衰竭的罕见但致命性综合征；甲吡唑抑制乙醇脱氢酶，抑制甲醇转变为甲酸，减少对线粒体细胞色素氧化酶的抑制，避免组织中毒缺氧；氟西林抑制5-羟脯氨酸酶可有效提升血红蛋白水平，治疗肾性贫血；丙酮酸脱氢酶复合物的辅酶包括焦磷酸硫胺素（TPP）、硫辛酸、FAD、NAD$^+$及CoA。

推荐阅读

Reddi AS. High anion gap metabolic acidosis. // Reddi AS. Fluid, Electrolyte, and Acid-Base Disorders. Clinical Evaluation and Management. New York：Springer，2014：319-346.

65. 将以下原因与其肾小管酸中毒（RTA）相匹配：

原因	RTA
A.阻塞性尿毒症	1.经典远端RTA
B.螺内酯	2.高钾性远端RTA，碱性尿液
C.丙戊酸	3.具有酸性尿液的4型RTA
D.异环磷酰胺	4.近端RTA
E.阿米洛利德	
F.环孢素	
G.非甾体抗炎药	
H.髓质海绵肾	

答案：A＝2；B＝3；C＝4；D＝4；E＝2；F＝1；G＝3；H＝1

解析：阻塞性尿毒症和利尿剂阿米洛利，使肾小管间质的排钾和排酸功能低下，因此尿液呈碱性；过量的螺内酯拮抗醛固酮受体致使远端肾小管对醛固酮反应减弱及非甾体抗炎药使远端肾小管泌H$^+$排K$^+$减弱发展为具有酸性尿液的4型RTA；丙戊酸和异环磷酰胺可导致继发性肾小管间质病变，近侧肾小管吸收HCO$_3$功能紊乱导致高氯性代谢性酸中毒；使用环孢素和髓质海绵肾患者会发生经典远端RTA。

推荐阅读

Reddi AS. Hyperchloremic metabolic acidosis：

Renal tubular acidosis. //Reddi AS. Fluid, Electrolyte, and Acid-Base Disorders. Clinical Evaluation and Management. New York：Springer，2014：347-370.

66. 18岁女性，因过去2周内乏力和呼吸困难加重而入院。她从小就爱吃冰淇淋。她说她最近几年有4～6次尿路感染（UTI），并已经治愈。目前没有服用任何药物。入院时实验室检查如下：

血清	尿
Na$^+$ 138mmol/L	pH 6.6
K$^+$ 1.2mmol/L	葡萄糖阴性
Cl$^-$ 118mmol/L	隐血阳性（最近处于月经期）
HCO$_3^-$ 12mmol/L	酮体阴性
肌酐 0.6mg/dl	蛋白质（+++）
BUN 22mg/dl	Na$^+$ 60mmol/L
葡萄糖 90mg/dl	K$^+$ 100mmol/L
ANA 阳性	Cl$^-$ 110mmol/L
补体低	

ABG：pH＝7.2，PCO$_2$＝26mmHg，HCO$_3^-$＝11mEq/L

她最可能出现的症状是以下哪一项？
A. 系统性红斑狼疮（SLE）加重
B. 近端RTA
C. 远端RTA
D. 4型RTA
E. 低钾性周期性麻痹
答案：C

解析：患者的乏力和呼吸窘迫与低钾血症有关，而不是与SLE恶化有关。尽管肾小球疾病在SLE中很常见，但在肾功能正常的情况下，肾小管功能障碍并不常见。但是，在诊断SLE之前已描述了与低血钾相关的临床表现。该患者的血清和尿液实验室检查结果提示远端RTA（高氯性代谢性酸中毒和酸中毒尿液pH呈碱性）。文献报道了一些远端RTA病例。狼疮患者远端RTA的病理生理尚不清楚。然而，已经有学者提出是免疫球蛋白破坏远端肾单位所致。由于她没有范科尼综合征的表现，因此不太可能是近端RTA。此外，近端RTA患者在血清［HCO$_3^-$］为12mmol/L时会使尿液酸化。尽管已在狼疮患者中可能发生4型RTA，但低钾血症排除了该患者的这种诊断。因为 ANA 呈阳性、狼疮性肾炎和尿钾为 100mmol/L，低血钾性周期性麻痹也不大可能。在低钾性周期性麻痹中，由于跨细胞分布，尿钾较低，所以低血钾性周期性麻痹也不可能。

推荐阅读

Reddi AS. Hyperchloremic metabolic acidosis：Renal tubular acidosis. //Reddi AS. Fluid，Electrolyte，and Acid-Base Disorders. Clinical Evaluation and Management. New York：Springer，2014：347-370.

---

67. 1 例 19 岁瘦弱的女学生在狂欢派对后被她的朋友带到急诊科，原因是精神状态改变、欣快感和头晕目眩。她没有药物滥用史，也没有任何药物治疗史。体格检查正常，血压 90/60mmHg，脉搏 102 次/分。入院时及入院 18h 后的实验检查如下：

入院时	18h 后
Na^+ 142mmol/L	Na^+ 138mmol/L
K^+ 3.5mmol/L	K^+ 2.2mmol/L
Cl^- 100mmol/L	Cl^- 118mmol/L
HCO_3^- 12mmol/L	HCO_3^- 14mmol/L
肌酐 1.8mg/dl	肌酐 0.9mg/dl
BUN 22mg/dl	BUN 12mg/dl
葡萄糖 96mg/dl	葡萄糖 100mg/dl
ABG：pH = 7.24，PCO_2 = 28mmHg，HCO_3^- = 11mmol/L	ABG：pH = 7.31，PCO_2 = 29mmHg，HCO_3^- = 13mmol/L
尿 pH 5.2	尿 pH 6.5

显然，该患者有高 AG 代谢性酸中毒并在入院时有一定的呼吸代偿，且在 18h 后，酸碱紊乱变为低钾高氯代谢性酸中毒，并且呼吸代偿是适宜的。下列哪种药物会导致这些类型的酸碱失衡？

A. 托吡酯

B. 异环磷酰胺

C. 甲苯

D. 顺铂

E. 替诺福韦

答案：C

解析：甲苯最初代谢产物为马尿酸盐，可导致高 AG 代谢性酸中毒。随后，马尿酸盐随着容量增加迅速排入尿液，AG 消失。典型的酸碱失衡是高

氯代谢性酸中毒，伴有严重的低钾血症。低钾血症与马尿酸盐和 Na^+ 的远端传递有关，从而使 Cl^- 累积。由于 H^+ 分泌受损，一些患者无法酸化尿液。一旦血清［HCO_3^-］＜18mmol/L，则可进行适当的尿酸化，所有其他药物都会引起近端 RTA。

推荐阅读

Reddi AS. Hyperchloremic metabolic acidosis：Renal tubular acidosis. //Reddi AS. Fluid，Electrolyte，and Acid-Base Disorders. Clinical Evaluation and Management. New York：Springer，2014：347-370.

---

68. 1 例 34 岁的男子被他的朋友带到急诊室，他的主诉是乏力、疲倦、食欲缺乏和头晕 2 周。他已经 5 年没有看任何医生了。除了每日使用可卡因外，没有其他病史及使用任何处方药。体格检查发现血压和脉搏的体位性变化。除肛门尖锐湿疣外，其余检查均无异常。快速艾滋病病毒检测呈阳性。入院时的实验室值如下：

血清	尿
Na^+ 126mmol/L	pH 5.2
K^+ 6.5mmol/L	葡萄糖阴性
Cl^- 110mmol/L	隐血阴性
HCO_3^- 13mmol/L	蛋白质阴性
肌酐 2.1mg/dl	Na^+ 101mmol/L
BUN 42mg/dl	K^+ 30mmol/L
葡萄糖 60mg/dl	Cl^- 40mmol/L
ABG：pH = 7.29，PCO_2 = 28mmHg，HCO_3^- = 12mmol/L	

以下哪种酸碱障碍是正确的？

A. 近端 RTA（2 型）

B. 远程 RTA（Ⅰ型）

C. 不完整的 RTA（Ⅲ型）

D. 醛固酮增多症的 4 型 RTA

E. 具有电压梯度缺陷的高钾 RTA

答案：D

解析：该患者有高钾高氯性（非 AG）代谢性酸中毒，并伴有呼吸代偿。血清和尿液化学成分和体位性改变提示 Addison 病，该病会导致 4 型 RTA。已有文献报道由于病毒（HIV，CMV）和细菌（结核分枝杆菌）或抗真菌药物破坏肾上腺引发醛固酮

缺乏症。由于醛固酮缺乏而导致患有4型RTA的患者可以酸化尿液。

由于低钠血症和高钾血症，近端RTA可能性不大。值得注意的是，近端RTA的患者可以在此血清[HCO_3^-]水平下酸化尿液，因为所有这些HCO_3^-都可以被重吸收并产生酸性尿液。

RTA不完全的患者即使酸过量也无法使尿液成酸性。同样，电压梯度缺陷的高钾远端RTA患者也无法酸化尿液。因此，选项A、B、C和E错误。

推荐阅读

Reddi AS. Hyperchloremic metabolic acidosis: Renal tubular acidosis. //Reddi AS. Fluid, Electrolyte, and Acid-Base Disorders. Clinical Evaluation and Management. New York: Springer, 2014: 347-370.

69. 42岁男性，因左胁腹疼痛和血尿向他的初级保健医师求诊。尿液分析显示pH为6.9和血尿。没有UTI的证据。肾脏超声检查显示肾结石的存在。他没有耳聋。血清学检查和ABG显示轻度低钾血症、高氯、代谢性酸中毒。血清肌酐正常。患者有肾结石家族病史，几名成员患有轻度低钾高氯性代谢性酸中毒。该患者最有可能诊断出以下哪种肾小管酸中毒（RTA）？

A. 近端RTA

B. 远端RTA

C. 醛固酮缺乏症的Ⅳ型RTA

D. 不完整的RTA

E. 无法酸性尿液的高钾RTA

答案：B

解析：该患者具有远端RTA的遗传征象，为常染色体显性遗传病。它主要发生在成年人。常染色体隐性形式可在婴儿期和儿童期诊断，可伴有耳聋或不伴耳聋。在轻至中度肾功能不全患者中可见具有电压梯度缺陷的高钾RTA。醛固酮缺乏症的4型RTA患者有轻度肾功能不全，可酸化尿液。RTA不完全的患者可能同时患有近端和远端RTA。他们可能有酸性尿液，但只有在酸性负荷后才能进行诊断。近端RTA患者存在严重的低钾血症，但肾结石并不常见。因此，选项A、C、D和E错误。

推荐阅读

Reddi AS. Hyperchloremic metabolic acidosis:

Renal tubular acidosis. //Reddi AS. Fluid, Electrolyte, and Acid-Base Disorders. Clinical Evaluation and Management. New York: Springer, 2014: 347-370.

70. 该患者的遗传缺陷是什么？

A. 编码Cl/HCO_3^-交换子（阴离子交换子1，AE1）的基因突变

B. H-ATPase B1亚基编码基因的突变

C. 编码H-ATPase a4亚基的基因突变

D. 编码碳酸酐酶Ⅱ（CAⅡ）酶基因突变

E. Na/H交换子（NHE3）缺乏

答案：A

解析：常染色体显性遗传的远端RTA是由编码基底外侧Cl/HCO_3^-交换子的基因突变引起的。它们无法酸化尿液。可有轻度低血钾和高氯性酸中毒；有高尿钙或低尿钙，并在以后的生活中发展为肾钙化/结石。

选项B和D中所述的基因突变分别导致常染色体隐性遗传的远端RTA伴有或不伴有耳聋。CAⅡ酶缺乏会导致远端RTA伴骨质疏松症和大脑钙化。它主要发生在中东的阿拉伯人群中。有时，患者表现出近端和远端RTA的临床表现。Na/H交换子缺乏可能导致近端RTA的常染色体显性遗传征象，到目前为止，尚无基因突变的报道。因此，选项B、C、D和E错误。

推荐阅读

Reddi AS. Hyperchloremic metabolic acidosis: Renal tubular acidosis. //Reddi AS. Fluid, Electrolyte, and Acid-Base Disorders. Clinical Evaluation and Management. New York: Springer, 2014: 347-370.

71. 44岁女性，患干燥综合征伴高丙种球蛋白血症和肾小管间质疾病，被推荐到肾脏诊所，以评估记录在案的低钾高氯性代谢性酸中毒。她接受了糖皮质激素治疗肾小管间质疾病。患者的血清[HCO_3^-]为16mEq/L，eGFR为56ml/min。血清磷酸盐、尿酸和血糖水平正常。患者目前还需进行哪些相关检查？

A. 动脉血气

B. 肾活检了解间质疾病的程度

C. 尿液分析

D.血清肾素和醛固酮水平

E.无

答案：C

解析：重要的是要知道患者是否能够酸化或碱化尿液。患有干燥综合征的患者可能发生Ⅰ型或Ⅱ型RTA。有时可以同时出现Ⅰ型和Ⅱ型RTA。尿液pH是诊断RTA类型的重要指标。目前其他所有检验都不重要。

推荐阅读

Reddi AS. Hyperchloremic metabolic acidosis：Renal tubular acidosis. //Reddi AS. Fluid，Electrolyte，and Acid-Base Disorders. Clinical Evaluation and Management. New York：Springer，2014：347-370.

72. 18岁女学生，因乏力、疲倦和稀便入院1周。否认腹泻及任何药物的服用，但承认有尿频症状。体格检查：体型瘦弱，无明显不适。血压100/60mmHg，脉搏94次/分，并具有体位性变化。无发热。肺和心脏未见异常。腹部柔软无压痛。没有周围性水肿。实验室检查如下：

血清	尿
Na^+ 132mmol/L	pH 6.4
K^+ 2.8mmol/L	渗透压800mOsm/（kg·H_2O）
Cl^- 115mmol/L	Na^+ 20mmol/L
HCO_3^- 15mmol/L	K^+ 15mmol/L
肌酐 1.5mg/dl	Cl^- 55mmol/L
BUN 30mg/dl	
葡萄糖 90mg/dl	
白蛋白 4.2g/dl	
ABG：pH＝7.32；PCO_2＝30mmHg；PO_2＝98mmHg；HCO_3^-＝14mmol/L	

以下哪一项最能描述所观察到的血清学异常？

A.远端RTA

B.利尿剂滥用

C.通便剂滥用

D.近端RTA

E.隐匿性呕吐

答案：C

解析：该患者患有高氯性代谢性酸中毒（HCMA），并伴有呼吸代偿。根据尿液pH和HCMA，可以考虑远端RTA。但是，尿液电解质不支持该诊断。利尿剂滥用可能会导致容量减少和体位性变化，但尿液的pH、渗透压和电解质结果不支持利尿剂滥用。而且，利尿剂如呋塞米和氢氯噻嗪会引起代谢性碱中毒，而不是引起代谢性酸中毒。碳酸酐酶抑制剂（如乙酰唑胺）可导致HCMA出现碱性尿液和近端RTA。但是，尿检结果不能支持乙酰唑胺的滥用。近端RTA也不太可能，因为近端RTA时尿液的pH通常＜5.5以及血清[HCO_3^-]为15mmol/L。尿液pH和电解质结果也不支持隐匿性呕吐，因为呕吐早期和呕吐晚期会导致低Cl^-和高K^+排泄。在呕吐早期，由于HCO_3^-的排泄，尿液pH呈碱性；在呕吐晚期，由于H^+的分泌，其pH呈酸性。因此，选项A、B、D和E错误。

患者承认滥用泻药，这也通过粪便检查得以证实。如上文所述，泻药滥用者会因腹泻引起体液消耗和电解质异常。

患者U_{AG}为阴性（$U_{Na}＋U_K-U_{Cl}$ 或20＋15-55＝-20），表明NH_4的高排泄。该检查结果也排除了近端和远端RTA。

推荐阅读

Reddi AS. Hyperchloremic metabolic acidosis：Nonrenal causes. //Reddi AS. Fluid，Electrolyte，and Acid-Base Disorders. Clinical Evaluation and Management. New York：Springer，2014：371-382.

73.将以下电解质和ABG值与病史相匹配：

A.单纯腹泻患者

B.腹泻及呕吐患者

C.腹泻和乳酸酸中毒患者

D.肺炎引起的腹泻和呼吸性碱中毒患者

选项	Na^+（mmol/L）	K^+（mmol/L）	氯（mmol/L）	HCO_3^-（mmol/L）	pH	PCO_2（mmHg）
1	138	2.4	120	9	7.32	18
2	140	3.2	116	5	7.13	14
3	134	2.8	104	23	7.40	38
4	136	3.1	114	12	7.28	26

答案：A＝4；B＝3；C＝2；D＝1

解析：血清AG的计算是有帮助的，因为乳酸性酸中毒与AG升高有关。选项2中的血清AG为19，因此与病例C相关。所有其他病例的血清AG均正常。

与其他情况相比，腹泻和呕吐患者应具有接近正常的血清［HCO_3^-］，因为呕吐与低血清氯有关。血清的pH应该正常（腹泻会导致pH降低，而呕吐会使pH升高。当两者共存时，pH就会恢复正常）。因此，选项3对应于病例B。

腹泻和呼吸性碱中毒患者应具有相对较低的HCO_3^-、较高的Cl^-且pH接近正常。选项1中所述的电解质和ABG结果与病例D一致。

单纯性腹泻与中度酸血症有关，电解质和ABG结果与选项4一致。

推荐阅读

Reddi AS. Hyperchloremic metabolic acidosis: Nonrenal causes. //Reddi AS. Fluid, Electrolyte, and Acid-Base Disorders. Clinical Evaluation and Management. New York: Springer, 2014: 371-382.

74. 65岁男性，因跌倒被带到急诊科。意识清醒，但仅限于地点和时间的识别。随后发现患者左足的伤口被塑料袋包裹。患者诉几天来全身肌肉无力、肌肉痉挛和食欲缺乏。他还承认足部溃疡难以行走。在急诊室，患者情绪激动，需要插管以保护气道。既往病史仅包括足部溃疡2年。入院前2周他在另一家医院住院。他接受了静脉内抗生素治疗1周并出院。没有服用其他药物。

入院时血压131/77mmHg，脉搏规则，82次/分。伴有发热。体重指数18.2kg/m²。身体发育良好，但营养不良。除了左下足溃疡（从左足远端1/3延伸至足趾，界线分明但边缘不清），其余体格检查均无异常。溃疡呈浆液状但无脓性分泌物的恶臭味，并用白色粉末以塑料袋包裹。

胸片无明显异常。心电图显示正常窦性心律，脉搏80次/分，电轴未偏，一度房室传导阻滞，QT延长（536ms），1个室性期前收缩，$V_3 \sim V_6$的ST段压低和下移。由于躁动，做了头部CT扫描，结果阴性。初始和后续实验检查结果如下：

检查结果	第1天	第2天	第3天	第4天	第5天
Na^+（mmol/L）	148	142	140	137	138
K^+（mmol/L）	1.8	2.9	2.9	2.5	3.6
Cl^-（mmol/L）	73	92	92	96	100
HCO_3^-（mmol/L）	54	45	40	38	32
肌酐（mg/dl）	3.4	2.7	2.4	1.6	1.2
白蛋白（g/dl）	2.7	—	—	—	—
乳酸（mmol/L）	2.2				
尿（U）pH	6.0	6.0	—	8.0	
U_{Na}（mmol/L）	21	27	43	74	
U_K（mmol/L）	58	90	59	4	
U_{Cl}（mmol/L）	<10	<10	26	37	
酮体	—	—	—	—	—
ABG					
pH	7.69	7.55	7.48	7.48	7.46
PCO_2	45	56	59	51	34
PO_2	48	218	134	101	94
CK（U）	5604	1846	1335	771	
肌钙蛋白	28.32	5.16	—	—	—

该患者的酸碱紊乱是什么？

A.代谢性碱中毒

B.代谢性酸中毒和呼吸性碱中毒

C.代谢性碱中毒，呼吸性碱中毒和代谢性酸中毒

D.代谢性酸中毒，代谢性碱中毒和呼吸性酸中毒

E.代谢性碱中毒，呼吸性碱中毒和呼吸性酸中毒

答案：C

解析：基于升高的 pH 和 HCO_3^-，原发性酸碱失衡是代谢性碱中毒。但是，呼吸代偿和 AG 的计算将有助于明确该患者的酸碱紊乱。预期的 PCO_2 应该为 61；但是，检查结果 PCO_2 为 45mmHg。这表明患者通气过度，因此也存在呼吸性碱中毒。

AG 为 21，并非完全由于代谢性碱中毒引起。尽管容量减少，但他的白蛋白仅为 2.7g/dl，不能解释 AG 升高。同样，酮症酸中毒或乳酸性酸中毒也不是可能的原因。我们认为，肾功能不全或其他有机酸都可能导致 AG 升高。

因此，患者酸碱失衡是原发性代谢性碱中毒伴有呼吸性碱中毒，高 AG 代谢性酸中毒（选项 C 正确）。

在 24h 内，患者共输注了 7L 的 0.9% 生理盐水，2L 的 0.45% 生理盐水，360mmol 的 KCl 和 8mmol 的 $MgSO_4$。血压改善了。充分水化后，患者仅接受 1 次 250mg 的乙酰唑胺。在 4d 时间内，患者共接受 7L 的 0.9% 生理盐水、19L 的 0.45% 生理盐水和 960mmol 的 KCl。心电图异常已纠正，并且回声未显示心室壁运动或瓣膜异常。

拔管后，患者继续服用小苏打（用水溶解）并用足量的小苏打（$NaHCO_3$）覆盖足溃疡一年半。

推荐阅读

Reddi AS. Metabolic alkalosis. //Reddi AS. Fluid，Electrolyte，and Acid-Base Disorders. Clinical Evaluation and Management. New York：Springer，2014：383-405.

（谢席胜 译）

75.1 例 17 岁的白人医学生因持续性头痛 2 周到急诊室就诊。她没有高血压（THN）、偏头痛或糖尿病病史。既往体健，没有服用任何药物。除肥胖症外，没有高血压家族史。体格检查：血压 200/142mmHg，脉搏 94 次/分。6 个月前患者的血

压正常。眼底检查提示高血压视网膜病变，无视盘水肿。没有湿啰音、S3、S4、腹部杂音或水肿。神经系统检查正常。实验室结果如下：

血清	尿液
Na^+ 136mmol/L	pH 6.2
K^+ 2.8mmol/L	渗透压 1000mOsm/（kg·H_2O）
Cl^- 84mmol/L	Na^+ 80mmol/L
碳酸氢根 35mmol/L	K^+ 55mmol/L
肌酐 1.5mg/dl	Cl^- 75mmol/L
尿素氮 32mg/dl	
葡萄糖 92mg/dl	
白蛋白 4.2g/dl	
动脉血气分析：pH 7.48；PCO_2 = 47mmHg；HCO_3^- = 34mmol/L	

患者是哪种类型的酸碱紊乱？

A.呼吸性碱中毒

B.呼吸性碱中毒和呼吸性酸中毒

C.代谢性碱中毒伴有适当的呼吸补偿

D.代谢性碱中毒和呼吸性碱中毒

E.以上都不是

答案：C

解析：血液的 pH 和血清 [HCO_3^-] 增加，因此，主要的酸碱紊乱是代谢性碱中毒，伴有适当的呼吸反应（选项 C 正确）。

推荐阅读

Reddi AS. Metabolic alkalosis. //Reddi AS. Fluid，Electrolyte，and Acid-Base Disorders. Clinical Evaluation and Management. New York，Springer，2014：383-405.

76.这名学生患有严重的代谢性碱中毒，尿液中氯离子的测定对于区分氯离子反应性与氯离子耐受性代谢性碱中毒非常重要。该患者为氯离子耐受性代谢性碱中毒。你需要考虑以下哪一项诊断？

A.原发性醛固酮增多症

B.库欣综合征

C.恶性高血压（HTN）

D.肾动脉狭窄

E.以上都是

答案：E

解析：以上所有诊断均正确（选项E）。为了区分彼此，应获取血浆肾素和醛固酮水平。两者都升高排除了原发性醛固酮增多症，因为肾素在这种形式的HTN中被抑制（选项A错误）。患者没有库欣综合征的特征（选项B错误）。

考虑到6个月前患者血压正常，恶性HTN也不太可能。虽然视网膜病变支持长期HTN的诊断，但没有视盘水肿不支持恶性HTN的诊断（选项C错误）。

可能是肾素分泌型肿瘤，然而，在诊断该肿瘤之前，该肿瘤的患者对HTN具有耐药性。虽然在许多病例报告中这种肿瘤都发生在年轻患者（18～24岁）中，但他们都曾有HTN。另外还没有描述视网膜病变。排除上述情况后，可能出现肾动脉狭窄。

在扩容和控制血压后，进行了MR血管造影，因为它对肾动脉狭窄的诊断敏感性和特异性分别为100%和94%。发现该患者由于纤维肌肉发育不良而有单侧肾动脉狭窄（选项D正确）。

推荐阅读

Reddi AS. Metabolic alkalosis. //Reddi AS. Fluid，Electrolyte，and Acid-Base Disorders. Clinical Evaluation and Management. New York：Springer，2014：383-405.

77. 24岁男性，被转诊至肾脏诊所，以评估常规体检中发现的近期发作的高血压（HTN）。有HTN家族史。没有服用任何药物。血压190/104mmHg，脉搏74次/分。没有体位性改变。实验室值与低钾代谢性碱中毒一致。与升高的 Na^+ 和 K^+ 相比，患者尿液中 Cl^- 含量也很高，血浆肾素和醛固酮水平极低。以下哪一项最有可能是该患者的诊断？

A.原发性醛固酮增多症

B.肾动脉狭窄

C.Liddle综合征

D.Gitelman综合征

E.Bartter综合征

答案：C

解析：原发性醛固酮增多症和肾动脉狭窄与HTN和高醛固酮水平有关。Gitelman和Bartter综合征患者的血压降低或正常。在这些综合征中，肾素和醛固酮水平升高而不是降低。因此，患者有Liddle综合征，这是一种由于ENaC基因突变引起的遗传性疾病。肾素和醛固酮水平通常较低，但也有表现为正常值的报道。这些低水平归因于肾小球旁器中产生肾素的细胞的体积膨胀和（或）硬化。

推荐阅读

Reddi AS. Metabolic alkalosis. //Reddi AS. Fluid，Electrolyte，and Acid-Base Disorders. Clinical Evaluation and Management. New York：Springer，2014：383-405.

78.以下哪种药物最适合该患者？

A.螺内酯

B.依普利酮

C.氢氯噻嗪

D.美托拉宗

E.阿米洛利

答案：E

解析：Liddle综合征患者仅对阿米洛利或氨苯蝶啶有反应，对上述其他药物无反应（选项E正确）。相反，原发性醛固酮增多症患者对螺内酯和阿米洛利都有反应。因此，用螺内酯或依普利酮能控制HTN提示原发性醛固酮增多症，而未能控制血压则提示Liddle综合征或原发性高血压。在Liddle综合征患者中，使用阿米洛利可以改善血压，而在原发性高血压患者中可能没有改善，后者可能需要不止一种药物。

推荐阅读

Reddi AS. Metabolic alkalosis. //Reddi AS. Fluid，Electrolyte，and Acid-Base Disorders. Clinical Evaluation and Management. New York：Springer，2014：383-405.

79.将血清和尿液电解质模式与患者病史相匹配：

	血清 [Na$^+$]^a	血清 [K$^+$]	血清 [Cl$^-$]	血清 [HCO$_3^-$]	血液 pH	尿液 [Na$^+$]	尿液 [K$^+$]	尿液 [Cl$^-$]	尿液 [Ca^{2+}]	尿液 pH
A	136	3.0	89	28	7.48	100	40	15	200	7.2
B	135	2.8	86	32	7.50	40	30	15	150	5.8
C	136	3.0	86	32	7.51	80	44	60	250	6.1
D	137	2.9	84	30	7.48	120	80	60	50	6.2

^{a}.mmol/L

1. 1例18岁男性嗜咸食，且Na/Cl共转运蛋白发生突变

2. 1例12岁男孩，其Na/K/2Cl共转运蛋白发生突变

3. 1例27岁女性，呕吐时间少于2d

4. 1例40岁男性，持续呕吐超过7d

答案：1＝D；2＝C；3＝A；4＝B

解析：这名18岁男性患有Gitelman综合征，而12岁男孩患有Bartter综合征。在临床上，这两种综合征的表现相似。尿液中排泄的Ca^{2+}水平是这些综合征最重要的决定性因素。低钙尿症是Gitelman综合征的特征，而Bartter综合征的Ca^{2+}排泄水平正常。D和C中所示的实验室值分别与Gitelman和Bartter综合征一致。

从上表可以看出，早期和晚期呕吐只能根据尿液电解质和尿液pH进行诊断。在早期呕吐时，肾脏试图清除尿液中过量的Na$^+$和HCO$_3^-$，以维持这些电解质的血清水平接近正常。由于HCO$_3^-$的存在，尿液的pH呈碱性。如果这种呕吐持续下去，则血管内容量减少，代谢性碱中毒持续存在。这会导致Na$^+$和HCO$_3^-$重吸收，引起这些电解质的水平降低和尿液pH酸化。在代谢性碱中毒的纠正阶段，由于HCO$_3^-$的排泄，尿液的pH变为碱性。因此，A和B中所示的实验室值分别对应于早期和晚期呕吐。

推荐阅读

Reddi AS. Metabolic alkalosis. //Reddi AS. Fluid，Electrolyte，and Acid-Base Disorders. Clinical Evaluation and Management. New York：Springer，2014：383-405.

80. 64岁女性，患有COPD，持续腹泻1周。因腹部绞痛和轻微的头晕就诊于去急诊科。患者很机敏，有方向感。血压120/60mmHg，心率96次/分，呼吸19次/分。患者有血压和脉搏体位性变化。实验室检查数值如下：

血清	动脉血气分析
Na$^+$＝136mmol/L	pH＝7.27
K$^+$＝3.2mmol/L	PCO$_2$＝62mmHg
Cl$^-$＝100mmol/L	PO$_2$＝88mmHg
碳酸氢根＝28mmol/L	HCO$_3^-$＝27mmol/L
肌酐＝1.0mg/dl	
尿素氮＝24mg/dl	
葡萄糖＝92mg/dl	

该患者是什么类型的酸碱紊乱？

A.代谢性酸中毒和呼吸性碱中毒

B.代谢性酸中毒和代谢性碱中毒

C.呼吸性酸中毒和代谢性酸中毒

D.呼吸性酸中毒和代谢性碱中毒

E.呼吸性酸中毒、代谢性酸中毒和代谢性碱中毒

答案：C

解析：低pH、高PCO$_2$和HCO$_3^-$提示原发性酸碱紊乱是慢性呼吸性酸中毒。如果患者有急性呼吸性酸中毒，那么她的血清HCO$_3^-$应该为26（24＋2）mmol/L，而不是28mmol/L。

对于慢性呼吸性酸中毒，pH和血清[HCO$_3^-$]较低。由于腹泻，患者已发展成非AG代谢性酸中毒，从而降低了HCO$_3^-$和pH。请注意，由于呼吸频率的轻微增加，PCO$_2$可能已略有降低。因此，患者有慢性呼吸性酸中毒和代谢性酸中毒。

推荐阅读

Reddi AS. Respiratory acidosis. //Reddi AS. Fluid，Electrolyte，and Acid-Base Disorders. Clinical Evaluation and Management. New York：Springer，2014：407-419.

81. 56岁男性，有COPD和原发性高血压病史，最近因呼吸急促和容易疲劳而入院。他正在服用支气管扩张剂和氢氯噻嗪（HCTZ）。实验室数值如下：

血清	动脉血气分析
Na^+ = 134mmol/L	pH = 7.42
K^+ = 3.6mmol/L	PCO_2 = 59mmHg
Cl^- = 91mmol/L	PO_2 = 62mmHg
碳酸氢根 = 37mmol/L	HCO_3^- = 36mmol/L
肌酐 0.9mg/dl	
尿素氮 = 14mg/dl	
葡萄糖 = 90mg/dl	
白蛋白 = 4.5g/dl	

该患者是什么类型的酸碱紊乱？
A.代谢性酸中毒和呼吸性碱中毒
B.代谢性酸中毒和代谢性碱中毒
C.呼吸性酸中毒和代谢性酸中毒
D.呼吸性酸中毒和代谢性碱中毒
E.呼吸性酸中毒、代谢性酸中毒和代谢性碱中毒 PCO_2 应为 53（即 40＋13）mmHg，ΔHCO_3^- = 13（即 37-24）mmol/L。

答案：D

解析：pH稍高时，HCO_3^- 和 PCO_2 增加提示酸碱紊乱是代谢性碱中毒。根据代谢性碱中毒的呼吸反应，预期的 $\Delta PaCO_2 = 0.7 \times \Delta [HCO_3^-] \pm 5$，$12 \sim 24h$，代偿极限 55mmHg。然而，报告的 PCO_2 为 59mmHg。因此，酸碱紊乱为代谢性碱中毒合并慢性呼吸性酸中毒。代谢性碱中毒的发生是由氢氯噻嗪（HCTZ）引起的。

推荐阅读
Reddi AS. Respiratory acidosis. //Reddi AS. Fluid, Electrolyte, and Acid-Base Disorders. Clinical Evaluation and Management. New York: Springer, 2014: 407-419.

82. 24岁女性，哮喘合并上呼吸道感染出现急性加重去急诊科就诊。在使用支气管扩张剂和糖皮质激素治疗之前，得出的实验室值如下：

血清	动脉血气分析
Na^+ 139mmol/L	pH 7.55
K^+ 3.4mmol/L	PCO_2 22mmHg
Cl^- 96mmol/L	PO_2 88mmHg
碳酸氢根 21mmol/L	HCO_3^- 20mmol/L
肌酐 0.6mg/dl	
尿素氮 18mg/dl	
葡萄糖 92mg/dl	

该患者是什么类型的酸碱紊乱？
A.代谢性酸中毒
B.代谢性碱中毒
C.急性呼吸性碱中毒
D.慢性呼吸性碱中毒
E.呼吸性碱中毒和代谢性酸中毒

答案：C

解析：基于碱性pH，HCO_3^- 和 PCO_2 降低，酸碱紊乱是呼吸性碱中毒。这是急性呼吸性碱中毒，因为血清［HCO_3^-］从24mmol/L降至21mmol/L（PCO_2 每降低1mmHg，HCO_3^- 降低0.2mmol/L）与单纯急性呼吸性碱中毒一致。由于过度换气引起的低碳酸血症在哮喘加重期很常见。

推荐阅读
Reddi AS. Respiratory alkalosis. //Reddi AS. Fluid, Electrolyte, and Acid-Base Disorders. Clinical Evaluation and Management. New York: Springer, 2014: 421-428.

83. 66岁男性COPD患者，因呼吸急促和双腿肿胀10d入院。患者正在服用支气管扩张剂和呋塞米。体格检查发现湿啰音、S_3 和下肢点凹陷性水肿（＋＋）。给予患者呋塞米60mg，每12小时1次静脉注射治疗3d，呼吸急促和水肿得到改善。心电图（EKG）正常。实验室数值如下：

血清电解质和动脉血气分析-入院	血清电解质和动脉血气分析-第4天
Na^+ 136mmol/L	Na^+ 134mmol/L
K^+ 3.3mmol/L	K^+ 3.2mmol/L
Cl^- 104mmol/L	Cl^- 96mmol/L
碳酸氢根 18mmol/L	碳酸氢根 = 21mmol/L

续表

血清电解质和动脉 血气分析-入院	血清电解质和动脉 血气分析-第4天
肌酐 1.1mg/dl	肌酐 1.2mg/dl
尿素氮 28mg/dl	尿素氮 38mg/dl
葡萄糖 102mg/dl	葡萄糖 112mg/dl
pH 7.45	pH 7.48
PCO_2 26mmHg	PCO_2 28mmHg
PO_2 90mmHg	PO_2 92mmHg
碳酸氢根 17mmol/L	碳酸氢根 20mmol/L

患者入院时是什么类型的酸碱紊乱？

A.代谢性酸中毒

B.代谢性碱中毒

C.急性呼吸性碱中毒

D.慢性呼吸性碱中毒

E.呼吸性碱中毒和代谢性酸中毒

答案：D

解析：基于碱性pH，血清［HCO_3^-］和PCO_2降低，酸碱紊乱是呼吸性碱中毒。急性呼吸性碱中毒继发反应的预期血清［HCO_3^-］为21mmol/L（24-3＝21mmol/L）。对于慢性呼吸性碱中毒，来自次要反应的预期血清［HCO_3^-］为18mmol/L（24-6＝18mmol/L）。因此，患者有单纯慢性呼吸性碱中毒。

84.患者入院第4天是什么类型的酸碱紊乱？

A.代谢性酸中毒

B.代谢性碱中毒

C.急性呼吸性碱中毒

D.慢性呼吸性碱中毒

E.慢性呼吸性碱中毒和代谢性碱中毒

答案：E

解析：虽然患者入院时有慢性呼吸性碱中毒，但其pH、血清［HCO_3^-］和PCO_2在治疗后升高，提示由呋塞米引起的叠加性代谢性碱中毒。在充血性心力衰竭（CHF）和水肿患者中，由于袢利尿剂引起的代谢性碱中毒并不罕见。

推荐阅读

Reddi AS. Respiratory alkalosis. //Reddi AS. Fluid, Electrolyte, and Acid-Base Disorders. Clinical Evaluation and Management. New York: Springer, 2014: 421-428.

85.对于每组实验室数据，对应的酸碱紊乱为：

选项	Na^+（mmol/L）	Cl^-（mmol/L）	HCO_3^-（mmol/L）	pH	PCO_2（mmHg）	HCO_3^- [a]（mmol/L）
A	130	95	10	7.34	19	9
B	136	94	24	7.39	39	23
C	130	85	29	7.50	36	28
D	140	100	20	7.27	44	19
E	142	100	32	7.41	52	31

[a]估算HCO_3^-

1.代谢性碱中毒和呼吸性酸中毒

2.代谢性酸中毒和呼吸性碱中毒

3.代谢性酸中毒和呼吸性酸中毒

4.代谢性酸中毒和代谢性碱中毒

5.代谢性碱中毒和呼吸性碱中毒

答案：A＝2；B＝4；C＝3；D＝5；E＝1或（1＝E；2＝A；3＝D；4＝B；5＝C）

解析：要回答这些问题，计算AG很重要。AG和对上述混合性酸碱紊乱的发病机制的认识为鉴定提供了重要线索。选项A～E中所示的AG值分别为25mmol/L、18mmol/L、16mmol/L、20mmol/L和10mmol/L。关于答案1中酸碱紊乱的发病机制，呕吐或使用利尿剂（噻嗪类或袢利尿剂）通常会引起代谢性碱中毒和肺气肿，或者任何引起CO_2潴留的疾病都会导致呼吸性酸中毒。选项E中所示的实验室数据与代谢性碱中毒和呼吸性酸中毒一致。这两种疾病都会导致pH正常或升高，HCO_3^-和PCO_2升高。如果代谢性碱中毒占优势，则AG通常正常或轻度升高。

答案2中给出的酸碱紊乱可能是由肾衰竭、乳酸性酸中毒、酮症酸中毒等疾病或摄入甲醇或乙二醇之类的毒素引起，它们会降低血清［HCO_3^-］并升高AG。代谢性酸中毒的适当反应是过度换气，这导致PCO_2降低。选项A中所示的数据与代谢性酸中毒和呼吸性碱中毒一致。代谢性酸中毒可能单独存在（单纯），也可能与另一种原发性疾病一起存在（混合）。为了区分这两种疾病，应计算预期的PCO_2，如混合代谢性酸中毒和呼吸性碱中毒的讨论所示。如果选项A中所示的ABG是单纯代谢性酸中毒，则PCO_2应该在21～25mmHg。相反，PCO_2为19mmHg。因此，呼吸性碱中毒叠加在代谢性酸中毒上。

答案3中给出的酸碱紊乱通常是由于急性产生乳酸的情况引起的，例如心搏骤停或严重低血压叠加在潜在的肺气肿并伴有CO_2潴留的患者身上。代谢性酸中毒合并呼吸性酸中毒使pH降至7.40以下和［HCO_3^-］＜24mmol/L，PCO_2正常或略有升高。由于乳酸或类似阴离子的积累，AG通常升高。选项D中所示的实验室数据与代谢性和呼吸性酸中毒一致。

答案4中给出的酸碱紊乱发生在有呕吐或服用噻嗪类或袢利尿剂的肾衰竭患者中。肾衰竭导致高AG代谢性酸中毒，且pH、HCO_3^-和PCO_2降低。另一方面，代谢性碱中毒导致pH、HCO_3^-升高，以及由于通气不足而导致的PCO_2升高。当两种疾病共存时，pH、HCO_3^-和PCO_2正常化。这种酸碱紊乱的唯一线索是AG升高，因为代谢性酸中毒和代谢性碱中毒都会导致AG升高。然而，由于腹泻或肾小管性酸中毒引起的代谢性酸中毒不会使AG升高。正常AG代谢性酸中毒合并代谢性碱中毒通常会导致AG轻度升高。选项B中所示的实验室数据与代谢性酸中毒和代谢性碱中毒一致。

答案5中给出的酸碱紊乱见于肝衰竭患者过度通气。这会引起呼吸性碱中毒。如果该患者同时接受利尿剂（如呋塞米）治疗或出现呕吐，则该患者会发生代谢性碱中毒。在这种患者中，pH通常＞7.40，HCO_3^-正常或升高，PCO_2正常或轻度降低。选项C中所示的实验室数据与呼吸性和代谢性碱中毒一致。在发生严重呕吐的正常孕妇身上可以看到类似的酸碱紊乱。

推荐阅读

Reddi AS. Mixed acid-base disorders. //Reddi AS. Fluid, Electrolyte, and Acid-Base Disorders. Clinical Evaluation and Management. New York: Springer, 2014: 429-442.

86. 38岁男性，有1型糖尿病和胰腺炎病史，因恶心、呕吐和严重腹痛4d入院。由于口服不良，他没有服用胰岛素。实验室检查结果如下：

血清	动脉血气分析
Na^+ 120mmol/L	pH 7.47
K^+ 3.9mmol/L	PCO_2 23mmHg
Cl^- 60mmol/L	PO_2 109mmHg
碳酸氢根 17mmol/L	HCO_3^- 16mmol/L
肌酐 3.1mg/dl	
尿素氮 88mg/dl	
葡萄糖 776mg/dl	
酮体阳性	

以下哪一项可以更好地描述患者的酸碱状态？

A.代谢性酸中毒和代谢性碱中毒

B.代谢性碱中毒和呼吸性碱中毒

C.代谢性酸中毒和呼吸性酸中毒

D.呼吸性碱中毒、代谢性酸中毒和代谢性碱中毒

E.代谢性酸中毒、呼吸性酸中毒和代谢性碱中毒

答案：D

解析：使用亨德森方程，［H^+］为32mmol/L，对应的pH为7.48，接近患者的pH。从动脉血气分析值来看，最初的紊乱是呼吸性碱中毒，计算继发反应表明它是慢性而非急性呼吸性碱中毒。腹痛引起的过度换气是造成这种酸碱紊乱的原因。

计算出的AG为43mmol/L，这不是由于碱中毒，而是完全由代谢性酸中毒引起的。胰岛素戒断和随后产生的酮酸（酮体阳性）是造成这种高AG代谢性酸中毒的原因。

假设AG的正常值为10mmol/L，该患者体内有33mmol/L（43-10＝33；ΔAG＝33mmol/L）阴离子过量。如果1H^+被1HCO_3^-缓冲，则患者血清中不应有任何可测量的HCO_3^-。然而，他的HCO_3^-测量值为17mmol/L，这表明患者在发生代谢性酸中毒之前的血清HCO_3^-水平很高。因此，在发生代谢性酸中毒之前，患者有代谢性碱中毒。患者证实了他的呕吐发生在他停止注射胰岛素之前。因此，患者有慢性呼吸性碱中毒、高AG代谢性酸中毒和代谢性碱中毒三种酸碱紊乱。

ΔAG/ΔHCO_3^-比率可能对该患者有帮助，因

为比率＞2提示代谢性碱中毒。在该患者中，ΔAG/ΔHCO$_3^-$比率为4.71［ΔAG＝33mmol/L；ΔHCO$_3^-$＝7（即24-17）；比率＝33/7＝4.71］。但是，不必一直依赖ΔAG/ΔHCO$_3^-$的比率。例如，与AG升高相比，该患者的血清［HCO$_3^-$］不成比例地升高，表明存在潜在的代谢性碱中毒。

> **推荐阅读**
>
> Reddi AS. Mixed acid-base disorders. //Reddi AS. Fluid，Electrolyte，and Acid-Base Disorders. Clinical Evaluation and Management. New York：Springer，2014：429-442.

87. 31岁女性，酗酒，胰腺炎，因呼吸急促、神志不清、大量呕吐和腹痛入院。患者被选择性地插管和注射镇静剂。实验室数值如下：

血清	动脉血气分析
Na$^+$＝136mmol/L	pH＝7.01
K$^+$＝4.9mmol/L	PCO$_2$＝26mmHg
Cl$^-$＝87mmol/L	PO$_2$＝67mmHg
碳酸氢根＝7mmol/L	HCO$_3^-$＝6mmol/L
肌酐＝4.1mg/dl	
尿素氮＝7mg/dl	
葡萄糖＝72mg/dl	
酮体＝阳性	

该患者是什么类型的酸碱紊乱？

A.代谢性酸中毒和代谢性碱中毒

B.代谢性碱中毒和呼吸性碱中毒

C.代谢性酸中毒和呼吸性酸中毒

D.呼吸性碱中毒、代谢性酸中毒和代谢性碱中毒

E.代谢性酸中毒、呼吸性酸中毒和代谢性碱中毒

答案：E

解析：基于低pH和血清［HCO$_3^-$］，且AG为42，该患者由于酒精性酮症酸中毒而发生高AG代谢性酸中毒。

由于这种程度的酸血症预期PCO$_2$为18.5mmHg（范围：16.5～20.5mmHg），因此该患者有呼吸性酸中毒（高碳酸血症），这是由于镇静剂引起的。

与86题一样，AG的增加与HCO$_3^-$的减少

之间存在不成比例的关系，提示潜在的代谢性碱中毒。这是由于呕吐引起血清氯降低的表现。ΔAG/ΔHCO$_3^-$的比率为1.9（ΔAG＝42-10＝32；ΔHCO$_3^-$＝24-7＝17；比率32/17＝1.9，接近2），这也支持潜在的代谢性碱中毒。

因此，酸碱紊乱是高AG代谢性酸中毒、呼吸性酸中毒和代谢性碱中毒。

> **推荐阅读**
>
> Reddi AS. Mixed acid-base disorders. //Reddi AS. Fluid，Electrolyte，and Acid-Base Disorders. Clinical Evaluation and Management. New York：Springer，2014：429-442.

88. 患有HIV/AIDS的60岁女性，因腹泻和滥用多种药物而入院。患者低血压（收缩压为90mmHg），心率112次/分。实验室数值以下：

血清	动脉血气分析
Na$^+$＝130mmol/L	pH＝7.06
K$^+$＝5.5mmol/L	PCO$_2$＝28mmHg
Cl$^-$＝112mmol/L	PO$_2$＝84mmHg
碳酸氢根＝9mmol/L	HCO$_3^-$＝8mmol/L
肌酐＝1.5mg/dl	
尿素氮＝38mg/dl	
葡萄糖＝80mg/dl	
白蛋白＝2.3g/dl	
尿毒理学：可卡因和海洛因呈阳性	

以下哪一项能更好地描述患者的酸碱状态？

A.代谢性酸中毒和代谢性碱中毒

B.代谢性碱中毒和呼吸性碱中毒

C.代谢性酸中毒和呼吸性酸中毒

D.呼吸性酸中毒、代谢性碱中毒和代谢性酸中毒

E.代谢性酸中毒、呼吸性碱中毒和代谢性碱中毒

答案：C

解析：患者有高AG代谢性酸中毒和呼吸性酸中毒。校正后的正常白蛋白水平为4.3g/dl时，她的AG为14mmol/L。注意，血清白蛋白从正常值4～4.5g/dl每降低1g，AG降低2.5mmol/L。叠加的

呼吸性酸中毒是由于患者非法使用药物引起的，抑制了延髓呼吸中枢。高阴离子间隙似乎是由于乳酸生成（低血压）和急性肾损伤引起的。

在该患者中，$\Delta AG/\Delta HCO_3^-$ 比率为 0.5（$\Delta AG = 14-10 = 4$；$\Delta HCO_3^- = 24-9 = 15$；比率 4/15 = 0.3）。$\Delta AG/\Delta HCO_3^-$ 比率 < 1 提示腹泻，是没有足够腹泻病史患者中导致 ABG 异常的原因。

推荐阅读

Reddi AS. Mixed acid-base disorders. //Reddi AS. Fluid，Electrolyte，and Acid-Base Disorders. Clinical Evaluation and Management. New York：Springer，2014：429-442.

（王　蔚　谢席胜　肖　健　译）

第2章

肾小球、小管间质和血管疾病

1. 20岁男性，体健，既往无明显病史，在常规体检中发现无症状的孤立性镜下血尿。他自述未服用任何药物，包括违禁药物。

下列哪一个选项表明血尿是肾小球源性的？

A. 尿沉渣检查发现大量均一型红细胞（RBCs）

B. 尿沉渣检查发现大量均一型RBCs和白细胞（WBCs）

C. 尿沉渣检查发现大量畸形RBCs和棘红细胞

D. 尿沉渣检查发现大量"诱饵细胞"

E. 上述答案均正确

答案：C

解析：尿红细胞表面或红细胞有两种类型：均一型和畸形。均一型红细胞具有规则的形状和轮廓。这些红细胞通常起源于下尿路。畸形红细胞形状不规则，起源于肾实质（肾小球）。因此，血尿可以认为是肾小球或非肾小球所致。血尿也见于一些非肾性疾病，如运动、发热和（或）月经。当有40%畸形红细胞或5%棘红细胞或铸型红细胞时可认为是肾小球源性血尿。相差显微镜是观察尿红细胞形态的最佳方法。红细胞在通过肾小球基底膜间隙时具有畸形性。此外，红细胞通过肾小管时也会发生物理化学损伤。已有研究表明，增生性肾小球肾炎中畸形红细胞的数量高于非增生性肾小球肾炎。尿液中存在的诱饵细胞来自一种叫作BK多瘤病毒的病毒。它是一种双链DNA病毒，影响约90%的普通人群。有趣的是，许多肾移植患者由于感染这种病毒而发生肾衰竭和移植肾失功。这些诱饵细胞带有病毒包涵体，它们在尿液中的存在表明被BK病毒感染。诱饵细胞表现为舌状核内病毒包涵体，主要来自尿路上皮。在该病例中，患者无感染或肾脏疾病的证据，他的血尿可归因于运动。因此，选项A、B、D和E错误。

推荐阅读

Fogazzi GB, Edfonti A, Garigali G, et al. Urinary erythrocyte morphology in patients with microscopic hematuria caused by a glomerulopathy. Pediatr Nephrol, 2008, 23: 1093-1110.

Fogazzi GB. Urinalysis. In Floege J, Johnson RJ, Feehally J（eds）. Comprehensive Clinical Nephrology, 4th ed. Philadelphia: Saunders/Elsevier, 2010: 39-55.

2. 1例18岁的成年人在兵役体检时发现持续、无症状的孤立性镜下血尿（PAIMH），红细胞＞5/HP。患者否认重要的肾脏或泌尿系的个人/家族史，否认药物使用史，其余体检、血压和血清生化指标均正常，尿液中未发现蛋白尿。根据以上证据，下列哪项说法是正确的？

A. 患者有发生进展性肾病的风险

B. 患者需要进行遗传性疾病检测

C. 患者没有发生任何肾病的风险

D. 患者将来患肾病的风险较低，需要随访

E. 患者不需要任何随访，无须处理血尿

答案：D

解析：PAIMH，一度被认为是一种良性病变，一些遗传性肾炎、薄基底膜疾病、IgA肾病或其他肾脏疾病所致的PAIMH存在较低的进展到终末期肾病（ESRD）的疾病的风险很低。但以色列Vivante等的一项回顾性研究发现，年龄在16～25岁的年轻人中，有0.3%（1 203 626名受试者中有3690人）患有PAIMH。在22年的随访中，3690名接受PAIMH治疗的患者中有26人（0.7%）发展为ESRD，而没有血尿的患者只有0.045%。多因素分析显示，与不伴PAIMH的患者相比，PAIMH导致ESRD的危险度比为18.5%。但是，进展的绝对风险很低（3 ESRD/1000）。因此，PAIMH在以色列年轻人中ESRD的绝对风险很低。PAIMH是否在其

他人群中具有ESRD的风险仍有待观察。因此，选项D正确。

推荐阅读

Kovacević Z, Jovanović D, Rabrenović V, et al. Asymptomatic microscopic hematuria in young males. Int J Clin Pract, 2008, 62: 462-412.

Vivante A, Afek A, Frenkel-Nir Y, et al. Persistent asymptomatic isolated microscopic hematuria in Israeli adolescents and young adults and risk for end-stage renal disease. JAMA, 2011, 306: 729-736.

3. 1例16岁的青少年，发现直立性蛋白尿（1.2g/d）。对于到他有将来发生肾脏疾病的风险，你将建议下列哪一选项？

A. 发病高风险，需要治疗

B. 发病风险低，无须治疗

C. 无发病风险，无须治疗

D. 需要行肾脏活检来评估风险

E. 需2周内重复尿蛋白检测来评估风险

答案：C

解析：直立性蛋白尿常见于儿童和青少年，在30岁以上的人群中并不常见。其定义是在直立体位出现蛋白尿（最大不超过2g/d），而仰卧体位蛋白尿很少（<50mg/d）。目前发病机制尚不完全清楚，但可能与肾脏血流动力学的变化和位于主动脉和肠系膜上动脉之间的左肾静脉的压迫（扭结）有关。

对直立性蛋白尿患者20年的长期随访并未提示有肾脏疾病进展，50%的受试者在10年后蛋白尿消退，87%的受试者在20年后蛋白尿消退。因此，直立性蛋白尿是一种良性疾病，不需要治疗或肾活检。因此，选项C正确。

推荐阅读

Devarajan P. Mechanisms of orthostatic proteinuria: lessons from a transplant donor. J Am Soc Nephrol, 1993, 4: 36-39.

Shintaku N, Takahashi Y, Akaishi K, et al. Entrapment of left renal vein in children with orthostatic proteinuria. Pediatr Nephrol, 1990, 4: 324-327.

Springberg PD, Garrett Jr LE, Thompson Jr A.L, et al. Fixed and reproducible orthostatic proteinuria: results of a 20-year follow-up study. Ann Intern Med, 1982, 97: 516-519.

4. 1例30岁的白种人经由一位初级保健医师介绍到你处，在一次尿常规检查中，他曾在三次不同的随访中经常规尿检发现患有（100ml/dl）蛋白尿（＋＋），无血尿，无个人史和家族史，未服用任何药物。24h蛋白尿1.2g，血压正常，血清肌酐0.8mg/dl，肾小球滤过率（eGFR）>60ml/（min·1.73m²）。关于他在未来7～10年的肾功能状况，下列哪一项是正确的？

A. 尚难以预测

B. 需要肾脏活检来评估肾功能

C. 孤立性蛋白尿与肾功能不相关

D. 每年测量eGFR评估肾功能状况

E. 未来7年，患者的eGFR可能会比基线下降超过5%/年

答案：E

解析：持续的孤立性蛋白尿已被发现与肾脏疾病、心血管疾病及全因死亡疾病的进展密切相关。在人群研究中，蛋白尿被认为是ESRD的一个重要预测因子。此外，使用试纸对蛋白尿进行常规检测可以预测未来肾功能的下降。

Clark等对2574名加拿大参与者（18～92岁）进行了7年的中位随访，评估了不同水平的尿蛋白对快速肾功能下降（RKFD）的预测价值。RKFD定义为eGFR较基线每年超过5%的变化。总体上，2.5%（N＝63）的患者有超过100mg/dl（≥1g/L）或蛋白尿（＋＋），其中8.5%的患者在7年的随访中经历了RKFD，每2.6例蛋白尿≥100mg/dl的患者中就有1例RKFD，且60岁以上和eGFR<60ml/（min·1.73m²）的参与者发生RKFD的风险更高。≥100mg/dl的受试者中，正确识别RKFD的占91%，错误识别的占1.7%，未识别RKFD的占7.7%。

在这项研究中，蛋白尿是预测RKFD一个更好的指标。在调整年龄后，高血压、糖尿病、心血管疾病、肥胖和糖尿病家族史均与RKFD风险增加显著相关，检测到微量蛋白质或更多蛋白质的人患RKFD的风险增加2倍以上。综上所述，对蛋白尿的廉价试纸筛查可以有效检测出有RKFD风险的个体。因此，选项E正确。

推荐阅读

Clark WF, Macnab JJ, Sontrop JM, et

al. Dipstick proteinuria as a screening strategy to identify rapid renal decline. J Am Soc Nephrol, 2011, 22: 1729-1736.

Iseki K, Iseki C, Ikemiya Y, et al. Risk of developing end-stage renal disease in a cohort of mass screening. Kidney Int, 1996, 49: 800-805.

Ishani A, Grandits GA, Grim RH, et al. Association of single measurements of dipstick proteinuria, estimated glomerular filtration rate, and hematocrit with 25-year incidence of end-stage renal disease in the multiple risk factor intervention trial. J Am Soc Nephrol, 2006, 17: 1444-1452.

5. 35岁女性，发现无症状血尿伴有白蛋白/肌酐比0.02mg/mg。下列哪一种诊断是最有可能在肾活检中出现？

    A. IgA肾病

    B. Alport综合征

    C. 薄基底膜病（TBD）

    D. Ⅰ型MPGN

    E. 狼疮肾炎（Ⅰ型）

答案：C

解析：在Hall等的一项研究中发现，无症状的镜下血尿和正常白蛋白排泄率［＜20mg/d或白蛋白/肌酐比率（ACR）＜0.02mg/mg或＜30mg/d］的患者大多有TBD（43.1%），而IgA肾病占20.1%，尚不认为存在诊断意义的实验室异常占20.1%，正常占18.1%。

其他研究表明，50%～90%的微量白蛋白尿（ACR＞0.02mg/mg或＞30mg/d）和镜下血尿患者被发现患有IgA肾病。另一方面，白蛋白排泄率正常的血尿患者多为TBD。Shen等报道，孤立性镜下血尿和血清IgA/C3比值升高（约4.5）、ACR为96mg/g的中国成人中，IgA肾病患者比TBD患者更常见。因此，显微镜下血尿患者的蛋白尿程度可以通过肾活检来预测肾脏疾病的类型。

推荐阅读

Eardley KS, Ferreira MA, Howie AJ, et al. Urinary albumin excretion: A predictor of glomerular findings in adults with microscopic hematuria. QJM, 2004, 97: 297-301.

Hall CL, Bradley R, Kerr A, et al. Clinical value of renal biopsy in patients with asymptomatic microscopic hematuria with and without low-grade proteinuria. Clin Nephrol, 2004, 62: 267-272.

6. 1例50岁的家庭主妇因严重手腕和膝关节疼痛就诊。多年来，她一直在服用布洛芬缓解疼痛，否认疲劳、虚弱和（或）下肢水肿，患者血压高，尿液分析显示尿蛋白＞300mg，尿蛋白质/肌酐为4.5mg/mg，未见血尿。下列哪一种肾小球疾病最可能在肾活检中发现？

    A. 局灶性节段性肾小球硬化（FSGS）

    B. 微小性病变

    C. 膜增生性肾小球肾炎（MPGN）

    D. 淀粉样变

    E. 慢性肾小球肾炎

答案：B

解析：患者多年来一直服用布洛芬。诸如布洛芬这样的非甾体抗炎药（NSAID）的摄入可引起从微量蛋白尿到肾病综合征范围内的大量蛋白尿。通常肾病综合征是由于一种肾小球损伤，最常见MCD，少数报道也描述了NSAID使用者因膜性肾病引起肾病综合征，FSGS和MPGN未见报道。类风湿关节炎可能导致淀粉样变，但该患者无其他淀粉样变表现。慢性肾小球肾炎是一种可能，但患者没有血尿排除了这种疾病。此外，在慢性肾小球肾炎患者很少出现肾病综合征在范围内的大量蛋白尿。因此，选项B正确。

推荐阅读

Kirschenbaum MA, Shah GM. Nephropathy of nonsteroidal anti-inflammatory agents. In Massary SG, Glassock RJ (eds) Massry & Glassock's Textbook of Nephrology, 3rd ed. Baltimore: Williams & Wilkins, 1995: 940-947.

Palmer BF, Henrich WL. Toxic nephropathy. In Brenner BM (ed): Brenner & Rector's The Kidney, 7th ed. Philadelphia: Saunders, 2004: 1625-1658.

Palmer BF. Nephrotoxicity of nonsteroidal anti-inflammatory agents, analgesics, and inhibitors of the renin-angiotensin system.// Coffman TM, Falk RJ, Molitoris BA, et al. (eds) Schrier's Diseases of the kidney 9th ed. Philadelphia: Wolters Kluwer/Lippincott Williams & Wilkins, 2013: 943-958.

7. 1例12岁的女学生患有肾病综合征（10g/d），现在肾脏诊所治疗蛋白尿。患者初始口服泼尼松，9周后反应良好（蛋白尿250mg/d），泼尼松逐渐减少到每隔一天5mg。患者无高血压，刚刚开始服用依那普利2.5mg。2年缓解期后，患者出现外周水肿，尿蛋白排泄增加到6.5g/d，但肾功能正常。下列哪一种尿路表现提示患者的肾病综合征复发？

A. 尿白蛋白/蛋白比值

B. 尿中性粒细胞明胶酶相关脂蛋白（NGAL）

C. 单核细胞趋化蛋白-1（MCP-1）

D. 尿CTLA-4

E. 尿CD80

答案：E

解析：Garin等报道了儿童特发性微小性病变复发的尿液标志物：CD80（也称B7.1），在各种肾病综合征动物模型中均表达于足细胞上。CD80是一种跨膜蛋白，为T细胞激活提供共刺激信号，总是由激活诱导表达。据报道，足细胞诱导CD80表达可导致小鼠蛋白尿和足突融合。Garin等的研究表明，在复发或逐渐缓解的过程中，MCD患儿的尿液CD80的水平升高，而在其他肾小球疾病中没有观察到CD80的升高。

调节性T细胞也分泌可溶性CTLA-4，它与CD80结合并能阻断CD80对T细胞的共刺激激活。与CD80不同的是，尿中可溶性CTLA-4水平在MCD复发时没有升高，但CD80/CTLA-4的比值升高了。因此，选项D错误。

推荐阅读

Garin EH, Diaz LN, Mu W, et al. Urinary CD80 excretion increases in idiopathic minimal-change disease. J Am Soc Nephrol, 2009, 20: 260-266.

Ohisa N, Yoshida K, Matsuki R, et al. A comparison of urinary albumin-total protein ratio to phase-contrast microscopic examination of urine sediment for differentiating glomerular and nonglomerular bleeding. Am J Kidney Dis, 2008, 52: 235-241.

8. 1例18岁非洲裔美国男子在常规体格检查中发现血尿及蛋白尿（＋＋＋），被转到肾脏科做进一步评估。蛋白尿5.2g/24h，血压148/86mmHg，脉搏76次/分。除了有轻度水肿外，无其他自觉症状，血清化学及全血细胞计数正常，血清补体和ASO滴度正常，ANA和抗DNA抗体为阴性。肾活检显示：

光学显微镜（LM）：正常肾小球。

电子显微镜（EM）：系膜致密免疫复合物沉积。

免疫荧光显微镜（IF）：IgG（＋＋），IgM（＋＋），C3（＋＋），C1q（＋＋＋＋），肾小球系膜κ链和λ链缺失。

该患者最可能是下列哪个诊断？

A. MCD

B. FSGS

C. Ⅰ类狼疮性肾炎

D. C1q肾病

E. 体位性蛋白尿

答案：D

解析：该患者的诊断是C1q肾病，这是一种罕见的肾脏疾病，类似于组织学上的狼疮性肾炎。C1q肾病主要见于年轻人（15～30岁），男性居多，非洲裔美国人和西班牙裔可能有更高的发病率。临床表现为肾病范围的蛋白尿伴或不伴肾小球滤过率下降，大量患者出现血尿、水肿和高血压。有趣的是，C1q肾病通常是在常规体检中诊断出来的。在这些患者中，LM表现多样，可表现为正常的肾小球（类似MCD）或FSGS等。IF和EM显示系膜区存在显性或共显性C1q沉积，免疫球蛋白和C3染色较少，电子致密物沉积，κ和λ链染色缺失，血清补体水平正常。在3年的随访中，肾脏存活率为84%，并且蛋白尿对糖皮质激素药物可能不敏感。

根据IF镜检结果，C1q肾病可能与Ⅰ型或Ⅱ型LN混淆。然而，缺乏狼疮血清学表现且C1q肾病患者补体往往正常。该患者缺乏管网状包涵体，缺乏κ链和λ链染色及抗C1q抗体都排除了狼疮肾炎的诊断。

免疫复合物的存在排除了MCD和FSGS的诊断。体位性蛋白尿常见于青少年尿蛋白定量在1～2g/d，表现为直立位有蛋白尿，仰卧位无蛋白尿，任何蛋白尿量在12g/d左右的年轻人都应该考虑。该疾病肾活检正常，蛋白尿的过程是良性的，需要随访6～12个月以确定蛋白尿的程度或模式没有改变，并且不建议糖皮质激素治疗。

推荐阅读

Nachman PH，Jennette JC，Falk RJ. Primary glomerular diseases. //Taal MW，Chertow GM，Marsden PA，et al.（eds）：Brenner & Rector's The Kidney，9th ed. Philadelphia：Elsevier Saunders，2012：1100-1191.

Sharman A，Furness P，Feehally J. Distinguishing C1q nephropathy from lupus nephritis. Nephrol Dial Transplant，2004，19：1420-1426.

Vizjak A，Ferluga D，Rozic M，et al. Pathology，clinical presentations，and outcomes of C1q nephropathy. J Am Soc Nephrol，2008，19：2237-2244.

9. 将以下局灶节段性肾小球硬化（FSGS）的特发性肾小球病变（变异性）与肾脏预后匹配，如1～4所述：

A. 图 2.1a

B. 图 2.1b

C. 图 2.1c

D. 图 2.1d

1. 以重度肾病综合征为临床表现，肾功能随时间恶化的患者

2. 以重度肾病综合征为临床表现，远期肾功能损害最小的患者

3. 肾病综合征发生率最低，高血压发生率最高的患者

4. 与门部 FSGS 相似，轻度肾小球硬化及间质损伤

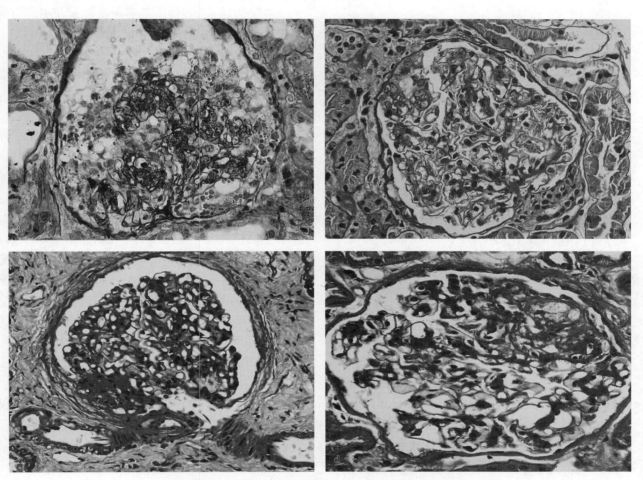

图2.1　不同类型局灶节段硬化性肾炎（FSGS）的肾脏病理改变

答案：A＝1；B＝2；C＝3；D＝4

解析：根据组织学特征和肾脏结局，将特发性局灶节段性肾小球硬化（FSGS）分为5种类型，分别是：①塌陷型FSGS；②尖端病变型FSGS；③细胞型FSGS；④门部型FSGS；⑤非特异性FSGS（FSGS NOS）。

最近的一项研究回顾了282例FSGS的临床研究，随访20年，研究比较了这5种类型的临床表现和

预后。塌陷型在非洲裔美国人身上有显著的倾向性，这种类型的患者有严重的肾病综合征、严重的肾功能不全和较差的肾脏存活率，只有14%的患者在随访结束时完全缓解。因此，图2.1a与1一致。

尖端病变型FSGS相对少见，患者往往具有严重的肾病综合征，但对肾功能影响并不显著。在所有FSGS变异类型中，尖端病变型患者完全缓解率和肾脏存活率最高。因此，图2.1b与2一致。

门部型FSGS患者肾病综合征发生率最低，高血压发生率最高。虽然这些患者有良好的肾脏存活率，但他们的完全和部分缓解率很低。这种病变在非洲裔美国人中不多见，因此，图2.1c与3一致。

非特异型FSGS的临床特征与门部型FSGS相似，患者常见高血压和肾病综合征，完全缓解率低，肾小球硬化和慢性小管间质损伤不严重。因此，图2.1d与4一致。

细胞型FSGS的发生率仅为3%，因此，对于该病变的临床特征或肾脏预后无法得出结论。

综上所述，塌陷型FSGS患者的临床特征和完全缓解率最低，而尖端病变型FSGS患者预后更好。

推荐阅读

D'Agati V. The spectrum of focal segmental glomerulosclerosis: new insights. Curr Opin Nephrol Hypertens, 2008, 17: 271-281.

Fogo AB, Kashgarian M: Diagnostic Atlas of Renal Pathology, 2nd ed. Philadelphia: Elsevier/Saunders, 2012: 28-41.

Thomas DB, Franceschini N, Hogan SL, et al, Clinical and pathologic characteristics of focal segmental glomerulosclerosis pathologic variants. Kidney Int, 2006, 69: 920-926.

10. 根据IgA肾病的牛津学分型，下列哪一项病理特征对eGFR下降率和ESRD的预测价值最小？

A. 系膜细胞增生评分

B. 节段性硬化或粘连，间质性纤维化/肾小管萎缩

C. 内皮细胞增生

D. 细胞性和细胞纤维性新月体

E. C和D

答案：E

解析：尽管IgA肾病是世界上最常见的原发性肾小球疾病，但对其病理或临床分类尚未达成国际共识。最近一种名为IgA肾病的牛津分型出现并被用于识别预测疾病发展进程的特定病理特点，并评估ACEIs或ARB和免疫抑制剂的疗效。这个新的IgA肾病牛津分型标准是基于来自亚洲、欧洲、北美洲及南美洲265例临床病理个案随访建立。最初，为实现可重复性确定了7个组织病理学特征。

（1）肾小球系膜细胞增生（＞4个系膜细胞）

（2）节段性硬化或粘连

（3）肾小球硬化

（4）毛细血管网络内皮细胞增生（由于肾小球毛细血管内细胞数量增加而引起的内皮细胞增生，导致管腔狭窄）

（5）细胞性或细胞纤维性新月体

（6）间质纤维化/肾小管萎缩

（7）动脉硬化

最终选择了其中4个具有再现性和预测能力的独立组织病理学特征。

（1）肾小球系膜细胞增生

（2）节段性硬化或粘连

（3）毛细血管网络内皮细胞增生

（4）间质纤维化或肾小管萎缩

在69个月的中位随访时间中，笔者回顾性评估了上述组织病理学特征与肾脏预后的关系。临床试验的终点事件为是eGFR下降了50%和ESRD的发生。随访期间，22%患者的eGFR降低了50%，13%患者发展为ESRD。通过多元线性回归模型，调整基线或随访平均动脉压、蛋白尿和eGFR后，仅有节段性硬化或粘连和间质纤维化/肾小管萎缩与肾小球滤过率下降密切相关，而肾小球系膜细胞增生与肾小球滤过率下降无关。通过Cox比例风险模型，肾小球系膜细胞增生和间质纤维化/肾小管萎缩与肾小球滤过率和终末期肾病发生率下降相关，而节段性硬化或粘连与肾小球滤过率和终末期肾病发生率下降无关。

考虑上述两个统计分析模型所得出的结论，仅有肾小球系膜细胞增生及节段性硬化或粘连，以及间质性肾炎/肾小管萎缩对肾脏预后的预测具有显著的统计学意义。

单因素分析提示毛细血管内皮细胞增生很可能与免疫抑制剂的治疗反应性有关。同时，细胞纤维性新月体并无预测意义。因此，选项E正确。基于以上结果，建议在IgA肾病患者活检标本中报告牛津分型的肾小球系膜细胞增生、毛细血管网络内皮细胞增生、节段性硬化或粘连和间质性肾炎/肾小管

萎缩，作为组织病理学预后特征。

推荐阅读

Cattran DC, Coppo R, Cook HT, et al. The Oxford classification of IgA nephropathy: rationale, clinicopathological correlations, and classification. Kidney Int, 2009, 76: 534-545.

Roberts ISD, Cook HT, Troyanov S, et al. The Oxford classification of IgA nephropathy: pathology, definitions, correlations, and reproducibility. Kidney Int, 2009, 76: 546-556.

11. 为下列蛋白尿>3.5g/d的肾脏疾病选择最适当的初始治疗方案：

A. 儿童微小病变型肾病

B. 成人微小病变型肾病

C. 特发性局灶节段性肾小球硬化（除塌陷型FSGS外）

D. 特发性膜性肾病（蛋白尿<2g/d）

1. >8周的糖皮质激素治疗

2. 8周的糖皮质激素治疗

3. 先使用糖皮质激素治疗，再使用环孢素为激素抵抗型肾病患者治疗

4. Meta分析发现糖皮质激素治疗对蛋白尿的缓解及保护肾功能无效

答案：A＝2；B＝1；C＝3；D＝4

解析：儿童特发性肾病综合征的最常见病因是对糖皮质激素治疗敏感的微小病变型肾病。患者最初无须行肾活检，仅接受泼尼松治疗即可。治疗方案是可调节的，包括了最佳治疗剂量、治疗时长及给药途径。然而，一种方法是以60mg/（m²·d）（最大80mg/d）泼尼松治疗4周，然后检测蛋白尿的水平。如果蛋白尿水平减少，应在4～8周隔日将剂量减少至35～40mg/（m²·d），此后在4～6周将剂量逐渐减少。如果出现复发，泼尼松治疗应如上所述重新开始。如果出现频繁复发，则需要进行肾脏活检。如果活检确诊微小病变型肾病，则应考虑使用环孢素［4～6mg/（kg·d）］1年，或使用环磷酰胺［2mg/（kg·d）］8～12周。

如果在最初4周治疗过程中，蛋白尿无改变，且活检提示微小病变型肾病，则应开始使用上述剂量的环孢素或环磷酰胺。

50岁以上的微小病变型肾病患者需要8周以上的泼尼松治疗。在糖皮质激素治疗完全缓解后的成人患者复发率显著降低。

蛋白尿分级决定了特发性局灶节段性肾小球硬化患者的肾存活率预后，研究表明，在蛋白尿<10g/d的患者中，约有50%在5～10年发展为ESRD。然而，在蛋白尿>10g/d的患者有可能在5年内发展为ESRD。特发性局灶节段性肾小球硬化患者可以受益于蛋白尿的减少。一种方法是肾病综合征且血肌酐水平<2～3mg/dl的患者以起始剂量1mg/（kg·d）（最大80mg/d）或2mg/kg隔日给药，连续3～4个月。如果有反应，泼尼松应在3～6个月逐渐减量。

在长时间的症状缓解后复发时，应再次采用糖皮质激素治疗。如果4周后仍无改善，应同时采用2～4mg/kg每天的环孢素（每天2次，每次约100mg）和泼尼松（15mg/d）的治疗。应特别注意的是，持续服用低剂量的糖皮质激素（15mg/d）有可能会增加患者对环孢素的反应。最近一项研究表明，对于特发性局灶节段性肾小球硬化患者的治疗，在泼尼松中添加苯丁酸氮芥对改善蛋白尿和肾功能无效。然而，这项研究没有报告局灶节段性肾小球硬化患者的组织学改变。

不同于局灶节段性肾小球硬化，糖皮质激素单独治疗通常对特发性膜性肾病患者无效。一个近期的Meta分析发现，糖皮质激素在降低蛋白尿或维持肾功能方面无效；另一方面，发现环磷酰胺的烷化剂比苯丁酸氮芥的不良反应少。推荐的方案是在第1、3、5个月口服泼尼松［0.5/mg/（kg·d）］或静脉注射甲泼尼龙1g 3d，且在第2、4、6个月口服环磷酰胺（2～2.5mg/d）。如果选择环孢素或他克莫司，则应以3～5mg/（kg·d）的剂量分2次使用环孢素。应监测环孢素的水平并将其最低值维持在100～120ng/L。在使用环孢素时，每2天联用10mg泼尼松是有效的。同时，人工合成的促肾上腺皮质激素对膜性肾病患者的蛋白尿和肾功能有改善作用。

推荐阅读

Cho ME, Kopp JB. Focal segmental glomerulosclerosis and collapsing glomerulopathy. In Wilcox CS (ed): Therapy in Nephrology and Hypertension. Philadelphia: Saunders/Elsevier, 2008: 220-238.

D'Agati V D, Kaskel FJ, Falk RJ. Focal segmental glomerulosclerosis. N Engl J Med,

2011，365：2398-2411.

Dember LM, Salant DJ. Minimal change disease. In Wilcox CS（ed）: Therapy in Nephrology and Hypertension. Philadelphia: Saunders/Elsevier, 2008: 205-219.

Nachman PH, Jennette JC, Falk RJ. Primary glomerular diseases. In Taal MW, Chertow GM, Marsden PA, et al.（eds）: Brenner & Rector's The Kidney, 9th ed. Philadelphia: Elsevier Saunders, 2012: 1100-1191.

Schnaper HW, Kopp JB. Nephrotic syndrome and the podocytopathies: Minimal change nephropathy, focal segmental glomerulosclerosis, and collapsing glomerulopathy. //Coffman TM, Falk RJ, Molitoris BA, et al.（eds）Schrier's Diseases of the kidney 9th ed. Philadelphia: Wolters Kluwer/Lippincott Williams & Wilkins, 2013: 1414-1521.

12. 利妥昔单抗，一种针对 CD20$^+$ 的单克隆抗体，对于治疗以下哪种肾病最无效？

A. 特发性膜性肾病

B. 微小病变型肾病

C. Ⅳ型狼疮肾炎

D. ANCA 阳性肾病

E. 糖尿病肾病

答案：E

解析：利妥昔单抗是针对 CD20$^+$ 抗原的单克隆抗体，已成功用于多种肾病的治疗剂，其中包括特发性膜性肾病、冷球蛋白血症相关性 MPGN、Ⅳ型狼疮肾炎和 ANCA 相关性肾病。CD20$^+$ 抗原存在于未成熟和成熟的 B 细胞，甚至恶性 B 细胞克隆。利妥昔单抗治疗已被证明可通过补体依赖性和非补体依赖性机制导致细胞凋亡和裂解，从而阻止 B 细胞增殖。利妥昔单抗也可能抑制 T 细胞活化。因此，利妥昔单抗影响抗体的产生，同时影响 B 细胞对免疫球蛋白成熟的调控作用。经过利妥昔单抗治疗，可以观察到蛋白尿和血管炎的改善，以及 HCV 的消失。利妥昔单抗也已用于肾移植患者，以减少同种异体反应性抗体的产生，并治疗与 B 细胞和抗体相关的排斥反应。利妥昔单抗对糖皮质激素依赖的微小病变型肾病有效。但是，利妥昔单抗尚未用于糖尿病肾病患者，因此，选项 E 错误。应注意的是，利妥昔单抗可以导致致命的肺纤维化。

推荐阅读

Ahmed MS, Wong CF. Rituximab and nephrotic syndrome: a new therapeutic hope? Nephrol Dial Transplant, 2008, 23: 11-17.

Francois H, Daugas E, Bensman A, et al. Unexpected efficacy of rituximab in multirelapsing minimal change nephrotic syndrome in the adult: First case report and pathophysiological considerations. Am J Kid Dis, 2007, 49: 158-161.

Gilbert RD, Hulse E, Rigden S. Rituximab therapy for steroid-dependent minimal change nephrotic syndrome. Pediatr Nephrol, 2006, 21: 1698-1700.

Jones RB, Tervaert JWC, Hauser T, et al. Retuximab versus cyclophosphamide in ANCA-associated renal vasculitis. N Engl J Med, 2010, 363: 211-220.

Salama AD, Pusey CD. Drug insight: rituximab in renal disease and transplantation. Nature Clin Pract Nephrol, 2006, 2: 221-230.

13. 16 岁的男学生被诊断患有 Alport 综合征。关于该综合征，以下哪项陈述是错误的？

A. Ⅳ型胶原蛋白的抗血清或单克隆抗体显示患有 X 染色体连锁疾病的男性抗肾小球基底膜病患者对 α5 和 α3 链的免疫反应性降低

B. 蛋白尿症和高血压与年龄呈正相关，且相较女性，在患有 X 染色体连锁疾病的男性中更易出现

C. 患有 X 染色体连锁疾病且伴有Ⅳ型胶原蛋白 α5 链缺失的男性患者，在 20 ～ 30 岁发展为伴有耳聋的 ESRD

D. 患有常染色体显性遗传疾病，且Ⅳ型胶原蛋白的 α3 或 α4 亚基存在杂合突变的男性患者，会出现严重血尿且迅速进展为 ESRD

E. 常染色体隐性遗传病时，肾小球基底膜中的Ⅳ型胶原蛋白中的 α3 或 α4 链没有表达或没有免疫染色

答案：D

解析：Alport 综合征是儿童或青年人的一种可逐渐进展的遗传紊乱综合征，其特征是肾小球基底膜的超微结构改变，并伴随听力损伤和眼睛异常。Alport 综合征有 3 种遗传形式。约 80% 的病例以 X 染色体连锁遗传，约 15% 的病例以常染色体隐性遗传，此外，约 5% 的病例以常染色体显性遗传。这 3 种遗传形式都是因编码Ⅳ型胶原蛋白的基因突变引起的。

Ⅳ型胶原是肾小球基底膜、鲍氏囊、远端小管基底膜、表皮基底膜、晶状体囊和耳蜗等的重要成分。

Ⅳ型胶原蛋白由6条α链组成，分别命名为α1、α2、α3、α4、α5、α6，每条α链由一个基因编码。例如α1链——通常命名为α1（Ⅳ），由COL4A1基因编码。因此，这6条链由6个位于三条不同染色体上的基因编码。每一条α链具有胶原和非胶原结构域，3条α链在胶原蛋白结构域折叠形成三螺旋。启动子是由6条α链形成的三组三螺旋分子构成的。这些启动子的组成为"1、1、2""3、4、5"和"5、5、6"链。继而，启动子相互作用形成3种类型的胶原网络，在所有基底膜中为"1、1、2"/"1、1、2"，在肾小球基底膜中为"3、4、5"/"3、4、5"，在管状基底膜、眼睛和耳蜗，以及皮肤和鲍氏囊中为"1、1、2"/"5、5、6"。

X染色体连锁遗传的Alport综合征是由于COL4A5基因突变所致，该基因编码Ⅳ型胶原蛋白的α5链，这种形式的Alport综合征具有200余种形式的突变。编码α3链的COL4A3基因上等位基因的突变，或编码α4链的COL4A4上等位基因的突变，与常染色体隐性遗传的Alport综合征相关，而基因COL4A3或COL4A4上的杂合突变则与常染色体显性遗传的Alport综合征相关。X染色体连锁遗传的Alport综合征和食管或气管支气管树平滑肌瘤存在相关性，这种相关性基于上述疾病都与COL4A5和COL4A6基因的相邻50个末端基因大量缺失所致有关。

由于Alport综合征由多种突变所致，因此遗传筛查极为困难。然而，对于Ⅳ型胶原各Q链的染色已经成为Alport综合征诊断的常规程序。X连锁遗传的Alport综合征患者的α5链染色缺失或阴性，并伴有肾脏α3链的缺失。在常染色体隐性遗传的形式中，肾脏的α3链和α4链的染色缺失。而在常染色体显性遗传形式中，患者可能存在正常的α3链染色，也可能出现α3链缺失。

镜下血尿是Alport综合征的主要特征，在疾病的早期阶段可能不出现蛋白尿症状。但是，在以X连锁为遗传特征的患者中，男性患者的蛋白尿和高血压发生率与年龄呈正相关，较女性更为普遍。X连锁遗传的男性患者的临床病程很大长度上取决于COL4A5基因的突变类型。该基因的大量缺失导致患者在30岁之前有90%的可能性发展为ESRD，其中有50%在20岁时发展为ESRD。耳聋不是先天性的，约55%的男性和45%的女性在青春期或更

早发生的。眼缺陷（前圆锥形晶状体）仅在发展为ESRD的患者中出现。常染色体隐性遗传形式的Alport综合征和X连锁遗传具有相似的临床表现，并且男性和女性患者都有可能在30岁之前发展为ESRD。常染色体显性遗传形式的Alport综合征相较其他遗传形式的临床表现要温和，很多患者并不会迅速进展为ESRD。然而，ESRD会发生于50岁以后。因此，选项D错误。

推荐阅读

Hudson BG，Tryggvason K，Sundaramoorthy M，et al. Alport's syndrome，Goodpasture's syndrome，and type Ⅳ collagen，N Engl J Med，2003，348：2543-2556.

Kashtan CE，Familial hematuria. Pediatr Nephrol，2009，24：1951-1958.

Savige J，Gregory M，Gross O，et al. Expert guidelines for the management of Alport syndrome and thin basement membrane nephropathy. J Am Soc Nephrol，2013，24：364-375.

14. 30岁男性，患有X连锁遗传Alport综合征（XLAS），伴有耳聋和前圆锥形晶状体，且于9个月前接受了亲属活体肾移植，担心自己的身体状况和移植肾的存活。肌酐106μmol/L。请问他可能发生下列哪种疾病并导致移植肾损伤？

A. 局灶节段性肾小球硬化（FSGS）

B. Alport综合征复发

C. 微小病变型肾病

D. 抗-GBM抗体病

E. 膜性肾病

答案：D

解析：除透析外，肾脏移植是XLAS患者唯一可用的长期治疗方法，XLAS患者的肾脏同种异体移植存活率与其他疾病的患者相似。由于供体的抗肾小球基底膜抗体正常，不会因为移植发生Alport综合征的复发。但是，有3%～5%的患者会另外出现抗肾小球基底膜抗体疾病。通常，抗肾小球基底膜抗体疾病在移植后1年内发生，但是在移植后数年的复发也存在。如前一个问题所述，抗体通常针对Ⅳ型胶原蛋白的α链。受影响的患者上述抗体呈高浓度表达，并且有更高的患新月体型肾炎和出现移植物肾失功风险。血浆置换和环磷酰胺的效果不佳，并且再移植后，抗肾小球基底膜抗体疾病具

有高复发率。局灶节段性肾小球硬化、微小病变型肾病和膜性肾病的发生尚未被报道。因此，选项D正确。

推荐阅读

Byrne MC，Budisavljevic MN，Fan Z，et al. Renal transplant in patients with Alport's syndrome. Am J Kidney Dis，2002，39：769-775.

Gumber MR，Kute EB，Gopalani KR，et al. Outcome of renal transplantation in Alport's syndrome：a single-center experience. Transplant Proc，2012，44：261-263.

Kashtan CE. Renal transplantation in patients with Alport syndrome. Pediatr Transplant，2006，10：651-657.

15. 35岁的白人男子，因发作性血尿被转诊至肾脏病门诊，其血尿发生在上呼吸道感染之后，没有肾外表现，血清肌酐正常（eGFR＝100ml/min）。尿液分析显示镜下血尿和蛋白尿，尿蛋白与肌酐的比例为0.4mg/g，肾脏活检光镜下无特定病变。此外，免疫学检查阴性。基于以下电镜结果（图2.2），下列哪一项诊断是最有可能的？

A. IgA肾病

B. X连锁遗传Alport综合征

C. 常染色体隐性遗传Alport综合征

D. 薄基底膜肾病

E. 微小病变型肾病

答案：D

解析：除了MCD外，其他几种疾病最初的症状都伴有血尿。诊断依据为EM显示出均匀的薄基底膜。薄基底膜在Alport综合征和IgA肾病中也可以发现，然而，通过LM和IF结果并结合临床，可以将这两种疾病与薄基底膜肾病区分开。在Alport综合征中，主要的超微结构异常是肾小球基底膜的可变性增厚、变薄、编织篮状及薄层状。根据一项研究，正常成年男性的肾小球基底膜宽度为（373±42）nm，而正常成年女性的肾小球基底膜宽度则为（326±45）nm。

在薄基底膜肾病中，肾小球基底膜厚度＜200nm（为进行对比，正常的肾小球基底膜在图2.3b）。目前，40%的薄基底膜肾病是由于编码Ⅳ型胶原蛋白的*COL4A3*和*COL4A4*基因突变所致。

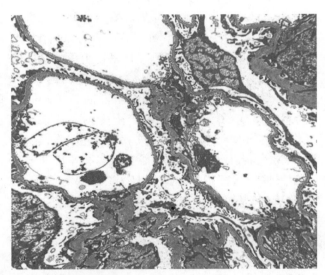

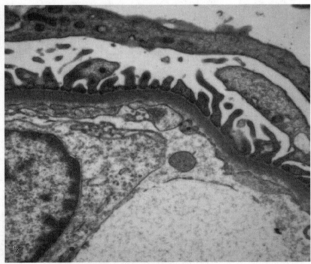

图2.3 电镜下可见薄基底膜宽度（a）和正常的基底膜宽度（b）

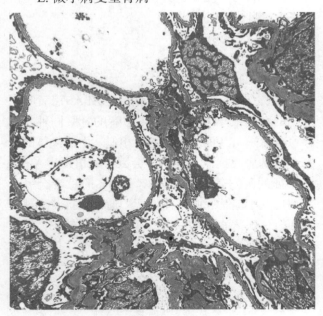

图2.2 电镜显微照片

对于儿童而言，除非确认了与年龄相关的正常肾小球基底膜厚度，否则诊断薄基底膜肾病是非常困难的。一项研究表明，一名1岁的男孩正常肾小球基底膜厚度范围在146～273nm，而在9岁或更年长时，正常肾小球基底膜宽度范围则在230～430nm。

推荐阅读

Savige J，Gregory M，Gross O，et al. Expert guidelines for the management of Alport syndrome and thin basement membrane nephropathy. J Am Soc Nephrol，2013，24：364-375.

Savige J，Rana K，Tonna S，et al. Thin basement membrane nephropathy. Kidney Int，2003，64：1169-1178.

Tryggvason K，Patrakka J. Thin basement membrane nephropathy. J Am Soc Nephrol，2006，17：813-822.

16. 54岁的白人妇女因严重头痛向她的首诊医师求诊，血压180/100mmHg。体格检查：除水肿外其余均正常。尿液分析显示血尿、蛋白尿（＋＋＋）和红细胞管型。血肌酐2.2mg/dl，血尿素氮60mg/dl。患者被转诊至肾病专科医师后，肾脏活检如图2.4显示：

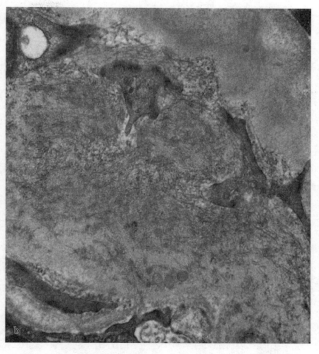

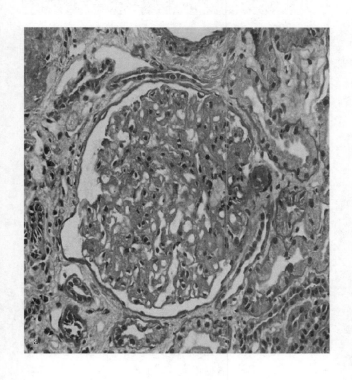

图2.4　上述患者的光镜（a）和电镜（b）显微照片

LM（图2.4a）：肾小球系膜细胞增殖，呈小叶型，刚果红染色阴性。

EM（图2.4b）：随机分布在肾小球内的原纤维直径15～30nm。

IF：肾小球系膜区的IgG和C3显著但较稀，IgM、IgA和C1q染色较浅，以IgG4为主。

根据上述信息，下列哪一项诊断是最有可能的？

A. Ⅰ型膜增生性肾小球肾炎

B. Ⅲ型狼疮肾炎

C. 单克隆免疫球蛋白沉积病

D. 免疫触须样肾小球病

E. 原纤维性肾小球肾炎（GN）

答案：E

解析：根据原纤维的大小，患者有原纤维性GN，而不是免疫触须样肾小球病。光学显微镜下可能无法将原纤维性GN与其他肾小球疾病相鉴别，在选项A～D中，因为原纤维性GN表现多样，他的小球改变可以呈现类似Ⅰ型MPGN、膜性或新月体形GN类似的分叶状增生为小叶性肾小球病。原纤维性GN的确诊通常通过电子显微镜，电镜下可见不分支的原纤维，直径15～30nm，而免疫触须样肾小球病的原纤维直径则大于30nm。此外，免疫触须样肾小球病被发现与淋巴组织增殖性疾病有关。在目前，尚没有原纤维性GN的有效疗法。狼疮肾炎和单克隆免疫球蛋白沉积病在EM上未见原纤维。

推荐阅读

Appel GB, Radhakrishnan J, D'Agati VD. Secondary glomerular disease. //Taal MW, Chertow GM, Marsden PA, et al. (eds): Brenner & Rector's The Kidney, 9th ed. Philadelphia: Elsevier Saunders, 2012: 1192-1277.

Fogo AB, Kashgarian M. Diagnostic Atlas of Renal Pathology, 2nd ed. Philadelphia: Elsevier/Saunders, 2012: 94-102.

Ronco PM, Aucouturier P, Moulin B. Renal amylopdosis and glomerular diseases with monoclonal immunoglobulin deposition. In Floege J, Johnson RJ, Feehally J (eds). Comprehensive Clinical Nephrology, 4th ed. Philadelphia: Saunders/Elsevier, 2010: 322-334.

17. 15岁女性，因上半身脂肪减少、生长过快（180.34cm）、肌肉肥大、皮下结节和巨舌症在父母陪同下就医。尿液分析示蛋白尿和血尿。尿蛋白和尿肌酐的比值为3.2mg/g。C4正常但C3非常低。血肌酐1.4mg/dl。肾脏活检提示：

LM：毛细血管内皮细胞增生，肾小球基底膜（GBM）增厚。基底膜增厚的部分形似"香肠串"。

EM：在肾小球基底膜、鲍氏囊和肾小管中有密集沉积物。

IF：毛细血管壁C3染色不规则，免疫球蛋白缺失（图2.5～图2.7）。

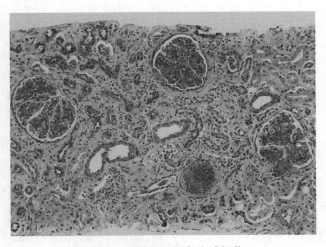

图2.5　光镜下可见肾小球损伤

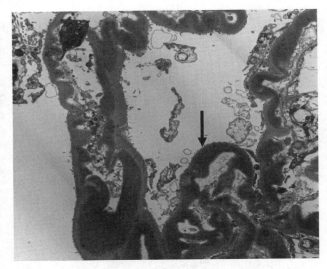

图2.6　电镜下可见GBM的致密外观（箭头所指）

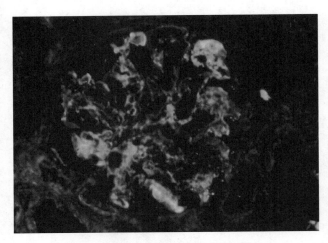

图2.7　C3的免疫荧光染色（不正常的）

请问该患者的临床表现和肾脏病理学检查与下列哪项诊断一致？

A. Ⅳ型狼疮肾炎

B. Ⅰ型MPGN

C. 致密物沉积病（Ⅱ型MPGN）

D. 淀粉样变性

E. C1q肾病

答案：C

解析：题目中所描述的患者有部分营养性脂肪营养不良（PLD）。部分性脂肪营养不良最常见于5～15岁的女孩，与PLD相关的最常见的肾脏疾病是Ⅱ型MPGN（致密物沉积病）。因此，选项C正确。20%～50%的PLD患者会发生肾脏疾病，而10%的Ⅱ型MPGN患者会发生PLD。除了肾脏疾病外，部分营养不良的患者与全身营养不良患者类似，会出现严重的代谢或全系统异常，其中包括身材高大、肌肉肥大、皮下结节、巨舌症、高胰岛素血症、胰岛素抵抗和糖尿病。

肾脏活检提示C3水平低、C4水平正常，这符合Ⅱ型MPGN的表现。患者存在无症状蛋白尿和镜下血尿，偶见肾病综合征范围内的大量蛋白尿。继发性PLD的发病机制被认为与自身免疫有关。据报道，Ⅱ型MPGN或PLD与补体系统功能障碍相关。随后，检测到了IgG自身抗体，并命名为C3肾炎因子（C3NeF）。这个自身抗体的靶点是补体替代途径C3转化酶C3bBb。因此，补体C3和C3NeF水平降低，是Ⅱ型MPGN和PLD最显著的血清学特征。这种肾小球疾病迅速发展为ESRD。血浆除去法对C3NeF阳性患者有疗效。

在Ⅰ型MPGN和狼疮肾炎中，C4和C3水平普遍下降，但补体水平在肾淀粉样变性患者和C1q肾病患者中正常。

推荐阅读

Fogo AB，Kashgarian M. Diagnostic Atlas of Renal Pathology，2nd ed. Philadelphia：Elsevier/Saunders，2012：53-61.

Nachman PH，Jennette JC，Falk RJ. Primary glomerular diseases. //Taal MW，Chertow GM，Marsden PA，et al.（eds）：Brenner & Rector's The Kidney，9th ed. Philadelphia：Elsevier Saunders，2012：1100-1191.

Sethi S，Fervenza FC. Membranoproliferative glomerulonephritis-A new look at an old entity. N Engl J Med，2012，366：1119-1131.

Smith RJH，Harris CL，Pickering MC. Dense deposit disease. Mol Immunol，2011，48：1604-1610.

18. 将下列疾病和肾小球的电镜检查结果相匹配：

（1）淀粉样变性

（2）免疫触须样肾小球病

（3）原纤维性GN

A. 直径为30～50nm的微观结构（图2.8a）

B. 直径为15～30nm随机排列的原纤维（图2.8b）

C. 直径为8～12nm随机排列的原纤维（图2.8c）

答案：（1）＝图2.8b；（2）＝图2.8c；（3）＝图2.8a

解析：光镜不能将肾淀粉样变性和原纤维性或免疫触须样GN区分。这3种疾病均会出现肾小球结节样或分叶样增生，类似于糖尿病性肾小球硬化症或膜增生性GN。然而，这些疾病可以通过在电镜下观察到的原纤维大小来区分。淀粉样变性中的原纤维是随机排列的，直径8～12nm，而原纤维性或免疫触须样GN中的原纤维直径分别在15～30nm（图2.8b）和30～50nm（图2.8a）不等。在原纤维性GN中，原纤维更大，也类似于淀粉样变性中随机排列。在免疫触须样GN中，原纤维表现为大的平行排列的微管沉积物，呈现出"堆叠的木材"样排列的外观（图2.8a）。

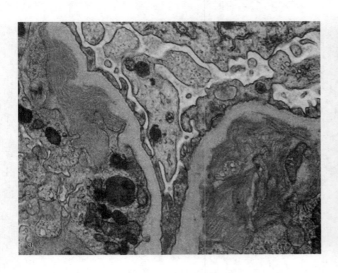

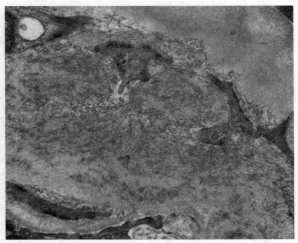

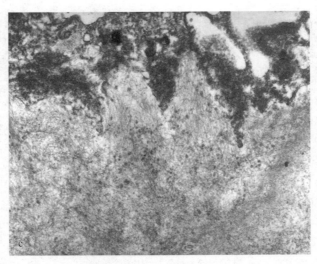

图2.8　电镜下可见不同直径的原纤维

推荐阅读

Appel GB, Radhakrishnan J, D'Agati VD. Secondary glomerular disease. //Taal MW, Chertow GM, Marsden PA, et al.（eds）: Brenner & Rector's The Kidney, 9th ed. Philadelphia: Elsevier Saunders, 2012: 1192-1277.

Fogo AB, Kashgarian M. Diagnostic Atlas of Renal Pathology, 2nd ed. Philadelphia: Elsevier/Saunders, 2012: 283-286.

Ronco PM, Aucouturier P, Moulin B. Renal amylopdosis and glomerular diseases with monoclonal immunoglobulin deposition. In Floege J, Johnson RJ, Feehally J（eds）. Comprehensive Clinical Nephrology, 4th ed. Philadelphia: Saunders/Elsevier, 2010: 322-334.

19. 将下列足细胞/裂孔隔膜蛋白基因突变和临床发现相匹配：

A. NPHS 1（肾上腺素）

B. NPHS 2（足蛋白）

C. ACTN 4（α-辅肌动蛋白-4）

D. CD2 相关蛋白（CD2AP）

1. 婴儿表现出大量蛋白尿、腹水、全身水肿、红细胞增多症，并且因反复感染而无法茁长成长

2. 常染色体显性遗传的FSGS，伴有亚肾病性蛋白尿和进行性肾功能不全

3. 在儿童早期发作蛋白尿症和FSGS，并且迅速发展为ESRD，通常为糖皮质激素抵抗，并且这类疾病在移植肾中不会复发

4. 小鼠肾病综合征和人类FSGS

答案：A＝1；B＝3；C＝2；D＝4

解析：在过去10～15年中，我们对足细胞和裂孔隔膜的分子生物学方面的认识有了突破性进展。多种足细胞的细胞骨架和裂孔隔膜中的蛋白质已经被鉴定。肾病蛋白、足蛋白、CD2AP位于裂孔隔膜，而α-辅肌动蛋白-4在足细胞的细胞骨架中表达。肾病蛋白基因（NPHS1）的突变会导致常染色体隐性遗传的芬兰型先天性肾病综合征。婴儿天生患有肾病综合征，如果不及时治疗，这些婴儿会发展为肾病综合征的并发症，如感染和血栓形成。治疗方法包括积极的支持治疗直到进行肾切除术和肾脏移植。

另一种与肾病蛋白相关的蛋白质是足蛋白，编码该蛋白质的基因是NPHS2。Podocin基因的缺陷会导致糖皮质激素抵抗的FSGS和肾病综合征，这在儿童时期、青春期和成年时期均可能发生。这种疾病是常染色体隐性遗传，且可能进展为ESRD。这种疾病在肾脏同种异体移植中的复发率远较特发性FSGS低。

CD2AP和肾病蛋白的相互作用并充当肾病蛋白和细胞骨架肌动蛋白丝之间的转接分子。CD2AP基因的突变会导致小鼠肾病综合征。此外，在FSGS患者中，发现了该基因的剪接突变。编码α-辅肌动蛋白-4的基因ACTN4会导致常染色体显性遗传的FSGS，伴有亚肾病性蛋白尿并逐渐发展为慢性肾脏疾病。它很少在肾脏同种异体移植中复发。

表2.1总结了上述基因及其蛋白质的特征。

表2.1 肾病综合征的基因变异

基因	遗传特征	编码蛋白	好发年龄	疾病及特征
NPHS1	常染色体隐性	Nephrin	婴幼儿	芬兰型遗传性肾病综合征
NPHS2	常染色体隐性	Podocin	3个月以上幼儿到成人均可发病	激素抵抗的肾病综合征／局灶节段硬化型（FSGS）
CD2AP	常染色体显性	CD2AP	成人	FSGS／肾病综合征
ACTN4	常染色体显性	α-Actinin-4	成人	少到中量的蛋白尿，肾病综合征／FSGS

推荐阅读

Johnstone DB，Holzman LB. Clinical impact of research on the podocyte slit diaphragm. Nature Clin Pract Nephl，2006，2：271-282.

Mundel P，Shankland SJ. Podocyte biology and response to injury. J Am Soc Nephrol，2002，13：3005-3015.

Pavenstädt H，Kriz W，Kretzler M. Cell biology of the glomerular podocyte. Physiol Rev，2003，83：253-307.

Tryggvason K，Patrakk J，Wartiovaara J. Hereditary proteinuria syndromes and mechanisms of proteinuria. N Engl J Med，2006，354：1387-1401.

20. 将下列光镜图片和临床场景相匹配：

A. 1例患有孤立性肾病综合征的56岁白人男子

B. 1例患有肾病综合征的10岁男孩

C. 1例存在血尿和蛋白尿及C3水平低的18岁女性

D. 1例患有肾病综合征的19岁非洲裔美国人

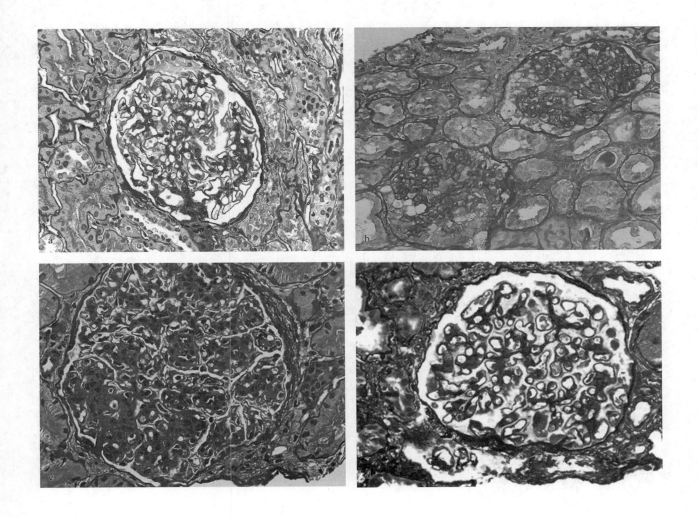

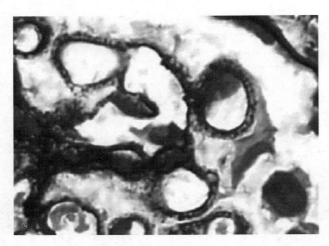

图2.9　光镜下可见肾小球损伤

答案：A＝图2.9d；B＝图2.9a；C＝图2.9c；D＝图2.9b

解析：对于1例56岁的白人男子而言，孤立性肾病综合征的通常病因是膜性肾病。在图2.9d、e中可见GBM的"尖峰和圆顶"，这与患者的表现一致。

儿童肾病综合征最常见的病因是微小病变型肾病，且肾小球在光镜下正常。图2.9a显示了正常的肾小球外观，这与选项B中对患者的描述一致。

图2.9c显示了细胞过多，且主要为肾小球系膜细胞和浸润性白细胞，以及出现了小叶性外观，这与Ⅰ型MPGN的表现一致。患者通常具有低C3水平总溶血补体（CH50），因此，图2.9c中的描述和选项C中的患者表现一致。

在19岁患有肾病综合征的非洲裔美国男性中，最可能的肾小球疾病是塌陷型FSGS，图2.9b与该诊断一致。

推荐阅读

Fogo AB, Kashgarian M. Diagnostic Atlas of Renal Pathology, 2nd ed. Philadelphia：Elsevier/Saunders, 2012：1-550.

Nachman PH, Jennette JC, Falk RJ. Primary glomerular diseases. In Taal MW, Chertow GM, Marsden PA, et al.（eds）：Brenner & Rector's The Kidney, 9th ed. Philadelphia：Elsevier Saunders, 2012：1100-1191.

21. 1例22岁患有艾滋病的非洲裔美国妇女因恶心、呕吐、血尿、蛋白尿和腿部水肿来急诊科就诊。她在7年前使用过海洛因和可卡因。她因性接触感染了艾滋病。相关的实验室检查提示血肌酐水平3.4mg/dl，白蛋白浓度2.4g/dl。ANA呈弱阳性（滴度＜1∶80），抗双链DNA抗体呈阴性。血清补体水平正常。24h尿蛋白定量为6.5g。肾脏超声提示肾脏增大，肾脏活检显示：

LM：弥漫性肾小球肾炎伴毛细血管内膜细胞增生（Ⅳ型）。

EM：内皮细胞中肾小球膜和内皮下电子致密沉积物与肾小管包涵体。

IF：IgG、IgM、IgA、C3、C1q、κ链、λ链的颗粒状肾小球染色（＞1＋）。

活检结果与以下哪种肾小球疾病一致？

A. 塌陷型FSGS

B. IgA肾病

C. 狼疮样GN

D. 除狼疮样GN外的免疫复合物沉积型GN

E. 微小病变型肾病

答案：C

解析：典型的塌陷型FSGS是在HIV患者中发现的最常见的肾小球病变。IF染色通常缺失。这种典型的病变通常称为HIV相关性肾小球病（HIVAN）。除此之外的非免疫性HIV相关性肾病是微小病变型肾病。

除了HIVAN，HIV患者中还出现了其他存在免疫复合物沉积的肾小球病变。这些肾小球病变为HIV相关性免疫复合物沉积病，分为三大类：①扩散增殖性肾小球肾炎或狼疮样疾病；②IgA肾病；③膜性肾病。这三种肾小球疾病的组织学特征是存在肾小球系膜和肾小球基底膜与HIV抗原的免疫复合物。

上述发现和狼疮样 GN 的表现一致。14 名Ⅳ级狼疮样 GN 的 HIV 患者，其特征是"满座亮"样的肾小球中免疫球蛋白和补体沉积物。然而，这些患者没有明显的狼疮样血清学特征。但是，有些患者 ANA 滴度较低（＜1∶80），抗双链 DNA 抗体阴性。因此，存在免疫组织学特征，但不存在狼疮的血清学标志物的狼疮样 GN 是另一个 HIV/AIDS 相关性肾小球病。

这些患者大多数都有长期（＞10 年）的 HIV 病毒血症。临床特征包括血尿、蛋白尿、高血压和肾功能下降，这些患者的肾脏预后较差。

推荐阅读

Cohen AH，Nast CC. Renal injury associated with human immunodeficiency virus infection. //Jennette JC，Olson JL，Schwartz MM，Silva FG（eds）: Heptinstall's Pathology of the Kidney. 6th ed. Philadelphia: Lippincott Williams & Wilkins，2006: 397-422.

Haas M，Kaul S，Eustace JA. HIV-associated immune complex glomerulonephritis with "lupus-like" features. A clinicopathologic study of 14 cases. Kidney Int，2005，67: 1381-1390.

22. 关于 HIVAN 的治疗，下列哪一项陈述是不正确的？

A. 抗反转录病毒疗法可有效改善肾功能和尿蛋白症

B. 抗反转录病毒疗法可大幅降低肾脏疾病进展为 ESRD 的速率

C. 使用抗反转录病毒疗法改善肾功能与逆转 HIVAN 的组织学变化相关

D. 即使在停止使用后，抗反转录病毒疗法仍对肾功能改善有益

E. ACEIs 和 ARBs 减少蛋白尿并提高肾存活率

答案: D

解析: HIVAN 的治疗和预防是基于肾小球病变是由肾脏活动性病毒感染引起的前提，因此，抗反转录病毒疗法被认为是 HIVAN 的主要治疗方法。结果表明，在诊断 HIVAN 后立刻使用抗反转录病毒疗法进行治疗对于改善肾功能和蛋白尿症是很有效的，且可以减少 38% 的肾脏疾病进展为 ESRD。同时，结果亦表明，抗反转录病毒疗法中 GFR 的

改善与肾脏组织学的改善有关。且在治疗后，会重新获得失去的足细胞标志物，如突触足蛋白。抑制肾素 – 血管紧张素系统的保守性蛋白尿治疗对于减少蛋白尿和延长 HIVAN 患者的肾脏存活率是有效的。因此，ACEIs 和 ARBs 是治疗 HIVAN 的附加药物。

一旦停止抗反转录病毒疗法，肾脏损伤进展就会加速。因此，持续使用抗反转录病毒疗法是改善 HIVAN 患者肾功能和蛋白尿症的方法。因此，选项 D 错误。

推荐阅读

Kalayjian RC. The treatment of HIV-associated nephropathy. Adv Chronic Kidney Dis，2010，17: 59-71.

Kupin W. Viral glomerulonephritis. //Coffman TM，Falk RJ，Molitoris BA，et al.（eds）Schrier's Diseases of the kidney 9th ed. Philadelphia: Wolters Kluwer/Lippincott Williams & Wilkins，2013: 1292-1324.

23. 将下列化疗药物和报道的毒性相匹配:

A. 司莫司汀

B. 顺铂

C. 丝裂霉素 C

D. 环磷酰胺

E. 白细胞介素 -2

F. 多柔比星

1. 急性肾损伤（AKI）和肾小管间质疾病（TID）

2. 溶血性尿毒症综合征（HUS）

3. 治疗 3 年后出现的慢性肾脏病（CKD）

4. 高剂量时出现的 AKI

5. 低钠血症和出血性膀胱炎

6. 塌陷型肾小球病

答案: A＝3; B＝1; C＝2; D＝5; E＝4; F＝6

解析: 司莫司汀是一种亚硝基脲化合物，可轻易透过血脑屏障，因此可用于治疗恶性脑肿瘤。高剂量（1500mg/m²）使用于儿童患者治疗时，被发现可在治疗结束后 3 ～ 5 年导致 CKD。

顺铂是一种有效的化学治疗剂，已被用于治疗包括膀胱在内的多种肿瘤。肾毒性是顺铂的剂量依赖性重要并发症。伴有严重蛋白尿的 TID 通常在近段肾小管细胞中观察到透明液滴，且观察到

肾小管坏死和肾小管BM变性。肾小管缺陷导致镁和磷酸盐的流失，并导致AKI。联用其他具有肾毒性的药物可能增强顺铂的肾毒性。而经证实，联用利尿和硫代硫酸钠药物可以减少顺铂引起的肾毒性。

丝裂霉素C和5-氟尿嘧啶联用于治疗胃肠道癌，高剂量的丝裂霉素C（＞60mg/m^2）已被证实会引起HUS。

环磷酰胺可用于治疗淋巴瘤和血液系统肿瘤。因为对于远端肾单位的抗利尿作用，它会导致低钠血症，但不会导致ADH水平的升高。同时，环磷酰胺会引起出血性膀胱炎。

白细胞介素-2具有杀伤细胞功能，在高剂量使用时会导致AKI，它通过促肾血管收缩减少GFR。多柔比星的使用与蛋白尿症的发展和塌陷型肾小球病变相关。

推荐阅读

Palmer BF，Henrich WL. Toxic nephropathy. In Brenner BM（ed）：Brenner & Rector's The Kidney，7th ed. Philadelphia：Saunders，2004：1625-1658.

Safirstein RL. Renal diseases induced by antineoplastic agents. //Schrier（ed）. Diseases of the kidney & Urinary Tract. 8th ed. Philadelphia：Lippincott Williams & Wilkins，2007：1068-1081.

24. 将以下药物与其报道的肾毒性相匹配

A. 阿昔洛韦

B. 膦甲酸钠

C. 茚地那韦

D. 阿德福韦

E. 喷他脒

1.低钙血症、低镁血症和高钾血症，需要长期治疗

2.低钙血症，高磷酸盐血症和血清PTH水平升高

3.因肾小管内出现针状结晶而引起的AKI

4.结晶尿和肾结石

5.近段肾小管损伤，低度蛋白尿和血肌酐水平升高

答案：A＝3；B＝2；C＝4；D＝5；E＝1

解析：阿昔洛韦是一种抗病毒药，可通过肾脏排泄，它在肾小管内沉淀引起AKI。偏振光下尿液分析显示针状晶体，体积耗尽后沉淀，引起ARF。

膦甲酸钠用于治疗移植患者的CMV感染，并通过肾脏排泄。它会导致AKI、低钙血症、高磷酸盐血症和PTH水平升高。用生理盐水补水可以降低它的肾毒性。

茚地那韦是一种蛋白酶抑制剂，由于药物在肾小管内的沉淀会导致结晶尿和肾结石。长期使用该药物会导致间质性炎症、肉芽肿形成、间质性纤维化，最终导致肾衰竭。

阿德福韦是一种核苷抑制剂，可引起近段肾小管损伤，从而导致高磷酸盐尿、蛋白尿和因线粒体毒性引起的AKI。它通过肾脏排泄。

喷他脒在临床上用于治疗卡氏肺孢子虫肺炎，频繁使用的剂量会导致药物累积在肾脏—并引起肾小管损伤。据报道，在长期治疗中，该药物会导致低钙血症、低镁血症和高钾血症。

推荐阅读

Izzedine H，Launay-Vacher V，Deray D. Antiviral drug-induced nephrotoxicity. Am J Kidney Dis，2005，45：804-817.

Palmer BF，Henrich WL. Toxic nephropathy. In Brenner BM（ed）：Brenner & Rector's The Kidney，7th ed. Philadelphia：Saunders，2004：1625-1658.

25. 将以下临床病史和肾脏的LM图像（图2.10）相匹配：

A. 1例65岁肾病综合征、血尿和高血压的男性患者，肾小球有多个结节，这些结节PAS染色阳性，但是银染法阴性，低补体血症和丙型肝炎病毒阳性

B. 1例70岁恶性血液病且在EM上微管原纤维上的沉积直径＞30nm的男性患者

C. 1例在上呼吸道感染2周后，出现血尿、高血压和低补体水平的22岁女性患者

D. 1例在上呼吸道感染2d后，出现血尿、蛋白尿但补体水平正常的20岁女性患者

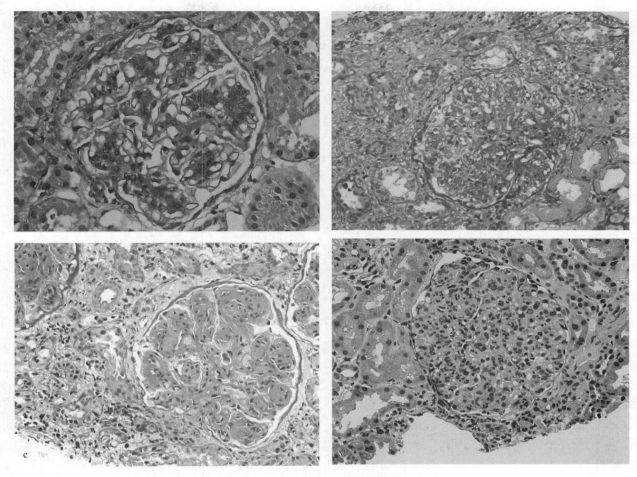

图2.10　光镜下可见肾小球损伤

答案：A＝图2.10c；B＝图2.10b；C＝图2.10d；D＝图2.10a

解析：1例69岁（选项A）患有肾病综合征、血尿、高血压、低补体血症和丙型肝炎且伴有肾小球结节的患者在肾脏活检上的诊断为单克隆免疫球蛋白沉积病，包括轻链、重链，或轻链和重链。尽管这三种疾病在临床病理上的特征相似，低补体血症和丙肝假阳性的临床特征是重链沉积疾病（HCDD）。因此，图2.10c与HCDD一致。

选项B中的患者应患有免疫触须样肾小球病变。免疫触须样肾小球病变患者肾脏活检提示膜性肾病或 I 型MPGN。因此，光镜下部分患者的肾小球呈小叶状和结节样外观。通常，结节是银染法阴性的。图2.10b与免疫触须样肾小球病变一致。

选项C中的患者临床表现和急性链球菌性肾小球肾炎一致，而在图2.10d中的肾小球表现与该诊断一致。这种肾小球病变的特点是弥散性毛细血管内膜（系膜和内皮）的细胞增生和浸润。IF 显微镜可见C3、IgG、IgM和备解素在肾小球毛细血管和系膜的沉积。

图2.10a和选项C中患者的描述一致。这个患者具备了诊断IgA肾病的条件。IgA肾病最早在光镜下的表现是局灶性或弥漫性肾小球系膜细胞及在某些情况下的内皮细胞增生。图2.10a显示了节段性肾小球系膜细胞增生，伴有肾小球系膜基质的沉积。在某些患者中还可见白细胞的流入。这种肾小球病变和 II 型狼疮肾炎相似。

推荐阅读

Fogo AB，Kashgarian M. Diagnostic Atlas of Renal Pathology，2nd ed. Philadelphia：Elsevier/Saunders，2012：1-550.

Nachman PH，Jennette JC，Falk RJ. Primary glomerular diseases. //Taal MW，Chertow GM，Marsden PA，et al.（eds）：Brenner & Rector's

The Kidney, 9th ed. Philadelphia: Elsevier Saunders, 2012: 1100-1191.

26. 1例82岁的肥胖白人妇女，有高血压和蛋白尿（1.5g/d）病史，正在使用ACE-I和β受体阻滞剂，糖化血红蛋白6%，并且没有口服降糖药。该患者的蛋白尿目前增加至4.6g/d，尿液分析白蛋白阳性，没有红细胞或白细胞。下列哪一项诊断是肾脏活检最没有可能得到的？

A. 膜性肾病

B. 淀粉样变性

C. 微小病变型肾病

D. 局灶节段性肾小球硬化（FSGS）

E. 原纤维性肾小球肾炎（GN）

答案：E

解析：极高龄患者很少进行肾脏活检，因为这些老年患者的肾脏疾病通常认为系年龄增长、高血压和其他情况。Nair和其他学者通过回顾性分析对100位80岁以上老年患者进行了肾脏活检。新月体GN是最常见的肾小球病变，而膜性肾病仅占了15%。在100例活检病例中，其中40例的肾脏状况在治疗干预后有改善。因此，极高龄患者也需要进行肾脏活检以进行诊断、预后和确定治疗方案。

Moutzouris等对235名＞80岁的老年人进行了另一项回顾性肾脏活检分析，并将结果与264名年龄在60～61岁的对照组进行了比较。活检的指征是AKI、慢性进展性肾脏疾病、肾病综合征、伴随AKI的肾病综合征和孤立性蛋白尿。最常见的诊断见表2.2。

表2.2　不同临床表现的极高龄患者的肾脏活检结果

疾病名称	百分比占比（%）
寡免疫复合物肾炎	19
高血压肾小球硬化	7.1
继发于高血压、衰老的FSGS	7.6
IgA肾病	7.1
膜性肾病	7.1
淀粉样变	5
微小病变型	5
骨髓瘤肾病	5

有趣的是，对于肾病综合征患者进行的肾脏活检得出了不同的诊断，见表2.3。

表2.3　极高年龄肾病综合征患者的肾脏活检结果

疾病名称	百分比占比（%）
膜性肾病	22
淀粉样变	18
微小病变	16
IgA肾病	6
寡免疫复合物肾炎	4
膜增生性肾炎	4
糖尿病肾小球硬化	4
原发FSGS	4

总体而言，针对极高龄患者的肾脏活检研究中，其中有67%的AKI和肾病综合征患者在活检后获得了会改变诊疗方案的信息。因此，如有指征，极高年龄患者也应进行肾脏活检。

在Uezono等的研究中，表现出FSGS（23%）、微小病变型肾病（19%）和膜性肾病（15%）的老年人（＞65岁），作为肾病综合征的主要诊断标准。此外，71名表现出AKI的老年患者在肾脏活检时表现为MPO-ANCA阳性型新月体型肾小球肾炎。

原纤维性肾小球肾炎在极高年龄患者中几乎不可能发生，因为患者的中位年龄约为50岁，选项E正确。

推荐阅读

Moutzouris D-A, Herlitz L, Appel GB, et al. Renal biopsy in the very elderly. Clin J Am Soc Nephrol, 2009, 4: 1073-1082.

Nair R, Bell JM, Walker PD. Renal biopsy in patients aged 80 years and older. Am J Kidney Dis, 2004, 44: 618-626.

Uezono S, Hara S, Sato Y, et al. Renal biopsy in elderly patients: A clinicopathological analysis. Ren Fail, 2006, 28: 549-555.

27. 特发性膜性肾病目前被认为是抗体介导的自身免疫性肾小球疾病，且伴有补体激活。下列哪种自身抗体应在膜性肾病中起到致病作用？

A. ANA

B. 巨蛋白抗体

C. 中性肽链内切酶抗体

D. 磷脂酶A2受体抗体

E. C和D

答案：E

解析：有足够的证据表明特发性膜性肾病（MN）是一种自身免疫病，目标抗原的确定的相关研究正在进行。大鼠实验表明足细胞是攻击靶点，足细胞上一种称为巨蛋白的糖蛋白，可作为多配体受体摄取各种大分子，如糖基化终产物、氨基糖苷类、维生素D等。巨蛋白抗体和巨蛋白作为免疫复合物在足细胞足突被提取。巨蛋白和抗巨蛋白抗体复合物的形成导致补体激活和C5b～C9补体攻膜复合物攻击足细胞泌尿侧的基膜。这导致了过量细胞因子、氧化应激和生长因子的产生，并损伤基膜且导致肾小球透过性增加、蛋白尿和足突消失。虽然巨蛋白是潜在的重要抗原，但在人类受试者的足细胞中未检测出。因此，巨蛋白不大可能是人类MN的抗原。

在足细胞上鉴定出了另一种抗原，中性肽链内切酶（NEP）。Ronco等研究了三个家庭中患有MN且伴有肾病综合征和AKI的新生儿。他们在这些新生儿的血清中检测出了抗-NEP抗体，并假定这些抗体是从母亲的经胎盘传递给了这些新生儿，从而导致新生儿MN。进一步分析表明，NEP不足的母亲，很有可能在早期流产时或早期流产后获得了这种抗原的免疫。因此，NEP被确定是导致MN进展的抗原。

最近，Beck等确定了另一个在足细胞中表达的目标抗原，称为M型磷脂酶A2受体（PLA2R）。抗-PLA2R抗体属于免疫球蛋白的IgG4亚类。从MN患者的免疫复合物中，分离出了PLA2R及其抗体。这些自身抗体是特发性MN特有的，因为在70%的特发性MN患者中检测出了这种抗体，但在继发性MN患者中检测不到。选项E正确，因为NEP和PLA2R在目前被证明是使特发性MN病程进展的目标抗原。

ANA是在狼疮患者中检测到的自身抗体。狼疮性MN患者中检测不到PLA2R的自身抗体。因此，选项A错误。

推荐阅读

Beck LH, Bongio RGB, Lambeau G, et al. M-type phospholipase A2 receptor as target antigen in idiopathic membranous nephropathy. N Engl J Med, 2009, 361: 11-21.

Ronco P, Debiec H. Podocyte antigens and glomerular disease. Nephron Exp Nephrol, 2007, 107: e41-246.

28. 1例56岁的白人男子，患有2型糖尿病、蛋白尿（2g/d）、eGFR值54ml/min，血压136/84mmHg，为评估他的肾脏疾病药物和治疗建议来你处就诊。他正在使用的药物包括了氢氯噻嗪（HCTZ）（12.5mg）、地尔硫䓬（CD）（240mg）、氯沙坦（100mg）和阿托伐他汀（40mg）。考虑到循征实践，为了减少患者的蛋白尿，你将做出下列哪一项改变?

A. 停用地尔硫䓬，并开始使用硝苯地平60mg以改善高血压

B. 继续使用目前的降压药，并建议患者在饮食中摄入8g NaCl

C. 继续使用氢氯噻嗪、地尔硫䓬，但将氯沙坦改为替米沙坦（80mg/d）

D. 将氢氯噻嗪改为氯噻酮，并继续使用其他药物

E. 在1年内重新评估用药

答案：C

解析：多项研究表明ACEI或ARB可以降低1型和2型糖尿病患者的蛋白尿水平。此外，噻嗪类利尿剂（氢氯噻嗪或氯噻酮）和非二氢吡啶类钙受体阻滞剂（长效地尔硫䓬或维拉帕米）被发现对伴蛋白尿的2型糖尿病患者有疗效。

最近的一项多中心实验评估了一种ARB——替米沙坦，相较于另一种ARB——氯沙坦对于2型糖尿病患者且伴有平均白蛋白与肌酐比值约等于1400mg/g、eGFR值50ml/min、血压＞130/80mmHg的疗效优越性。试验的主要目的是对比各组尿白蛋白和肌酐在52周比值的差别。尽管在各组中血压的降低幅度相近，替米沙坦组的平均尿白蛋白减少量相较氯沙坦组大。因此，这个研究证实了在降低伴高血压和CKD的2型糖尿病患者的蛋白尿水平方面，替米沙坦优于氯沙坦。因此，遵循循证实践，建议将氯沙坦更改为替米沙坦。

推荐阅读

Bakris G, Burgess E, Weir M, et al. on behalf of the AMADEO Study Investigators. Telmisartan is more effective than losartan in reducing proteinuria in patients with diabetic nephropathy. Kidney Int, 2008, 74: 364-369.

29. 1例初诊医师让你接诊一名患有1型糖尿病但尿蛋白正常（10mg/d）的患者，他正使用依那普利20mg/d。血压122/72mmHg，糖化血红蛋白7.5%。初诊医师认为临床试验提示将依那普利更改为氯沙坦50mg/d或100mg/d对2型糖尿病患者有肾脏益处，向你咨询建议。考虑到最近的研究，下列选项中哪一项你会建议给初诊医师？

A. 将依那普利改为氯沙坦

B. 继续使用依那普利

C. 在使用依那普利的基础上增加使用氯沙坦

D. 将依那普利改为另一种ACEI

E. 因为血压控制良好，所以不再使用依那普利

答案：B

解析：多项研究表明，抑制1型和2型糖尿病患者的肾素-血管紧张素Ⅰ-醛固酮系统的ACEIs或ARBs具有肾脏保护性。这些研究大多数是在患有微量或大量蛋白尿、伴或不伴高血压患者中进行的。然而，对于正常蛋白尿和正常血压的患者很少进行研究。近来，Mauer等报道了一个以1型糖尿病为对象的研究。他们对285名正常血压和正常蛋白尿的1型糖尿病受试者进行了一项多中心对照试验，并将受试者分为3组。第一组接受依那普利治疗（每日20mg），第二组接受氯沙坦治疗（每日100mg），第三组使用安慰剂而不使用任何药物治疗。这几组被追踪了5年。主要的结果是通过试验之前和之后的肾活检标本比较在这5年中单位肾小球的系膜体积分数的变化。此外，视网膜病变的进程也被评估。结果显示，治疗组的单位肾小球的系膜体积分数相较安慰剂组无明显差异。然而，相较安慰剂组，氯沙坦组蛋白尿增加，而依那普利组则没有增加。同时，视网膜病变的进程相较安慰剂组，在治疗组减缓。因此，在早期阻断了1型糖尿病受试者的肾素-血管紧张素-醛固酮系统不能减慢肾病的进程，但可以减慢视网膜病变的进程。

从以上讨论中可以看出，继续使用依那普利治疗对患者是合适的（选项B正确），其他选项是错误的。考虑到最近一项联用雷米普利和替米沙坦的试验（ONTARGET研究）不建议在现在进行ACEI和ARB的联用。

推荐阅读

Mann JFE, Schmieder RE, McQueen M, et al. Renal outcomes with telmisartan, ramipril, or both, in people at high vascular risk (the ONTARGET study): a multicenter, randomized, double-blind, controlled trial. Lancet, 2008, 372: 547-553.

Mauer M, Zinman B, Gardiner R, et al. Renal and retinal effects of enalapril and losartan in type-1 diabetes. N Engl J Med, 2009, 361: 40-51.

30. 1例近期确诊2型糖尿病的48岁男子因下肢水肿向初诊医师求诊。他正在使用的药物包括格列吡嗪5mg，赖诺普利20mg和氢氯噻嗪12.5mg，无视网膜病变。肺纹理清晰，心音无S_3。下肢水肿（＋＋＋），糖化血红蛋白7%。他因需要肾脏活检转诊到你这里。以下哪一项不是糖尿病患者肾脏活检的指征？

A. 猝发的蛋白尿和肾病综合征，出现在发生1型糖尿病的5～10年

B. 大多数存在视网膜病变的1型糖尿病患者出现蛋白尿和（或）肾功能损害

C. 1型和2型糖尿病患者，出现以微量或大量血尿、肾功能不全和红细胞管型为特征的肾病综合征相关的蛋白尿

D. 原因不明的肾衰竭伴或不伴蛋白尿

E. 发生存在异常血清学结果和临床肾病的全身性疾病

答案：B

解析：偶尔，糖尿病患者会出现高血糖的持续状态或控制下不应出现的试纸检查阳性或重度蛋白尿。另外，也出现了未预测到的肾功能恶化。相较1型糖尿病患者，这种非典型表现在2型糖尿病患者中更常出现。这些患者需要对蛋白尿进行彻底的临床检查。这类患者通常会进行临床活检以建立糖尿病肾病和其所处阶段的诊断。除了一个明确的诊断以外，组织病理学还提供预后信息和恰当的治疗方向。肾脏活检的指征在表2.4中。

如表2.4所示，当对非典型表现的患者进行肾脏活检时，观察到了多种非糖尿病性肾病。这种肾脏损害既可以单独存在，也可以和糖尿病肾病共存，使治疗更加困难。以下肾小球病变已经被记录下来。

微小病变型肾病/局灶节段性肾小球硬化

膜性肾病

新月体形肾小球肾炎

感染后肾小球肾炎

原发性/继发性IgA肾病

狼疮性肾炎

丙型肝炎病毒相关性GN

原纤维性GN

单克隆免疫球蛋白介导的疾病

塌陷性肾小球病

表2.4　糖尿病肾病患者肾脏活检的指征

1. 突然发作的蛋白尿或肾病综合征，在1型糖尿病确诊的5～10年出现肾小球疾病证据

2. 1型糖尿病患者蛋白尿和（或）肾功能受损，不伴随糖尿病视网膜[a]

3. 肾病综合征范围的蛋白尿伴镜下血尿或者肉眼血尿、1型或2型糖尿病伴红细胞管型

4. 原因不明的肾衰竭伴或不伴蛋白尿

5. 其他系统性疾病伴提示肾脏病变的血清学标志物或临床症状的异常

6. 排除肾血管病后的肾脏影像学异常，如超声

7. 缺乏其他泌尿系统疾病证据，排除泌尿系统感染

[a] 与1型糖尿病相比，2型糖尿病的视网膜病变对糖尿病肾病的预测能力偏小

因此，建议肾脏科医师应在异常蛋白尿的鉴别诊断中考虑非糖尿病性肾脏病变。目前认为，患有视网膜病变的1型糖尿病患者会出现肾脏病变，通常不建议进行肾活检。因此，选项B正确。

推荐阅读

Reddi AS. Pathology of the kidney in type 1 diabetes. In Diabetic Nephropathy: Theory & Practice. East Hanover, College Book Publishers, LLC, 2004: 109-129.

Seshan SV, Reddi AS. Albuminuria-proteinuria in diabetes mellitus. In Lerma EV, Batuman V（eds）: The Kidney in Diabetes, New York, Springer, 2014: 107-117.

31. 下列哪一种药物最可能导致肾脏疾病的进展？

　　A. 吡非尼酮

　　B. 肝细胞生长因子

　　C. 转化生长因子-β1

　　D. ACEI

　　E. 松弛素

　　答案：C

　　解析：已有研究证明了一些药物的抗纤维化作用可以用来预防肾纤维化，从而阻止糖尿病和非糖尿病患者的肾脏疾病进展。这些药物包括吡非尼酮、肝细胞生长因子、ACEI和松弛素。转化生长因子-β1（TGF-β1）是一种细胞因子，已被证明可导致肾脏纤维化，抗TGF-β1治疗可改善动物模型中糖尿病肾病的情况。

推荐阅读

Coppo R, Amore A. New perspectives in treatment of glomerulonephritis. Pediatr Nephrol, 2004, 19: 256-265.

Kania DS, Smith CT, Nash CL, et al. Potential new treatments for diabetic kidney disease. Med Clin N Am, 2013, 97: 115-134.

Mathew A, Cunard R, Sharma K. Antifibrotic treatment and other new strategies for improving renal outcomes. Contrib Nephrol, 2011, 170: 217-227.

Negri AL. Prevention of progressive fibrosis in chronic renal diseases: antifibrotic agents. J Nephrol, 2004, 17: 496-503.

Samuel CS, Hewitson TD. Relaxin in cardiovascular and renal disease. Kidney Int, 2006, 69: 1498-1502.

Shihab FS. Do we have a pill for renal fibrosis? Clin J Amer Soc Nephrol, 2007, 2: 876-878.

（李　明　译）

32. 48岁女性，患有长期2型糖尿病（eGFR 58ml/min），因主诉血尿和慢性腰痛被转诊到肾脏病学专家处进行慢性肾脏病相关的评估。反复发生大肠埃希菌引起的尿路感染和尿路梗阻，同时伴有排尿量减少。患者基础状况尚可，也没有出现排尿困难。肾活检显示巨噬细胞、泡沫细胞和呈"猫头鹰眼"样改变的多核巨细胞，PAS阳性染色。该患者的病史和肾活检结果最符合下列哪一种诊断？

　　A. 急性肾盂肾炎

B.黄色肉芽肿肾盂肾炎

C.软化斑

D.活动性肾结核（TB）

E.糖尿病肾病

答案：C

解析：急性肾盂肾炎表现为恶心、呕吐、发热、腹痛或腹痛、排尿困难和尿频。一般来说，有效血容量下降伴低血压患者往往呈现慢性病容。本病例患者未呈现慢性病容，也未出现上述任何临床表现。因此选项A错误。

从临床表现上讲，黄色肉芽肿性肾盂肾炎具有一定的可能性。然而，肾活检结果并不支持该诊断。此外，也不支持糖尿病肾病。

肾结核是最常见的肺外结核，它可能在已出现不可逆的临床症状的情况下仍没有明显的自觉症状。泌尿生殖系统结核可以表现为急性排尿困难、血尿、腰痛和脓尿。不明原因的无菌脓尿和血尿缺乏其他的临床自觉症状提醒临床医师在疾病的诊断和鉴别诊断中需要考虑泌尿系结核。该疾病在肾脏的病理改变包括肉芽肿性炎症并伴有乳头状坏死。此病例中似乎没有找到这样的证据。

根据病史和肾脏病理检查，患者被诊断为肾脏软化斑（malakoplakia），这是一种罕见的肉芽肿性疾病，与黄色肉芽肿性肾盂肾炎有许多相似之处。肾脏软化斑好发于慢性尿路感染的中年女性患者。它是由肠道细菌诱发的，可以有多器官病变表现，尤其泌尿系统。大体病变表现为大小不一的软黄褐色斑块。组织学上，斑块中含有大量巨噬细胞和泡沫样细胞质。细胞质中含有PAS阳性颗粒，以及米凯利-古特曼体（Michaelis-Gutman bodies），包含钙和铁的沉积。软化斑发病机制与巨噬细胞功能缺陷，导致溶酶体功能缺陷不能降解吞噬的细菌，使得细菌碎片存留在细胞质中。大肠埃希菌是在尿路感染患者尿液中培养出来的最常见的细菌。软斑症常见于免疫抑制患者。使用抗菌药物治疗慢性泌尿系统感染，胆碱能激动剂、甲酰胆碱可能是肾脏软化斑患者具有潜在作用的治疗措施。

推荐阅读

Diwakar R, Else J, Wong W, et al. Enlarged kidneys and acute renal failure-why is renal biopsy necessary for diagnosis and treatment. Nephrol Dial Transplant, 2008, 23：401-403.

Kobayashi A, Utsunimiya Y, Kono M, et al. Malakoplakia of the kidney. Am J Kidney Dis, 2008, 51：326-330.

33. 肾毒性是抗反转录病毒治疗药物的严重副作用之一。下列关于肾损伤机制的陈述哪一项是错误的？

A.细胞内抗反转录病毒药物浓度的增加，通过影响肾小管的有机阴离子转运蛋白1控制

B.通过有丝分裂原活化蛋白激酶（MAPK）途径导致细胞凋亡（程序性细胞死亡）

C.线粒体损伤导致脂肪酸氧化和能量生产

D.晶体沉积和肾血管损伤

E.肾血流减少和肾小球高血压

答案：E

解析：抗病毒药物的肾毒性是HIV/AIDS治疗中间重要的临床问题。这类药物引起肾毒性的机制包括：①肾小管细胞转运缺陷；②细胞凋亡；③线粒体损伤；④晶体沉积和肾血管损伤。

总的来说，人有机阴离子转运蛋白1（human organic anion transporter 1，hOAT1），人有机阳离子转运蛋白1（human organic cation transporter 1，hOCT1）和多药耐药相关蛋白2（multidrug resistance associated proteintype 2，MRP2）调控此类药物在肾小管的摄取和分泌。当这些机制发生障碍的时候，药物在细胞外的浓度增加，造成小管功能障碍。无环核苷酸磷酸酯（西多福韦和笛福韦）的肾毒性就是基于这种细胞转运缺陷。

细胞凋亡（程序性细胞死亡）是免疫机制介导损伤的结果，它与MAPK通路通过激活有关，导致肾上皮细胞屏障功能障碍。干扰素就是通过这个途径引起肾功能障碍。

药物中核苷反转录酶抑制剂（齐多夫定、司坦夫定）可以通过细胞扩散或转运机制进入线粒体，从而干扰呼吸链酶或线粒体DNA。这导致细胞无氧代谢增强，导致乳酸性酸中毒，减少能量的产生和甘油三酯的积累（细胞内的微血管脂肪）。阿昔洛韦或茚地那韦可在肾小管内形成晶体，导致肾小管内梗阻而致AKI。干扰素和梵拉昔洛韦已被证明可引起血栓性微血管病变。而肾脏血流动力学的改变，如在服用抗病毒药物的患者中，肾脏血流量减少和肾小球高血压尚未得到研究。因此，选项E错误。

推荐阅读

Berns JS, Kasbekar N. Highly active antiretroviral therapy and the kidney: An update on antiretroviral medications for nephrologists. Clin J Am Soc Nephrol, 2006, 1: 117-129.

Daugas E, Rougier JP, Hill G. HAART-related nephropathies in HIV-infected patients. Kidney Int, 2005, 67: 393-403.

Izzedine H, Launay-Vacher V, Deray D. Antiviral drug-induced nephrotoxicity. Am J Kidney Dis, 2005, 45: 804-817.

Jao J, Wyatt CM. Antiretroviral medications: Adverse effects. Adv Chronic Kidney Dis, 2010, 17: 72-82.

34. 1例30岁男性HIV相关肾病（HIVAN）患者正在进行维持性血液透析。以下药物哪一个需要患者减少剂量？

A. Norvir（利托那韦，蛋白酶抑制剂）

B. Viread（替诺福韦，核苷酸反转录酶抑制剂）

C. Sustiva（依非韦伦，非核苷酸反转录酶抑制剂）

D. Fugeon（恩夫韦地，一种进入融合抑制剂）

E. 以上都不是

答案：B

解析：除了Viread（替诺福韦）外，其他药物不需要对慢性肾脏病及透析状态患者进行任何剂量调整。核苷/核苷酸类药物，反转录酶抑制剂主要在肾脏消除，其他种类的药物在肝脏中代谢。在GFR降低的患者中此类药物的详细药动学研究还没有进行，但现有证据看这些药物没有必要调整剂量。

推荐阅读

Berns JS, Kasbekar N. Highly active antiretroviral therapy and the kidney: An update on antiretroviral medications for nephrologists. Clin J Am Soc Nephrol, 2006, 1: 117-129.

Daugas E, Rougier JP, Hill G. HAART-related nephropathies in HIV-infected patients. Kidney Int, 2005, 67: 393-403.

Izzedine H, Launay-Vacher V, Deray D. Antiviral drug-induced nephrotoxicity. Am J Kidney Dis, 2005, 45: 804-817.

35. 1例60岁男性因肾病综合征入院，血清肌酐浓度为2.6mg/dl。肾活检显示微小病变型肾病。与一个肾功能正常（肌酐1.1mg/dl）的同年龄罹患微小病变型肾病的男性相比，该患者最不可能出现的情况是

A. 收缩压（SBP）升高

B. 肾缺血引起的肾衰竭

C. 除外类似肾小球疾病引起的尿蛋白增高

D. 除外微小改变的AKI和动脉粥样硬化的证据

E. 不可逆的急性肾损伤（AKI）

答案：E

解析：相比于儿童，微小病变型肾病并发的AKI在成人更常见。研究表明老年人、高收缩压和蛋白尿，以及肾活检中发现粥样硬化、急性肾小管损伤及肾脏缺血的证据是发生AKI的独立危险因素。一些小样本的前瞻性研究表明，急性肾损伤可以自发逆转，或在透析治疗后肾功能出现逐渐恢复。因此，AKI是可逆的。

推荐阅读

Nolasco F, Cameron JS, Heywood EF, et al. Adult-onset minimal change nephrotic syndrome: A long-term follow-up. Kidney Int, 1986, 29: 1215-1223.

Smith JD, Heyslett JP. Reversible renal failure in the nephrotic syndrome. Am J Kidney Dis, 1992, 19: 201-213.

36. 1例18岁的白人男性学生被发现患有肾病综合征，病理检查示微小病变型肾炎。他已经开始了糖皮质激素治疗。该患者对糖皮质激素的治疗效果，以下哪一种描述是正确的？

A. 治疗无效（激素抵抗）

B. 治疗缓解且没有复发

C. 初次治疗缓解后仅有1次复发

D. 初次治疗缓解后在6个月内频繁复发

E. 以上均正确

答案：E

解析：糖皮质激素是微小病变型肾炎的主要治疗手段。对于儿童来说，通常的剂量是60mg/（m^2·d），超过90%的患者在4～6周出现治疗效果，此后继续使用此治疗方案6周，并减少泼尼松的剂量直至完全缓解。初次治疗就完全缓解的患者一般没有复发。然而，有些患者在逐渐停药后，突

然撤减糖皮质激素剂量或者在减少糖皮质激素之后，在6个月内可能会有一次或多次复发。一部分复发的患者可能用常规剂量也能起效，有些甚至用泼尼松治疗无效。

有些儿童经过4～6周的泼尼松治疗无效，这些儿童被认为是激素耐药，肾活检提示考虑其他肾小球疾病。因此，不同治疗模式及患者对泼尼松的治疗反应，都可以在轻微病变型肾炎患者中看到。

对于成年人，泼尼松的剂量为每千克体重1mg，每天不超过80mg。与儿童不同的是，成人的治疗可能需要长达15周才能观察到疗效。

推荐阅读

Nachman PH, Jennette JC, Falk RJ. Primary glomerular diseases. //Taal MW, Chertow GM, Marsden PA, et al.（eds）: Brenner & Rector's The Kidney, 9th ed. Philadelphia: Elsevier Saunders, 2012: 1100-1191.

Schnaper HW, Kopp JB. Nephrotic syndrome and the podocytopathies: Minimal change nephropathy, focal segmental glomerulosclerosis, and collapsing glomerulopathy. //Coffman TM, Falk RJ, Molitoris BA, et al. Schrier's Diseases of the kidney 9th ed. Philadelphia: Wolters Kluwer/Lippincott Williams & Wilkins, 2013: 1414-1521.

37. 1例36岁的妇女有多年类风湿关节炎病史，因血尿、蛋白尿加重及肾功能恶化入院。她日常服用的药物包括泼尼松、甲氨蝶呤和血管紧张素受体抑制剂。她的关节炎在8年中得到了控制，但关节疼痛在6个月前出现了加重。在这之后她开始服用依那西普（TNFα-拮抗剂），然后她的症状得到了改善。患者的血清肌酐为0.8mg/dl，开始服药时没有血尿和蛋白尿。入院时她的血清肌酐为6.2mg/dl。ANA和抗双链DNA抗体阳性。尿常规检查显示血尿（＋＋），蛋白尿（＋＋＋＋），存在尿红细胞和尿红细胞管型。尿蛋白肌酐比为8。该患者最可能的诊断是下列哪一种？

A.急性肾损伤（AKI）

B.淀粉样变

C.依那西普致药物肾小球肾炎

D.类风湿关节炎引起的肾小球肾炎

E.甲氨蝶呤诱发慢性小管间质性疾病（TID）

答案：C

解析：红细胞、红细胞管型和AKI的存在考虑为肾小球肾炎的毛细血管内（内皮细胞和系膜细胞）增殖表现。血管紧张素受体抑制剂诱发的AKI常见于双肾动脉狭窄或一些动脉有效循环血量减少的患者。此外，存在引起膜性肾病的罕见个案。然而，患者的临床表现与使用血管紧张素受体抑制剂并不一致。

临床呈现肾病综合征的系统性淀粉样变见于类风湿关节炎患者。然而，尿常规结果与淀粉样变不一致。类似地，肾小球肾炎也可发生于类风湿关节炎患者，但肾脏病变存在不典型性。呈现肾病综合征的甲氨蝶呤诱发慢性小管间质性疾病（TID）也非常少见。因此，选项A、B、D和E错误。

已有研究表明TNF-α受体拮抗剂（依那西普、阿达单抗和英夫利昔单抗）可导致自身抗体形成，包括抗ANA、抗双链DNA和抗心磷脂抗体，导致可逆的狼疮样综合征。Stokes和同事曾报道了5例长期类风湿关节炎患者并发新的肾小球疾病，蛋白尿＞1g/d。2例患者的肾活检显示狼疮肾炎（Ⅲ类和Ⅳ类），1例寡免疫复合物新月体肾炎，寡免疫复合物的新月体肾炎合并淀粉样变性1例，膜性肾病合并肾脏血管炎1例。平均治疗时间为6个月（3～30个月）。类似地，Chin等描述了一例银屑病患者，在接受英夫利昔单抗治疗后出现以肾病综合征为表现的膜性肾病。在这两个研究中，停用TNF-α血清素拮抗剂可改善蛋白尿和肾功能。这些临床病例都提示使用TNF-α拮抗剂的患者可能导致新的肾脏疾病出现。结合该例患者在用依那西普治疗6个月后出现了肾病综合征和狼疮血清学的改变，所以选择C正确。

推荐阅读

Chin G, Luxton G, Harvey JM. Infliximab and nephrotic syndrome. Nephrol Dial Tansplant, 2005, 20: 2824-2826.

Bandt DE. Lessons for lupus from tumor necrosis factor blockade. Lupus, 2006, 15: 762-767.

Stokes MB, Foster K, Markowitz GS, et al.Development of glomerulonephritis during anti-TNF-α therapy forrheumatoid arthritis. Nephrol Dial Tansplant, 2005, 20: 1400-1406.

38.以下哪一种情况与局灶节段性肾小球硬化（focal segmental glomerulosclerosis，FSGS）无关？

A.病态肥胖

B.IgG4

C.镰状细胞病

D.艾滋病病毒感染

E.肾单位数减少

答案：B

解析：除了IgG4引起间质性肾炎外，所有其他情况都与FSGS及其相关的肾病综合征有关。肥胖相关的FSGS和肾单位数量减少可能与肾小球外的高压状况有关，而镰状细胞性贫血则可能由缺氧所致。HIV感染如何导致局灶节段性肾小球硬化目前尚不清楚，NEF基因可能参与这一机制中。

推荐阅读

Nachman P H，Jennette J C，Falk R J. Primary glomerular diseases. //Taal MW，Chertow GM，Marsden PA，et al. Brenner & Rector's The Kidney，9th ed. Philadelphia：Elsevier Saunders，2012：1100-1191.

Schnaper H W，Kopp J B. Nephrotic syndrome and the podocytopathies：Minimal change nephropathy，focal segmental glomerulosclerosis，and collapsing glomerulopathy. //Coffman TM，Falk RJ，Molitoris BA，et al. Schrier's Diseases of the kidney 9th ed. Philadelphia：Wolters Kluwer/Lippincott Williams & Wilkins，2013：1414-1521.

39.关于局灶节段性肾小球硬化患者的长期肾存活，下列哪项陈述是错误的？

A.与大量蛋白尿（＞10g/d）相比，蛋白尿水平低于肾病综合征的患者，具有更好的肾脏生存率

B.肾病综合征缓解患者的肾脏存活率比未缓解的肾病综合征患者更差

C.初诊时血清肌酐水平（＞1.3mg/dl）较高的患者，其肾脏存活率较那些血清肌酐水平较低（＜1.3mg/dl）的患者更低，且与患者蛋白尿程度无关

D.相较肾小球瘢痕化程度，肾间质纤维化和肾小管萎缩对不良预后具有更强的提示作用

E.成年非洲裔美国患者的肾脏存活率低于成年白人患者

答案：B

解析：预测局灶节段性肾小球硬化患者长期肾存活的几个因素已明确。类似于尿蛋白定量＞10g/d，初诊血清肌酐水平增高（＞1.3mg/dl），无法获得缓解肾病综合征和肾小管萎缩间质纤维化这样的因素提示肾脏存活率较差。尽管在非洲，成年患者长期预后不良的倾向尚未清楚地证实，非洲和美洲儿童进展为终末期肾脏病的速度可能快于白人儿童。

推荐阅读

Nachman P H，Jennette J C，Falk R J. Primary glomerular diseases. //Taal MW，Chertow GM，Marsden PA，et al. Brenner & Rector's The Kidney，9th ed. Philadelphia：Elsevier Saunders，2012：1100-1191.

Schnaper H W，Kopp J B. Nephrotic syndrome and the podocytopathies：Minimal change nephropathy，focal segmental glomerulosclerosis，and collapsing glomerulopathy. //Coffman TM，Falk RJ，Molitoris BA，et al. Schrier's Diseases of the kidney 9th ed. Philadelphia：Wolters Kluwer/Lippincott Williams & Wilkins，2013：1414-1521.

40.下列关于肾小球疾病发病机制中，循环渗透通透性因子增加白蛋白的论述哪一项是错误的？

A.高循环通透性因子是肾移植患者局灶节段性肾小球硬化和蛋白尿复发的原因

B.激素敏感的肾病综合征或膜性肾病患者在肾移植后的循环通透性因子的水平是低下的

C.血浆置换治疗对复发性局灶节段性肾小球硬化患者的渗透因子水平和蛋白尿没有影响

D.没有进行肾移植的局灶节段性肾小球硬化患者循环渗透性因子非常高

E.高血压或多囊肾引起的终末期肾病患者血液中渗透因子水平正常

答案：C

解析：Savin等在局灶节段性肾小球硬化患者血浆中发现了一种增加肾小球白蛋白通透性的因子，并将其命名为通透性因子。随后，该因子被发现与特发性FSGS患者肾移植后疾病复发和蛋白尿再现

有关。6例复发患者血浆置换后，通透性因子和蛋白尿均显著降低。因此，选项C错误。其他类型的激素敏感的肾病综合征，或膜性肾病行肾移植后，或高血压及多囊肾引起的终末期肾病通透性因子水平是低的。不仅血浆置换，蛋白A柱的血浆免疫吸附也可降低FSGS患者的渗透因子和蛋白尿。包括吲哚美辛和环孢素在内的药物可以阻断渗透性因子的体外活性。

推荐阅读

Moriconi L，Lenti C，Puccini R，et al. Proteinuria in focal segmental glomerulosclerosis：role of circulating factors and therapeutic approach. Ren Fail，2001，23：533-541.

Savin V J，McCarthy E T，Sharma M. Permeability factors in focal segmental glomerulosclerosis. Sem Nephrol，2003，23：147-160.

Savin V J，Sharma R，Sharma M，et al.Circulating factor associated with increased glomerular permeability to albumin in recurrent focal segmental glomerulosclerosis. N Engl J Med，1996，334：878-883.

41.将以下肾小球的光镜检查结果与相关肾脏疾病相匹配

A.肾小球外观正常

B.肾小球基底膜钉突形成

C.毛细血管袢呈分叶状，基膜呈双轨征改变

D.毛细袢的丝袢外观

E.系膜基质呈结节状

F.塌陷型FSGS伴小灶状肾小管细胞损伤及肾小管间质炎性浸润

1.微小病变性肾病

2.系统性红斑狼疮（SLE）

3.淀粉样变

4.膜性肾病（Ⅱ期）

5.膜增生性肾小球肾炎Ⅰ型

6.艾滋病相关性肾病

答案：A＝1；B＝4；C＝5；D＝2；E＝3；F＝6

解析：某些光镜表现是一些常见肾小球疾病的特征。微小病变型肾小球肾炎患者的肾小球外观正常，电子显微镜下发现足突消失或融合是诊断依据。

活动性狼疮肾炎患者毛细血管袢出现线环状改变，这是由于存在大量内皮下沉积物而使肾小球毛细血管壁增厚所致。这种肾小球毛细血管袢变硬增厚呈线环状改变可以通过光学显微镜观察到，常见于Ⅲ、Ⅳ型狼疮性肾炎。

结节或肾小球系膜基质结节样增生不仅见于糖尿病肾病，在其他肾小球疾病如淀粉样变、MPGN（1型）、单克隆免疫球蛋白沉积病和纤维性肾小球炎中也可见。

通过Jones甲基胺银染色在Ⅱ期膜性肾病标本可见肾小球肾小球基底膜钉突形成，这是由于肾小球基底膜中上皮下免疫沉积物之间的沉积。淀粉样变中也可以看到钉突。在淀粉样变性肾病中，淀粉样蛋白沉积在周围的基底膜形成针状毛发状突起，类似于膜性肾病的钉突。毛细血管袢呈分状常见于膜增生型肾炎（多为1型），其病理改变以肾小球毛细血管床增厚、毛细血管内皮（只要是内皮细胞和系膜细胞）细胞数增多为特征，伴随系膜基质的增生，从而出现一些呈分叶状的结节增生。通过Jones银甲基胺染色可以发现在原始的内皮和基底膜之间因为基质增加而形成了新的肾小球基底膜，这种增厚的肾小球基底膜在光镜下呈现"双轨征"样改变。

艾滋病相关性肾病患者可能出现伴随其他形态学改变的塌陷型FSGS。这种伴随的形态学改变包括严重的小管间质病变伴小管囊性扩张和小管变性。晚期可发生间质纤维化和肾小管萎缩。

推荐阅读

Appel G B，Radhakrishnan J，D'Agati VD.Secondary glomerular disease. //Taal MW，Chertow GM，Marsden PA，et al. Brenner & Rector's The Kidney，9th ed. Philadelphia：Elsevier Saunders，2012：1192-1277.

Fogo A B，Kashgarian M. Diagnostic Atlas of Renal Pathology，2nd ed. Philadelphia：Elsevier/Saunders，2012：1-550.

Nachman P H，Jennette J C，Falk R J. Primary glomerular diseases. //Taal MW，Chertow GM，Marsden PA，et al. Brenner & Rector's The Kidney，9th ed. Philadelphia：Elsevier Saunders，2012：1100-1191.

42.将以下肾小球的电镜检查结果与相关肾脏疾病相匹配

A.局部足突消融

B.小管上皮包涵体

C.弥漫上皮下弥漫球性电子致密物沉积伴基膜基质增生

D.驼峰状上皮下沉积，不伴基膜基质增多

E.毛细血管内增生的内皮下沉积物为主，伴毛细血管内增生及少量系膜基质沉积物

F.带状基膜，肾小球及小管基膜下电子致密物沉积

1.艾滋病相关性肾病

2.微小病变

3.急性和慢性感染后肾炎

4.膜性肾病（Ⅱ、Ⅲ期）

5.电子致密物沉积病（Ⅱ型膜增生性肾炎）

6.膜增生性肾小球肾炎（Ⅰ型）

答案：A＝2；B＝1；C＝4；D＝3；E＝6；F＝5

解析：肾小球在光镜下正常，电镜下可见足突消失融合是微小病变型肾病的唯一证据。免疫荧光下未见补体和免疫球蛋白沉积。大量蛋白尿环境下，足突弥漫融合伴其他形态改变是常见的阳性发现（图2.11是常见的足突融合）。

在HIV患者的肾小球或血管内皮细胞内质网可以发现直径约24nm的肾小管包涵体（tubuloreticular inclusion bodies，TRIs）（图2.12）。即使是在无症状的个体，这种TRIs出现也提示HIV现症感染。类似的这种包含黏病毒的TRIs也可以出现在狼疮患者中。TRIs的意义尚不清楚，但推测是由干扰素-α诱导产生的。

电镜下膜性肾病的特征性表现是上皮细胞和基底膜（BM）之间出现免疫复合物沉积，这种改变在Ⅰ期膜性肾病患者就开始出现。在Ⅱ期膜性肾病中，出现基质钉突形成，继而包绕沉积物形成Ⅳ期膜性肾病的典型改变。在Ⅳ期膜性肾病，沉积物被再吸收，在不规则增厚的基膜中形成透光区（图2.13）。

周围不伴基质增生的驼峰状免疫沉积物是急性链球菌感染后GN的特征（图2.14）。偶有内皮下和系膜沉积。在病情发展慢性化的过程中，上皮下免疫复合物沉积消失，而以系膜区免疫复合物沉积伴少量内皮下免疫复合物沉积为主。

在膜增生性肾小球肾炎（Ⅰ型）患者中，肾脏的超微结构改变以毛细血管内增生、毛细血管壁

和系膜的区内皮下大量免疫沉积为特征（图2.15）。此外，基膜分离及内皮细胞下基质合成增加造成原始的基膜分离可以在膜增生性肾炎患者中观察到。在这些新旧基膜层之间插入系膜细胞、内皮细胞和单核细胞，在光镜下出现基底膜增厚的外观改变。另一方面，电子致密物沉积病的特征是在基膜的某些部位存在均质的电子致密物。这种均质电子致密物一般是小的免疫复合物，也可以出现在系膜区。

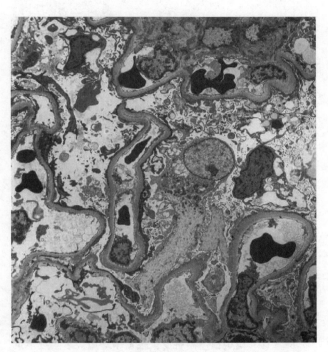

图2.11　电镜显示足突消融（有足突的正常基底膜见14题）

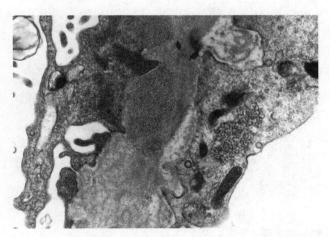

图2.12　电镜下图示肾小球内皮细胞内的小管网状包涵体（箭头所指）

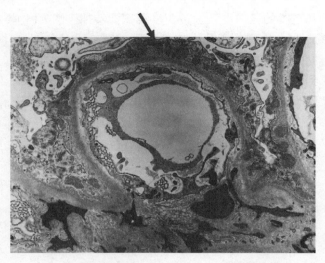

图2.13　电镜下图示膜性肾病上皮细胞和基底膜之间的上皮下沉积物（箭头所指）

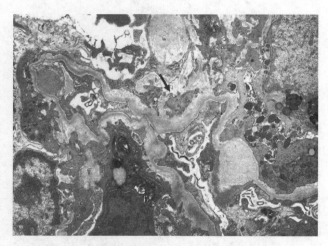

图2.14　电镜显示急性感染性肾小球肾炎后上皮下沉积物呈驼峰状（箭头所指）

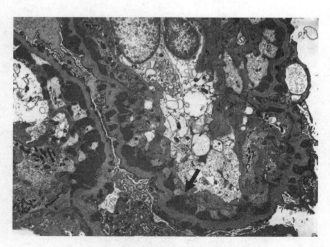

图2.15　电子显微镜显示1型膜增生性肾炎（MPGN）的内皮下沉积（箭头所指）

推荐阅读

Appel GB, Radhakrishnan J, D'Agati VD.Secondary glomerular disease. //Taal MW, Chertow GM, Marsden PA, et al. Brenner & Rector's The Kidney, 9th ed. Philadelphia：Elsevier Saunders, 2012：1192-1277.

Fogo A B, Kashgarian M. Diagnostic Atlas of Renal Pathology, 2nd ed. Philadelphia：Elsevier/Saunders, 2012：1-550.

Nachman P H, Jennette J C, Falk R J. Primary glomerular diseases. //Taal MW, Chertow GM, Marsden PA, et al. Brenner & Rector's The Kidney, 9th ed. Philadelphia：Elsevier Saunders, 2012：1100-1191.

43.系膜增生性肾小球肾炎的主要免疫球蛋白型是

A.系膜区IgG沉积（IgM较弱的沉积，伴IgA、C3沉积）

B.系膜区IgA沉积（IgM较弱的沉积，伴C3沉积）

C.系膜区C3沉积

D.系膜区C1q沉积（IgG较弱的沉积，伴IgM、C3沉积）

E.系膜区IgM沉积（C3较弱的沉积）

1.系统性红斑狼疮

2.C1q肾病

3.IgA肾病

4.链球菌感染后肾小球肾炎恢复期

5.IgM肾病

答案：A＝1；B＝3；C＝4；D＝2；E＝5

解析：免疫荧光检测免疫球蛋白和补体成分沉积模式的差异对特定的肾小球疾病具有提示作用。在系统性红斑狼疮中，沉积的免疫球蛋白主要是IgG（图2.16），其次是IgM和IgA。同时免疫荧光染色也可以发现C3和C1q的强阳性表达。

虽然IgG是膜性肾病患者基膜的内皮下沉积物中主要组分（图2.17），但在特发性膜性肾病中，系膜区的免疫复合物沉积比较罕见。

IgA肾病中，系膜区IgA沉积明显强于IgG或IgM。在IgA肾病标本中，系膜区可以出现明显的C3染色阳性，伴较弱的C1q染色阳性，也可以C1q

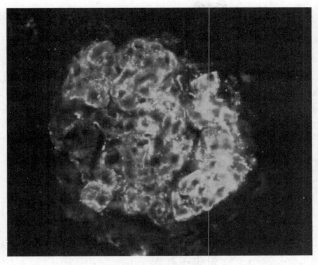

图2.16 狼疮性肾炎患者肾组织标本IgG颗粒样沉积

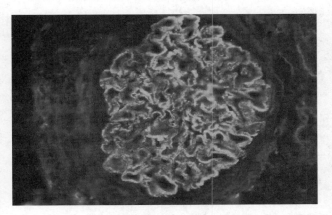

图2.17 膜性肾病患者免疫荧光，IgG沿毛细血管袢及内皮下均匀沉积

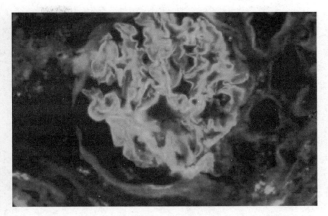

图2.18 Goodpasteur病患者出现IgG线样沉积

推荐阅读

Appel G B, Radhakrishnan J, D'Agati VD. Secondary glomerular disease. //Taal MW, Chertow GM, Marsden PA, et al. Brenner & Rector's The Kidney, 9th ed. Philadelphia：Elsevier Saunders, 2012：1192-1277.

Fogo A B, Kashgarian M. Diagnostic Atlas of Renal Pathology, 2nd ed. Philadelphia：Elsevier/Saunders, 2012：1-550.

Nachman P H, Jennette J C, Falk R J. Primary glomerular diseases. //Taal MW, Chertow GM, Marsden PA, et al. Brenner & Rector's The Kidney, 9th ed. Philadelphia：Elsevier Saunders, 2012：1100-1191.

表达为阴性。如果标本出现IgA和IgG染色强阳性，考虑狼疮肾炎的可能性大过IgA肾病。

C1q肾病的诊断是系膜区出现C1q为主的沉积，同时可伴有IgG、IgM和C3的沉积，在链球菌感染后肾小球肾炎中，基底膜和系膜区出现IgG和C3为主的沉积，IgG和IgA的沉积很少甚至可能缺乏。虽然冠状、星空样的免疫复合物和系膜区免疫复合物沉积都可见于链球菌感染后肾炎，但系膜区出现以C3为主的沉积模式主要见于链球菌感染后肾小球肾炎的康复阶段。

IgM肾病的主要特征是出现IgM和C3的球性沉积。该疾病至少有50%的患者出现肾病综合征及对糖皮质激素治疗反应不佳的血尿。

与颗粒状沉积不一样，免疫球蛋白和补体的线性沉积可见，包括抗Goodpasteur病、糖尿病肾病和Goodpasteur病在内的其他情况。

44.将下列药物与通常描述的肾小球疾病相匹配

A.金制剂

B.青霉胺

C.帕米磷酸盐

D.非甾体抗炎药

E.锂制剂

F.干扰素α

G.碳氢化合物

H.丝裂霉素，奎宁，噻氯匹定，氯吡格雷，口服避孕药

I.抗血管内皮生长因子抗体（抗vegf Ab）

1.膜性肾病和微小病变型肾病

2.膜性肾病

3.微小病变型肾病和膜性肾病

4.局灶节段型肾病（塌陷型）

5.微小病变型肾病和局灶节段型肾病

6. 微小病变型肾病，局灶节段型肾病和新月体肾炎

7. Goodpasteur病

8. 血栓性血小板减少性紫癜

9. 伴有蛋白尿的血栓性微血管病

答案：A＝1；B＝2；C＝4；D＝3；E＝5；F＝6；G＝7；H＝8；I＝9

解析：许多药物可以引起肾小球和血管的变化。接受金制剂治疗的患者可以出现临床表现为肾病综合征的膜性肾病和微小病变型肾病。同样，青霉胺可能诱发肾病。帕米磷酸盐疗法可能诱发塌陷型局灶节段硬化性肾病。非甾体抗炎药可诱导微小病变型肾病和膜性肾病。锂制剂疗法可以诱发微小病变型肾病和局灶节段型硬化性肾病。α-干扰素疗法可能导致微小病变型肾病、局灶节段硬化、新月体肾小球肾炎和血栓性微血管病相关。碳氢化合物暴露是Goodpasteur病的独立危险因素。类似丝裂霉素、奎宁、噻氯匹定、氯吡凝胶和含雌激素的口服避孕药等药物可能导致血栓性微血管病。贝伐珠单抗（抗VEGF单抗）及其类似药物已被证明可导致血栓性微血管病伴肾病综合征范围内的蛋白尿。因此，蛋白尿和肾血管性疾病的患者应仔细记录药物使用史。

推荐阅读

Appel G B, Radhakrishnan J, D'Agati VD. Secondary glomerular disease. //Taal MW, Chertow GM, Marsden PA, et al. Brenner & Rector's The Kidney, 9th ed. Philadelphia: Elsevier Saunders, 2012: 1192-1277.

Glassock R J. Other glomerular disorders and antiphospholipid antibody syndrome. //Floege J, Johnson RJ, Feehally J. Comprehensive Clinical Nephrology, 4th ed. Philadelphia: Saunders/Elsevier, 2010: 335-343.

Palmer B F, Henrich W L. Toxic nephropathy. //Brenner BM: Brenner & Rector's The Kidney, 7th ed. Philadelphia: Saunders, 2004: 1625-1658.

Stokes MB, Erazo M, D'Agati D. Glomerular disease related to anti-VEGF therapy. Kidney Int, 2008, 74: 1487-1491.

45. 将下列感染病原体与常见的肾小球疾病相匹配

A. 细小病毒19

B. 乙肝病毒

C. 丙肝病毒

D. 艾滋病病毒

E. 疟原虫

F. 血吸虫

G. 梅毒螺旋体

H. 大肠埃希菌O157：H7

1. 膜性肾病

2. 局灶节段型肾病（塌陷型）

3. 溶血性尿毒症综合征

4. 膜增生性肾小球肾炎

5. 膜增生性肾小球肾炎，局灶节段性肾病和淀粉样变性

答案：A＝2；B＝1；C＝4；D＝2；E＝4；F＝5；G＝1；H＝3

解析：与药物相似，细菌、病毒和寄生虫感染可以引起多种肾小球疾病。例如金黄色葡萄球菌引起的心内膜炎可诱发局灶性节段增生性肾小球肾炎。由葡萄球菌引起的分流性肾炎可呈系膜增生或膜增生性样改变。梅毒螺旋体常引起膜性肾病和肾病综合征。此外，由于梅毒螺旋体也可能导致微小病变型肾病。结核分枝杆菌感染患者中也报道了很多合并膜性肾病、膜增生性肾炎、新月体肾炎和淀粉样变性肾病的个案。经皮注射行吸毒的患者也有发生淀粉样变性肾病的个案。

细小病毒和艾滋病病毒等可能导致塌陷性局灶节段硬化性肾病。另一方面，乙肝病毒可诱发膜性肾病，而丙肝病毒与膜增生性肾炎相关。在尼日利亚和西非儿童和青年中观察发现，疟疾等寄生虫感染可导致呈肾病综合征表现的肾小球疾病。光镜表现为典型I型膜增生性肾炎改变，3～5年进展为终末期肾病。血吸虫属中，主要是曼氏血吸虫可引起肾小球疾病，导致患者出现蛋白尿和血尿的临床表现。曼氏血吸虫感染患者可以出现包括系膜增生性肾炎、弥漫增生性肾小球肾炎、膜增生性肾小球肾炎和淀粉性变性肾病在内的多种肾小球疾病。

大肠埃希菌，通常是O157：H7基因型，引起腹泻和急性肾损伤。溶血性尿毒综合征常见腹泻发作后1周（6d）以内。早期诊断和包括透析在内的支持治疗仍然是主要治疗手段。大肠埃希菌O157：H7基因型感染时禁忌使用抗生素，会增加溶血性

尿毒综合征的风险。

推荐阅读

Appel G B, Radhakrishnan J, D'Agati V D. Secondary glomerular disease. //Taal MW, Chertow GM, Marsden PA, et al. Brenner & Rector's The Kidney, 9th ed. Philadelphia: Elsevier Saunders, 2012: 1192-1277.

Kupin W. Viral glomerulonephritis. //Coffman T M, Falk R J, Molitoris B A, et al. Schrier's Diseases of the kidney 9th ed. Philadelphia: Wolters Kluwer/Lippincott Williams & Wilkins, 2013: 1292-1324.

46.将下列恶性肿瘤与最常见的肾小球疾病匹配

A.结肠癌和乳腺癌

B.肺癌

C.霍吉金淋巴瘤

D.慢性淋巴细胞白血病

E.多发性骨髓瘤

1.膜性肾病

2.微小病变型肾病

3.膜性肾病，IgA肾病和新月体肾小球肾炎

4.淀粉样变性（AL型）

5.局灶节段性肾病和膜增生性肾炎

答案：A＝1；B＝3；C＝2；D＝5；E＝4

解析：多种恶性肿瘤可以合并肾病综合征和（或）肾炎综合征为临床表现的肾小球疾病（＜1%）。膜性肾病是结肠癌、乳腺癌和肺癌最容易合并的肾小球疾病。此外，肺癌可诱发IgA肾病和新月体肾炎。霍奇金淋巴瘤和较少见的非霍奇金淋巴瘤可引起微小病变型肾病。慢性淋巴细胞白血病和膜增生性肾炎之间具有最强的潜在联系。淀粉样变是多发性骨髓瘤患者最容易合并的肾小球疾病。此外，在肾细胞癌和霍奇金淋巴瘤患者中也报道了合并继发性淀粉样变的个案。在该类疾病的进程中，微小病变型肾病似乎发生得早，淀粉样变性肾病则发生得晚。

推荐阅读

Appel GB, Radhakrishnan J, D'Agati VD. Secondary glomerular disease. //Taal MW, Chertow GM, Marsden PA, et al. Brenner &

Rector's The Kidney, 9th ed. Philadelphia: Elsevier Saunders, 2012: 1192-1277.

Glassock RJ. Other glomerular disorders and antiphospholipid antibody syndrome. //Floege J, Johnson RJ, Feehally J（eds）. Comprehensive Clinical Nephrology, 4th ed. Philadelphia: Saunders/Elsevier, 2010: 335-343.

47. 1例28岁的菲律宾男子因详细评估镜下血尿到肾脏内科求诊。他居住在菲律宾的妹妹和弟弟在上呼吸道感染后也检出镜下血尿。他的血压为146/84mmHg，脉搏72次/分。体检没有其他阳性发现。尿常规提示尿隐血（＋＋）和蛋白可疑阳性。尿沉渣显示30～40个畸形红细胞，但无红细胞管型。24h尿蛋白300mg。血清肌酐0.7mg/dl。血清补体水平正常，ANA阴性。下列哪一项对他血尿的发病机制解释最好？

A.*COL4A5*基因突变（Ⅳ型胶原蛋白的a-5链）

B.*COL4A3*或*COL4A4*基因突变

C.免疫复合物沉积于内皮下和系膜区

D.肾小球基底膜厚度＜200nm

E.血清IgA1铰链糖肽半乳糖化的缺陷

答案：E

解析：该患者诊断为IgA肾病（IgA nephropathy, IgAN），IgAN是世界上最常见的原发性肾小球疾病。IgA肾病好发于年轻人（20～30岁），男性比女性更常见。40%～50%的患者以镜下血尿为首发表现，常在上呼吸道感染后1～2d出现一过性肉眼血尿。30%～40%患者表现为无症状的镜下血尿。IgAN血尿的发病机制尚不完全清楚。然而，最近的研究表明，在IgA1铰链区低半乳糖基化于IgA发病机制相关。IgA有两种亚型：IgA1和IgA2。IgAN中沉积的主要是IgA1。人类IgA1分子是一种糖蛋白，由蛋白与O-糖链在铰链区连接而形成。这种寡糖由n-乙酰半乳糖组成，末端通常由半乳糖构成。在IgAN中，与健康对照组相比，IgA肾病患者IgA1分子末端半乳糖水平降低。这种低半乳糖基化条件下，促进IgA1的聚集，而循环中清除较少，从而更容易沉积在肾脏。

Ⅳ型胶原蛋白的基因编码（分别为COL4A3、COL4A4和COL4A5）的α3、α4和α5的突变可导致Alport综合征。镜下血尿是Alport综合征患者常见的临床表现。以上3种是关于Alport综合征的常见基因突变。约80%的患者具有编码Ⅳ型胶原的a5

链的*COL45*基因相关的X连锁遗传。约有15%的患者是常染色体隐性遗传的Alport综合征，系编码cy3或cy4链的*COL4A3*或*COL4A4*基因突变所致。约5%的患者由于*COL4A3*或*COL4A4*基因杂合突变而发展为常染色体显性Alport综合征。因此，选项A和B错误。

选项D指薄基底膜病。正常的成年肾小球基底膜厚度女性约为326nm，男性为373nm。成人薄基底膜疾病患者肾小球基底膜厚度通常小于200nm，这可能是由于*COL4A3*或*COL4A4*基因突变所致。这些患者的血尿不是由于免疫因素所致。

内皮下和系膜区为主的免疫复合物沉积可见于1型膜增生性肾炎，也可伴随血尿。IgAN的免疫复合物沉积方式主要位于系膜区，另一个IgAN的特点是与κ轻链相比，肾组织染色更容易出现λ轻链的沉积。

推荐阅读

Nachman P H, Jennette J C, Falk R J. Primary glomerular disease. //Brenner BM（ed）: Brenner & Rector's The Kidney, 8th ed. Philadelphia: Saunders, 2008: 987-1066.

Suzuki H, Kiryluk K, Novak J, et al. The pathophysiology of IgA nephropathy. J Am Soc Nephrol, 2011, 22: 1795-1803.

van der Boog PJM, van Kooten C, de Jizter JW, et al. Role of macromolecular IgA in IgA nephropathy. Kidney Int, 2005, 67: 813-821.

48.上述患者（问题47）询问你是否需要对其血尿和高血压（HTN）进行治疗。此时你建议下列哪项？

A.不需要治疗或仅观察

B.每天鱼油

C.糖皮质激素的低维持剂量

D.ACEI/ARB类药物

E.扁桃体切除术

答案：D

解析：该患者不仅有血尿，还有高血压。治疗高血压是必要的。多项研究表明，ACEI/ARB类药物是肾功能正常的轻度蛋白尿（＜500mg/d）伴高血压的IgAN首选药物。建议血压目标为125/75mmHg，特别是对于蛋白尿＞1.0g/d的患者血压控制更加重要。因此，选项D正确。一般认

为，对于肾功能正常的患者，镜下血尿不需要特殊治疗。同样，肾功能正常的肉眼血尿也不需要特殊治疗。

一项研究表明，口服含有β3脂肪酸的鱼油（12g/d）有助于减少IgAN患者的蛋白尿和维持肾功能稳定，但目前尚缺乏更进一步的研究来证实这样的观点，故目前鱼油治疗IgAN尚缺乏有力证据，仅在个别个案中可以推荐尝试。

每天或隔天糖皮质激素口服治疗方案已广泛用于IgAN的治疗。大部分研究表明糖皮质激素在减少蛋白尿和预防ESRD方面是有效的。最近意大利的一项长程观察研究结果显示，在血清肌酐水平为1.0～1.1mg/dl、蛋白尿为1.8～2.0g/d的患者中，接受糖皮质激素治疗的患者长期（治疗后10年）肾脏存活率要显著高于非糖皮质激素治疗的患者。然而我们这例患者肾功能正常，24h尿蛋白定量仅有300mg，所以糖皮质激素治疗并不合适。如果在血压充分控制（＜125/75mmHg）、肾素-血管紧张素抑制剂已达到最大剂量状况下，24h尿蛋白仍进展至大于1g/d的水平，那么应考虑使用糖皮质激素的治疗。

扁桃体炎和上呼吸道感染常导致IgAN患者反复发作肉眼血尿。因此，扁桃体切除术被认为是预防肉眼血尿发作和疾病进展的一种手段。虽然一些研究已经证明扁桃体切除术是有效的，但其他研究表明没有好处。因此，扁桃体切除术并不适用于此例患者。

推荐阅读

Appel GB, Waldman M. The IgA nephropathy treatment dilemma. Kidney Int, 2006, 69: 1939-1944.

Barratt J, Feehally J. Treatment of IgA nephropathy. Kidney Int, 2006, 69: 1934-1938.

Floege J, Eitner F. Current therapy for IgA nephropathy. J Am Soc Nephrol, 2011, 22: 1785-1794.

Glassock RJ. IgA nephropathy: Challenges and opportunities. Clev Clinic J Med, 2008, 75: 569-576.

49.在上例患者的随访过程中，患者肾活检结果显示肾小球外观正常，伴系膜区少量免疫复合物沉积，免疫荧光IgA（＋＋）。患者向你咨询他的肾

脏预后。下列提示预后不良的因素应除外以下哪个选项？

　　A.持续存在的高血压

　　B.蛋白尿持续＞1g/d或呈肾病综合征

　　C.急性肾损伤伴有肉眼血尿

　　D.合并肾间质损伤

　　E.男性和老年患者

　　答案：C

　　解析：除了急性肾损伤合并肉眼血尿（选项C）外，其他选项均是提示预后不良的因素。如果以肉眼血尿和急性肾损伤为主诉的IgAN患者在一般支持治疗3～4d肾功能仍没有改善，则应进行肾穿刺，以鉴别急性肾小管坏死是自限性的还是由新月体肾炎所致，后者需要加强免疫抑制治疗。

　　同样，炎症所致的肉眼血尿也可能是自限性的。IgAN患者出现急性肾小管坏死为病理表现的发作的肉眼血尿也有报道。因此，选项C错误。与肉眼血尿相比，持续性镜下血尿预后较差。

　　IgAN患者初诊1年的尿蛋白水平可以预测肾脏生存率。蛋白尿水平＜500mg/d的患者在7年随访期没有发生肾衰竭，而那些尿蛋白定量＞3g/d的患者在同样的随访期约有60%的人群进入终末期肾病。

　　Magistroni等利用310名活检蛋白IgA患者的临床和病理资料，开发了一种临床预后指数的评分系统（CPI评分）。他们的评分系统将血清肌酐水平＞1.4mg/dl记2分，蛋白尿＞1g/d记1分，高血压计1分，活检时年龄＞30岁计1分。CPI评分在0～2分（低CPI评分）的患者10年肾生存率为91.7%，而CPI评分在3～5分（高CPI评分）的患者10年肾生存率为35%。现仍需要进行更有力的研究来验证CPI评分在IgAN疾病进展危险因素识别中的能力。

推荐阅读

　　Glassock R J. IgA nephropathy: Challenges and opportunities. Clev Clinic J Med, 2008, 75: 569-576.

　　Magistroni R, Furci L, Leonelli M, et al. A validated model of disease progression in IgA nephropathy. J Nephrol, 2006, 19: 32-40.

　　50. 16岁的白人女性来门诊希望评估血尿和蛋白尿。她是健康的近亲父母所生的两个孩子中的一个。相关实验室检查发现肌酐和C4正常，但C3水平明显偏低。下列哪一项检查可提供电子致密物沉积病的临床诊断依据？

　　A.ANA

　　B.cANCA

　　C.pANCA

　　D.补体因子H

　　E.以上所有

　　答案：D

　　解析：电子致密物沉积病（膜增生型改变）的特征性病理改变是肾小球和肾小管基膜中C3和终末C5b9补体复合物的沉积，而不是免疫复合物沉积。在本病中，补体替代途径被激活，其中H因子发挥重要作用。H因子是一种糖蛋白。它通过与补体因子B竞争与C3b的结合，在C3转化酶水平上控制补体的激活。H因子缺乏或突变会引起电子致密沉积病。因此，确定血浆因子H水平是确定电子致密沉积病是否具有家族异常倾向所需要的进一步检查（答案为D）。上述其他检测项目不能诊断电子致密沉积病。

　　值得注意的是，H因子遗传缺陷也与不典型溶血性尿毒综合征、纤维样肾小球病和Ⅲ型胶原肾小球病有关，动物研究已经证实了H因子缺陷与电子致密物沉积病之间的关系，完全缺乏H因子的仔猪出现了类似于电子致密物沉积病的肾损害。

推荐阅读

　　Appel G B, Cook H T, Hageman G, et al. Membranoproliferative glomerulonephritis Type Ⅱ（Dense Deposit Disease）: An Update. J Am Soc Nephrol, 2005, 16: 1392-1403.

　　Cook H T. Complement and kidney disease. Curr Opin Nephrol Hypertens, 2013, 22: 295-301.

　　Nester C M, Smith RJ. Treatment options for C3 glomerulopathy. Curr Opin Nephrol Hypertens, 2013, 22: 231-237.

　　Smith R J, Alexander J, Barlow P N, et al. New approaches to the treatment of dense deposit disease. J Am Soc Nephrol, 2007, 18: 2447-2456.

　　Smith RJH, Harris CL, Pickering MC. Dense deposit disease. Mol Immunol, 2011, 48: 1604-1610.

51.对于复发性电子致密物沉积病和家族性（非典型）溶血性尿毒综合征伴补体因子H缺乏的移植患者，下列哪一种药物被证明是有益的？

A.泼尼松

B.环磷酰胺

C.吗替麦考酚酯

D.依库丽单抗

E.沙利度胺

答案：D

解析：如前所述，电子致密物沉积病不是一种免疫复合物介导的疾病。因此，泼尼松和其他免疫抑制剂如环磷酰胺或吗替麦考酚酯可能没有效果。电子致密物沉积病是由于补体因子H缺失或H因子抗体活化导致补体替代途径激活引起的。缺乏H因子的患者可以通过选择性抑制C5的单克隆抗体获益。其中一种抗体是依库朱单抗（Soliris）。作为一种抗C5抗体，它既抑制C5b的生成，也抑制过敏毒素C5a的生成，阻断补体替代途径激活。最近，在糖皮质激素、利妥昔单抗和血浆置换治疗电子致密物沉积病复发导致的移植肾肾功能恶化中均告失败，而依库丽单抗可能是一种治疗此类疾病有获益的单克隆抗体。因此，选项D正确。沙利度胺用于多发性骨髓瘤患者，其疗效尚未在致密沉积疾病中得到证实。

推荐阅读

McCaughan J A, O'Rourke D M, Courtney A E. Recurrent dense deposit disease after renal transplantation: An emerging role for complementary therapies. Am J Transplant, 2012, 12: 1046-1051.

Nester C M, Smith R J. Treatment options for C3 glomerulopathy. Curr Opin Nephrol Hypertens, 2013, 22: 231-237.

Ricklin D, Lambris J D. Complement targeted therapeutics. Nature Biotechnol, 2007, 25: 1265-1275.

52. 30岁白人男性因无痛性可触紫癜、关节（膝关节和脚踝）疼痛及腹痛伴血便7d入院。皮疹主要分布于下肢伸面，并蔓延至臀部。血压和肾功能正常。尿检显示镜下血尿。初步诊断考虑过敏性紫癜。关于过敏性紫癜，下列哪一个陈述是错误的？

A.过敏性紫癜可见于任何年龄，但在儿童中更为普遍

B.过敏性紫癜性肾炎患者的肾脏受累与系膜区IgA弥漫沉积有关

C.与IgA肾病（IgAN）相比，过敏性紫癜性肾炎被认为与超敏反应有关

D.与IgA肾病（IgAN）相比，在过敏性紫癜性肾炎中，循环免疫复合物水平更高，IgE水平更高

E.关于不伴新月体的IgA肾病（IgAN）和过敏性紫癜性肾炎的前瞻性随机研究结果显示，环磷酰胺和利妥昔单抗联合使用对此类疾病可以产生相似的治疗作用

答案：E

解析：过敏性紫癜性肾炎好发于任何年龄，但更常见于儿童。不管是在儿童，还是在成人过敏性紫癜患者的临床研究中，都发现男性比女性更常见。与非洲裔美国人相比，过敏性紫癜在白人中更常见。过敏性紫癜性肾炎被认为与IgA肾病具有共同的发病机制和临床表现。过敏性紫癜性肾炎肾组织光镜表现形态多样，可以呈现肾小球外观正常到肾小球弥漫性增生改变，伴或不伴新月体形成。免疫荧光显示IgA1主要沉积在系膜和周围的毛细血管袢。与IgA肾病相比，过敏性紫癜性肾炎常出现IgG的沉积，偶见IgM沉积。

过敏性紫癜性肾炎发病机制与超敏反应有更大的相关性。一些诸如血管紧张素转化酶抑制剂、可卡因、环丙沙星和万古霉素均被发现可诱发过敏性紫癜。与IgA肾病（IgAN）相比，过敏性紫癜性肾炎血浆中存在更大分子量的IgA1免疫复合物和更高水平的IgE。儿童和成人过敏性紫癜性肾炎的临床预后存在较大差异，一项随访长达14.8年的大型成人过敏性紫癜性肾炎的回顾性研究显示，仅有20%的患者最终获得临床缓解（无血尿、蛋白尿和肾功能正常）。

目前尚没有使用环磷酰胺和利妥昔单抗联合治疗IgA肾病（IgAN）及过敏性紫癜性肾炎的前瞻性随机临床研究结果公布。单独使用利妥昔单抗已被证明可以改善一些患者的肾功能。并没有证据显示环磷酰胺对不伴新月体形成的紫癜性肾炎有确切作用。此外，糖皮质激素虽然可以改善过敏性紫癜性腹痛症状，但对过敏性紫癜性肾炎预后改善没有确切作用。因此，选项E错误。

推荐阅读

Davin J C, tenBerge I J, Weening J J. What is the difference between IgA nephropathy and Henoch-Sch€onlein purpura nephritis? Kidney Int, 2001, 59: 823-834.

Haas M. IgA nephropathy and Henoch-Sch€onlein purpura nephritis. //Jennette JC, Olson JL, Schwartz MM, Silva FG: Heptinstall's Pathology of the Kidney. 6th ed. Philadelphia: Lippincott Williams & Wilkins, 2006: 423-486.

Phillebout E, Thervet E, Hill G, et al. Henoch-Sch€onlein purpura in adults: Outcome and prognostic factors. J Am Soc Nephrol, 2002, 13: 1271-1278.

53. 1例28岁的非洲裔美国人，因恶心、呕吐、虚弱、咳嗽、进行性呼吸困难和偶有咯血2周入院。他在入院前自行接受了抗生素治疗后呼吸系统症状曾暂时好转，但呼吸困难和咯血持续存在，故要求住院进一步治疗。他每天吸两包烟。体检及相关实验室检查如下：

血压120/80mmHg，脉搏80次/分（仰卧）

血压100/60mmHg，脉搏100次/分（站立）

结膜：苍白，无确切黄染

肺部：湿啰音

心脏：S1、S2；胸骨左缘闻及2级收缩期杂音，没有S3和震颤

踝部水肿

血红蛋白9g/dl

血小板340 000

钠离子＝136mmol/L

钾离子＝5.6mmol/L

氯离子＝102mmol/L

碳酸氢根＝14mmol/L

尿素氮＝100mg/dl

肌酐＝7.1mg/dl

血清补体正常

pANCA阳性

尿检：隐血（＋＋），蛋白（＋），红细胞20～30个/HP，伴红细胞管型

胸部X线显示双肺渗出

肾活检＝新月体肾炎伴纤维素样坏死，IgG沿基底膜出现较强的线样沉积

下列哪一种是最可能的诊断？

A.肉芽肿性血管炎（韦格纳肉芽肿病）

B.显微镜下多血管炎

C.Goodpasteure病

D.系统性红斑狼疮

E.典型结节多动脉炎

答案：C

解析：肾活检免疫荧光检查结果排除了肉芽肿性血管炎和显微镜下多血管炎。尽管也存在新月体、肺出血和ANCA阳性，但上述两种疾病还是被认为是寡免疫复合物性血管炎，与患者免疫荧光表现不符合。因此，选项A和B错误。

在活动性狼疮性肾炎中可以出现pANCA阳性，但补体水平很低。典型结节性多动脉炎是一种中等大小动脉的疾病，不伴ANCA阳性。此外，新月体肾炎并不是典型结节性多动脉炎的肾脏损害的典型病理表现。因此，选项D和E错误。

该患者的肾脏病理表现符合Goodpasteure病的病理表现，它的诊断应涵盖肾小球疾病、肺出血和抗-GBM抗体阳性3个要素。Goodpasteure病的定义相当混乱，因为许多医师将Goodpasteure病和Goodpasteure综合征作为同义词。另外，文献中使用的另一个术语是抗肾小球基底膜病，存在循环抗肾小球基底膜抗体，出现不伴有肺出血的肾小球疾病。在欧洲，"Goodpasteure综合征"一词很少被使用。问题中描述的患者符合Goodpasteure病的标准，因此正确答案是C。

多数Goodpasteure病患者在临床表现时有新月形肾炎和肾功能不全。新月体肾小球可伴有邻近动脉和小动脉纤维蛋白样坏死。在大多数肾小球基底膜中可以看到免疫球蛋白的线性沉积，这中间主要是IgG。吸烟可能是发生肺出血的危险因素。

推荐阅读

Appel G B, Radhakrishnan J, D'Agati V D. Secondary glomerular disease. //Taal MW, Chertow GM, Marsden PA, et al. (eds): Brenner & Rector's The Kidney, 9th ed, Philadelphia, Elsevier Saunders, 2012: 1192-1277.

Bolton W K. Goodpasteure's syndrome. Kidney Int, 1996, 50: 1753-1766.

Jennette J C, Nickeleit V. Anti-glomerular basement membrane glomerulonephritis and Goodpature's syndrome. //Jennette J C, Olson J L, Schwartz M M, et al. Heptinstall's Pathology of the Kidney, 6th ed. Philadelphia: Lippincott Williams & Wilkins, 2007: 613-641.

Phelps R G, Turner A N. Antiglomerular basement membrane disease and Goodpature's disease. //Floege J, Johnson RJ, Feehally J. Comprehensive Clinical Nephrology, 4th ed. Philadelphia: Saunders/Elsevier, 2010: 282-291.

Pusey C D. Anti-glomerular basement membrane disease. Kidney Int, 2003, 64: 1535-1550.

Salama A D, Levy J B, Lightstone L, et al. Goodpasteure's disease. Lancet, 2001, 358: 917-920.

54.以下哪一种最好的诊断测试可以确认上述患者的诊断？

A.Ⅳ型胶原蛋白α5链抗体

B.Ⅳ型胶原蛋白的α3链抗体

C.抗髓过氧化物酶（pANCA）抗体

D.蛋白酶-3抗体（cANCA）

E.抗双链DNA

答案：B

解析：问题53中描述的患者患有Goodpasteure病，抗Ⅳ型胶原α3链的自身抗体是针对该病需要的进一步辅助检查手段。Goodpasteure病的发病机制与抗Ⅳ型胶原α3链非胶原区1的自身抗体产生有关。这些被称为抗GBM抗体。一小部分患者可能也有针对Ⅳ型胶原α4链NC1域的抗体。因此，选项B正确。

抗Ⅳ型胶原α5链抗体检测是X连锁Alport综合征的诊断试验。pANCA和cANCA分别是显微镜下多血管炎和肉芽肿病合并多血管炎的诊断试验。双链抗DNA抗体见于狼疮患者。因此，选项A、C、D和E错误。

应注意，在血液循环中检出抗GBM抗体阳性患者中，约有1/3的患者可能同时合并pANCA的存在。这类"双阳性"（GBM抗体阳性、pANCA阳性）患者可能在除肾和肺以外的其他器官有小血管炎。研究显示"双阳性"患者的肾脏预后好于那些仅抗GBM抗体阳性的患者。GMB抗体阳性合并cANCA阳性的患者也偶见报道。

推荐阅读

Nachman P H, Jennette J C, Falk R J. Primary glomerular diseases. //Taal M W, Chertow G M, Marsden P A, et al. Brenner & Rector's The Kidney, 9th ed. Philadelphia: Elsevier Saunders, 2012: 1100-1191

Phelps R G, Turner A N. Antiglomerular basement membrane disease and Goodpature's disease. //Floege J, Johnson R J, Feehally J（eds）. Comprehensive Clinical Nephrology, 4th ed. Philadelphia: Saunders/Elsevier, 2010: 282-291.

Pusey C D. Anti-glomerular basement membrane disease. Kidney Int, 2003, 64: 1535-1550.

Salama A D, Levy J B, Lightstone L, et al. Goodpasteure's disease. Lancet, 2001, 358: 917-920.

55. 下列哪种治疗方式适合问题53中所描述的患者？

A.单用糖皮质激素

B.糖皮质激素和硫唑嘌呤

C.血浆置换、糖皮质激素、环磷酰胺和血液透析

D.糖皮质激素、环磷酰胺和抗凝剂

E.仅血清肌酐较高时进行血液透析，免疫抑制可能不会有任何进一步的益处

答案：C

解析：在免疫抑制治疗方案出现之前，Goodpasteure病患者很快会在肺出血或肾衰竭后死亡。免疫抑制治疗和血浆置换的引入极大改善了该病的预后。在疾病活动期，推荐的治疗方法是口服糖皮质激素 1mg/（kg·d）（每天60mg），持续1周，然后逐周按照45mg、30mg、25mg和20mg减少剂量；之后每2周调整减到12.5mg和10mg。最小剂量维持3个月，然后在第4个月末停止使用。一些肾病医师倾向于静脉注射甲泼尼龙1g/d，共3剂，然后口服泼尼松60mg/d。

同时，口服环磷酰胺2～3mg/（kg·d），连续3个月。也有观点认为可以延长至6～12个月。静脉给药的起始剂量应为0.5mg/m²。需要根据肾功能和白细胞计数调整剂量。此外，55岁以上的患者需要减少剂量。

每日血浆置换应立即开始，可以采用5%白蛋白置换2～4L血浆。采用新鲜冷冻血浆置换以补充凝血因子对合并肺出血的Goodpasteure病患者有

额外的好处。血浆置换应持续到循环抗GBM抗体消失。

与其他血液净化方式相比，血液透析可以改善尿毒症的体征和症状。血浆置换、糖皮质激素和环磷酰胺的联合应用极大地改善了患者和肾脏的存活率。

既往研究证据显示，单用糖皮质激素或糖皮质激素联合硫唑嘌呤治疗效果较差。因此，选项A和B错误。

疾病进展为终末期肾病的主要预后因素是发病时的血肌酐水平。对于血肌酐水平＞6.6mg/dl和少尿的患者，积极的免疫抑制不太可能在不透析的情况下恢复肾功能。但活跃的（不是完全纤维化）新月体和肺出血需要血浆置换和免疫抑制。另一方面，对于那些无肺出血、非少尿但肌酐水平＞6.6mg/dl、ANCA阴性和活检结果（提示）不可逆肾损害患者，可能不予以免疫抑制治疗。因此，选项D错误。

由于肾小球病变中存在纤维蛋白，一些研究人员除了使用糖皮质激素和环磷酰胺外，还使用了抗凝剂。目前，这种疗法的益处还没有得到证实。需要注意，抗凝剂已被证明会增加肺出血。因此，选项E错误。

推荐阅读

Phelps R G，Turner A N. Antiglomerular basement membrane disease and Goodpature's disease. //Floege J，Johnson RJ，Feehally J. Comprehensive Clinical Nephrology，4th ed. Philadelphia: Saunders/Elsevier，2010: 282-291.

Pusey C D. Anti-glomerular basement membrane disease. Kidney Int，2003，64: 1535-1550.

Salama A D，Levy J B，Lightstone L，et al. Goodpasteure's disease. Lancet，2001，358: 917-920.

56. 1例60岁的高加索男子，有高血压、丙型肝炎和慢性下肢溃疡的病史（图2.19），因持续1周的呼吸急促和疼痛性溃疡入院。入院前未给予特殊处理。血压152/94mmHg，脉搏102次/分。肺部有湿啰音，心脏体格检查发现有第三心音，左侧胫前皮肤有直径2cm的圆形溃疡，右侧胫前有三个坏死性溃疡，伴有坏死组织和疼痛。下肢凹陷性水肿

（＋＋），相关实验室检查结果如下：

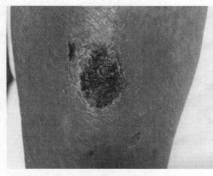

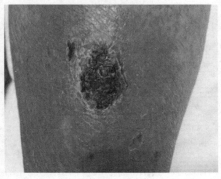

图2.19 上述患者的左、右胫骨的皮损

Na^+ 144mmol/L

K^+ 4.4mmol/L

Cl^- 112mmol/L

HCO_3^- 19mmol/L

肌酐 2.4mg/dl

BUN 66mg/dl

血糖 120mg/dl

Hb 9.6g/dl

尿分析：尿比重1.011，pH5.5，蛋白质100mg/dl，隐血阳性，红细胞80/μl，白细胞16/μl，冷球蛋白5%

患者接受呋塞米静脉注射后呼吸急促症状得到改善。情况稳定下来后，做了肾活检，显示为1型MPGN。根据发现，目前以下哪种治疗方法是合适的？

A.血浆置换

B.干扰素-α

C.利巴韦林

D.干扰素-α和利巴韦林

E.血液透析

答案：A

解析：该患者的皮肤损伤情况在使用抗生素后没有得到改善。由于患者有多年丙型肝炎感染史，

故考虑为冷球蛋白血症所致的血管炎。血浆置换是去除免疫复合物和改善冷球蛋白所致血管炎的有效方法。因此，选项A是该患者合适的治疗选择。一般来说，丙型肝炎病毒相关性冷球蛋白血症对抗病毒治疗有反应，血浆置换后可开始单独使用干扰素-α或与利巴韦林联合使用，在慢性肾脏病患者中可以减少药物使用剂量，这时并没有透析的指征。一些研究表明，利妥昔单抗在改善血管炎和保护肾功能方面是有效的。它还能抑制冷球蛋白的产生，但费用昂贵。

推荐阅读

Kupin W. Viral glomerulonephritis. //Coffman T M, Falk R J, Molitoris B A, et al. Schrier's Diseases of the kidney 9th ed. Philadelphia: Wolters Kluwer/Lippincott Williams & Wilkins, 2013: 1292-1324.

Terrier B, Cacoub P. Cryoglobulinemia vasculitis: An update. Curr Opin Rheumatol, 2013, 25: 10-18.

57. 1例55岁的高加索男子因发热、咳嗽、体重减轻和膝盖疼痛入院。既往反复流血性鼻涕；反复发作鼻炎、头痛和耳痛。鼻窦CT显示全鼻窦炎。入院前曾接受2周的抗生素治疗。血压150/90mmHg，脉搏82次/分，无发热。体格检查见双侧鼻孔有陈旧性出血，左耳有少量分泌物，双肺可闻及湿啰音，余无其他特殊阳性发现。血清肌酐为4.5mg/dl（1个月前为1.1mg/dl）。cANCA阳性，但ANA阴性。尿检显示蛋白（＋），隐血（＋＋＋），每高倍视野20～30个红细胞伴红细胞管型。胸部X线片显示双侧浸润改变。根据以上信息，下面哪一项最不可能出现在该患者身上？

A.间接免疫荧光法和抗原特异性检测法检测cANCA

B.光镜下可见局灶性节段性坏死和新月体肾炎

C.免疫荧光显微镜下常见肾小球免疫球蛋白沉积

D.有坏死性病变的肾小球可见毛细血管壁破裂、肾小囊局灶性间隙、毛细血管血栓、内皮肿胀和剥落，以及内皮下纤维蛋白、血小板和无定形电子致密物堆积

E.肾衰竭的程度通常与肾小球坏死性病变的百分比和新月体的数量密切相关

答案：E

解析：上呼吸道感染、肺、肾三联征高度提示肉芽肿性血管炎（Wegener's肉芽肿），多见抗蛋白酶3和cANCA呈强阳性，肾损害多呈现活动下进展。B、C和D选项中的肾脏病理改变即多见于肉芽肿性血管炎患者。因此，选项A～D正确。

合并严重肾脏改变的Wegener's肉芽肿患者的肾小球滤过率（GFR）可能降低。然而，肾衰竭的程度并未与肾小球坏死性病变的百分比、存在活动性新月体的肾小球的数量或间质肉芽肿或血管炎的呈现很好的相关性。因此，选项E错误。

推荐阅读

Jennette J C, Thomas D B. Pauci-immune and antinetrophil cytoplasmic autoantibody-mediated crescentic glomerulo-nephritis and vasculitis. // Jennette JC, Olson JL, Schwartz MM, Silva FG. Heptinstall's Pathology of the Kidney, 6th ed. Philadelphia: Lippincott Williams & Wilkins, 2007: 664-673.

Nachman P H, Jennette J C, Falk R J. Primary glomerular diseases. //Taal MW, Chertow GM, Marsden PA, et al. Brenner & Rector's The Kidney, 9th ed. Philadelphia: Elsevier Saunders, 2012: 1100-1191.

58.对于上例患者，下列哪种治疗方式最合适？

A.单独使用糖皮质激素

B.复方新诺明（复方磺胺甲噁唑）和小剂量糖皮质激素

C.联合使用糖皮质激素和环磷酰胺

D.静脉使用免疫球蛋白和肿瘤坏死因子抑制剂α（TNF-α）

E.糖皮质激素、甲氨蝶呤和血浆置换

答案：C

解析：肉芽肿性血管炎或小血管炎的治疗一般包括3个阶段：①诱导缓解期；②维持缓解期；③治疗复发。诱导缓解的定义是肾功能的改善、缓解血尿和肾外器官的活跃症状。

诱导缓解首选泼尼松和环磷酰胺的联合治疗。这种组合可以口服或静脉给药。口服治疗包括泼尼松1mg/（kg·d）和环磷酰胺2mg/（kg·d），这一治疗可以达到的缓解率为85%～90%。随后，逐渐减少泼尼松的剂量，改为隔天服用，并在1

年后停止使用。也有专家选择静脉注射甲泼尼龙
（1g/d），连用3d，然后每月口服泼尼松（60mg/
d）和环磷酰胺（$0.5 \sim 1.0g/m^2$），其中环磷酰胺剂
量可逐渐增加到$1g/m^2$。每2周测定1次白细胞计
数，用于指导环磷酰胺的用量。一旦白细胞计数
$< 30 \times 10^9/L$，就需要减少环磷酰胺的剂量。研究
表明，与口服环磷酰胺相比，静脉注射环磷酰胺的
副作用更少，累积剂量也更低，但复发率更高。继
续使用环磷酰胺，直到患者完全缓解。疗程需要依
据患者病情做整体权衡，从3个月到12个月不等。

对环磷酰胺治疗3个月后病情缓解的患者，维
持治疗应以硫唑嘌呤$2mg/$（$kg \cdot d$）开始，疗程
$18 \sim 24$个月。与硫唑嘌呤维持治疗相比，长期使
用环磷酰胺可能会引起严重不良反应。如果出现疾
病复发，多数专家认为可以按照原方案重启诱导缓
解治疗。

单独使用糖皮质激素的患者肾脏预后不良。因
此，选项A错误。

由于气道刺激假说被认为是本病重要的发病
机制和复发的危险因素，所以甲氧苄啶-磺胺甲噁
唑（Trimethoprim-Sulfamethoxazole，T/S）被用于
预防肉芽肿性血管炎患者发生呼吸道感染。但也有
研究认为T/S的使用可能增加疾病复发的风险，因
此，T/S单独或与泼尼松联合应用对肉芽肿病合并
多血管炎患者的活动期疾病或维持缓解并不适用。
因此，选项B错误。

静脉注射免疫球蛋白和肿瘤坏死因子-α受体拮
抗剂（英夫利昔单抗）也有报道，可以作为对标准
方案治疗无效的患者的二线治疗；但是，新近有研
究报道肿瘤坏死因子-α受体拮抗剂对改善本病患者
具有确定作用。因此，选项D错误。

甲氨蝶呤与糖皮质激素联合使用的研究结果并
不完全一致。但对于血肌酐水平$> 2mg/dl$的患者，
不推荐使用甲氨蝶呤。

同样，在不依赖血液透析的患者中，血浆置换
并没有展示出比免疫抑制治疗更好的效果。但在以
下两种情况时推荐使用血浆置换：①合并肺出血；
②血清肌酐水平$> 500\mu mol/L$（$> 5.7mg/dl$）。对于
肺出血和（或）急性肾损伤的患者，多数学者选择
在标准免疫抑制治疗（糖皮质激素加环磷酰胺）的
基础上加用血浆置换（2周内$7 \sim 10$次治疗）。因
此，选项E错误。

综上所述，ANCA阳性小血管炎的治疗应基于
疾病活动性，见表2.5所示（由欧洲血管炎研究小
组建议）。

表2.5　ANCA阳性血管炎的基于疾病严重程度的治疗（改编自Harper）

疾病严重程度	欧洲血管炎研究小组定义	诱导治疗
局限性疾病	无任何全身症状或其他系统受累的上呼吸道和（或）下呼吸道疾病	糖皮质激素和甲氨蝶呤
早期系统性疾病	没有威胁器官或生命的疾病	甲氨蝶呤或环磷酰胺和糖皮质激素
泛发性疾病	肾脏或其他可威胁器官的疾病（血清肌酐水平$< 500\mu mol/L$或$< 5.9mg/dl$）	环磷酰胺和糖皮质激素
严重疾病	肾或其他重要器官衰竭（血清肌酐水平$> 500\mu mol/L$或$> 5.7mg/dl$）	环磷酰胺、糖皮质激素及血浆置换

推荐阅读

Bosch X, Guilabert A, Espinosa G, et al. Treatment of antinutrophil cytoplasmic antibody-associated vasculitis. JAMA, 2007, 298: 655-669.

Harper L. Recent advances to achieve remission induction in antineutrophil cytoplasmic antibody-associated vasculitis. Curr Opin Rheumatol, 2010, 22: 37-42.

Nachman P H, Jennette J C, Falk R J. Primary glomerular diseases. //Taal MW, Chertow GM, Marsden PA, et al. Brenner & Rector's The Kidney, 9th ed. Philadelphia: Elsevier Saunders, 2012: 1100-1191.

59.关于ANCA的测定，下列哪一项陈述是错
误的？

A.间接免疫荧光法（IFA）不应单独用于
ANCA的检测

B.推荐通过基于抗原-抗体反应的特异性检测
手段检测ANCA的抗原、蛋白酶3（proteinase 3，
PR3）和髓过氧化物酶（myeloperoxidase，MPO），
通过免疫荧光检测ANCA的抗体，通过两种检测方
式来保证能够实现对PR3-ANCA和MPO-ANCA的
精准诊断

C.结缔组织疾病（类风湿关节炎或狼疮）的患
者ANCA也可能呈阳性，并检出MPO或PR3抗原

D.ANCA阴性不能完全排除肉芽肿性血管炎或显微镜下多血管炎

E.呋喃吡嗪、丙硫氧嘧啶或米诺环素等药物可能诱发MPO-ANCA高滴度阳性，而不伴典型的ANCA相关性血管炎的临床症状

答案：C

解析：基于免疫荧光检测结果的差异，ANCA分为胞质类（cANCA）和核周类（pANCA）。对应的抗原分别是PR3和MPO。有时其他抗原，如杀菌通透性诱导蛋白，也可能成为cANCA对应的抗原。然而，90%以上cANCA对应的抗原都是PR3。

与cANCA不同的是，pANCA对应的抗原还包括弹性蛋白酶、组织蛋白酶G、溶菌酶、乳铁蛋白和杀天青素。抗核抗体阳性的患者也可能检出pANCA阳性。因此，pANCA阳性并不是显微镜下多血管炎所特有的。

由于cANCA对肉芽肿性血管炎、pANCA对显微镜下具有较强的提示作用，为了精准诊断，除免疫荧光检测抗体外，还应进行对应特异性抗原（PR3或MPO）的检测。联合使用两种检测方法对相应疾病诊断特异性均大于90%。

结缔组织疾病和炎症性肠病患者可能有ANCA阳性。然而，这种阳性很大程度上是由于非MPO-ANCA或非PR3-ANCA类型。因此，答案C错误。

呋喃吡嗪、丙硫氧嘧啶、D-青霉胺和米诺环素等药物可以导致ANCA假阳性，可呈现高滴度的MPO-ANCA阳性，且不一定伴随典型的ANCA相关性血管炎的表现。

一项来自欧洲的大型多中心临床研究结果显示，相当数量的系统性小血管炎患者ANCA阴性，ANCA阴性不能完全排除具有临床高度疑诊的患者罹患相应疾病的可能性，应结合临床表现和相关实验室检查制订下一步的合理诊疗方案。除了选项C外，其他选项对于ANCA的检测都是正确的。

推荐阅读

Calabrese L H, Molloy E S, Duna G. Antineutrophil cytoplasmic antibody-associated vasculitis. //Firestein GS, et al. Kelley's Text Book of Rheumatology, 8th ed. Philadelphia: Saunders, 2009: 1429-1451.

Nachman P H, Jennette J C, Falk R J. Primary glomerular diseases. //Taal MW, Chertow GM, Marsden PA, et al. Brenner & Rector's The Kidney, 9th ed. Philadelphia: Elsevier Saunders, 2012: 1100-1191.

60. 1例52岁男子在急诊科就诊时出现了头痛、恶心、呕吐和呼吸急促的症状。他说他吸食可卡因和海洛因已经有20年了。既往病史包括高血压，没有服用任何药物。血压200/112mmHg，脉率100次/分。相关实验室检查：肌酐10.4mg/dl，尿素氮102mg/dl，pANCA阳性，蛋白尿600mg/dl，尿沉渣：红细胞100/μl，红细胞管型2/μl。在使用降压药控制血压和血液透析后，进行了肾活检（图2.20）。

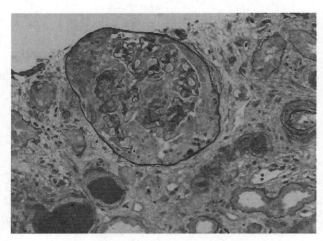

图2.20　伴新月状形成的肾小球

以下哪种因素最有可能导致此肾小球病变？

A.无混合物的可卡因

B.无混合物的海洛因

C.以左旋咪唑为混合物的可卡因

D.大麻

E.苯环利定

答案：C

解析：众所周知，可卡因会导致血管炎和ANCA的形成。此外，可卡因还能诱导包括抗核抗体（ANA）在内的多种自身抗体。在一项回顾性研究中，McGrath等报道可卡因所致ANCA相关性肾炎30例。所有病例pANCA均为阳性。50%的患者合并cANCA阳性。8例患者发现包括蛋白尿、血尿和红细胞管型在内的尿检异常。2例患者出现急性肾损伤。1例患者行肾活检，表现为寡免疫复合物的局灶性坏死性新月体肾炎。所有这些发现都归因于左旋咪唑和可卡因的混合物所致。因此，选项C

正确。

在美国，约70%的可卡因滥用都是与一种叫作左旋咪唑的免疫调节剂混合。左旋咪唑的使用已被证明会引起全身和皮肤血管炎。虽然左旋咪唑可诱导多种自身抗体，但其导致ANCA产生的机制尚不清楚。问题中提到的其他药物单体并未发现存在诱导ANCA相关性血管炎的可能。

推荐阅读

McGrath M M，Isakova T，Rennke H G，et al. Contaminated cocaine and antineutrophil cytoplasmic antibody-associated disease. Clin J Am Soc Nephrol，2011，6：2799-2805.

Nyenaber S，Mistry-Burchardi N，Rust C，et al. PR3-ANCA-positive multi-organ vasculitis following cocaine abuse. Acta Derm Venereol，2008，88：594-596.

61. 1例55岁高加索男子因发热、虚弱、恶心、呕吐和咳嗽2周到急诊科就诊。既往有高血压史，服用噻嗪类（利尿剂）和ACEI类药物。体格检查：血压140/80mmHg，脉搏86次/分，体温38.8℃。五官未见明显异常；肺部：双肺可闻及湿啰音；心脏：S1、S2均正常；腹部未见异常；肌肉骨骼：关节活动受限；皮肤：可触及的紫癜；肌酐7.2mg/dl（1个月前为0.9mg/dl）；BUN94mg/dl；Hb101g/L；pANCA/抗MPO抗体阳性；胸部X线片：双肺浸润；尿分析：蛋白（＋），红细胞30～40个/HP，红细胞管型；肾活检：灶性坏死性新月体肾炎。

除了血液透析，以下哪一种治疗方案对该患者来说最合适？

A.口服糖皮质激素

B.口服糖皮质激素和环磷酰胺

C.初始治疗为静脉注射甲泼尼龙，静脉注射环磷酰胺和血浆置换；然后将免疫抑制治疗改为口服

D.口服糖皮质激素和静脉注射免疫球蛋白

E.口服糖皮质激素和硫唑嘌呤

答案：C

解析：这名出现典型急性肾损伤的患者可诊断为显微镜下多血管炎。如发热、体重减轻和倦怠在内的全身症状在显微镜下多血管炎是很常见的，也可累及肺部。这些是显微镜下多血管炎与典型结节性多动脉炎的重要鉴别点。

显微镜下多血管炎的初始诱导治疗一般选择口服泼尼松［1mg/（kg·d）或60mg/d］联合口服环磷酰胺［1～2mg/（kg·d）］。然后，将泼尼松逐渐缓慢减少。静脉注射糖皮质激素类药物和环磷酰胺也被发现具有与口服治疗相似的效果；然而，静脉治疗似乎不良反应更少。单用糖皮质激素效果不佳。

本例患者可能对静脉注射糖皮质激素和环磷酰胺，并辅之以血浆置换的初始治疗方案有效。一些研究表明，血浆置换可能使ANCA滴度高、合并透析依赖的急性肾损伤或肺出血患者获益。据报道，约74%的ANCA相关性血管炎患者经血浆置换联合免疫抑制治疗后可摆脱透析，恢复肾功能。推荐2周内至少应进行7～10次血浆置换。因此，选项C正确。与选项B给出的治疗方案相比，选项C给出的是更为优选的方案。

目前不建议采用选项D和E中的方案进行诱导治疗。在一项研究中，对于初始肌酐水平＞2.5mg/dl的患者，静脉注射免疫球蛋白的主要顾虑就是可逆的急性肾损伤。

推荐阅读

Harper L. Recent advances to achieve remission induction in antineutrophil cytoplasmic antibody-associated vasculitis. Curr Opin Rheumatol，2010，22：37-42.

Nachman P H，Jennette J C，Falk R J. Primary glomerular diseases. //Taal MW，Chertow GM，Marsden PA，et al. Brenner & Rector's The Kidney，9th ed，Philadelphia，Elsevier Saunders，2012：1100-1191.

62.上述患者（问题61）经过初期治疗效果良好。治疗12周后，血肌酐1.4mg/dl，pANCA阴性，尿检显示隐血弱阳性，少量红细胞，无红细胞管型。你会推荐下列哪种疗法作为维持治疗？

A.继续以泼尼松20mg/d、环磷酰胺1mg/（kg·d）治疗12个月

B.停用泼尼松，继续以环磷酰胺1mg/（kg·d）治疗18个月

C.继续单用泼尼松20mg/d，隔日1次，停用环磷酰胺

D.继续使用泼尼松10～15mg，隔日1次，用硫唑嘌呤2mg/（kg·d）替代环磷酰胺，疗程

18～24个月

E.停用泼尼松和环磷酰胺，临床观察

答案：D

解析：ANCA阳性的坏死性新月体肾炎患者需要长期维持治疗。最近已经明确免疫抑制药物的选择。结果表明，环磷酰胺3个月后改用口服硫唑嘌呤［2mg/（kg·d）］至少2年，与诱导缓解后继续环磷酰胺维持的疗效相同。与环磷酰胺相比，硫唑嘌呤治疗的并发症更少。因此，并不推荐继续使用环磷酰胺维持治疗方案。

停用免疫抑制治疗会导致复发。除选项D外，其他选项均不正确。使用硫唑嘌呤复发或对该药不耐受的患者，可以考虑使用甲氨蝶呤或霉酚酸酯（MMF）的方案。

一项比较硫唑嘌呤和霉酚酸酯的随机研究显示，后者的复发率高于前者；然而，硫唑嘌呤和霉酚酸酯治疗组在不良事件、疾病活动性评分、肾小球滤过率和蛋白尿等方面没有差异。

推荐阅读

Harper L. Recent advances to achieve remission induction in antineutrophil cytoplasmic antibody-associated vasculitis. Curr Opin Rheumatol, 2010, 22: 37-42.

Heimstra T F, Walsh M, Mahr A, et al. For European Vasculitis Study Group（EUVAS）. Mycophenolate mofetil vs azathioprine for remission maintenance in antineutrophil cytoplasmic antibody-associated vasculitis: a randomized controlled trial. JAMA, 2010, 304（21）: 2381-2388.

McGregor J G, Nachman P H, Jennette J C, et al. Vasculitic diseases of the kidney. //Coffman T M, Falk R J, Molitoris B A, et al.（eds）Schrier's Diseases of the kidney 9th ed. Philadelphia: Wolters Kluwer/Lippincott Williams & Wilkins, 2013: 1325-1363.

Nachman P H, Jennette J C, Falk R J. Primary glomerular diseases. //Taal M W, Chertow G M, Marsden P A, et al. Brenner & Rector's The Kidney, 9th ed. Philadelphia: Elsevier Saunders, 2012: 1100-1191.

63. 1例56岁的高加索男子因体重减轻（4个月内减少18.14kg）、疲劳、虚弱和腹痛入院。患者有新发哮喘史，口服泼尼松和孟鲁司特（每天10mg）。血压135/70mmHg，脉搏80次/分。

入院时相关实验室检查如下：

白细胞31 000（中性粒细胞0.46；淋巴细胞0.053；单核细胞0.044，嗜酸性粒细胞0.436）

血清肌酐0.8mg/dl

尿分析：pH5.5；尿比重1.25；蛋白（＋）；隐血（＋＋）；尿沉渣：红细胞5～10个/HP；白细胞15～20个/HP；发现白细胞管型

ANCA阴性

补体正常

肾活检：25%肾小球内细胞新月体

根据上述信息，做出了Churg-Strauss综合征的诊断。关于Churg-Strauss综合征，以下哪一项陈述是正确的？

A.常见pANCA阳性

B.初诊时100%患者存在肾脏累及

C.白三烯受体拮抗剂（孟鲁司特）诱导的Churg-Strauss综合征常见pANCA阳性。

D.无肾脏累及的患者需要使用糖皮质激素和环磷酰胺

E.ANCA阳性的坏死性和新月体肾炎患者需要和其他ANCA阳性的小血管炎患者接受同样的治疗

答案：E

解析：Churg-Strauss（变应性肉芽肿性血管炎）综合征的特征是哮喘，外周和组织嗜酸性粒细胞增多，以及中、小血管的血管炎。它与肉芽肿性血管炎、显微镜下多发血管炎及局限肾脏的ANCA相关性血管炎一样，是ANCA相关性血管炎的不同亚型。Churg-Strauss综合征常见pANCA阳性。通常只有39%～75%的Churg-Strauss综合征患者的ANCA呈阳性。在一项纳入112例Churg-Strauss综合征患者的临床研究中，pANCA在38%的患者中呈阳性。存在肾脏受累，周围神经病变和经活检证实的血管炎的患者多见ANCA阳性。ANCA阴性患者多表现为心脏病和发热。在另一项针对116例Churg-Strauss综合征患者的研究中，出现肾脏累及的患者中75%ANCA呈阳性，而无肾脏累及的患者ANCA阳性仅为26%。总体而言，仅31例患者（31/16，27%）存在肾脏累及。在这31例患者中，有16例（13.8%）患者出现了快速进展的肾衰竭，14例（12.1%）出现尿检异常和1例出现慢性肾衰竭。16例患者行肾脏活检：11例为坏死性新月体性肾炎，其余5例为嗜酸性间质性肾炎、系膜性肾炎和局灶性硬化。研究发现，所有坏死性、新月形肾炎患者均为ANCA阳性。因此，ANCA阳性主要局限于出现肾脏累及的患者。因此，选项A和B错误。

白三烯受体拮抗剂（扎鲁司特、孟鲁司特和普鲁司特）可能导致Churg-Strauss综合征的产生及发展。然而，这些白三烯受体拮抗剂不能导致出现pANCA阳性，这类患者ANCA检测多为阴性。因此，选项C错误。

无肾脏受累的患者可能单独使用糖皮质激素治疗效果良好，而具有ANCA阳性的坏死性新月体肾炎的患者不仅需要糖皮质激素，还需要环磷酰胺或其他适当的细胞毒性药物。因此，选项E正确。

推荐阅读

Della Rossa A, Baldini C, Tavoni, A, et al. Churg-Strauss syndrome: clinical and serological features of 19 patients from a single Italian center. Rheumatology, 2002, 41: 1286-1294.

Hagen E C, Daha M R, Hermans J, et al. Diagnostic value of standardized assays for anti-neutrophil cytoplasmic antibodies in idiopathic systemic vasculitis. EC/BCR project for ANCA Assay Standardization. Kidney Int, 1998, 53: 743-753.

Hogan S L, Falk R J, Chin H, et al. Predictors of relapse and treatment resistance in antineutrophil cytoplasmic antibodyassociated small-vessel vasculitis. Ann Intern Med, 2005, 143: 621-631.

McGregor J G, Nachman P H, Jennette J C, et al. Vasculitic diseases of the kidney. //Coffman TM, Falk RJ, Molitoris BA, et al. Schrier's Diseases of the kidney 9th ed. Philadelphia: Wolters Kluwer/Lippincott Williams & Wilkins, 2013: 1325-1363.

Reid, AJ, Harrison BD, Watts RA, et al. Churg-Strauss syndrome in district hospital. QJM, 1998, 91: 219-229.

64.以下危险因素中哪一个与ANCA相关性血管炎的复发无关?

 A.抗PR3持续阳性

 B.肺部疾病

 C.上呼吸道受累

 D.金黄色葡萄球菌上呼吸道定植

 E.非洲裔美国人

答案：E

解析：约85%的ANCA相关性小血管炎（肉芽肿性血管炎，显微镜下多血管炎，Churg-Strauss综合征和肾局限性血管炎）对糖皮质激素和环磷酰胺有反应。但是这中间11%～57%的患者可能出现复发。关于复发的预测因素并不完全清楚。Hogan等对350例ANCA相关性血管炎患者进行了中位随访时间在49个月的观察性研究。观察期间有334例患者接受了治疗，有16例没有接受治疗。在治疗组中，258例（77%）患者出现缓解，其余76例（23%）患者出现治疗抵抗。在这76例治疗抵抗患者中，有60例在2个月的中期内发展为ESRD，其中12例死于疾病或与治疗相关的并发症，还有4例持续出现疾病症状。

在258例获得缓解的患者中，有109例（42%）出现复发，中位时间44个月。复发预测因素是PR3抗原阳性的滴度和肺部或上呼吸道疾病。复发风险的增加与年龄、性别、种族、ANCA特异性和活检时的肾功能无关。尽管在Hogan等的研究中未评估金黄色葡萄球菌在上呼吸道定植的影响，但发现这种细菌的定植与肉芽肿病患者较高的复发率有关。

如上所述，Hogan等的研究没有发现非洲裔美国人是复发的预测因素；但是，他们的报告指出女性非洲裔美国患者或有严重肾脏疾病的患者可能比其他ANCA相关性血管炎患者更容易对初始治疗产生耐药性。

推荐阅读

Stegeman C A, Tervaert J W, Sluiter W J, et al. Association of chronic nasal carriage of Staphylococcus aureus and higher relapse rate in Wegener granulomatosis. Ann Intern Med, 1994, 120: 12-17.

Hogan S L, Falk R J, Chin H, et al. Predictors of relapse and treatment resistance inantineutrophil cytoplasmic antibodyassociated small-vessel vasculitis. Ann Intern Med, 2005, 143: 621-631.

Nachman P H, Jennette J C, Falk R J. Primary glomerular diseases. //Taal MW, Chertow GM, Marsden PA, et al. Brenner & Rector's The Kidney, 9th ed, Philadelphia, Elsevier Saunders, 2012: 1100-1191.

65.对于寡免疫复合物性血管炎患者，以下哪一项是正确的？

A.仅见血清cANCA阳性的患者表现出严重的肾小球病理改变

B.仅见血清pANCA阳性的患者表现出严重的肾小球病理改变

C.仅见血清cANCA和pANCA同时阳性的患者表现出严重的肾小球病理改变

D. ANCA阴性（cANCA或pANCA）的患者可出现与ANCA阳性患者一样的严重肾脏累及

E.ANCA阴性的患者无肾脏疾病

答案：D

解析：伴有纤维蛋白样坏死和活跃新月体的寡免疫复合物血管炎通常伴有cANCA或pANCA的存在。然而，在5%～30%的寡免疫血管炎患者中没有ANCA存在。这些ANCA阴性患者可能与ANCA阳性患者一样存在严重肾脏累及。Eisenberger等研究了20例这类患者（其中17例为显微镜下多血管炎，2例为肉芽肿血管炎，1例为局限肾脏的ANCA相关性血管炎），这些患者间接免疫荧光法均无法检出ANCA阳性。肾活检可见活跃新月体形成，肾小球坏死、硬化和弥漫性间质性肾炎，与ANCA相关性血管炎类似。因此，ANCA检测阴性不能排除活动性肾脏类似，ANCA阴性患者的预后与ANCA阳性患者相似。如果临床表现提示寡免疫复合物性血管炎，则应进行肾活检，并且治疗方案与ANCA阳性患者相同。

推荐阅读

Eisenberger U, Fakhouri F, Vanhille P, et al. ANCA-negative pauci-immune renal vasculitis: histology and outcome. Nephrol Dial Transplant, 2005, 20: 1392-1399.

Nachman P H, Jennette J C, Falk R J. Primary glomerular diseases. //Taal MW, Chertow GM, Marsden PA, et al. Brenner & Rector's The Kidney 9th ed. Philadelphia: Elsevier Saunders, 2012: 1100-1191.

66. 1例19岁的非洲裔美国妇女因血尿、蛋白尿和双侧腰痛4周入院。患者4年前诊断出系统性红斑狼疮，且不遵嘱服药，间断口服泼尼松10mg/d。她36岁的母亲也是系统性红斑狼疮患者，并且正在接受泼尼松的维持剂量。

体格检查见患者血压130/80mmHg。除了肋脊角轻压痛和下肢凹陷性水肿（＋＋＋＋）外，无其他阳性发现。相关实验室检查如下：

血红蛋白	101g/L
血小板	100 000
肌酐	1.4mg/dl
白蛋白	1.6g/dl
ANA	阳性
补体（C3＋C4）	正常
尿液分析	蛋白（＋＋＋＋）；隐血（＋＋）；红细胞30～40个/HP，白细胞10个/HP，无红细胞管型
24h尿蛋白	18g
肾静脉多普勒超声检查	双侧血栓形成

根据体格检查和实验室检查，你认为接下来要完善哪一项检查？

A.腹部增强CT

B.抗Sm抗体

C.双链DNA抗体

D.抗磷脂抗体

E.ANCA

答案：D

解析：该患者由于高凝状态导致双侧肾静脉血栓形成，这是肾病综合征的并发症。需要进行的适当实验是抗磷脂抗体，包括狼疮样抗凝物、抗心磷脂抗体和抗β_2糖蛋白1抗体。因此，选项D正确。

抗磷脂抗体（APL）综合征可为原发性或继发性。该患者可能患有继发于SLE的继发性抗磷脂抗体综合征。APL综合征是血栓形成的几种情况之一，在动脉和静脉床都有血栓形成。大量狼疮患者表现出狼疮抗凝物和抗心磷脂抗体阳性。具有高滴度的抗心磷脂抗体IgG的狼疮患者具有更高的血栓形成和血小板减少症发生率。与没有APL抗体的狼疮患者相比，患有APL抗体的狼疮患者发生不可逆性慢性肾脏疾病的风险更高。

没有血栓形成的APL抗体综合征患者可从每日阿司匹林治疗中获益。但患者需要充分抗凝。研究表明，用华法林维持INR（国际标准化比率）＞3比用华法林维持INR在2～2.9更能预防血栓复发。INR＜1.9不存在确定的保护作用。

选项A、B、C和E不能对患者带来进一步临床诊断有价值的信息。

推荐阅读

Appel G B，Radhakrishnan J，D'Agati V D. Secondary glomerular disease. //Taal MW，Chertow GM，Marsden PA，et al. Brenner & Rector's The Kidney 9th ed. Philadelphia：Elsevier Saunders，2012：1192-1277.

Gigante A，Gasperini M L，Cianci R，et al. Antiphospholipid antibodies and renal involvement. Am J Nephrol，2009，30：405-412.

Lim W. Antiphospholipid antibody syndrome. Hematology Am Soc Hematol Educ Program，2009：233-239.

67. 上述患者病情稳定后（问题64），在INR正常化1d后进行了肾脏活检。活检显示为单纯膜性狼疮性肾炎（Ⅴ型），无细胞增生。你向患者推荐下列哪一种治疗方法？

A. 单用糖皮质激素

B. 霉酚酸酯（吗替麦考酚酯）

C. 糖皮质激素联合血浆置换

D. 糖皮质激素、环孢素和环磷酰胺

E. 不需要进行特殊治疗

答案：B

解析：单纯膜性狼疮性肾炎（MLN）属于Ⅴ型狼疮性肾炎。有时可合并Ⅲ型（局灶性）或Ⅳ型（弥漫性）狼疮性肾炎。单纯MLN常呈肾病综合征表现，但这并不是一个良性疾病。由于MLN患者有患肾病综合征和ESRD的重大风险，因此更需要使用免疫抑制疗法。Mok等的研究结果支持了这一观点。他们联合使用泼尼松（5～10mg/d）和硫唑嘌呤［1～2mg/（kg·d）的耐受量］治疗38例患者。在12个月的随访中，有67%（N＝24）血清肌酐和蛋白尿完全缓解。22%（N＝8）部分缓解，11%（N＝4）治疗抵抗。进一步的随访显示，肾脏复发的累积风险在36个月时为12%，在60个月时为16%。因此，泼尼松和硫唑嘌呤的联合应用似乎对Ⅴ型狼疮肾炎患者有效。

来自美国国立卫生研究院研究人员的另一个临床研究在42例MLN患者中比较了单独使用泼尼松［1mg/（kg·d），隔天，连续8周逐渐减少］、口服环孢素［5mg/（kg·d），隔12h］或间歇性环磷酰胺冲击（0.5～1.0g/m² 的体表面积，隔1个月，共6剂），以确定这些方案的潜在风险和益处。1年后，发现随机分配给环孢霉素或环磷酰胺冲击治疗的患者比随机分配给单用泼尼松的患者更有可能达到完全或部分缓解。然而停止治疗后，环孢素组比环磷酰胺组具有更高的再现蛋白尿的风险。因此，单独使用环孢素和环磷酰胺冲击治疗比单独使用泼尼松更有效地诱导MLN患者蛋白尿的缓解。

与静脉注射环磷酰胺相比，霉酚酸酯（MMF）似乎在诱导缓解MLN方面同样有效，尤其是在非洲裔美洲人。因此，选项B正确。

研究表明，在免疫抑制联合血浆置换对诱导缓解没有好处。目前还没有关于糖皮质激素、环孢素和环磷酰胺联合用药的对照研究。因此，选项A、C、D、E错误。

推荐阅读

Austin Ⅲ H A，Illei G G，Braun M J，et al. Randomized，controlled trial of prednisone，cyclophosphamide，and cyclosporine in lupus membranous nephropathy. J Am Soc Nephrol，2009，20：901-911.

Ginzler E M，Dooley M A，Aranow C，et al. Mycophenolate mofetil or intravenous cyclophosphamide for lupus nephritis. N Engl J Med，2005，353：2219-2228.

Mok C C，Ying K Y，Lau C S，et al. Treatment of pure membranous lupus with prednisone and azathioprine. Am J Kidney Dis，2004，43：269，276.

Radhakrishnan J，Moutzouris D A，Ginzler E M，et al. Mycophenolate mefetil and intravenous cyclophosphamide are similar as induction therapy for class V lupus nephritis. Kidney Int，2010，77：152-160.

68. 一位24岁的非洲裔美国妇女因蛋白尿、血尿和血清肌酐水平升高2周而转到肾脏内科就诊。她正在服用泼尼松10mg/d。她的血清肌酐为2.1mg/dl；抗DNA抗体滴度明显升高，血清补体水平较低。尿检显示尿蛋白（＋＋＋＋），隐血（＋＋＋），红细胞40个/HP，少数红细胞管型。肾活检示弥漫性增殖性狼疮肾炎［Ⅳ（A）型］。根据最近的检验，以下哪一种方法能更好地替代糖皮质激素和环磷酰胺的联合诱导治疗Ⅳ型狼疮肾炎？

A. 口服泼尼松60mg/d

B. 甲泼尼龙1g/d，静脉注射3d，然后口服泼尼松60mg/d

C. 口服泼尼松60mg/d联合血浆置换

D. 口服泼尼松1mg/（kg·d），每隔1～2周或2周逐渐减少，和霉酚酸酯（MMF）500mg，每日2次，最大剂量1g，每日3次，与静脉注射环磷酰胺效果类似

E. 口服泼尼松1mg/（kg·d），每隔1～2周或2周逐渐减少10%～20%，和每月静脉给予环磷酰胺（0.5～1g/m^2）优于泼尼松和MMF

答案：D

解析：一项Meta分析确定了25项随机对照试验，这些试验评估了免疫抑制治疗Ⅳ型狼疮肾炎的益处和风险。大多数研究比较了环磷酰胺或硫唑嘌呤加糖皮质激素或单独使用糖皮质激素。与单独使用糖皮质激素相比，环磷酰胺联合糖皮质激素方案降低了血清肌酐水平倍增的风险，对总体死亡率没有任何影响。类似地，与单独使用糖皮质激素相比，硫唑嘌呤联合糖皮质激素的治疗方案可降低全因死亡率，而对肾脏预后没有任何影响。

在上述治疗中加入血浆置换没有任何进一步的好处。因此，选项A、B、C错误。Ginzler等进行了一项为期24周的试验，比较口服MMF和每月静脉注射环磷酰胺作为活动性狼疮性肾炎的诱导治疗（约55%的患者为Ⅳ级狼疮性肾炎）。MMF组患者完全缓解率为22.5%，部分缓解率为29.6%，而环磷酰胺组患者的缓解率分别为5.8%和24.6%。MMF组严重感染比环磷酰胺组少。其他研究如Aspreva狼疮管理研究（ALMS）表明，对于具有不同副作用的活动性狼疮肾炎的诱导治疗，MMF与环磷酰胺具有同样的疗效。因此，MMF似乎可以替代环磷酰胺用于弥漫性狼疮性肾炎（Ⅳ型）。

推荐阅读

Appel G B, Contreras G, Dooley M A, et al. Aspreva Lupus Management Study Group（ALMS）. Mycophenolate mofetil versus cyclophosphamide for induction treatment of lupus nephritis. J Am Soc Nephrol, 2009, 20: 1103-1112.

Appel G B, Radhakrishnan J, D'Agati V D. Secondary glomerular disease. //Taal MW, Chertow GM, Marsden PA, et al. Brenner & Rector's The Kidney 9th ed. Philadelphia: Elsevier Saunders, 2012: 1192-1277.

Ginzler E M, Dooley M A, Aranow C, et al. Mycophenolate mofetil or intravenous cyclophosphamide for lupus nephritis. N Engl J Med, 2005, 353: 2219-2228.

Rovin B H, Birmingham D J, Nadasdy T. Renal involvement in systemic lupus erythmatosis. // Coffman T M, Falk R J, Molitoris B A, et al. Schrier's Diseases of the kidney 9th ed. Philadelphia: Wolters Kluwer/Lippincott Williams & Wilkins, 2013: 1522-1556.

69. 关于狼疮患者肾脏存活预后不良的因素，以下哪项是错误的？

A. 黑人种族

B. 社会经济地位低下

C. 贫血

D. 活组织检查活动和慢性病指数增加

E. 血清学异常（补体水平低，抗dsDNA滴度高）

答案：E

解析：狼疮患者的肾脏存活率取决于肾脏疾病的严重程度、对治疗的反应、基础疾病相关的突发事件及免疫抑制治疗的并发症。肾脏累及仅限于系膜区的患者预后良好，而局灶性增生性疾病的患者病程则不同。

在弥漫性增生性狼疮性肾炎患者中，强化治疗可改善肾脏存活率。一项研究报道1年和5年的肾脏存活率分别为89%和71%。在美国，单纯膜性狼疮肾炎患者的10年肾脏存活率为75%，而意大利为93%。

在大多数这些研究中，黑种人、经济状况差、血细胞比容水平低及肾活检的次数和慢性化病变程度高的患者提示肾脏预后差。因此，选项A～D正确。

低补体血症或高滴度的抗DNA抗体等血清学异常并未发现与肾脏长期预后相关，因为这些异常在免疫抑制治疗后都可能恢复正常。

推荐阅读

Appel G B, Radhakrishnan J, D'Agati V D. Secondary glomerular disease. //Taal MW, Chertow GM, Marsden PA, et al. Brenner & Rector's The Kidney 9th ed. Philadelphia: Elsevier Saunders, 2012: 1192-1277.

Contreras G, Lenz O, Pardo V, et al. Outcomes in African Americans and Hispanics with lupus nephritis. Kidney Int, 2006, 69: 1846-1851.

Rovin B H, Birmingham D J, Nadasdy T. Renal involvement in systemic lupus erythmatosis. // Coffman T M, Falk R J, Molitoris B A, et al. Schrier's Diseases of the kidney 9th ed. Philadelphia: Wolters Kluwer/Lippincott Williams & Wilkins, 2013: 1522-1556.

70. 1例55岁白人男性,表现为眼睑和下肢水肿。他没有服用任何药物,也没有其他重要的既往病史。经过适当的实验室检查,肾脏病理见特发性膜性肾病(Ⅱ期)改变,血清肌酐1.2mg/dl,24h尿蛋白5.4g。下列哪一项对该患者肾脏疾病进展的预测能力最小?

A. 女性和肾活检提示肾小球呈膜性肾病Ⅰ期、Ⅱ期改变

B. 蛋白尿持续在8g/d或以上,持续6个月或更长时间

C. 男性,年龄>50岁,高血压未得到控制

D. 肾活检时有间质纤维化和肾小管萎缩

E. 点时尿标本中α_1微球蛋白>33.5mg/g和IgG>110mg/g

答案:A

解析:从特发性膜性肾病(MN)的自然病程来看,约25%的特发性膜性肾病(MN)患者将在3～4年自发缓解。男性,年龄>50岁,蛋白尿持续>8g/d,持续6个月或更长时间,肾功能下降,高血压不受控制,间质纤维化和肾小管萎缩被证明是特发性MN患者肾病进展的预测指标。同样,晚期肾小球病变(Ⅲ或Ⅳ期)或肾活检中新月体的出现可能预示不良预后。

一些研究表明,在尿标本中尿α_1微球蛋白和IgG的排泄可能对评估肾存活率具有预后价值。如果α_1微球蛋白的排泄>33.5mg/g,而IgG的排泄>110mg/g,则MN患者的肾脏疾病进展要比那些蛋白排泄较低的患者大得多。尽管这些蛋白的排泄似乎比24h蛋白尿能更好地预测了肾脏疾病的进展,但仍需要进一步的研究来证实这一有趣的发现。

女性和相对较轻的肾小球病(Ⅰ期或Ⅱ期)作为肾病进展指标的预测价值似乎较低。因此,选项A错误。

推荐阅读

Nachman P H, Jennette J C, Falk R J. Primary glomerular diseases. //Taal MW, Chertow GM, Marsden PA, et al. Brenner & Rector's The Kidney 9th ed. Philadelphia: Elsevier Saunders, 2012: 1100-1191.

Rosner M I, Bolton W K. Membranous nephropathy. //Schrier RW. Diseases of the Kidney & Urinary Tract 8th ed. Philadelphia: Lippincott Williams & Wilkins, 2007: 1568-1584.

71. 特发性膜性肾病和肾病综合征患者发生静脉血栓栓塞事件(VTEs)的风险增加。下列哪一项是静脉血栓栓塞的危险因素?

A. 蛋白尿10g/d,血清白蛋白浓度3.8g/dl

B. 蛋白尿10g/d,血清白蛋白浓度3.5g/dl

C. 蛋白尿10g/d,血清白蛋白浓度3.0g/dl

D. 蛋白尿10g/d,血清白蛋白浓度2.9g/dl

E. 蛋白尿10g/d,血清白蛋白浓度2.2g/dl

答案:E

解析:肾病综合征的并发症之一是静脉血栓形成(VTEs),包括肾静脉血栓形成、深静脉血栓形成和肺栓塞。在原发性肾小球疾病中,膜性肾病是最易发生静脉血栓栓塞的疾病。在膜性肾病患者中,最重要的危险因素是低蛋白血症,且该危险因素具有唯一性。血清白蛋白水平<2.8g/dl时,VTEs的风险增加。然而,蛋白尿程度并不是静脉血栓形成的独立危险因素。最近发现FSGS和IgA肾病患者存在静脉血栓栓塞的风险,但程度不及膜性肾病。

肾病综合征患者抗凝治疗的疗程目前还不清楚。但是,建议继续抗凝直到肾病综合征痊愈。

推荐阅读

Barbour S J, Greenwald A, Djurdjev O, et al. Disease-specific risk of venous thromboembolic events is increased in idiopathic glomerulonephritis.

Kidney Int，2012，81：190-195.

　　Glassock R J. Prophylactic anticoagulation in nephrotic syndrome：A clinical conundrum. J Am Soc Nephrol，2007，18：2221-2225.

　　Leonaki S，Derebail V K，Hogan S L，et al. Venous thromboembolism in patients with membranous nephropathy. Clin J Am Soc Nephrol，2012，7：43-51.

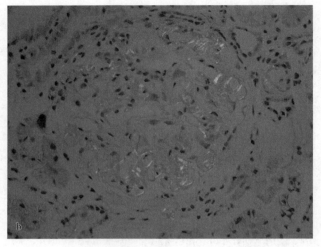

图2.21　光镜（图a）和免疫荧光（图b）见肾小球改变

　　根据上述病史，实验室检查和肾活检，该患者最有可能诊断为以下哪一项？

　　A.膜性肾病

　　B.轻链沉积病（LCDD）

　　C.淀粉样变性

　　D.多发性骨髓瘤

　　E.吸烟相关性肾小球硬化

　　答案：C

　　解析：病史、超声检查、尿蛋白试纸检测与尿蛋白定量（8g）结果不一致，以及光镜下见肾小球结节样增生和免疫荧光见淀粉样物质提示淀粉样变。由于肾小球呈结节样增生，故可排除膜性肾病。然而，结节性肾小球硬化常出现在LCDD、多发性骨髓瘤伴轻链沉积、吸烟和糖尿病中，在这些情况下刚果红染色多为阴性。除多发性骨髓瘤（多发性骨髓瘤也不是此类患者的唯一表现）外，尿常规中的尿蛋白定性常大于（＋＋）。

　　在LCDD中，免疫荧光染色常为κ链阳性，而λ链阴性。血清固定电泳没有单克隆峰，可以据此排除多发性骨髓瘤的可能。长期吸烟的患者可以出现肾病综合征表现，肾脏活检显示为刚果红阴性的肾小球结节样增生。在免疫荧光下，κ链和λ链均为阴性。因此，选项A、B、D和E错误。

　　72. 81岁男性，有高血压病史，服用钙阻滞剂，因呼吸短促、高枕卧位和新近发作的下肢水肿2周入院。他既往有吸烟史45年，否认糖尿病病史。因为颈静脉扩张，肺部湿啰音和第三心音，诊断为充血性心力衰竭。心脏彩超示限制性心肌病。尿液分析结果显示：蛋白（＋＋），尿蛋白与肌酐的比率8mg/mg。相关的实验室检查结果如下：

K⁺：3.9mmol/L

Cl⁻：100mmol/L

HCO₃⁻：22mmol/L

肌酐：1.8mg/dl

血糖：90mg/dl

白蛋白：2.6g/dl

C3和C4：正常

ANA：阴性

ANCA：阴性

丙肝和乙肝：阴性

血清蛋白电泳：无单克隆峰

肾活检：

LM：结节性肾小球硬化（图2.21a）

IF：λ（λ）为正，而κ（kappa）链不存在（图2.21b）

EM：原纤维（直径8～12nm）

推荐阅读

　　Appel G B，Radhakrishnan J，D'Agati V D. Secondary glomerular disease. //Taal MW，Chertow GM，Marsden PA，et al. Brenner & Rector's The Kidney 9th ed. Philadelphia：Elsevier Saunders，2012：1192-1277.

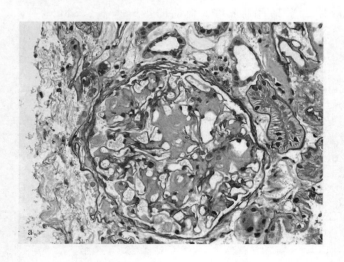

Fogo A B, Kashgarian M. Diagnostic Atlas of Renal Pathology 2nd ed. Philadelphia: Elsevier/Saunders, 2012: 133-142.

73. 以下哪一种病理表现可以区分原发性（AL）和继发性（AA）淀粉样变？

A. 光镜下受累肾小球染色呈结节样增生，刚果红染色呈阳性

B. 电镜下发现散在分布直径为8～12nm的原纤维

C. 继发性淀粉样变免疫球蛋白轻链和补体免疫荧光阴性

D. 原发淀粉样变免疫球蛋白轻链和补体免疫荧光阳性

E. 以上都不是

答案: C

解析: 除了病史和临床表现外，肾脏的病理表现也可以区分原发性和继发性淀粉样变。在两种类型的淀粉样变中，系膜和基底膜沉积的淀粉样物质均呈刚果红阳性。此外，光镜下淀粉样变性肾病呈结节样增生。电镜显示，两种淀粉样变均在系膜和基底膜中散在分布宽8～12nm的无分支原纤维。只有免疫球蛋白轻链和补体成分的染色才能区分原发性和继发性淀粉样变。在原发性淀粉样变性病中，IF对λ轻链的染色要比对κ轻链的染色为主，在继发性淀粉样变性病中，这种染色是阴性的。此外，SAA蛋白染色在原发淀粉样变中呈阴性，而在继发性淀粉样变中呈强阳性。因此，选项C正确。

推荐阅读

Appel G B, Radhakrishnan J, D'Agati V D. Secondary glomerular disease. //Taal MW, Chertow G M, Marsden P A, et al. Brenner & Rector's The Kidney 9th ed. Philadelphia: Elsevier Saunders, 2012: 1192-1277.

Herrera G, Picken M M. Renal diseases associated with plasma cell dyscrasias, amyloidoses, Waldenstrom macroglobulinemia, and cryoglobulenemic nephropathies. //Jennettee J C, Olson J L, Schwartz M M, et al. Heptinstall's Pathology of the Kidney. Philadelphia: Lippincott Williams & Wilkins, 2007: 853-910.

74. 56岁妇女，因恶心、呕吐和体重减轻入院。血压150/90mmHg。体格检查：除下肢凹陷性水肿外，没有其他阳性发现。血清肌酐8.4mg/dl；尿素氮100mg/dl；白蛋白2.1g/dl；葡萄糖80mg/dl；C3和C4正常；ANA阴性。尿液分析显示：尿蛋白（＋＋＋＋），隐血（＋），24h蛋白尿8.1g。尿液免疫固定电泳检出单克隆峰。在血液透析病情相对稳定后进行肾活检，提示肾小球结节硬化伴κ轻链强阳性。刚果红染色阴性（图2.22）。

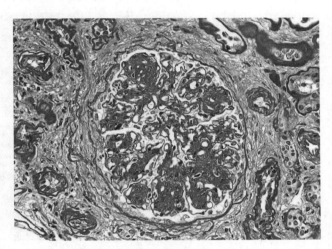

图2.22　本例患者光镜下肾小球所见

本例患者最可能的诊断是：

A. 原发性淀粉样变性（AL型）

B. 糖尿病性肾小球硬化症

C. Ⅰ型膜增生型肾炎

D. 轻链沉积病（LCDD）

E. 重链沉积病（HCDD）

答案: D

解析: 以上疾病均可能出现肾小球结节样增生，但是联合光镜、免疫荧光和电镜可以很好地区别各种肾小球结节样增生（表2.6）。刚果红染色阳性主要见于淀粉样变性肾病患者中，而在其他类型的肾小球疾病中并不出现阳性结果。κ链一般在LCDD患者中出现强阳性，而λ链阳性一般见于原发性淀粉性变性肾病患者。HCDD患者两种轻链染色均为阴性。基底膜呈现"假双轨征"样改变伴上皮下免疫复合物沉积常见于Ⅰ型膜增生型肾炎。在膜增生型肾炎、LCDD和HCDD患者肾穿刺标本中一般都不容易出现纤维素沉积。

该患者免疫荧光显示κ链沉积，结合临床表现支持LCDD的诊断，这是单克隆免疫球蛋白沉积病最常见的类型。约25%的患者初诊时表现为肾病综

合征且需要依赖血液透析。多数LCDD患者合并高血压，大量患者出现血尿，因此选项D正确。

肾小球结节样增生也可见于包括纤维样肾小球病、免疫触须样肾病、血栓性微血管病、纤维连接蛋白肾病、Ⅲ型胶原肾病以及长期吸烟导致的肾脏改变。"特发性结节样肾小球硬化"一词可用于描述在合并慢性高血压及长期吸烟史的非糖尿病患者中发现的一种肾小球改变。表2.6列举了不同肾小球结节样增生的常见病理表现。

表 2.6　部分出现肾小球结节样增生的肾小球疾病的常见病理改变

疾病名称	光镜	免疫荧光	电镜
淀粉样变性	结节样增生伴刚果红阳性	常见λ链染色阳性	直径8～12nm的原纤维沉积
糖尿病性肾小球硬化症	结节样增生伴刚果红阴性	IgG、λ链或κ链偶见阳性，刚果红阴性	基底膜增厚，伴大小不等的原纤维沉积
Ⅰ型膜增生型肾炎	基底膜呈假双轨征样改变，刚果红染色阴性	IgG、IgM和C3阳性	没有原纤维样沉积
LCDD	结节样增生伴刚果红阴性	常见κ链阳性	没有原纤维沉积
HCDD	结节样增生伴刚果红阴性	常见重链（γ）染色阳性，而λ链或κ链染色阴性	没有原纤维沉积
纤维样肾小球病	结节样增生伴刚果红阴性	IgG（主要是IgG4）及相对较弱的C3在系膜区及基底膜阳性	直径12～20nm的原纤维沉积
免疫触须样肾病	结节样增生伴刚果红阴性	主要是IgG和相对较弱的IgA、IgM、C3在血管袢出现阳性表达	直径＞30nm的原纤维沉积
吸烟	结节样增生伴刚果红阴性	IgG和白蛋白沿肾小球和肾小管细胞基底膜出现较弱的线样沉积，不伴IgM、IgA、C3、C1q、λ链及κ链染色阳性	基底膜弥漫增厚，系膜基质增多

推荐阅读

Fogo A B, Kashgarian M. Diagnostic Atlas of Renal Pathology. Philadelphia：Saunders，2005：1-480.

Nasr S H, D'Agati V D. Nodular glomerulosclerosis in the nondiabetic smoker.J AmSoc Nephrol, 2007, 18: 2032-2036.

Surya Venkataseshan V, Churg J. Diabetes and other metabolic diseases. //Silva F G,D'Agati V D, Nadasdy T. Renal Biopsy Interpretation，New York：Chur chill Livingstone，1996：221-257.

（吴蔚桦　欧三桃　译）

75.多发性骨髓瘤患者的以下肾脏表现之一哪项是错误的？

A.急性肾小管坏死

B.管型肾病

C. AL淀粉样蛋白及轻链沉积病（LCDD）

D.间质纤维化和肾小管萎缩

E.局部节段性肾小球硬化症（FSGS）

答案：E

解析：骨髓瘤以多种方式影响肾脏。肾小管坏死引起的急性肾损伤（AKI）有时是多发性骨髓瘤患者的早期肾脏表现。AKI往往由容量不足、高钙血症或肾毒素诱发。一些轻链可能对近端小管细胞有毒性，直接导致急性肾小管坏死。

骨髓瘤管型肾病（以前称为骨髓瘤肾）是指大量存在于远端小管、集合管和近端小管中的单克隆免疫球蛋白铸型。铸型主要由λ或κ轻链构成。当轻链负荷增加时，它们会与Tamm-Horsfall蛋白聚集在一起，共沉淀为铸型。秋水仙碱可防止蛋白聚集，并且有助于Tamm-Horsfall蛋白中分离轻链。

患有铸型肾病的患者可表现为新发AKI或慢性肾病合并AKI，病因是由于铸型阻塞以及对近端小管细胞的直接损伤。AL淀粉样蛋白沉积在肾小球、肾小管和血管中可导致淀粉样变性。

骨髓瘤相关性AL淀粉样变性和原发性淀粉样变性很难从临床表现区分，因为它们代表相同或单个疾病实体的两极。然而，原发性淀粉样变的预后一般取决于引起发病的轻链，而不是潜在的血液系统疾病。另外，在某些患者中也可见轻链沉积。有20%～40%的LCDD患者有多发性骨髓瘤表现。像

AL淀粉样变性一样，LCDD通常是引发多发性骨髓瘤早期诊断的显性疾病。

铸型的存在不仅导致肾小管阻塞，还导致肾小管间质疾病。除了近曲小管坏死外，间质纤维化和肾小管萎缩也多有报道。当发现这类慢性改变时，肾功能往往难有机会恢复。除非存在淀粉样变性或LCDD，肾小球通常显示轻度系膜改变。FSGS尚未被证明是多发性骨髓瘤的一部分。因此，选项E错误。

推荐阅读

Herrera G，Picken M M. Renal diseases associated with plasma cell dyscrasias，amyloidoses，Waldenstrom macroglobulinemia，and cryobulenemic nephropathies. // Jennettee J C，Olson J L，Schwartz M M，et al. Heptinstall's Pathology of the Kidney. Philadelphia：Lippincott Williams & Wilkins，2007：853-910.

Appel G B，Radhakrishnan J，D'Agati V：Secondary glomerular disease. //Brenner BM(ed)：Brenner & Rector's The Kidney. Philadelphia：Saunders，2008：1067-1142.

76. 1例患有丙型肝炎（HCV）的50岁非洲裔美国妇女因下肢丘疹和关节疼痛就诊。没有皮肤溃疡。她没有使用任何药物。她的血压为140/80mmHg。血清肌酐稳定在2.8mg/dl（1个月前血清肌酐为1.1mg/dl），eGFR为49mL/min。ANA（-）。C3正常但C4下降。冷球蛋白强阳性。尿液分析显示蛋白（++++），隐血（+），红细胞：4～6个/HP。未见红细胞管型，24h蛋白尿为5.4g。肾脏活检显示无新月体的I型膜增生性肾小球肾炎（MPGN）。以下哪种疗法最适合该患者？

A.单用糖皮质激素

B.糖皮质激素联合血浆置管2周

C.聚乙二醇化（peg）干扰素-α和利巴韦林

D.皮质激素和血浆置换，加上PEG-干扰素-α和利巴韦林

E.皮质类固醇，α-干扰素和利巴韦林

答案：D

解析：该患者是一个HCV介导的混合性冷球蛋白血症并膜增生性肾小球肾炎，研究显示HCV是引起冷球蛋白的常见病因，这在以往被称为特发性性混合性冷球蛋白血症。在这些患者中激素和细胞毒药物曾被用于抑制冷球蛋白的产生，在部分患者中血浆置换被认为有获益。由于未包括抗病毒治疗，所以选项A和B错误。

新近研究发现，与未接受抗病毒治疗的HCV合并冷球蛋白血症及膜增生性肾炎的患者相比，a-干扰素和利巴韦林治疗后序贯使用糖皮质激素或糖皮质激素联合血浆置管，可以显著改善蛋白尿。初始治疗肌酐水平在1.3～1.5g/dl的患者，在治疗过程中肌酐并没有发生显著增加，所以这些患者对利巴韦林的耐受性还是可以接受的，因此选项D是较合适的选择。利巴韦林对于CKD5期或者透析的患者还是需要谨慎。

慢性HCV感染治疗指南推荐，对于伴随冷球蛋白相关的获得性肾小球疾病、皮肤溃疡或进行性加重的外周神经炎等HCV导致的严重混合性冷球蛋白血症可以使用利妥昔单抗。

部分研究显示联合使用利妥昔单抗和α-干扰素可以使疾病肾脏缓解率提高到80%，而单独使用α-干扰素肾脏缓解小于50%。但是相比于激素、血浆置换联合使用α-干扰素的治疗，这种联合方式经验还是比较有限。

根据文献显示，下列治疗方案可以用于冷球蛋白及其相关疾病的治疗（表2.7）。

表2.7　冷球蛋白及其相关疾病的治疗建议

疾病严重程度	临床表现	治疗建议
中度	紫癜、关节疼痛、中度神经系统损害、肌酐1～1.2mg/dl（eGFR>60ml/min）	Peg-α干扰素和利巴韦林
重度	紫癜、严重神经损害、膜增生性肾小球肾炎表现、肌酐1.5～2mg/dl	如果对治疗有反应，可单独使用利妥昔或联合使用Peg-α干扰素和利巴韦林
合并危及生命的并发症	急性性肾炎综合征、皮肤坏死、中枢神经系统损害；消化系统、呼吸系统表现(严重血管炎诱发)	大剂量糖皮质激素、环磷酰胺、血浆置换。可以酌情选择利妥昔单抗联合Peg-α干扰素

推荐阅读

Iannuzzella F，Viglio A，Garini G. Management of hepatitis C virus-related mixed cryoglobulinemia. Am J Med，2010，123：400-408.

Pietrogrande M，De Vita S，Zignego A L，

et al. Recommendations for the management of mixed cryoglobulinemia syndrome in hepatitis C virus-infected patients. Autoimmun Rev, 2011, 10: 444-454.

Kupin W. Viral glomerulonephritis. In Coffman TM, Falk RJ, Molitoris BA, et al. (eds) Schrier's Diseases of the kidney 9th ed, Philadelphia, Wolters Kluwer/Lippincott Williams & Wilkins, 2013: 1293-1325.

Roccatello D, Pani A. Cryoglobulinemias. In Fervenza FC, Lin J, Sethi S, et al. (eds) Core Concepts in Parenchymal. Kidney Disease, New York, Springer, 2014: 87-103.

77. 1例80岁的白种人男性因恶心、呕吐、虚弱和食欲缺乏而入院。血压170/90mmHg。血清肌酐10mg/dl。尿液分析显示血尿、脓尿，蛋白尿和少量红细胞铸型。患者的血清肌酐6周前为1.8mg/dl。患者没有上呼吸道感染病史。以下哪一项肾小球病变最为可能？

A.膜性肾病（MN）

B.原发性GN

C.淀粉样变性

D.寡免疫性新月体GN

E.急性链球菌GN（APSGN）

答案：D

解析：尿液分析提示急性肾炎。老年人发生急性GN最常见的是RPGN。淀粉样变性和MN通常不会引起急性肾炎综合征，除非合并新月体GN。尽管据报道，55岁以上患者中APSGN的发病率约为23%，但该患者没有咽喉痛或咽炎的病史提示APSGN。纤维性GN的可能性很大。但是，患有纤维性GN患者的平均年龄为49岁（21～75岁）。肾功能不全、血尿、高血压和蛋白尿是这些患者的主要临床特征。

80岁以上老年患者的急性肾炎综合征最有可能是由新月体肾炎引起的。在一项60岁以上成年人肾病研究中，259例活检样本中有79例（占31.2%）是寡免疫肾炎作为AKI的病因。另一项研究报道，在超过80岁患者中19.2%的患者有寡免疫性GN。因此，选项D正确。

推荐阅读

Choudhury D, Raj, DSC, Levi M. Effect of aging on renal function and disease. //Brenner BM (ed): Brenner & Rector's The Kidney 7th ed. Philadelphia: Saunders, 2004: 2305-2341.

Haas M, Spargo B H, Wit E J, et al. Etiologies and outcome of acute renal insufficiency in older adults: A renal biopsy study of 259 cases. Am J Kidney Dis, 2000, 35: 433-447.

Moutzouris D A, Herlitz L, Appel G B, et al. Renal biopsy in the very elderly. Clin J Am Soc Nephrol, 2009, 4: 1072-1082.

78. 1例64岁的肥胖妇女接受万古霉素和头孢吡肟治疗10d，因其肌酐上升邀请你会诊。血清肌酐0.6～2.4mg/dl。患者万古霉素随机浓度为40ng/ml。血清K^+ 5.9mmol/L，Cl^- 114mmol/L和HCO_3^- 16mmol/L。尿液分析显示隐血弱阳性，蛋白（＋），红细胞6～10/μl，白细胞30～40/μl，偶见白细胞管型。诊断为急性肾小管间质性疾病（TID）。以下哪一项关于急性TID的选择是错误的？

A. 1/3的患者出现发热、皮疹和嗜酸性粒细胞增多的三联征

B.急性TID通常在临床上表现为肾功能突然下降，主要见于接受新的药物或干预的患者

C.进行肾活检时，通常肾小球和血管往往不受影响。间质中含有一些中性粒细胞，但大多数为T细胞（$CD4^+$和$CD8^+$）、巨噬细胞和嗜酸性粒细胞

D.镓（^{67}Ga）扫描可明确区分急性TID和急性肾小管坏死（ATN）

E.肾衰竭通常是少尿的，$FE_{Na} > 2\%$，高钾血症与肾衰竭的程度不成比例

答案：D

解析：药物诱发的急性TID，尤其是青霉素，在临床上已显示皮疹的发生率＜50%，发热的患者占75%，嗜酸性粒细胞增多的患者占80%。但是大多数研究报告三联征只存在于约33%的患者。嗜酸性粒细胞尿症对急性TID的阳性预测值较弱（38%）。此外，嗜酸性粒细胞尿症在患有膀胱炎、前列腺炎和肾盂肾炎患者中也有报道。

急性TID患者典型表现为肾功能突然下降，伴少尿和钾离子分泌缺陷，导致高钾血症，与肾功能不全的程度不成比例。此外，肾小管对Na^+的重吸收减少，导致$FE_{Na} > 2\%$。少尿性肾衰竭比非少尿性肾衰竭更常见。少尿可能与严重间质炎症和水肿引起的肾小管阻塞和尿流减少有关。

某些急性TID的诊断不易明确。建立诊断的唯一方法是进行肾脏活检，显示细胞浸润、肾小管炎、肾小管基底膜破裂、萎缩和肾小管丢失（图2.23）。纤维化可能最早在疾病发作后的10d出现。弥散性纤维化预后较差。尽管中性粒细胞很常见，但单核细胞，包括T淋巴细胞和巨噬细胞仍然是主要的细胞类型。相对于CD8⁺T细胞，总体上CD4⁺T细胞占主导地位。

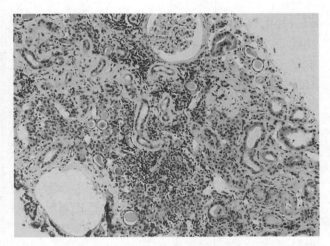

图2.23　急性肾小管间质性肾炎的LM照片，显示间质性水肿，淋巴细胞，单核细胞和浆细胞浸润，肾小球正常

在急性TID中，肾小球一般不受影响，并且通常不存在动脉或小动脉改变。如果有，它们往往代表与年龄有关的变化。20世纪80年代初有报道，药物诱导的急性TID患者的⁶⁷Ga的肾脏摄取增加，而ATN患者的⁶⁷Ga摄取量最小。随后的研究显示⁶⁷Ga摄取为阳性仅在58%的急性TID患者中。而且，⁶⁷Ga在微小病变肾病MCD和皮质坏死中也是阳性。因此，⁶⁷Ga测试对急性TID的预测价值低，选项D错误。

推荐阅读

Eknoyan G, Khosla U. Acute tubulointerstitial disease. //Schrier. Diseases of the kidney & Urinary Tract 8th ed. Philadelphia: Lippincott Williams & Wilkins, 2007: 1160-1183.

Kelly C J, Neilson E G. Tubulointerstitial disease. //Brenner BM: Brenner & Rector's The Kidney 7th ed. Philadelphia: Saunders, 2004: 1483-1511.

Remuzzi G, Perico N, De Broe M. Tubulointerstitial diseases. //Brenner BM

（ed）: Brenner & Rector's The Kidney 8th ed. Philadelphia: Saunders, 2008: 1174-1202.

79.关于急性肾小管间质疾病（TID）的治疗，以下方法哪个是错误的？

A.暂停致病药物

B.在2周内肾功能未改善，且不合并感染的患者中，对于维持血清肌酐1mg/dl，急性TID后2周内的糖皮质激素治疗优于发病3周后开始糖皮质激素治疗

C.对于糖皮质激素治疗2～3周没有反应的重症急性TID患者，可考虑与环磷酰胺联合治疗

D.抗肾小管基底膜抗体阳性的患者应考虑糖皮质激素、环磷酰胺和血浆交换联合治疗

E.为预防疾病进展，单独使用糖皮质激素或与环磷酰胺联用是合并严重间质纤维化重症患者的首选治疗形式

答案：E

解析：在许多患者中，通过去除或停用致病药物和一般支持治疗可改善肾功能。然而，持续药物暴露可能会导致不可逆的肾脏损害，需要进行肾脏替代治疗。值得注意的是，在60岁以上患者中，急性TID占急性肾衰竭病例的18.6%。还需要注意的是，停药并不能保证肾功能完全恢复。因此，某些患者需要进行免疫抑制治疗。但是，治疗方法有争议。

口服或等效剂量的1mg/（kg·d）的糖皮质激素往往是成功的。如果患者在7～10d表现出肾功能改善，应继续使用该药物4～6周，然后在接下来的几周内逐渐减量。如果在2～3周没有改善，则考虑终止治疗或可以考虑添加环磷酰胺［2mg/（kg·d）］并持续5～6周。如果仍没有反应应停药。在治疗应答患者中，环磷酰胺应持续1年。糖皮质激素应该逐渐减量直至停用。根据WBC量，肾功能和年龄情况调整环磷酰胺的剂量。治疗开始的时间对于保持肾功能很重要。治疗时在2周内开始使用，血肌酐保持在～1mg/dl，而血肌酐稳定在开始治疗后3周为3mg/dl。霉酚酸酯可用于不耐受糖皮质激素或糖皮质激素抵抗的患者。这些患者包括糖尿病患者、肥胖患者。

抗肾小管基底膜抗体阳性的急性TID患者可考虑糖皮质激素［1mg/（kg·d）］、环磷酰胺［2mg/（kg·d）］和血浆交换（2周内10次治疗）。明显纤维化的存在可能不应该进行免疫抑制治疗，因为毒性可能胜过治疗的益处。因此，选项E错误。

推荐阅读

Lerma E V. Acute tubulointerstitial nephritis. // Lerma E V, Berns J S, Nissenson A R. Current Diagnosis &Treatment: Nephrology & Hypertension. New York: McGraw Hill, 2009: 313-319.

Remuzzi G, Perico N, De Broe M. Tubulointerstitial diseases. //Brenner BM (ed): Brenner & Rector's The Kidney, 8th ed. Philadelphia、Saunders, 2008: 1174-1202.

Sathick I J, Zand L, Kamal A N, et al. Acute interstitial nephritis: etiology, pathogenesis, diagnosis, treatment and prognosis. Nephrol Rev, 2013, 5: e4, 13-20.

Smith J P, Neilson E G. Treatment of acute interstitial nephritis. //Wilcox CS (ed): Therapy in Nephrology and Hypertension. Philadelphia: Saunders/Elsevier, 2008: 313-319.

80.最近从比利时移民的一名56岁家庭主妇因双侧胁腹疼痛、慢性头痛、恶心、呕吐和食欲缺乏就诊。血压160/90mmHg，脉搏74次/分。血清肌酐5.2mg/dl；BUN 100mg/dl；尿酸4.1mg/dl。尿液分析显示血（＋），蛋白尿（＋＋＋），白细胞30～40/μl，红细胞10～12/μl，没有红细胞管型。初步诊断为镇痛药肾病。以下关于镇痛药肾病的选择哪一项是错误的？

A.在比利时、苏格兰和澳大利亚，镇痛药肾病占ESRD患者的10%～20%

B.就诊时，患者经常有夜尿、无菌性脓尿、高血压和肾乳头坏死表现

C.镇痛药肾病仅在那些联合使用包括阿司匹林、对乙酰氨基酚、非那西丁、咖啡因或可待因，但不适用于仅摄入对乙酰氨基酚的患者

D.肾脏的光学显微镜检查显示肾小管萎缩、间质纤维化，以淋巴细胞为主，以及增厚的肾小管基底膜

E.肾脏平扫CT显示肾乳头钙化，肾脏体积缩小和肾脏轮廓凹凸不平

答案：C

解析：流行病学研究表明，长期服用镇痛药与慢性肾小管间质疾病（TID）和乳头状坏死之间存在关联，不同国家之间存在差异。镇痛药肾病在比利时、苏格兰和澳大利亚是导致CKD的常见原因，占ESRD患者的10%～20%。

女性镇痛药肾病的发病率是男性的5～7倍。一个人需要每天摄取至少6片，使用3年以上（或2～3g同样药物）才能发展为CKD。由于长期摄入，患者，尤其是女性，在发展成严重CKD之前，往往不会就医。就诊时，患者主诉夜尿增多（肾浓缩功能受损）、高血压和CKD症状。无菌性脓尿很常见。在某些患者中，也可伴有肾小球疾病（肾病综合征蛋白尿）及乳头坏死。

贫血极为常见，这是由肾脏疾病和消化性溃疡疾病引起的失血所致。低尿酸血症也较常见，继发于受损小管再吸收减少。肾脏活检提示慢性TID，包括肾小管萎缩，严重的间质纤维化，肾小管扩张合并上皮细胞扁平化、肾小管基底膜增厚。肾间质和肾小管之间的细胞浸润，中性粒细胞、浆细胞或嗜酸性粒细胞是常见的细胞类型。随着慢性TID的进展，可出现肾小球异常，包括肾小球周围纤维化、节段性硬化和最终的整体性硬化（图2.24）。

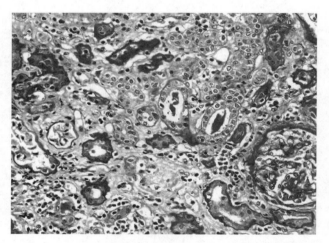

图2.24 急性肾小管间质性肾炎，显示肾小管萎缩、肾小管基底膜增厚、肾小管纤维化、淋巴细胞浸润、肾小球周围增厚及肾小球系膜基质增加

最近的研究表明，平扫CT可能会发现一些肾脏异常，提示镇痛药肾病。这些异常包括乳头状钙化、肾容量减少和肾脏轮廓凹凸不平。其中，乳头状钙化对镇痛药肾病具有很高的敏感性和特异性。在美国，镇痛性肾病的发生率在不同地理区域之间有所不同。有趣的是，在北卡罗来纳州，那些仅摄入对乙酰氨基酚的患者肾脏疾病的风险显著增加。因此，不仅是联合药物，单独摄入对乙酰氨基酚可导致肾脏疾病。因此，选项C错误。

推荐阅读

Eknoyan G，Khosla U. Chronic tubulointerstitial nephropathies. //Schrier. Diseases of the kidney & Urinary Tract 8th ed. Philadelphia：Lippincott Williams & Wilkins，2007：1861-1892.

Kelly C J，Neilson E G. Tubulointerstitial disease. //Brenner BM，Brenner & Rector's The Kidney 7th ed. Philadelphia：Saunders，2004：1483-1511.

Remuzzi G，Perico N，De Broe M. Tubulointerstitial diseases. //Brenner BM. Brenner & Rector's The Kidney，8th ed. Philadelphia：Saunders，2008：1174-1202.

81. 1例50岁的男子断断续续出现足趾疼痛超过6个月。过去的重要病史包括酒精滥用和20年前因为交通事故引起的可疑肾脏辐射暴露病史。他1年前被诊断出高血压，并正在接受氯沙坦［一种血管紧张素Ⅱ受体阻滞剂（ARB）］治疗，每天100mg。他承认偶尔会摄入自酿酒。血清肌酐0.9mg/dl，尿酸7.8mg/dl。血红蛋白13.2g/L。根据上述病史，患者足趾疼痛和高血压可能与以下哪一种情况有关？

A. 镇痛药肾病

B. 镉肾病

C. 铅肾病

D. 巴尔干肾病

E. 放射性肾炎

答案：C

解析：该患者最可能的诊断是导致慢性肾小管间质疾病（TID）的铅肾病合并间质纤维化、肾小管萎缩和肾硬化。摄入自酿酒的病史很重要，铅摄入及其临床表现包括高尿酸血症、高血压和反复发作的痛风发作（红晕痛风）。铅喜好沉积在近端小管的S3部分，肾小管细胞中的核包涵体是铅性肾病的特征（选项C正确）。

在接受两次1g剂量的CaNA2 EDTA后，在24h尿液样本中铅的排泄＞0.6mg（或＞600μg）可确认铅肾病的诊断。EDTA不仅被认为是一种诊断工具，而且还被认为是一种治疗手段，可以预防或逆转肾脏疾病进展。患者既往有车祸史，可能由于镇痛药摄入引起镇痛药肾病。但是，镇痛药肾病经常伴有夜尿症、高血压和无菌性脓尿。尽管由于肾小管功能障碍而导致吸收减少，但血清尿酸水平仍低至正常水平，血清肌酐水平升高。因此，选项A错误。

慢性低剂量暴露人群可见镉肾病。含这种金属的化合物广泛用于塑料、金属、合金和电气设备制造行业。镉主要储存在肾脏中，并在某种程度上储存在肝脏中。近端肾小管功能障碍很常见，

此外，镉肾病还可见远端肾小管酸中毒伴有骨软化症和肾结石症（由于高钙尿症）。临床上，患者表现为高血压、骨痛和CKD。慢性TID是肾活检的常见病理发现。镉肾病曾经暴发于20世纪50年代，其特征是老年妇女严重骨痛伴骨折。这种疾病被命名为"itai-itai或ouch-ouch"疾病。当时没有治疗镉肾病的有效方法。该患者没有工业镉暴露病史。因此，选项B错误。

巴尔干肾病是一种慢性TID，进展缓慢，发展为ESRD，仅局限于南斯拉夫、保加利亚和罗马尼亚地区。高血压往往发生在疾病的晚期。因此，选项D错误。

放射性肾炎是该患者的考虑因素。放射性肾炎以急性肾损伤形式出现在辐射的1年内，高血压相当普遍，但是也存在贫血和水肿。慢性放射性肾炎的特征是高血压、蛋白尿和进行性肾脏疾病，最终发展为ESRD。肾脏的组织学特征为慢性TID及小动脉血栓形成改变，导致肾小球硬化。但问题中提出的患者没有贫血和CKD。因此选项E错误。

推荐阅读

Eknoyan G，Khosla U. Chronic tubulointerstitial nephropathies. //Schrier. Diseases of the kidney & Urinary Tract 8th ed. Philadelphia：Lippincott Williams & Wilkins，2007：1861-1892.

Kelly C J，Neilson E G. Tubulointerstitial disease. //Brenner B M. Brenner & Rector's The Kidney 7th ed. Philadelphia：Saunders，2004：1483-1511.

Remuzzi G，Perico N，De Broe M. Tubulointerstitial diseases. //Brenner BM. Brenner & Rector's The Kidney 8[th]ed. Philadelphia：Saunders，2008：1174-1202.

82. 1例25岁菲律宾男子在门诊被发现患有排尿困难和偶发的侧腹疼痛，长达6个月。患者没有使用任何药物。尿液分析提示血尿、蛋白尿，红细胞20～30/μl，白细胞30～40/μl。未见红细胞

或白细胞管型。白细胞酯酶为阴性。革兰染色和培养阴性。给予患者多西环素霉素每天2次，每次100mg。10d后复诊效果不佳。重复尿液分析显示相似的发现。血清肌酐1.8mg/dl。静脉肾盂造影显示肾钙化。肾脏超声检查发现直径大小为1cm的结石，肾脏大小正常。CXR正常。根据上述病史和临床发现，以下哪项是最可能的诊断？

A.IgA肾病

B.急性单纯性膀胱炎

C.肾结石

D.复发性膀胱炎

E.肾结核（TB）

答案：E

解析：主要症状是排尿困难、血尿和无菌性脓尿，该患者最可能的诊断是肾结核。肾钙化进一步支持了肾结核的诊断。在一项研究中，排尿困难、血尿、脓尿和胁腹疼痛是活动性尿结核最常见的症状。革兰染色一般无细菌，但耐酸染色在90%活动性疾病患者中发现结核分枝杆菌，常规尿培养往往是阴性。

镇痛药或NSAID引起的肾小管间质疾病、黄色肉芽肿性肾盂肾炎和衣原体感染患者中能观察到无菌性脓尿。

尽管KUB显示肾脏钙化，但CT或IVP显示输尿管管腔或尿道狭窄，肾结核患者单独或合并肾钙化。肾结核源于肺结核。但是，甚至在肺结核消退后很多年，肾结核的临床表现可能并不明显。实际上，该患者没有得到充分治疗。于5年前移居美国之前，在菲律宾没有得到足够的活动性肺结核治疗。这就是为什么尽管有肺结核但他的CXR正常。

IgA肾病应该被考虑，是因为其地理位置和血尿。但是，IgA肾病通常不会出现排尿困难或胁腹疼痛。

细菌性尿症常见于急性单纯性或复发性膀胱炎患者，尽管排尿困难和血尿，抗生素治疗可改善这些症状。

肾结石可伴有腹痛和血尿。但是，肾结石患者出现尿痛提示合并有下尿路感染，往往对抗生素有反应。因此，选项A～D错误。

推荐阅读

Merchant S, Bharati A, Merchant N. Tuberculosis of the genitourinary system-Urinary tract tuberculosis-Part 1. Indian J Radiol Imaging, 2013, 23：46-63.

Pasternack M S, Rubin R H. Urinary tract tuberculosis. //Schrier（ed）. Diseases of the kidney & Urinary Tract 8th ed. Philadelphia：Lippincott Williams & Wilkins, 2007：911-927.

Tolkoff-Rubin N E, Cotran R S, Rubin RH. Urinary tract infection, pyelonephritis, and reflux nephropathy. //Brenner BM. Brenner & Rector's The Kidney 7th ed. Philadelphia：Saunders, 2004：1513-1569.

Visweswaran RK, Bhat S. Tuberculosis of the urinary tract. //Johnson RJ, Feehally J. Comprehensive Clinical Nephrology 2nd ed. Philadelphia：Mosby, 2003：707-713.

83. 40岁女性，因四肢无力而难以行动至急诊科就诊。她在4周内逐渐出现这些症状。除了服用一些"减肥"草药，患者血压150/88mmHg，心率90次/分。

血清化学：钠136mmol/L，钾2.2mmol/L，氯化物110mmol/L，碳酸氢盐16mmol/L，肌酐3.6mg/dl，BUN 80mg/dl。根据病史和血清化学，诊断为马兜铃酸肾病（以前称为中草药肾病）。以下关于马兜铃酸肾病的陈述哪一项是错误的？

A.马兜铃酸肾病与巴尔干地方性肾病相似，临床病程相似

B.大多数马兜铃酸肾病患者会在数月内迅速发展为ESRD

C.最初表现为低钾血症，伴有肾脏K^+消耗、高氯血症性代谢性酸中毒、低尿酸血症、低磷血症和糖尿

D.肾脏活检显示广泛的间质纤维化伴小管萎缩，小叶间动脉内膜增厚和肾小球整体硬化

E.马兜铃酸肾病患者经常发生移行细胞癌

答案：A

解析：20世纪90年代初期，在比利时暴发了与食入减肥中草药有关，快速进展至ESRD的肾病。停药后肾功能不改善。该综合征被错误地命名为中草药肾病。类似的暴发是在中国台湾和日本，因为服用了相似的草药，因此被命名为中草药肾病。对该草药的化学分析显示，马兜铃酸是其成分之一。在实验动物中证明了马兜铃酸的肾毒性。因此，疾病被重命名为马兜铃酸肾病。

在许多方面，马兜铃酸肾病除其临床过程外，

均类似于巴尔干肾病。区别在于马兜铃酸肾病进展迅速，ESRD 发生在几个月内，而不是像巴尔干那样需要很多年（＞20 年）。有证据表明，巴尔干肾病的发病机制与通过摄入马兜铃属植物科系污染的小麦、间接摄入马兜铃酸有关。因此，选项 A 错误。

临床上，马兜铃酸肾病患者出现 Fanconi 综合征和肾衰竭。由于钾离子丢失增加导致的低钾血症常引起无力和对称性麻痹的低钾血症。肾活检显示晚期间质纤维化伴肾小管萎缩和肾皮质丢失。小叶间动脉显示纤维黏膜内膜增厚，肾小球显示整体硬化。尽管这些变化是不可逆的，但糖皮质激素治疗在某些患者中能阻断肾病进展，使其免除肾脏替代治疗。

在很多马兜铃酸肾病患者中，尿路上皮癌（主要是在输尿管）很普遍，患病率可达 46%，而双侧肾输尿管切除术被建议作为癌症的预防措施。

推荐阅读

Cosyns J P. Aristolochic acid and "Chinese herbs nephrpathy": A review of the evidence to date. Drug Saf, 2003, 26: 33-42.

Debelle F D, Vanherweghem J L, Nortier J L. Aristolochic acid nephropathy: A worldwide problem. Kidney Int, 2008, 74: 158-169.

G€okman M R, Cosyns J P, Arlt V M, et al. The epidemiology, diagnosis, and management of aristolochic acid nephropathy A narrative review. Ann Intern Med, 2013, 158: 469-477.

Nortier J L, Martinez M C, Schmeiser H H, et al. Urothelial carcinoma associated with the use of a Chinese herb (Aristolochia fangchi). N Engl J Med, 2000, 342: 1686-1692.

84. 62 岁男性，因持续腹痛隐痛和黄疸到急诊科就诊。他过去的病史包括饮食控制的高血压。否认糖尿病或酗酒史。无排尿症状。相关实验室指标：血清肌酐 1.9mg/dl（eGFR 44ml/min），BUN 18mg/dl，总胆红素 3.2mg/dl，直接胆红素 2.1mg/dl，总蛋白 8.4g/dl，白蛋白 3.8g/dl，肝功能正常。脂肪酶和淀粉酶水平略有升高。尿液分析显示 30mg/dl 蛋白（总计蛋白质 0.5g/d），无血尿。ANA 在 1∶600 稀释度时呈阳性，但不存在针对双链 DNA 的抗体。血清 C4 水平低。腹部 CT 显示胰腺

和肾脏肿大。以下哪项测试最可能解释该患者的肌酐升高？

A. 肾脏扫描

B. ANCA

C. 类风湿因子

D. 血清 IgG 和 IgG4

E. 肾脏超声检查肾脏大小

答案：D

解析：该患者的排尿正常，似乎没有尿路梗阻。因此，肾脏扫描不会给予实际 GFR 以外的任何其他诊断信息。没有血尿或其他临床肾小球疾病的表现，ANCA 的测定可能不会产生肾脏的有用信息。同样，确定类风湿因子可能没有帮助。腹部 CT 显示肾脏增大，而肾脏超声检查可能显示回声或水肿增加，这不能解释原因肌酐增加。因此，选项 A、B、C 和 E 错误。

诊断线索是可能的胰腺炎或胰腺癌的腹部 CT 和升高的球蛋白水平。因此，确定血清 IgG 和 IgG4 水平似乎可以进行诊断与 IgG4 相关的肾脏疾病。因此，选项 D 正确。

推荐阅读

Culver E L, Bateman A C. General principles of IgG4-related disease. Diag Histopathol, 2013, 10: 111-118.

Guma M, Firestein G S. IgG4-related diseases. Best Pract Res Clin Rheumatol, 2012, 26: 425-438.

Stone J H. IgG4-related disease: nomenclature, clinical features, and treatment. Sem Diag Pathol, 2012, 29: 177-190.

85. 在上述患者的肾脏活检中，最可能发现以下哪种肾脏疾病？

A. 特发性膜性肾病

B. 狼疮性膜性肾病

C. 慢性肾小管间质病（TID）

D. 血管增生性免疫复合物肾小球肾炎（GN）

E. 膜增生性肾小球肾炎（MPGN）

答案：C

解析：IgG4 相关疾病的种类正在迅速增长。IgG4 最初被称为自身免疫性胰腺炎，但该类疾病可以发生在身体的任何器官。肾脏最常见的表现形式是 TID。TID 的组织学特征包括浆细胞浸润，某些

情况下嗜酸性粒细胞和免疫复合物沿管状基底膜沉积。间质纤维化很常见。免疫染色显示颗粒状存在 IgG4。尽管与 IgG4 相关的肾脏疾病主要是 TID，但在某些情况下肾小球也会受到影响。常见肾小球病变是特发性膜性肾病、MPGN、IgA 肾病和血管增生性免疫复合物 GN。肾小球动脉也可以出现 IgG4 相关的浆细胞性动脉炎。它可以表现为急性肾损伤或 CKD。肾脏影像学检查可能显示肿大及类似肾癌的肿块。

在 IgG4 相关的肾脏或全身疾病患者中，血清 IgG 和 IgG4 水平升高。ANA 通常为阳性，但不存在针对双链 DNA 的抗体，因此可排除狼疮性肾炎的诊断。选项 A、D 和 E 中提到的其他肾小球疾病通常伴有血尿和蛋白尿，因此可被排除。该患者在胰腺和胆管中也患有 IgG4 相关疾病。

推荐阅读

Cornell L D. IgG4-related kidney disease. Curr Opin Nephrol Hypertens, 2011, 21: 279-288.

Cornell L D. IgG4-related kidney disease. Sem Diag Pathol, 2012, 29: 245-250.

Cornell L D. IgG4-related tubulointerstitial nephritis. Kidney Int, 2010, 78: 951-953.

Raissian Y, Nasr S H, Larsen C P, et al. Diagnosis of IgG4-related tubulointerstitial nephritis. J Am Soc Nephrol, 2011, 22: 1343-1352.

Saeki T, Nishi S, Imai N, et al. Clinicopathological characteristics of patients with IgG4-related tubulointerstitial nephritis. Kidney Int, 2010, 78: 1016-1023.

86. 对于 IgG4 相关（肾脏）疾病，以下哪一种治疗是错误的？

A. 糖皮质激素

B. 霉菌酸酯（MMF）

C. 环磷酰胺

D. 利妥昔单抗

E. 血浆置换

答案：E

解析：治疗选择糖皮质激素。目前已经尝试了两种治疗方案。日本经验建议泼尼松 0.6mg/kg 持续 2～4 周，然后逐渐减至 5mg/kg 持续 3～6 个月。维持剂量为 2.5～5mg/d，持续 3 年。另一种治疗方案是梅奥诊所的经验。泼尼松从 40mg/d 开始持续 4 周，然后在 12 周内逐渐减少。

在缓解期建议避免糖皮质激素，可使用甲氨蝶呤、硫唑嘌呤、MMF、环磷酰胺和利妥昔单抗。蛋白酶体抑制剂硼替佐米也有报道。但是，血浆置换术尚未尝试过。因此，选项 E 错误。

推荐阅读

Alamino R P, Espinoza L R, Zea A H. The great mimicker: IgG4-related disease. Clin Rheumatol, 2013, 32: 1267-1273.

Alexander M, Larsen C P, Gibson I W, et al. Membranous glomerulonephritis is a manifestation of IgG4-related disease. Kidney Int, 2013, 83: 455-462.

Fervenza F C, Downer G, Beck L H. IgG4-related tubulointerstitial nephritis with membranous nephropathy. Am J Kidney Dis, 2011, 58: 320324.

Saeki T, Kawano M, Mizushima I, et al. The clinical course of patients with IgG4-related kidney disease. Kidney Int, 2013, 84: 826-833.

Stone J H. IgG4-related disease: nomenclature, clinical features, and treatment. Sem Diag Pathol, 2012, 29: 177-190.

87. 急性肾小管间质性疾病患者中，下列哪一项肾小管功能异常最不可能？

A. Na^+、碳酸氢盐、尿酸盐和 PO4 近端小管重吸收减少

B. 远端小管分泌的 K^+ 和 H^+ 减少

C. 收集管对 ADH 的反应降低

D. 远端肾小管分泌的 K^+ 和 H^+ 增加

E. 葡萄糖和氨基酸排泄增加

答案：D

解析：在急性 TID 患者中，存在不同程度的肾小管损伤，不存在肾小管萎缩，但能导致皮质和髓质肾小管功能受到影响。Na^+ 的重吸收、碳酸氢盐、尿酸盐、PO_4、葡萄糖和氨基酸在近端小管中减少，导致 Fanconi 综合征和近端 RTA。同样，远端小管分泌的 K^+ 和 H^+ 减少，导致高钾血症和远端 RTA。高钾血症与肾功能不全的程度往往不成比例。因此，选项 D 不正确。尿液 pH 一般为碱性。由于 Henle Loop 和远端肾单位功能异常，尿液中 Na^+ 和 K^+ 丢

失，髓质渗透压降低，这导致对 ADH 的应答降低。

推荐阅读

Eknoyan G, Khosla U. Acute tubulointerstitial disease. //Schrier. Diseases of the kidney & Urinary Tract 8th ed. Philadelphia: Lippincott Williams & Wilkins, 2007: 1160-1183.

Remuzzi G, Perico N, De Broe M. Tubulointerstitial diseases. //Brenner BM (ed): Brenner & Rector's The Kidney 8th ed. Philadelphia: Saunders, 2008: 1174-1202.

88.下列哪一种药物最没有可能引起急性肾小管间质疾病（TID）？

A.奥美拉唑（质子泵抑制剂）

B.舒尼替尼（酪氨酸激酶抑制剂）

C.甲氧苄啶/磺胺甲噁唑（磺胺类）

D.氨氯地平、地尔硫䓬（钙通道阻滞剂）

E.多柔比星（抗肿瘤药）

答案：E

解析：多柔比星会诱导蛋白尿和肾病综合征，但难以引起 TID。所有其他药物均可引起急性 TID。但是，急性 TID 的发作因药物而异。质子泵抑制剂可能会服用 1 ～ 12 周，而酪氨酸激酶抑制剂可能需要 3 周，而其他药物可能需要数周至数月才能引起急性 TID。因此，选项 E 错误。

推荐阅读

Brewster U C, Perazella M A. Acute kidney injury following proton pump inhibitor therapy. Kidney Int, 2007, 71: 589-593.

Eknoyan G, Khosla U. Acute tubulointerstitial disease. //Schrier. Diseases of the kidney & Urinary Tract 8th ed. Philadelphia: Lippincott Williams & Wilkins, 2007: 1160-1183.

Remuzzi G, Perico N, De Broe M. Tubulointerstitial diseases. //Brenner BM. Brenner & Rector's The Kidney 8th ed. Philadelphia: Saunders, 2008: 1174-1202.

Winn S K, Ellis S, Savage P, et al. Biopsy-proven acute interstitial nephritis associated with the tyrosine kinase inhibitor sunitinib: a class effect?

Nephrol Dial Transplant, 2009, 24: 673-675.

89. 1 例有长期吸烟史的 62 岁白人女性因哮喘加重而入院。既往病史包括高血压（HTN）和 CKD 2。全科医师给予氢氯噻嗪（HCTZ）治疗 HTN。血压 150/84mmHg。除呼气性哮鸣音外，其余体格检查均在正常范围内。血清肌酐 1.8mg/dl，尿酸 6.4mg/dl。最近 HbA1c 为 6.1%。尿液分析显示蛋白尿（＋＋＋）和一些红细胞。24h 蛋白尿为 2.6g。所有血清学正常。肾脏超声检查显示肾脏大小正常。以下哪个病变最可能在肾脏活检中发现？

A.膜性肾病

B.FSGS（NOS）

C.致密病

D.寡免疫性新月形肾小球肾炎（GN）

E.结节性肾小球硬化症（GS）

答案：E

解析：非糖尿病患者中，吸烟和长期 HTN 的病史与弥漫性结节性肾小球膜硬化有关，表现为肾小球和肾小管基底膜增厚，以及动脉硬化。IF 显示免疫球蛋白或白蛋白的沉积极少。这些肾小球变化类似于糖尿病肾病和其他具有肾小球结节或结节样外观的疾病（图 2.25）。

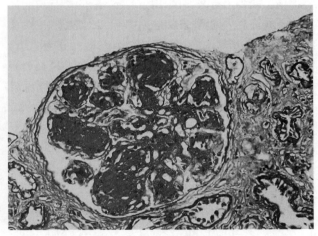

图 2.25　吸烟者的肾小球可见肾小球结节，类似于糖尿病性结节性肾小球硬化

吸烟相关结节性 GS 的发病机制可能与多种机制有关，包括氧化应激、晚期糖基化终产物和纤维化诱导的细胞因子。

推荐阅读

Kuppachi S, Idris N, Chander P N, et al. Idiopathic nodular glomerulosclerosis in a nondiabetic hypertensive smoker: Case report and review of literature. Nephrol Dial Transplant, 2006, 21: 3571-3575.

Nasr SH, D'Agati VD. Nodular glomerulosclerosis in the nondiabetic smoker. J Am Soc Nephrol, 2007, 18: 2032-2036.

90. 64岁男性,因全身症状、血尿、蛋白尿(＋＋)和迅速增加血清肌酐水平收住入院。他没有咳嗽或咯血史。肾脏活检显示有弱免疫坏死的新月形GN。患者的血清肌酐稳定在6.4mg/dl。以下哪一种治疗能维持3个月的透析独立性及有助于1年肾脏和患者生存?

A.血液透析,血浆置换,口服糖皮质激素和口服环磷酰胺

B.激素冲击治疗,血液透析,口服糖皮质激素和口服环磷酰胺

C.血浆置换,口服糖皮质激素和口服环磷酰胺

D.激素冲击治疗,然后口服糖皮质激素和每月静脉注射环磷酰胺

E.血液透析和利妥昔单抗

答案: A

解析:欧洲血管炎研究小组最近进行的一项研究评估了两种治疗方案的作用。新诊断的伴有晚期肾功能不全(血清肌酐＞5.8mg/dl)的ANCA相关性系统性血管炎患者,总共随访137例患者,分为两组:第一组(N＝67)是用静脉注射甲泼尼龙(共3g)治疗,第二组(N＝70)在2周内共接受7次进行血浆置换。两组均接受口服环磷酰胺和泼尼松龙口服。口服环磷酰胺的起始剂量为2.5mg/(kg·d)[超过60岁的为2mg/(kg·d)],在治疗3个月后降低至1.5mg/d,6个月后停药。此后,开始2mg/(kg·d)的硫唑嘌呤作为维持治疗。口服泼尼松龙的剂量从入组时的1mg/(kg·d)逐渐减少到10周时的0.25mg/(kg·d),3个月时为15mg/d。从5～12个月每天服用10mg。约69%的患者需要血液透析。主要研究终点是3个月透析独立。次要终点是1年时肾脏和患者的生存期及严重程度和不良事件发生率。在3个月时,49%接受甲泼尼龙治疗的患者,69%接受血浆交换的患者尚存活并且独立于透析。与静脉注射甲泼尼龙相比,血浆置换可使1年内发展为ESRD的风险降低24%。患者生存率和不良事件发生率两组相似;然而,与甲泼尼龙相比,血浆置换的肾脏康复率更高。因此,选项A正确。

推荐阅读

Jayne DRW, Gaskin G, Rasmussen N, et al. On behalf of the European Vasculitis Study Group. Randomized trial of plasma exchange or high-dose methylprednisolone as adjunctive therapy for severe renal vasculitis. J Soc Nephrol, 2007, 18: 2180-2188.

Nachman P H, Denu-Ciocca C J. Vasculitidies. //Lerma E V, Berns J S, Nissenson AR (eds). Current Diagnosis & Treatment: Nephrology & Hypertension. New York: McGraw Hill, 2009: 265-275.

91.将以下治疗方式与各种形式的淀粉样变性相匹配

A.大剂量(200mg/m^2)美法仑,糖皮质激素和自体干细胞移植

B.肾和肝移植

C.控制感染或炎症及糖胺聚糖(GAG)模拟物

D.秋水仙碱和肾脏移植

E.肾移植

1.除家族性地中海热(FMF)以外的AA淀粉样变性

2.带CKD的FMF(阶段3～4)

3.AL淀粉样变性

4.甲状腺素蛋白淀粉样变性和ESRD

5.透析相关淀粉样变性

答案: A＝3; B＝4; C＝1; D＝2; E＝5

解析:AA淀粉样变性,也称为继发性淀粉样变性,常发生在慢性炎症患者中。在发达国家病因包括类风湿关节炎、炎症性肠病和FMF。骨髓炎和结核病还导致世界某些地区的AA淀粉样变性。

在AA淀粉样变性病中,肾脏比其他器官受到的影响更大。控制感染可改善AA淀粉样变性。通过抗炎药或免疫抑制剂将血清相关A(SAA)蛋白的循环水平药理学降低至10mg/L以下,可改善AA淀粉样变性病的临床结局。淀粉样沉积物主要由淀粉样原纤维组成。此外,它们还包含非原纤维成分,此类乙酰肝素和硫酸皮肤素GAGs有助于淀粉样蛋白生成。GAG模拟剂,例如Fibrillex可以抑制AA患者和动物中GAG与淀粉样蛋白原纤维的结合。化疗和自体干细胞移植抑制单克隆免疫球蛋白轻链的产生已在某些患者中获得成功。然而,在AL淀粉样变性患者中高剂量的马法兰和自体

干细胞疗法未证明普遍优于美法仑加泼尼松的标准疗法。

原位肝移植被认为是甲状腺素蛋白淀粉样变性患者的最终治疗手段。秋水仙碱和肾移植治疗被提倡用于FMF和CKD相关的淀粉样变性治疗。透析相关的淀粉样变性可能会被肾移植改善，体现为血液循环中β₂微球蛋白的水平降低。

推荐阅读

Dember L M. Amyloidosis-associated kidney disease. J Am Soc Nephrol, 2006, 17: 3458-3471.

Gillmore J D, Hawkins P N. Drug insight: emerging therapies for amyloidosis. Nature Clin Pract Nephrol, 2006, 2: 263-270.

92. 1例30岁的白人妇女被转诊给肾脏病专科医师以评估肾病综合征。既往病史包括需要使用抗生素的复发性UTI。患者还每天服用布洛芬600mg，使用时间超过2年。血压和血清化学反应正常。VDRL阴性。ANA阴性，补体正常。HIV、乙肝和丙肝阴性。尿液分析显示>10个白细胞，2～4个红细胞，蛋白尿（＋＋＋），1～3个透明管型和一些嗜酸性粒细胞。24h尿液中显示有4.6g蛋白尿。鉴于美国原发性肾小球疾病的变化模式，以下诊断哪一项在该患者中最有可能？

A. 微小变化疾病（MCD）

B. 局部节段性GS（FSGS）

C. 膜性肾病（MN）

D. 膜增生性GN（MPGN）1型

E. IgA肾病

答案：B

解析：一些肾脏活检系列报道中显示，原发性肾小球疾病约占所有自体肾脏活检的50%。但是，肾小球疾病的类型因地理位置和国家而异。据报道，美国、巴西和印度FSGS作为原发性肾小球疾病的发病率不断上升。尽管非洲裔美国人FSGS的发生率较高，但一些研究观察到白人和西班牙裔人口的FSGS显著增加。在欧洲国家/地区，IgA肾病是最常见的组织学诊断的原发性肾小球疾病。但马其顿共和国是个例外，该国疾病主要为MN和MPGN。最近北爱尔兰的一项研究报告显示，在30年内完成的所有活检中，IgA肾病占39%，FSGS占5.7%。因此，在英国IgA肾病似乎是最主要的原发性肾小球疾病。

上述患者肾小球病变可能是继发于NSAID使用的MCD或MN，也可能是FSGS，如在明尼苏达州的奥姆斯特德县所观察到的，高加索人的FSGS发病率增加。该患者可能患有IgA肾病或MPGN。但是，仅以肾病综合征为表现，不伴血尿或高血压，这些现象提示患者罹患上述疾病的可能性并不大。实际上，患者进行了肾脏活检，显示为原发性FSGS。

推荐阅读

Hanko J B, Mullan R N, O'Rourke D M, et al. The changing pattern of adult primary glomerular disease. Nephrol Dial Transplant, 2009, 24: 3050-3054.

Swaminathan S, Leung N, Lager D J, et al. Changing incidence of glomerular disease in Omsted County, Minnesota: A 30-year renal biopsy study. Clin J Am Soc Nephrol, 2006, 1: 483-487.

93. 1例68岁的非洲裔美国妇女因恶心、呕吐、便秘、腹痛、疲劳、虚弱，4周内减重4.54kg，夜间排尿频繁入院。患者有长期高血压病史，服用25mg/d的氢氯噻嗪（HCTZ）。最近2周她注意到一个逐渐增大而无痛的左侧颞区"隆起"。体检发现左颞区非红肿性肿块（2～3cm），其余均正常。相关实验室检查结果如下：

Na^+ 132mmol/L

K^+ 4.2mmol/L

Cl^- 101mmol/L

磷酸氢根 14mmol/L

血肌酐 10.2mg/dl

尿素氮 102mg/dl

葡萄糖 88mg/dl

总蛋白 10.1g/dl

白蛋白 3.2g/dl

Ca^{2+} 10.8mg/dl

血磷 6.1mg/dl

尿酸 9.2mg/dl

Hb 8.6g/dl

尿常规：尿蛋白（＋＋），尿蛋白/尿肌酐8.2mg/g。

超声提示肾脏体积增大回声增强，尽管给予了补充容量，肌酐仍未改善，需要进行血液透析。稳定后，进行肾活检（图2.26）。

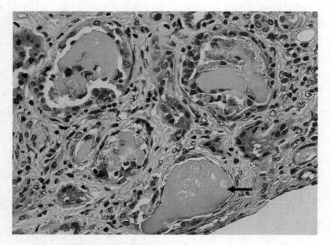

图2.26 肾小管病

患者最可能的诊断是以下哪一项？

A.淀粉样变性

B.急性肾小管间质疾病（TID）

C.骨髓瘤铸型肾病

D.未知意义的单克隆丙种球蛋白病（MGUS）

E.肾前性氮质血症

答案：C

解析：肾活检的LM结果显示，肾小管含有浅色的染色管（图2.26中箭头），周围有多核巨细胞。这些发现与轻链（Bence Jones）铸型肾病或骨髓瘤铸型肾病一致。肾脏活检结果和低钠血症、高钙血症、高尿酸血症，尿液中有蛋白尿（＋＋）试纸与多发性骨髓瘤和骨髓瘤铸型肾病一致。管型通常不会被PAS染色。蛋白质电泳显示M峰，血清中的自由轻链增加。这些轻链是λ型的。肾病性尿崩症引起便秘和尿频与高钙血症。左侧颞区的肿块是髓外浆细胞瘤，活检时占90%细胞被发现浆细胞。因此，选项C正确。

国际骨髓瘤工作组确定了多发性骨髓瘤的诊断标准如下：

（1）存在血清或尿单克隆蛋白，无任何临界值

（2）骨髓中存在浆细胞或浆细胞瘤

（3）终末器官损害的存在（1个或更多）

［C］钙升高＞10.5mg/dl

［R］肾功能不全，肌酐＞2mg/dl

［A］贫血，Hgb＜10g/dl

［B］溶骨性病变

基于尿液分析，也应考虑淀粉样变性。但是，刚果红染色为阴性，没有在电子显微镜下观察到纤维。由于HCTZ可能导致急性TID，但实验室数据和8.2g的蛋白尿与急性TID不一致。MGUS被定义为存在血清单克隆抗体（M）蛋白＜3g/dl，骨髓浆细胞＜10%，并且不存在末端器官损伤。充分输液无法改善血清肌排除了肾前性氮质血症的可能性。因此，选项A、B、D和E错误。

推荐阅读

Korbet S M，Schwartz M M. Multiple myeloma. J Am Soc Nephrol，2006，17：2533-2545.

Ronco P，Bridoux F，Aucouturier P. Monoclonal gammopathies：Multiple myeloma，amyloidosis，and related disorders. //Coffman T M，Falk R J，Molitoris B A，et al. Schrier's Diseases of the kidney 9th ed. Philadelphia：Wolters Kluwer/Lippincott Williams & Wilkins，2013：1710-1765.

94.将以下尿沉渣（微观）发现与患者的临床病史相匹配

A. 40岁，酗酒，患有严重的高阴离子间隙，代谢性酸中毒和高渗透压间隙。他形成二水合钙晶体

B.一名38岁克雷伯菌所致的复发性尿路感染（UTI）的妇女

C.一名18岁的女性患有胱氨酸尿症和肾结石

D.一名24岁的艾滋病病毒携带者，产生草酸钙一水合物晶体

E. 35岁艾滋病病毒携带者接受乙胺基丁醇治疗肺结核，合并AKI，接受腹部增强CT检查

F.接受免疫抑制治疗的肾移植患者，尿液中有Decoy细胞（图2.27）

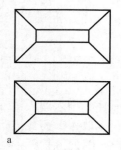

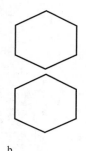

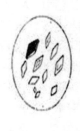

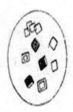

a   b   c

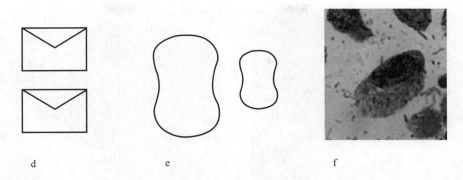

d　　　　　　　　e　　　　　　　　f

图2.27　尿沉渣的具体发现

答案：A＝d；B＝a；C＝b；D＝e；E＝c；F＝f

解析：A中描述的患者似乎已摄取了抗冻剂，其中含有乙二醇。最终产物乙二醇是草酸和草酸盐的结晶。草酸钙二水合物晶体产生"包膜状"尿沉渣的外观。图2.28显示了位于下方的"信封状"晶体。

B中描述的患者患有UTI，并伴有磷酸铵镁晶体的沉淀，具有"棺材盖"外观，如图2.29所示。

C中描述的患者患有胱氨酸尿症，胱氨酸晶体呈苯环（六角形）形式，如图2.30所示。草酸钙一水合物晶体可以为纺锤形、椭圆形或哑铃形，如图2.27e所示。在摄入过量草酸盐或乙二醇中也发现了这些晶体。造影剂促进尿酸盐和草酸盐排泄。

E中描述的患者正在使用乙胺丁醇，这会增加血清尿酸水平。当这样的患者接受造影剂检查时，AKI是由小管内没有确定形状的晶体的尿酸盐阻塞引起的。有时，尿沉渣中尿酸盐晶体的出现可能会从菱形到桶形或足球形，如图2.31所示。

图2.32描述了接受免疫抑制剂治疗肾移植患者中BK病毒核内存在带有包涵体的诱饵细胞。

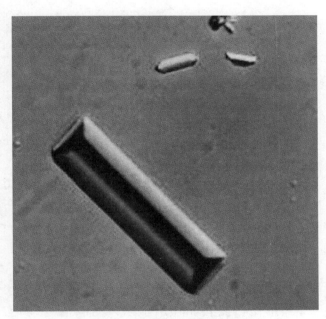

图2.29　"棺盖状"磷酸铵镁晶体

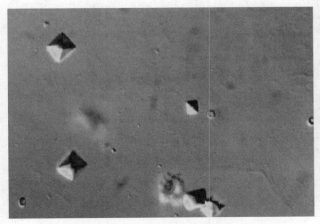

图2.28　草酸钙二水合物晶体（外观类似信封）

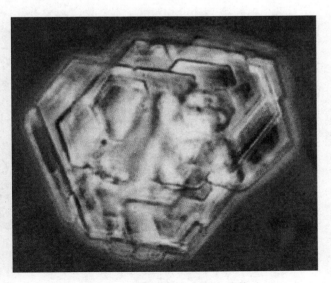

图2.30　胱氨酸（六角形）晶体

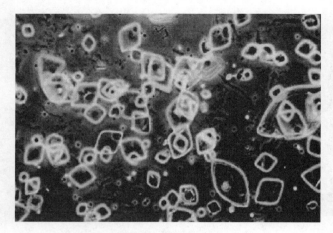

图2.31 尿酸结晶

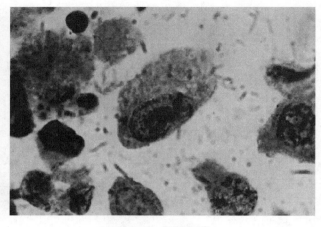

图2.32 诱饵细胞

推荐阅读

Fogazzi G B，Garigali G. The clinical art and science of urine microscopy. Curr Opin Nephrol Hypertens，2003，16：625-632.

Fogazzi G B，Urinalysis. //Floege J, Johnson RJ, Feehally J. Comprehensive Clinical Nephrology 4th ed. Philadelphia：Saunders/Elsevier，2010：39-55.

95.将以下药物引起的尿液结晶与患者病史相匹配

A.服用磺胺嘧啶的患者

B.患有尿路感染和服用环丙沙星的患者

C.服用茚地那韦的一名HIV患者

D.服用阿昔洛韦的患者

E.接受阿莫西林治疗的患者

F.服用磷酸钙晶体的患者

答案：A＝e；B＝b；C＝a；D＝d；E＝c；F＝f

解析：药物诱发的结晶尿很常见，在某些情况下，这些结晶的存在不是病理性的。但是，在某些情况下，这些晶体可能有助于确认急性肾损伤的诊断。实例包括阿昔洛韦、磺胺嘧啶和茚地那韦。阿昔洛韦晶体为双折射针状晶体（图2.33d）。磺胺嘧啶晶体也具有双折射性，表现为"小麦"或带有条纹的贝壳样（图2.33e）。Indinavir晶体具有很强的双折射性，并且具有多种外观，例如呈扇形或爆炸形（图2.33a）。环丙沙星晶体具有星形外观（图2.33b）。阿莫西林晶体看起来像扫帚（图2.33c），而磷酸钙晶体像星星（图2.33f）。

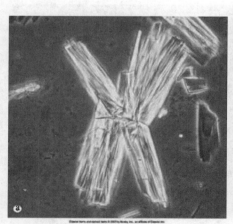

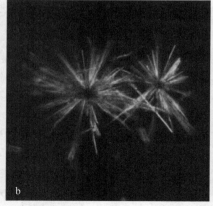

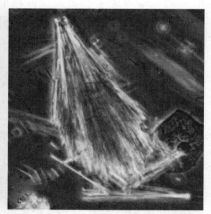

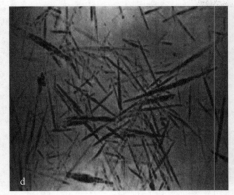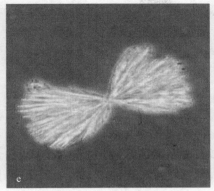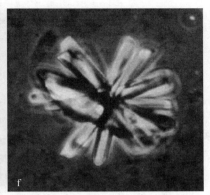

图2.33 药物诱导的尿液结晶

推荐阅读

Fogazzi G B. Urinalysis. //Floege J, Johnson RJ, Feehally J. Comprehensive Clinical Nephrology 4th ed. Philadelphia：Saunders/Elsevier, 2010：39-55.

Mason W J, Nicols H H. Crystalluria from acyclovir use. N Engl J Med, 2008, 358：i3.

Perazella M A. Drug-induced acute renal failure：Update on new medications and unique mechanisms of nephrotoxicity. Am J Med Sci, 2003, 325：349-362.

96.在镰状细胞贫血患者中，以下哪一种组合最没有可能？

A.血尿和肾梗死

B.高钾血症和无法浓缩尿液

C.肾小球肥大和肾小球高血压

D.肾皮质癌和乳头状坏死

E. MPGN和FSGS

答案：D

解析：镰状细胞贫血患者由于肾梗死和血液外渗肾髓质导致血尿。血尿通常是单侧的，80%起源于患者的左肾。左肾更多见与"胡桃夹子"现象有关，该现象是由于左肾静脉受压在肠系膜上动脉和主动脉之间引起的。这种受压的结果是，肾静脉内的压力增加导致左肾缺氧和肾内红细胞镰状改变。

尽管确切的机制尚不清楚，但镰状细胞病患者无法分泌钾离子并易发高钾血症。这种现象独立于醛固酮。此外，镰状细胞病患者由于肾髓质逆流机制丧失浓缩尿液的能力，但尿液稀释能力有保留。

另一个缺陷是无法将尿液pH降低至5.0以下。因此，患者会形成不完全性远端肾小管酸中毒。

年轻患者可有肾小球肥大和肾性高血压。同样，这些患者表现出增加的RPF和GFR。尽管最常见的肾小球疾病是FSGS，但在某些患者中有1型MPGN报道。MPGN可能与多次输血引起的丙型肝炎有关。超过23%的患者发生乳头状坏死。它是由于vasa recta闭塞，肾髓质坏死和纤维化。乳头状坏死可引起无痛性血尿。肾髓质癌在这类患者中有报道，而不是皮质癌。因此，选项D错误。

推荐阅读

Hassell K L, Statius van Eps L W, deJong P E. Sickle cell disease. //Schrier. Diseases of the kidney & Urinary Tract 8th ed. Philadelphia：Lippincott Williams & Wilkins, 2007：1997-2012.

Maaten J C, Gans ROB, deJong P E. Sickle cell disease. //Feehally J, Floege J, Johnson RJ. Comprehensive Clinical Nephrology 3rd ed. Philadelphia：Mosby Inc., 2007：573-584.

97.全科医师将一名18岁妇女转诊至急诊科，因为该患者被发现血清肌酐升高，精神状态改变和可能的癫痫发作。患者在食用一个大汉堡后出现血性腹泻6d。全科医师给予了抗生素，但腹泻未有好转。早先的检查提示：Na^+ 132mmol/L，K^+ 3.2mmol/L，Cl^- 110mmol/L，HCO_3^- 14mmol/L，肌酐3.6mg/dl，BUN 81mg/dl和葡萄糖90mg/dl。全血细胞计数：WBC $14×10^9$/L，Hgb 74g/L，血小板$64×10^9$/L。她的尿量为400ml/16h。该患者最有可能诊断以下哪一项？

　　A.非典型溶血性尿毒症综合征（aHUS）

　　B.血栓性血小板减少性紫癜（TTP）

　　C.腹泻相关的HUS（D＋HUS）

　　D.急性双侧肾皮质坏死

　　E.缺血性急性肾小管坏死（ATN）

答案：C

解析：血栓性微血管病（TMA）是一组以微血管病三联征为特征的疾病，包括溶血性贫血、血小板减少和不同程度的肾衰竭。在所有TMA中，HUS和TTP是在医院中经常遇到的临床情况。HUS有两种类型：腹泻相关HUS（D＋HUS）和非典型HUS（aHUS）。D＋HUS通常与细菌感染有关，最常见的是大肠埃希菌O157：H7。这些细菌会产生志贺样毒素，从而导致腹泻和D＋HUS。但是，肺炎链球菌产生的HUS与志贺样毒素无关。绝大多数D＋HUS为儿童患者，在发病1周前经历前驱性血性腹泻。据报道，食用受污染的和未煮熟的汉堡、商业salami、苜蓿和萝卜芽。因此，这个患者诊断为D＋HUS。精神状态和癫痫发作的改变也被报道为D＋HUS的肾外表现，可能会与TTP混淆。约10%的HUS患者出现aHUS。aHUS是一种与感染无关的疾病，在美国每百万人口中就有2例发生。aHUS患者的预后差于D＋HUS的人，许多患者进展为ESRD。aHUS分为散发性或家族性。家族性aHUS是定义为HUS在同一个家庭的至少两个成员中出现，且临床表现间隔6个月以上。没有HUS家族史的患者为散发病例。散发病例可以是由全身性疾病（感染、癌症、药物或妊娠）导致的特发性或继发性疾病。散发疾病和家族形式的特征是补体系统不受控制地激活，主要存在于补体替代激活途径的异常。因此，上述患者确实没有aHUS。

患者有精神状态改变，需要考虑到TTP。因为D＋HUS患者中有10%患有神经系统表现。但是，该患者具有D＋HUS的典型临床表现，因此排除TTP的诊断。

急性皮质坏死可能是由于感染和许多其他原因引起的。它通常表现为无尿和肌酐升高。由于该患者患有非少尿性急性肾损伤，因此可以排除急性皮质坏死。缺血性ATN需要考虑，但血小板减少症、严重贫血、神经系统表现在ATN中不常见。因此，选项E错误。

推荐阅读

Matock C C, Marsden P A. Molecular insights into the thrombotic microangiopathies. //Mount D B, Pollack M R. Molecular and Genetic Basis of Renal Disease. A companion to Brenner & Rector's The Kidney. Philadelphia: Saunders, 2008: 453-480.

Noris M, Remuzzi G. Atypical hemolytic-uremic syndrome. N Engl J Med, 2009, 36: 1676-1687.

Noris M, Remuzzi G, Ruggenenti P. Hemolytic uremic syndrome, thrombotic thrombocytopenic purpura, and acute cortical necrosis. //Coffman T M, Falk R J, Molitoris BA, et al. Schrier's Diseases of the kidney 9th ed, Philadelphia, Wolters Kluwer/Lippincott Williams & Wilkins, 2013: 1578-1604.

98.上述患者接受了针对水、电解质紊乱及补液治疗。虽然腹泻有所改善，但患者的血清肌酐增至495μmol/L，血小板减至36×10⁹/L。患者的精神欠佳，且逐渐加重。目前，以下哪种疗法合适？

　　A.糖皮质激素

　　B.血小板输注

　　C.静脉注射抗生素

　　D.血液透析

　　E.新鲜的冷冻血浆（FFP）进行血浆置换

答案：E

解析：单用激素对严重的HUS无效。应避免输注血小板，以免进一步损害器官。但是，当患者正在出血和行术前准备时应该输注血小板。也应避免使用抗生素和抗肠蠕动药物。研究表明抗生素可能会增加志贺样毒素的释放。血液透析可以改善血清肌酐水平，但它无法纠正血小板减少症。因此，选项A～D错误。

用FFP进行血浆置换是该重症患者的适用治疗方法。虽然支持疗法对这个患者很重要，但它不能单独改善正在进行性血小板减少症。血浆交换在腹泻相关的HUS中的用处尚不清楚。该患者仅接受2次血浆置换，其血小板和肌酐得到改善，后续无须进行血液透析。持续支持治疗后，患者的肾功能和血小板有望恢复。

推荐阅读

Matock C C，Marsden P A. Molecular insights into the thrombotic microangiopathies. // Mount DB，Pollack MR（eds）. Molecular and Genetic Basis of Renal Disease. A companion to Brenner & Rector's The Kidney. Philadelphia： Saunders，2008：453-480.

Noris M，Remuzzi G，Ruggenenti P. Hemolytic uremic syndrome，thrombotic thrombocytopenic purpura，and acute cortical necrosis. //Coffman T M，Falk R J，Molitoris BA，et al. Schrier's Diseases of the kidney 9th ed. Philadelphia：Wolters Kluwer/Lippincott Williams & Wilkins，2013：1578-1604.

Ruggenenti P，Ceruti M，Remuzzi G. Thrombotic microangiopathies，including hemolytic uremic syndrome. //Feehally J，Floege J，Johnson RJ. Comprehensive Clinical Nephrology 3rd ed. Philadelphia：Mosby Inc，2007：343-352.

99. 1例17岁的性生活活跃女学生因疲劳、无力和头痛收住入院。否认腹泻，否认药物使用史。溶血性尿毒症综合征（HUS）家族史阴性。患者没有使用任何药物。体格检查正常，但血压为142/84mmHg。实验室值：WBC $12×10^7$/L，Hb 81g/L，血小板 $90×10^9$/L，肌酐2.4mg/dl，BUN 63mg/dl，C4正常，C3低。Coombs试验阴性。周边设备血液涂片显示许多影细胞（schistocytes）。根据以上病史和实验室检查，以下哪一项是最有可能的诊断？

A. 腹泻相关的HUS（D＋HUS）

B. 血栓性血小板减少性紫癜（TTP）

C. 家族性非典型HUS（aHUS）

D. 散发的aHUS

E. 缺血性急性肾小管坏死（ATN）

答案：D

解析：患者无腹泻，粪便培养阴性证实了这个诊断。因此，腹泻相关的HUS不太可能。患者没有aHUS家族史；因此，家族性aHUS也不太可能，且少于20%的病例是家族性的。除肾功能下降以外的其他实验室检查均与缺血性ATN不一致。因此，选项A、C和E错误。尽管TTP是一个重要考虑因素，但低C3水平有助于诊断散发性aHUP。因此，选项D正确。

推荐阅读

Noris M，Remuzzi G. Atypical hemolytic-uremic syndrome. N Engl J Med，2009，36： 1676-1687.

Noris M，Remuzzi G，Ruggenenti P. Hemolytic uremic syndrome，thrombotic thrombocytopenic purpura，and acute cortical necrosis. //Coffman T M，Falk R J，Molitoris B A，et al. Schrier's Diseases of the kidney 9th ed. Philadelphia：Wolters Kluwer/Lippincott Williams & Wilkins，2013：1578-1604.

100. 以下哪一项实验室检查证实你对上述患者的诊断？

A. 抗磷脂抗体

B. 补充因子H（CFH）

C. 补充因子I（CFI）

D. 膜辅因子蛋白（MCP）

E. B、C和D

答案：E

解析：患者诊断为散发aHUS，这是由于补体替代途径激活所致，表现为低C3和正常的C4。当经典途径激活时，C4为低。CFH通过三个途径调节替代途径方式：①与补体因子B因子竞争C3b识别；②作为CFI的辅因子；③解离C3转化酶。CFI是一种丝氨酸蛋白酶，可在其他辅因子存在的情况下裂解C3b和C4b辅助因子，因此参与所有三个补体激活途径。MCP阻断肾小球内皮上的C3激活。CFH、CFI或MCP中的遗传突变会导致家族性和散发性aHUS。因此，对这三个突变进行筛查是合理诊断方法。

HIV感染、抗癌药、免疫治疗药、抗血小板药、药物、恶性肿瘤、移植和妊娠可诱发散发性aHUS。表2.8总结了遗传异常和aHUS的频率。

表2.8 aHUS的基因异常及发生频率

类型	基因变异	发生率（%）
家族型	CFH	40～45
	CFI	5～10
	MCP	7～15
	C3	8～10
	CFB	1～2
	THBD[a]	9

续表

类型	基因变异	发生率（%）
散发型		
特发型	CFH	15～20
	CFI	3～6
	MCP	6～10
	C3	4～6
	CFB	＜1
	THBD	2
	CFH	20
	CFI	15
药物	基因变异不确定	
HIV	基因变异不确定	
器官移植	CFH	15
	CFI	16
肿瘤	基因变异不确定	

a. 血栓调节蛋白

抗磷脂抗体的测定可能有助于诊断，但不是 aHUS的病因学检测。该患者性生活活跃，妊娠和 HIV测试是必要的。因此，选项E正确。

101. 该患者适合以下哪种治疗方式？

A. 新鲜冷冻血浆（FFP）

B. 仅糖皮质激素

C. 采用FFP进行血浆置换

D. Eculizumab

E. 血小板输注

答案：C

解析：FFP恢复CFH、CFI、CFB和C3，但不会改善突变基因。单独的糖皮质激素治疗不足以稳定患者的病情。当预期进行外科手术且患者血小板＜30 000/μl在出血时，可以考虑血小板输注。因此，选项A、B和E错误。

每天使用FFP进行血浆交换是该患者的适当治疗方法。至少要进行6～8次治疗，直到症状和血小板计数得到改善。因此，选项C正确。

依库丽单抗是aHUS复发且血浆置换抵抗 aHUS治疗患者的药物。它是一种重组人源化单克隆IgG抗体，靶向结合C5，阻断其被切割为C5b，从而防止C5b的产生和细胞毒性膜攻击复合物 C5b～C99的形成。

最近发表的一项针对37例患者的研究表明，依库丽单抗可改善血小板计数、GFR和与健康相关

的生活质量。此外，5例患者中有4人治疗后脱离了血液透析。然而，依库丽单抗价格昂贵，但对于某些患有频繁复发的患者可能是合适的。

推荐阅读

Legendre C M, Licht C, Muus P, et al. Terminal complement inhibitor eculizumab in atypical hemolytic-uremic syndrome. N Engl J Med, 2013, 368: 2169-2181.

Loirat C, Fre`meaux-Bacchi V. Atypical hemolytic uremic syndrome. Orphn J Rare Dis6: 60, 2011.

Nester C M, Brophy P D. Eculizumab in the treatment of atypical haemolytic uraemic syndrome and other complementmediated renal diseases. Curr Opin Pediatr, 2013, 25: 225-231.

Wada T, Nangaku M. Novel roles of complement in renal diseases and their therapeutic consequences. Kidney Int, 2013, 84: 441-450.

102. 1例无明显家族史和既往病史的30岁妇女因发热、恶心、呕吐、下肢肌无力、神态改变和下肢皮疹1周就诊。不伴腹泻，否认药物使用史。患者的白细胞计数正常，但其Hb为91g/L，血小板计数为15 000/μl。她的血清肌酐为2.4mg/dl。PT/PTT均正常。乳酸脱氢酶升高。外周血涂片显示许多影细胞。该患者最有可能诊断为以下哪一项？

A. 非典型溶血性尿毒症综合征（aHUS）

B. 弥散性血管内凝血（DIC）

C. 血栓性血小板减少性紫癜（TTP）

D. 动脉粥样硬化疾病

E. A和C

答案：E

解析：鉴于正常的PT/PTT，DIC不太可能。另外，由于缺乏危险因素和诊断，动脉粥样硬化性疾病的可能性很小。临床上，很难区分aHUS和 TTP，尽管神经系统症状明显和较轻的肾功能不全提示TTP。因此，aHUS/TTP的诊断似乎适合该患者。

推荐阅读

Clark W F, Hildebrand A. Attending rounds: Microangiopathic hemolytic anemia with renal insufficiency. Clin J Am Soc Nephrol, 2012, 7:

342-347.

George J N. Thrombotic thrombocytopenic purpura. N Engl J Med, 2006, 354: 1927-1935.

Tsai H M. Current concepts in thrombotic thrombocytopenic purpura. Annu Rev Med, 2006, 57: 419-436.

103.下列哪一个检测能将TTP与aHUS区别开?

A.抗磷脂抗体

B.补充因子H

C.血清C3和C4

D.ADAMTS 13(具有血小板反应蛋白-1样结构域的解整合素和金属蛋白酶)

E.血涂片

答案: D

解析: TTP患者具有遗传缺陷,其特征是无法切割超大型vWF(von Willebrand因子)。通常,vWF的单体是由内皮合成的,并通过二硫键形成超大型多聚体。vWF的这些超大型多聚体可促进血栓形成。

金属基质蛋白酶通过将这些超大型多聚体裂解为单体,可以防止血栓形成。这种裂解vWF多聚体的金属蛋白酶称为ADAMTS 13。通常,这种金属基质蛋白酶活性的5%足以裂解多聚体。家族性TTP患者血浆中缺乏或低于正常ADAMTS 13活性的5%。该酶活性的缺乏是由于编码ADAMTS 13的两个基因中的纯合突变或双重杂合突变。ADAMTS 13缺乏的后果是,家族性TTP患者血浆内具有超大型vWF多聚体。也可以是抗ADAMTS 13自身抗体的形成,导致获得性ADAMTS 13缺乏。因此,TTP有遗传性(家族的)和获得性两种形式。在上述患者中,ADAMTS 13是区分TTP和aHUS的唯一测试。其他测试不区分这两种临床相似但遗传上不同的疾病。

推荐阅读

Clark W F, Hildebrand A. Attending rounds: Microangiopathic hemolytic anemia with renal insufficiency. Clin J Am Soc Nephrol, 2012, 7: 342-347.

George J N. Thrombotic thrombocytopenic purpura. N Engl J Med, 2006, 354: 1927-1935.

Noris M, Remuzzi G, Ruggenenti P.

Hemolytic uremic syndrome, thrombotic thrombocytopenic purpura, and acute cortical necrosis. //Coffman T M, Falk R J, Molitoris B A, et al.Schrier's Diseases of the kidney 9th ed, Philadelphia, Wolters Kluwer/Lippincott Williams & Wilkins, 2013: 1578-1604.

Tsai H M. Current concepts in thrombotic thrombocytopenic purpura. Annu Rev Med, 2006, 57: 419-436.

104.以下哪种TTP治疗方式是错误的?

A.血浆置换和FFP替代(40ml/kg)是治疗的选择

B.血浆置换与糖皮质激素合用可能降低某些患者的复发率

C.患有癌症或化学疗法诱导的HUS/TTP患者可通过蛋白A柱体外免疫吸附

D.初诊时的血小板输注可引起即刻和持续的治疗反应

E.难以接受血浆置换治疗的患者可从长春新碱或利妥昔单抗治疗中获益

答案: D

解析: HUS/TTP由于重叠但不同的致病机制,似乎不是单个实体。多种治疗方式都经历了改良,包括单独或一起使用糖皮质激素和血浆输注。然而,用新鲜冷冻血浆进行血浆置换已被证明是TTP治疗的首选方法。在某些患者中,血浆置换与糖皮质激素合用已显示出可延缓其TTP复发率。TTP、癌症和(或)化学疗法诱导的HUS/TTP可用蛋白A柱体外免疫吸附去除循环中的免疫复合物,并提高患者的生存率。有研究表明,对长期血浆置换耐受的成人TTP患者可能从利妥昔单抗或长春新碱治疗中获益。应避免输注血小板,以防止微血栓形成和进一步的器官损害。从而,选项A、B、C和E正确,选项D错误。

推荐阅读

Clark W F, Hildebrand A. Attending rounds: Microangiopathic hemolytic anemia with renal insufficiency. Clin J Am Soc Nephrol, 2012, 7: 342-347.

George J N. Thrombotic thrombocytopenic purpura. N Engl J Med, 2006, 354: 1927-1935.

Moake J L. Thrombotic microangiopathies. N

Engl J Med，2002，347：589-600.

Noris M，Remuzzi G，Ruggenenti P. Hemolytic uremic syndrome，thrombotic thrombocytopenic purpura，and acute cortical necrosis. //Coffman T M，Falk R J，Molitoris B A，et al. Schrier's Diseases of the kidney 9th ed. Philadelphia：Wolters Kluwer/Lippincott Williams & Wilkins，2013：1578-1604.

Tsai H M. Current concepts in thrombotic thrombocytopenic purpura. Annu Rev Med，2006，57：419-436.

105.在上述30岁妇女中（问题100），初步诊断为TTP，并接受FFP血浆置换治疗。进行4次血浆置换后，患者感觉有改善。化验检测表明无法检测到ADAMTS 13水平，但ADAMTS 13抑制剂（抗ADAMTS 13 IgG）滴度为正。7次血浆置换后，患者完全康复并出院。她问医生预后和她的疾病是否复发。下列哪些预后因素可预测复发的风险？

A.年龄＞30岁

B.女性

C.缓解期间ADAMTS 13水平＞5%

D.ADAMTS 13初次出现时水平＜5%

E.初诊时ADAMTS 13抑制物的存在

答案：E

解析：TTP的复发可以发生在20%～60%的患者中，大部分复发发生在TTP初发后的第1个月内，此后较少发生。许多情况可能诱导复发，包括妊娠、感染性腹泻、手术或全身感染。有时病因或触发因素不清楚。年龄＞30岁，女性与是否复发没有明确相关性。另外，ADAMTS 13水平＞5%能够减少TTP的复发风险，除非患者具有针对ADAMTS 13酶活性的抗体。Ferraris等跟踪了35例接受糖皮质激素和血浆置换治疗的TTP患者，为期18个月。治疗后，缓解的患者有32例，死亡3例。6例患者在随访期间复发了一次或两次。在他们的研究中，有或没有ADAMTS 13活性的患者都有复发。然而，初诊时有ADAMTS 13抑制物（antiADAMTS 13 IgG）的存在可预测18个月内复发。因此，选项E正确。

推荐阅读

Ferrari S，Scheiflinger F，Reiger M，et al. For the French Clinical and Biological Network on Adult Thrombotic Microangiopathies. Prognostic value of anti-ADAMTS 13 antibody features（Ig isotype，titer，and inhibitory effect）in a cohort of 35 adult French patients undergoing a first episode of thrombotic microangiopathy with undetectable ADAMTS 13 activity. Blood，2007，109：2815-2822.

Tsai H M. Current concepts in thrombotic thrombocytopenic purpura. Annu Rev Med，2006，57：419-436.

106. HUS/TTP患者的以下因素之一预测为不良预后的说法，哪项是错误的？

A.儿童诊断时白细胞增多症（PMN）增多

B.长期无尿或少尿与长期高血压、蛋白尿和肾功能障碍有关

C.成人HUS预后往往比儿童差

D.肾活检血管病变程度和肾功能不全严重程度较高提示预后较差

E.在夏季月份，出现腹泻前驱症状的HUS幼儿，比在较冷的月份中，没有腹泻前体征的大龄儿童的预后要差

答案：E

解析：假设有几个因素可以预测HUS/TTP患者的临床结局。选项A～D均提示不良预后。选项E错误，因为在夏季月份伴随腹泻前驱症状的HUS幼儿，比在较冷月份中，没有腹泻前驱症状的大龄儿童的预后要好。

推荐阅读

Karnib H H，Badr K F. Microvascular diseases of the kidney. //Brenner BM. Brenner & Rector's The Kidney，7th ed. Philadelphia：Saunders，2004：1601-1624.

Ruggenenti P，Ceruti M，Remuzzi G. Thrombotic microangiopathies，including hemolytic uremic syndrome. InFeehally J，Floege J，Johnson RJ（eds）. Comprehensive Clinical Nephrology 3rd ed. Philadelphia：Mosby Inc，2007：343-352.

107.关于家族性TTP，以下哪一项是错误的？

A.家族性TTP患者血浆中存在大量vWF多聚体

B.在大多数患有这种疾病的患者中，ADAMTS 13的血浆水平为0或小于正常水平的5%

C.家族性TTP是一种隐性疾病，由编码基因的纯合或双重杂合突变引起ADAMTS13变异

D. TTP发作始于婴儿期或儿童期，在某些情况可能不会发生直到由妊娠诱发

E.每12个月输注含有ADAMTS 13的FFP或不含有vWF的冷冻上清液足以防止TTP发作。频繁的血浆置换是必要的

答案：E

解析：家族性TTP是一种罕见隐性疾病。它可能始于婴儿期或童年，约3周复发1次。在某些患者中，该疾病可能要数年后才开始临床发作，如被妊娠诱发。TTP患者的大多数器官中都发生微血管血栓。这些血栓含有vWF抗原，但不是纤维蛋白。患有家族性TTP的患者血浆中正常ADAMTS 13活性不足或小于5%。这个缺乏酶活性是由于两个染色体中编码ADAMTS 13基因的每一个都是纯合或双杂合突变。由于ADAMTS 13的缺乏，患有家族性TTP的患者血浆中有超大型vWF多聚体。

由于TTP的发作通常每3周发生1次，因此应输注含有这种酶的血小板FFP或冷冻上清液，以防止发作。血浆置换不是必要的。因此，选项E错误。

推荐阅读

George J N. Thrombotic thrombocytopenic purpura. N Engl J Med, 2006, 354：1927-1935.

Karnib H H, Badr K F. Microvascular diseases of the kidney. //Brenner BM. Brenner & Rector's The Kidney 7th ed. Philadelphia：Saunders, 2004：1601-1623.

Matock C C, Marsden P A. Molecular insights into the thrombotic microangiopathies. //Mount DB, Pollack MR. Molecular and Genetic Basis of Renal Disease. A companion to Brenner & Rector's The Kidney. Philadelphia：Saunders, 2008：453-480.

Moake J L. Thrombotic microangiopathies. N Engl J Med, 2002, 347：589-600.

108.关于家族性（非典型）HUS（aHUS），以下哪项陈述是错误的？

A. aHUS患者的死亡率与腹泻相关性HUS（D＋HUS）相似

B.约1/3的aHUS患者需要维持透析，并且该疾病在同种异体肾移植中复发

C.补体因子H（CFH）、因子I（CFI）和膜辅因子蛋白（MCP，被称为CD46）的突变发生在aHUS患者中

D. CFH突变引起的常染色体隐性遗传型与10%～50%的CFH正常水平和低血清C3水平相关，HUS往往发病于较低的年龄

E. CFH突变导致的常染色体显性遗传形式与功能异常的CFH蛋白和正常C3水平有关，表现为延迟发作的HUS，可能由妊娠或感染诱发

答案：A

解析：家族性或aHUS是替代性补体系统异常的遗传性疾病。这是由于CFH、CFI和MCP的基因突变。在所有疾病病例中，aHUS发生率为5%～10%。死亡率约为54%，而D＋HUS患者为3%～5%。因此，选项A错误。

支持治疗在大多数D＋HUS患者中是足够的，对于那些对支持治疗无反应的患者，需要透析支持。另一方面，aHUS患者需要血浆置换和FFP。但是，血浆置换并不总是能防止肾脏疾病的复发或发展。约50%的患者在同种异体移植物中复发，使肾脏移植变得复杂。

有CFH突变患者的复发率要比没有CFH突变患者高得多。令人惊讶的是，一项小型研究表明，MCP突变患者的肾脏同种异体移植没有复发。已有报道，由于CFH突变而导致的隐性和常染色体遗传形式，常染色体隐性形式是由于异常蛋白质折叠和分泌减少引起的，而显性形式是由于功能异常的CFH。

推荐阅读

George J N. Thrombotic thrombocytopenic purpura. N Engl J Med, 2006, 354：1927-1935.

Karnib H H, Badr K F. Microvascular diseases of the kidney. //Brenner BM. Brenner & Rector's The Kidney 7th ed. Philadelphia：Saunders, 2004：1601-1623.

Matock C C, Marsden P A. Molecular insights into the thrombotic microangiopathies. //Mount DB, Pollack MR. Molecular and Genetic Basis of Renal Disease. A companion to Brenner & Rector's The Kidney. Philadelphia：Saunders, 2008：453-480.

Moake J L. Thrombotic microangiopathies. N Engl J Med，2002，347：589-600.

109. 68岁男性，在接受血管造影术后出现发热、头痛、肌痛、体重减轻和少尿性肾衰竭。体格检查发现"紫色"足趾和足趾坏疽。以下哪个实验室和组织学检查结果是错误的？

A. FSGS肾病范围蛋白尿或肾活检中的整体硬化

B. 嗜酸性粒细胞增多和嗜酸性粒细胞减少

C. 低补体血症和血小板减少症

D. 正常ESR，白细胞减少症和正常血红蛋白水平

E. 小叶间动脉被胆固醇晶体阻塞

答案：D

解析：这是动脉栓塞性疾病的典型表现，是由于导管引起动脉粥样硬化斑块脱落所致。通常，临床表现发生在血管造影后1～14d，以发热、肌痛、头痛和体重减轻为特征。皮肤表现包括胆固醇栓塞导致网状青斑、紫色足趾和足趾坏疽。实验室检查结果包括升高的ESR，白细胞增多，贫血，肌酐及尿素氮升高。低补体血症和血小板减少症也有被描述。在某些患者中，可表现为肾病性蛋白尿，镜下血尿和$FE_{Na} > 1\%$。肾活检发现：FSGS及小动脉中胆固醇晶体，肾小球整体硬化。有些患者可有急性肾损伤导致ESRD，需要透析。在肾脏同种异体移植中也有报道胆固醇栓塞性疾病。除选项D以外，其他表述都是正确的。

推荐阅读

Karnib H H，Badr K F. Microvascular diseases of the kidney. //Brenner BM（ed）：Brenner & Rector's The Kidney 7th ed. Philadelphia：Saunders，2004：1601-1623.

Meyrier A. Cholesterol crystal embolism：Diagnosis and treatment. Kidney Int，2006，69：1308-1312.

110. 在下列患者中，发现以下哪种治疗方式对于胆固醇斑块栓塞性肾病具有良好的临床效果？

A. 抗凝剂

B. 扩血管药

C. 主动脉肾上区域的动脉粥样斑块的手术切除

D. 仅透析

E. 退出抗凝剂，控制血压在140/80mmHg以下和慢性心力衰竭，透析和营养支持及他汀类药物的使用

答案：E

解析：目前尚无有效治疗动脉粥样硬化性疾病的方法，该疾病64%的死亡原因与肾衰竭有关。多种治疗方式包括抗凝剂、血管扩张剂、外科手术去除动脉粥样硬化斑块和血液透析在内的多种治疗方法曾被尝试，由于可能增加栓塞风险，应避免使用抗凝剂。Belenfant等报道，通过停用抗凝治疗，推迟手术，控制血压在140/80mmHg以下和慢性心力衰竭，并继续进行透析治疗及充足的营养支持，急性肾损伤患者1年生存率达87%。一项前瞻性研究表明，他汀类药物在胆固醇栓塞疾病中可能改善肾脏和患者的预后。因此，选项E正确。

推荐阅读

Belenfant X，Meyrier A，Jacquot C. Supportive treatment improves survival in multivisceral cholesterol crystal embolism. Am J Kid Dis，1999，33：840-850.

Karnib H H，Badr K F. Microvascular diseases of the kidney. //Brenner BM. Brenner & Rector's The Kidney 7th ed. Philadelphia：Saunders，2004：1601-1624.

Scolari F，Ravani P，Pola P，et al. Predictors of renal and patient outcomes in atheroembolic renal disease：a prospective study. J Am Soc Nephrol，2003，14：1584-1590.

111. 1例28岁妇女因持续2d的肉眼血尿伴有左胁腹疼痛，辐射至腹股沟和大腿收住入院。患者否认排尿困难或排尿灼痛。患者在2个月前有过类似发作，曾使用可待因镇痛。患者患有抑郁症，她将其归因于婚姻问题。患者的血压和血清化学和补体水平正常。患者的容量状态正常。尿液分析发现大量RBC，2～4个WBC，没有管型或蛋白尿。药物包括需要的可待因和含雌激素的口服避孕药。患者否认任何肾脏疾病家族史。该患者可能被发现以下哪种情况？

A. 腹部螺旋CT发现肾结石

B. 电镜发现内皮下和系膜区的沉积物

C. 肾血管造影发现肾内出血和血栓形成

D. 尿培养中存在大肠埃希菌

E.肾小球和双轮廓基底膜的分叶状外观

答案：C

解析：该患者有血尿和胁腹疼痛，放射到腹股沟和大腿，补体和肾功能正常，可能患有肾绞痛或上尿路感染（UTI）。这两种情况通常存在脱水，合并肾前性氮质血症。腹部螺旋CT平扫有助于排除肾绞痛。如果螺旋CT检查正常，则可以排除肾绞痛的诊断。尿液培养也是重要的尿路感染诊断方法。如果没有细菌生长，可以排除UTI。光镜下发现内皮下和系膜区免疫复合物沉积可能提示狼疮性肾炎，但患者无蛋白尿或高血压。此外，患者的补体正常。因此，狼疮肾炎可以被排除。选项E的描述提示MPGN（Ⅰ型），然而，MPGN（Ⅰ型）表现为蛋白尿，有时表现为高血压。因此，Ⅰ型MPGN不太可能。最可能的诊断似乎是腰痛血尿综合征（LPHS），选项C中描述的发现与该诊断一致。LPHS表现为反复发作的腹痛，伴有腹股沟和大腿辐射痛和（或）肉眼血尿。该综合征多见于女性，往往出现在30多岁，但在第1个到第6个10年都可能出现。疼痛可能是单侧或双侧的，在无痛期可能不存在血尿。

LPHS的急性发作可能表现为发热和胁腹疼痛，类似于急性肾盂肾炎和肾绞痛，但适当的检查有助于排除这些诊断。LPHS患者可能有以下病史：含雌激素的口服避孕药和精神疾病，例如抑郁症和寻求镇痛药行为。通常不表现为高血压和蛋白尿，因此可以排除蛋白尿疾病。LPHS的发病机制尚不确定。肾脏血管造影研究显示小血管变窄、血栓、肾梗死和肾小血管痉挛。肾实质水肿伴肾包膜的牵张是引起疼痛的可能原因。另外，疼痛可能是由于红细胞和由钙和尿酸盐组成的微小晶体堵塞肾小管引发。目前认为LPHS中的血尿是肾小球起源的。34例肾活检原发性LPHS发现，26.5%的病例有薄基底膜改变，而32.4%基膜异常增厚。应当指出的是，在临床表现中，LPHS可能类似于IgA肾病。LPHS的治疗包括非手术和手术干预。非手术处理包括镇痛药，外科治疗包括肾切除术、肾脏交感神经切除术和肾脏自体移植、将自体肾脏放置在其他位置。所有这些处理都取得了一些成功。此外，这些患者中有25%可能在使用镇痛药物后会自发缓解。

推荐阅读

Dube G K, Hamilton S E, Ratner L E, et al. Loin pain hematuria syndrome. Kidney Int, 2006, 70: 2152-2155.

Spetie D N, Nasady T, Nasady G, et al. Proposed pathogenesis of idiopathic loin pain-hematuria syndrome. Am J Kidney Dis, 2006, 47: 419-427.

112. 58岁男性，因肉眼血尿和左胁腹疼痛7d入院。他否认排尿困难或排尿烧灼感。他在4个月前有过类似发作，曾使用可待因改善疼痛，但仍然有血尿。患者既往有高血压和心房颤动病史。患者已经充分行抗凝治疗，且血压控制良好，患者血流动力学稳定。体检容量正常，其他体检内容大致正常。血清化学正常，肌酐159μmol/L，乳酸脱氢酶1200U/L。尿液分析发现大量红细胞、白细胞，没有管型或蛋白尿。该患者最有可能诊断为以下哪一项？

A.肾结石

B.尿路感染（UTI）

C.肾梗死

D.肾动脉粥样硬化疾病

E.肾静脉血栓形成

答案：C

解析：在该患者中，由于缺乏相应症状，UTI的可能性较小。此外，患者有持续性血尿约4个月。除非患者有蛋白尿，否则肾静脉血栓形成的可能性较小。患者可能有肾结石症，但血流动力学稳定和其他症状使这种情况成为诊断的可能性较小。患者已充分行抗凝治疗，因此动脉粥样硬化斑块脱落的也不太可能。此外，在动脉粥样硬化性疾病中，肾功能恶化比较迅速。因此，选项A、B、D和E的可能性较小。心房颤动患者有发生肾梗死的风险，常常不被发现。腹部CT表现为肾实质楔形低密度影。脾梗死在约30%的患者中也可以看到。一些已发表的报道提示，心房颤动是肾梗死最常见的原因。

推荐阅读

Autopolsky M, Simanovsky N, Staminkow-icz R, et al. Renal infarction in the ED: 10-year experience and review of the literature. Am J Emerg Med, 2012, 30: 1055-1060.

Korzets Z, Plotkin E, Bernheim J, et al. The clinical spectrum of acute renal infarction. Isr

Med Assoc J，2002，4：781-784.

Taourel P，Thuret R，Houquet M D，et al. Computed tomography in the nontraumatic renal cause of acute flank pain.Sem Ultrasound CT MR，2008，29：241-252.

113.以下哪一项表现将原发性与继发性局灶节段硬化FSGS区别开来？

A.肾小球系膜基质的增生

B.原发性FSGS中仅在肾小球的某些部位发生局灶性硬化

C.血清白蛋白和广泛足突融合（足突消失）

D.基底膜的电车轨道外观

E.以上都不是

答案：C

解析：FSGS的原因可能是原发性（特发性）或继发性。继发性FSGS通常是以肾小球高滤过和肾小球肥大为特征。有学者建议血清白蛋白和足细胞足突融合作为区分FSGS的手段。Praga等报道，经活检证实的原发性FSGS患者的血清白蛋白水平＜30g/L，而继发性FSGS患者白蛋白＞35g/L。Deegens等的组织病理学研究表明与原发性FSGS的足突宽度显著更高（3200nm），而继发性FSGS足突宽度一般是1098nm（正常为562nm）。总体而言，足突宽度超过1500nm时，可区别由肾小球、肾小管间质和血管疾病引起的继发性FSGS，具有高敏感性和特异性。这表明原发性FSGS患者足细胞足突弥散性受损，而继发性FSGS中的足突是局部受损。因此，选项C正确。其他选项错误。此外，Deegens等的研究提示足细胞足突的融合取决于肾小球疾病的类型而不是蛋白尿的程度。

推荐阅读

Deegens JKJ，Dijkman HBPM，Borm GF，et al. Podocyte foot process effacement as a diagnostic tool in focal segmental glomerulosclerosis. Kidney Int，2008，74：1568-1578.

Praga M，Morales E，Herrero J，et al. Absence of hypoalbuminemia despite massive proteinuria in focal segmenal glomerulosclerosis secondary to hyperfiltration. Am J Kidney Dis，1999，33：52-58.

114.感染相关肾炎，主要是细菌相关性肾小球肾炎，在老年人和免疫功能低下者中相当普遍。在这些患者群体中，肾功能改善没有儿童患者那么理想。在肾活检中，成年IRGN患者的以下哪些病理特征是常见的？

A.光学显微镜发现弥散性毛细血管内皮增生和渗出性GN与血管袢之间中性粒细胞（LM）

B.免疫荧光显微镜（IM）提示C3染色强烈

C.在某些与葡萄球菌感染相关的GN病例中，IM发现主要是IgA沉积而不是C3沉积

D.电子显微镜（EM）可发现上皮下丘状电子致密沉积物

E.以上所有

答案：E

解析：成人，尤其是糖尿病患者和老年人，IRGN的预后较差。临床表现包括急性肾病综合征、高血压、轻度至中度蛋白尿、水肿和肾功能下降。与儿童不同，成人需要进行肾脏活检以排除新月体形GN和其他需要立即免疫抑制治疗或血浆置换的肾炎类型。D'Agati和她的同事描述了所有上述LM、IM和EM的发现。这些研究人员描述了一个单独的免疫病理学IRGN，称为"IgA为主的急性感染后肾小球肾炎"。这种IRGN是由葡萄球菌引起的。不像儿童患者，成人的感染源是异质的［上呼吸道、皮肤、骨骼、肺、心脏（心内膜炎）、尿路脓肿］。因此，IRGN是成人感染的严重并发症，肾脏预后不良。

推荐阅读

Nasr S H，Markowitz G S，Whelan J D，et al. IgA-dominant acute poststphylococcal glomerulonephritis complicating diabetic nephropathy. Hum Pathol，2003，34：1235-1241.

Nasr S H，Radhakrishnan J，D'Agati V D. Bacterial infection-related glomerulonephritis in adults. Kidney Int，2013，83：792-803.

115.一名65岁的2型糖尿病患者因右胁腹疼痛、发热和白细胞增多而入院。尿液分析显示许多红细胞、白细胞和蛋白尿。患者的血清肌酐为2.4mg/dl，1周前患者的肌酐是1.8mg/dl。肾脏活检显示糖尿病肾小球硬化症合并有感染相关的肾小球肾炎（IRGN）。以下哪一项是该患者肾衰竭进展的独立危险因素？

A.年龄较大

B.肾活检时的血清肌酐水平

C.肾小管间质疾病的程度

D.糖尿病

E.以上所有

答案：E

解析：D'Agati和她的小组研究了86例患者，发现年龄较大，在进行活检时血清肌酐较高，有间质纤维化和糖尿病等合并症，以及出现IRGN是成年人独立肾脏预后不佳的危险因素。在52例患者中进行了结局研究，其中11例患者IRGN叠加于糖尿病肾小球病变。在这11例患者中，有9例（82%）在3个月内进展为ESRD。因此，潜在的糖尿病肾病是进展为ESRD的强烈危险因素。IRGN如何导致肾衰竭快速进展尚不清楚。

推荐阅读

Nasr S H, Markowitz G S, Stokes M B, et al. Acute postinfectious glomerulonephritis in the modern era: experience with 86 adults and review of the literature. Medicine（Baltimore），2008，87：21-32.

Nasr S H, Radhakrishnan J, D'Agati V D. Bacterial infection-related glomerulonephritis in adults. Kidney Int, 2013，83：792-803.

116.一位62岁的西班牙裔妇女因肾病综合征被转诊给你。既往病史有2型糖尿病和高血压。糖尿病和高血压均得到良好控制。她的血清肌酐为212μmol/L。尿液分析仅显示蛋白尿，蛋白与肌酐之比为6。肾脏活检显示淀粉样变性和间质纤维化。根据上述病史、活检结果和蛋白尿，你会用以下哪种检查来进一步明确她的淀粉样变性诊断？

A.肾小球的电子显微镜检查

B.免疫荧光显微镜

C.免疫固定研究

D.白细胞趋化因子2衍生的淀粉样变化（ALECT 2）

E.无须进一步测试

答案：D

解析：淀粉样变性的肾脏累及比较常见，而淀粉样沉积物为刚果红染色阳性。这些沉积物在偏振光下显示出苹果绿双折射。淀粉样变性最常见的形式是AL型和AA型。新发现另一种淀粉样物质叫ALECT 2，2008年，本森等描述了在切除的肾脏标本中的淀粉样变性病，该患者的ALECT 2阳性。该患者有肾病综合征和肾功能不全，并在7年内进展为ESRD。在美国除了AL型和AA型淀粉样变以外，ALECT 2是肾淀粉样变性的第三种常见形式。美国遵循AL类型和AA类型。ALECT 2占所有肾淀粉样蛋白的2.5% ～ 2.7%。ALECT 2的常见表现是西班牙裔老年患者，伴有CKD和良性尿沉渣镜检。蛋白尿可能出现或可能不出现。1/3的患者存在肾病综合征。从组织学上讲，间质往往受到影响，而肾小球和血管受累很少。该疾病的诊断需要激光显微切割/光谱法。目前有ALECT 2的商品化的抗体测试，但是其特异性有待检验。建议在开始化疗任何淀粉样变性病前应排除ALECT 2。ALECT 2没有特定的治疗方法。因此，选项D正确。其他选项错误。

推荐阅读

Benson M D, James S, Scott K, et al. Leukocyte chemotactic factor 2: A novel renal amyloid protein. Kidney Int, 2008，74：218-222.

Said S M, Sethi S, Valeri A M, et al. Characterization and outcomes of renal leukocyte chemotactic factor 2-associated amyloidosis. Kidney Int, 2014，86：370-377.

（李　明　欧三桃　吴蔚桦　俞　波

王　颖　译）

第3章

急性肾脏损伤和重症监护相关肾病

1.文献中存在急性肾损伤（AKI）的几种定义。在AKI的所有定义中，哪种定义被证实并且被认为在AKI的流行病学研究最有用？

A.基线肌酐＜1.9mg/dl的患者血清肌酐增加0.5mg/dl

B.基线肌酐＞2.0mg/dl的患者血清肌酐增加1.0mg/dl

C.RIFLE（风险，伤害，失败，丢失，终末期肾脏疾病）分类

D. AKIN（急性肾脏损伤网络）分类

E. C 和 D

答案：E

解析：在2004年之前，文献中至少报道了30种不同的定义，这些定义未经验证或标准化。选项A和B的定义经研究人员验证，结果未通过有效性检验。2004年，急症透析质量倡议组织（ADQI）引入了RIFLE分类，随后该分类的有效性得到了验证。

AKIN研究人员进一步完善了AKI的定义。两种分类均基于血清肌酐和尿量。AKIN分类的变化是：①血清肌酐至少增加0.3mg/dl，即使该增加可能未达到RIFLE标准中R的血清肌酐增加50%；②肌酐升高应在48h内发生，以诊断AKI；③如果患者接受RRT治疗，则不管其在RRT前肌酐值和尿量，都将其包括在F期。肾脏丧失和ESKD类别被删除。表3.1列出了AKI的RIFLE和AKIN分类。因此，选项E正确。

推荐阅读

Kidney Disease Improving Global Outcomes（KDIGO）Acute Kidney Injury Work Group. KDIGO Clinical Practice Guideline for Acute Kidney Injury. Kidney Int（Suppl），2012，2：1-138.

Macedo E，Mehta R L. Epidemiology, diagnosis, and therapy of acute kidney injury. // Coffman T M，Falk R J，Molitoris B A，et al. Schrier's Diseases of the kidney 9th ed. Philadelphia：Wolters Kluwer/Lippincott Williams

表3.1　AKI 的 RIFLE 和 AKIN 分类

RLFLE（诊断标准）	血肌酐（Scr）（mg/dl）	尿量［ml/（kg·h）］	AKIN标准（分期）	血肌酐（Scr）（μmol/L）
R期	Scr升高＞1.5倍或eGFR下降＞25%	＜0.5ml/（kg·h）时间＞6h	1	Scr升高1.5～2倍或者≥0.3mg/dl（26.6μmol/l）
I期	Scr升高＞2倍或GFR下降＞50%	＜0.5ml/（kg·h），时间＞12h	2	Scr升高2～3倍
F期	Scr升高＞3倍，或＞4mg/dl（353.6μmol/L）或急性升高＞0.5mg/dl（44.2μmol/L）；或eGFR下降＞75%	＜0.3ml/（kg·h）时间＞24h或无尿＞12h	3	Scr升高＞3倍，或升高≥4mg/dl（353.6μmol/l）或急性升高0.5mg/dl（44.2μmol/L）或者需要肾脏替代治疗
L期	持续肾衰竭＞4周			
E期	持续肾衰竭＞3个月			

& Wilkins, 2013: 785-825.

Singbartl K, Kellum JA. AKI in the ICU. definition, epidemiology, risk stratification, and outcomes. Kidney Int, 2012, 81: 819-825.

2. 由于肾盂肾炎, 1例32岁妇女因脓毒症入院住进了重症监护病房。入院时她的血清肌酐为0.5mg/dl。24h后, 尿量开始下降, 但肌酐保持稳定。强化医生认为患者正在发展为急性肾损伤 (AKI)。以下哪一项已被临床验证为AKI的早期诊断生物标志物?

A. 中性粒细胞明胶酶相关的脂蛋白 (NGAL)

B. N-乙酰基-β-D-半乳糖苷酶 (NAG)

C. 肾脏损伤分子1 (KIM-1)

D. 白介素18 (IL-18)

E. 以上都不是

答案: E

解析: AKI在ICU中很常见。血清肌酐是除尿量以外反映肾功能的唯一标志。直到约50%的肾功能丧失, 血清肌酐才会升高。可能需要数小时至数天才能看到血清肌酐水平升高。因此, 不可能在血清肌酐升高之前进行治疗干预。这将导致较高的发病率和死亡率。

对于肾小管造成的AKI, 在检测到血清肌酐升高之前, 最近的研究集中在使用新型生物标志物 (例如NGAL、NAG、KIM-1和IL-18以及胱抑素C、肝脂肪酸结合蛋白等)。NGAL已在儿童和成人中进行了广泛研究, 在AKI的诊断中, NGAL在血清和尿液水平在血清肌酐水平升高之前已经升高。但是, 以上生物标志物均未在临床研究中被证实为有效单一标记 (或多个标记)。因此, 选择E正确。

推荐阅读

Mårtensson J, Mortling CR, Bell M. Novel biomarkers and acute kidney injury and future: clinical applicability. Br J Anaesthesia, 2012, 109: 843-850.

Vanmassenhove J, Vanholder R, Nagler E, et al. Urinary and serum biomarkers for the diagnosis of acute kidney injury: an in-depth review of the literature. Nephrol Dial Transplant, 2013, 28: 254-273.

3. 上述患者在6h内尿量减少 [<0.5ml/ (kg·h)], 并且肌酐逐渐增加。关于该患者的尿量减少 (少尿) 和AKI, 以下哪一项陈述是正确的?

A. 少尿症被急性透析质量倡议组织 (ADQI) 定义为在至少24h内, 尿量<0.3ml/kg

B. 少尿可能是肾脏对血容量不足的正常反应的表达, 也可能是潜在肾脏疾病的表达

C. 在一项研究中, 约有69%ICU出现AKI的患者是少尿的

D. AKI患者的少尿症是死亡率的独立预测因子

E. 以上所有

答案: E

解析: 通常将少尿定义为尿量<500ml/24h。提出此定义的前提是, 假设肾功能正常的健康个体每天尿液摄入量为600mOsm/24h, 那么他/她的尿液最多可以浓缩到1200mOsm/ (kg·H$_2$O)。因此, 排泄这600mOsm的最小尿量是500ml/24h (600mOsm/500ml=1200mOsm)。任何尿量小于500ml均视为少尿。但是, 在引入RIFLE (风险, 损伤, 衰竭, 失调, 终末期肾脏疾病) 和AKIN (急性肾脏损伤网络) 分类系统后, 对尿少症的定义已经改变。该分类系统将逐渐减少的少尿定义为: <0.5ml/ (kg·h) 持续时间>6h, <0.5ml/ (kg·h) 持续时间>12h, <0.3ml/ (kg·h) 持续时间>24h。因此, <0.5ml/ (kg·h) 表示尿量减少和必要的尿少的评估。

少尿可能是由于血容量不足或低血压。在这些情况下, 加压素分泌增加, 从而导致肾脏中过滤水的重吸收。另外, 少尿可能与肾脏的内在疾病有关。在低血容量及等渗尿时尿液渗透压区别如下: 低血容量和等渗尿 [300~500mOsm/ (kg·H$_2$O)] 合并肾脏病变时尿液最高浓度 [渗透压>500mOsm/ (kg·H$_2$O)] 可观察到最大尿液浓度 [渗透压>500mOsm/ (kg·H$_2$O)] 和等渗压 [300~500mOsm/ (kg·H$_2$O)]。在一项研究中, 发现约69%AKI的ICU患者为少尿, 而少尿是延长住院时间和死亡率的独立危险因素。此外, 不良结局与少尿的进展阶段似乎有很好的相关性。因此, 选项E正确。

推荐阅读

Ricci Z, Cruz D, Ronco C. The RIFLE criteria and mortality in acute kidney injury: A systematic review. Kidney Int, 2008, 73: 538-546.

Thomas Rimmelé, John A kellum. Oliguria and fluid overload. Contrib Nephrol, 2010, 164: 39-45.

4. 1例无明显病史的45岁男子因恶心、呕吐和尿量减少而入院2周。患者没有服用任何药物。在体检中，患者很机敏，定向力且营养良好。患者没有尿液排出，腹部超声检查与肾积水一致。腹部CT显示腹膜后纤维化，阻塞输尿管。除了完全的尿路梗阻外，以下哪种情况与尿量＜100ml/24h（无尿）有关？

A. 快速进行性肾小球肾炎（RPGN）

B. 严重的双侧肾动脉或静脉阻塞

C. 双侧肾皮质坏死

D. 严重败血症

E. 以上所有

答案：E

解析：在临床实践中，无尿定义为尿量＜100ml/24h。由于肾小球功能丧失，上述所有临床病症均会通过严重减少肾脏灌注或减少GFR而产生无尿。因此，选项E正确。

推荐阅读

Judd E, Sanders P W, Agarwal A. Diagnosis and clinical evaluation of acute kidney injury. //Johnson RJ, Feehally J, Floege J. Comprehensive Clinical Nephrology, 5th ed, Philadelphia: Saunders/Elsevier, 2014: 827-835.

Sharfuddin A A, Weisbord S D, Palevsky PM, et al. Acute kidney injury. //Taal M W, Chertow G M, Marsden P A, et al. Brenner & Rector's The Kidney 9th ed. Philadelphia: Elsevier Saunders, 2012: 1044-1099.

5. 推荐给你1例55岁女性，2型糖尿病，高血压（HTN），血清肌酐1.4mg/dl（eGFR 48ml/min），蛋白尿800mg/24h，进一步治疗她的肾脏疾病和HTN。下列哪些新的危险因素之一与对AKI的敏感性增加有关？

A. 高尿酸血症

B. 低白蛋白血症

C. 肥胖

D. 遗传多态性

E. 以上所有

答案：E

解析：上述患者具有AKI的四个重要传统危险因素（糖尿病、HTN、CKD和蛋白尿）。然而，一些非传统因素，包括高尿酸血症、低白蛋白血症、某些遗传多态性和肥胖，与AKI的发生和恶化有关。同样，发现与AKI发生率更高相关的其他危险因素是高氧溶液、人工胶体液羟二基淀粉、机械通气。因此，对具有非传统危险因素的患者进行仔细管理对于改善患者护理和卫生保健成本是必要的。

推荐阅读

Macedo E, Mehta R L. Epidemiology, diagnosis, and therapy of acute kidney injury. // Coffman T M, Falk R J, Molitoris B A, et al. Schrier's Diseases of the kidney 9th ed. Philadelphia: Wolters Kluwer/Lippincott Williams & Wilkins, 2013: 785-825.

Siew E D, Deger S M. Recent advances in acute kidney injury epidemiology. Curr Opin Nephrol Hypertens, 2012, 21: 309-317.

Varrier M, Ostermann M. Novel risk factors for acute kidney injury. Curr Opin Nephrol Hypertens, 2014, 23.

6. 关于AKI的发病率，以下哪一项是正确的？

A. AKI的发病率取决于AKI的定义、社区人口和住院患者

B. 过去10年中，住院患者的AKI发病率每年增长10%

C. 在社区人口中，据报道，男性中AKI的发病率高于女性，并且随着年龄的增长呈上升趋势

D. 住院患者的AKI发病率比社区人群高5～10倍

E. 以上所有

答案：E

解析：以上所有陈述均正确无误。许多基于人群的研究表明，AKI的发病率随AKI的定义及社区人群和住院患者的不同而不同。在发达国家，AKI主要是住院患者的疾病。在过去10年中，AKI的发病率每年增长11%，据报道，男性高于女性。发病率也随着年龄的增长而增加，直到90岁。在住院患者中，重症监护病房的危重患者中AKI的发生率较高。

推荐阅读

Kidney Disease：Improving Global Outcomes（KDIGO）Acute Kidney Injury Work Group. KDIGO Clinical PracticeGuideline for Acute Kidney Injury. Kidney Int（Suppl），2012，2：1-138.

Sharfuddin A A，Weisbord S D，Palevsky PM，et al. Acute kidney injury. //Taal M W，Chertow G M，Marsden P A，et al. Brenner & Rector's The Kidney 9th ed. Philadelphia: Elsevier Saunders，2012：1044-1099.

7. AKI 与以下哪种情况有关？

A. 住院死亡率增加

B. 增加住院时间和费用

C. 对肾脏替代疗法（RRT）的需求增加

D. 罹患 CKD 和 ESRD 的风险增加

E. 以上所有

答案：E

解析：AKI 不是一个良性条件。与非 AKI 患者相比，它具有多种并发症，包括更高的发病率和死亡率，更长的住院时间和资源利用，对 RRT 的需求以及向 CKD 和 ESRD 的进展。由于住院时间较长，AKI 患者的经济负担要高得多。需要 RRT 的患者的费用比没有 RRT 的简单 AKI 患者高。因此，选项 E 正确。

推荐阅读

Kidney Disease Improving Global Outcomes（KDIGO）Acute Kidney Injury Work Group. KDIGO Clinical Practice Guideline for Acute Kidney Injury. Kidney Int（Suppl），2012，2：1-138.

Zeng X，McMahon G M，Brunelli S M，et al. Incidence，outcomes，and comparisons across definitions of AKI inhospitalized individuals. Clin J Am Soc Nephrol，2014，9：12-20.

8. 关于全球危重患者中 AKI 的流行病学，以下哪一项是正确的？

A. 每年每 100 000 人口中有 11 例患者有严重的 AKI，需要入住 ICU 治疗

B. 根据 RIFLE 标准，一项研究报道 AKI 的发生率为 36.1%，在 RIFLE-R 中为 16.3%，在 RIFLE-I 中为 13.6%，在 RIFLE-F 中为 6.3%

C. 多达 20% 的菌血症患者会发展为 AKI，而在败血性休克患者会增加至 50%

D. 败血症相关性 AKI 的死亡率约为 70%，而非败血症相关性 AKI 的死亡率约为 45%AKI 患者

E. 以上所有

答案：E

解析：以上所有陈述均正确。ICU 中 AKI 的发生率比非 ICU 患者高得多。对于大多数 ICU 的患者，细菌血症/败血症似乎是其潜在病因。几乎入住 ICU 有 AKI 的患者以前都有肾功能障碍。

推荐阅读

Kidney Disease：Improving Global Outcomes（KDIGO）Acute Kidney Injury Work Group. KDIGO Clinical Practice Guideline for Acute Kidney Injury. Kidney Int（Suppl），2012，2：1-138.

Singbartl K，Kellum J A. AKI in the ICU：definition，epidemiology，risk stratification，and outcomes. Kidney Int，2012，81：819-825.

9. AKI 是心脏手术后的常见并发症。关于与心脏手术相关的 AKI，以下哪种说法是正确的？

A. 根据对肾脏替代疗法（RRT）的需要，AKI 的发生率范围为 0.33% ～ 9.5%

B. 根据一项使用 RIFLE 分类的研究，R、I 和 F 的 AKI 发生率分别为 9%、5% 和 2%

C. 诸如肾功能不全、充血性心力衰竭，女性性别等因素使患者易患心脏手术相关的 AKI

D. 使用肾毒性药物（例如非甾体抗炎药）会增加以下心脏手术相关的 AKI 风险

E. 以上所有

答案：E

解析：以上所有陈述均正确。尽管与心脏外科手术相关的和其他形式的 AKI 的大多数危险因素相同，但在还有额外的其他患者相关因素和与手术相关的因素。表 3.2 显示了这些风险因素。

表 3.2 与心脏手术相关的 AKI 危险因素

患者相关	手术相关
糖尿病（需胰岛素）	体外循环时间久
慢性阻塞性肺疾病	交叉钳位时间
肾功不全（术前肌酐 < 2.1mg/dl）	泵上和泵外

续表

患者相关	手术相关
周围血管疾病	无脉血流
慢性心力衰竭	溶血
射血分数＜35%	血液稀释
左主干冠脉病变	
心源性休克（术前使用主动脉内球囊反搏）	
急诊手术	
女性	

推荐阅读

Kidney Disease Improving Global Outcomes（KDIGO）Acute Kidney Injury Work Group. KDIGO Clinical PracticeGuideline for Acute Kidney Injury. Kidney Int（Suppl），2012，2：1-138.

Rosner MH，Portilla D，Okusa MD. Cardiac surgery as a cause of acute kidney injury：Pathogenesis and potentialtherapies. J Intensive Care Med，2008，23：3-18.

10. 55岁非洲裔美国人，患有糖尿病和严重冠状动脉疾病（CAD），因急性冠脉综合征而入院。患者正在使用多种治疗CAD相关药物，临床建议进行心脏旁路移植手术（CABG）。为了降低AKI的发生率，需要在CABG之前停用以下哪一种药物？

A.肼屈嗪

B 卡维地洛

C.拉米普利/洛萨坦

D.硝酸甘油

E.以上都不是

答案：C

解析：除了诸如非甾体抗炎药外，许多其他药物已被证明可引起AKI。在这些药物中，仅对需要心脏手术的患者进行了ACEI和ARB的临床研究，因为这些药物广泛用于糖尿病、高血压和心脏病患者。Yacoub等在Meta分析中得到结论，在进行心脏手术的患者中，术前使用ACEI或ARB与术后AKI发生率增加和死亡率增加相关。这些学者建议在心脏手术前停用ACEI或ARB。因此，选项C正确。其他药物作用尚不清楚。

推荐阅读

Kidney Disease Improving Global Outcomes（KDIGO）Acute Kidney Injury Work Group. KDIGO Clinical Practice Guideline for Acute Kidney Injury. Kidney Int（Suppl），2012，2：1-138.

Yacoub R，Patel N，Lohr JW，et al. Acute kidney injury and death associated with renin angiotensin system blockade in cardiothoracic surgery：A meta-analysis of observational studies. Am J Kidney Dis，2013，62：1077-1086.

11.你被要求治疗1例22岁男性，他患有充血性心力衰竭（CHF）且射血分数为12%，在3d内患者的血清肌酐从1.2mg/dl增加到2.6mg/dl。肺动脉压为72mmHg。尽管过去10d内对患者的心力衰竭进行了适当的治疗，但患者的腹水却增加了。患者没有使用过任何肾毒素，但在4个月前进行了心脏导管术，患者的尿量逐渐减少。以下哪项最佳描述了患者的肌酐急剧上升和尿量减少的情况？

A.可能的肝充血，肾功能进一步下降

B.造影剂诱发的晚期急性肾损伤（AKI）

C.腹腔内压力增高（IAP）

D.肺动脉高压导致AKI

E.以上都不是

答案：C

解析：在所有选项中，选项C最能说明为何患者血清肌酐急剧升高和尿量减少。IAP，也称腹内高压，会影响许多器官，包括肾脏。尽管尚未完全了解其导致AKI的机制，但肾静脉受压、静脉阻力增加和静脉引流受影响似乎是造成AKI的最重要机制。在失代偿的慢性心力衰竭患者中，由于存在腹水，肾脏血流进一步减少。对于血清肌酐急性升高的患者应考虑IAP。IAP＞15mmHg可能会导致少尿，而IAP＞30mmHg时会形成无尿。降低IAP可改善肌酐和尿量。其他选择并非是导致该患者出现AKI的原因。

推荐阅读

Butcher B W，Liu K D. Fluid overload in AKI-Epiphenomenon or putative effect on mortality? Curr Opin Crit Care，2012，18：593-598.

De Waele J J，De Laet I，Kirkpatrick A W，

et al. Intra-abdominal hypertension and abdominal compartment syndrome.Am J Kidney Dis, 2011, 57: 159-169.

12. 62岁女性，有2型糖尿病和冠心病的相关病史，因呼吸急促和心悸入院。相关药物包括呋塞米40mg，每天1次，雷米普利10mg，每天1次和格列吡嗪10mg，每天1次。CXR显示肺部充血。体检时，她增加了JVD，S3和下肢凹陷型水肿（++）。心脏超声显示射血分数为20%，诊断为急性心力衰竭失代偿（ADHF）。实验室检查：Na^+ 134mmol/L，K^+ 3.8mmol/L，Cl^- 90mmol/L，HCO_3^- 28mmol/L，BUN 46mg/dl，肌酐1.8mg/dl（1周前肌酐为1.2mg/dl），eGFR＜60ml/min，葡萄糖100mg/dl和HbA1c 7%。下面哪个机制导致患者的肾功能下降？

A.中央和肾脏静脉压增高

B.激活肾素-血管紧张素-醛固酮系统（RAAS）

C.减少肾灌注

D.RAAS抑制剂的使用

E.以上所有

答案：E

解析：该患者患有1型心肾综合征（CRS）。心肾综合征是指心脏和肾脏之间相互作用造成的结果。在健康和疾病方面，这两个器官之间都有相互影响。急性失代偿性心力衰竭住院患者若出现肾功能不全，预后较差。因此，心脏和肾脏之间的相互作用是复杂而不可避免的。制订CRS分类可以增强我们对该综合征病理生理学的理解。如表3.3所示，CRS已分为5种类型。

表3.3 心肾综合征分类

分型	描述	治疗建议
1型心肾综合征	心力衰竭导致急性肾损伤	利尿剂、强心剂、奈西立肽和升压剂
2型心肾综合征	慢性心力衰竭导致慢性肾脏病	袢利尿剂及保钾利尿剂、血管扩张剂，包括ACEI
3型心肾综合征	急性肾损伤导致急性心力衰竭	治疗心脏疾病
4型心肾综合征	慢性肾脏病导致慢性心力衰竭	袢利尿剂、ACEI、ARB、纠正贫血和其他推荐的药物
5型心肾综合征	导致心力衰竭和肾衰竭的系统过程	治疗原发疾病并进行恰当的管理以预防心脏和肾脏疾病

类型1 心肾综合征中造成AKI的机制包括所有上述机制（E）。在这些机制中，最近提出的机制（右侧心力衰竭和肾充血）在1型心肾综合征的AKI发病机制中引起了广泛关注。静脉压力的升高降低了整个肾脏的动静脉压力梯度，增加了肾间质压，降低了肾血流量，从而导致GFR降低。利尿剂和RAAS抑制剂的使用也会导致AKI，虽然利尿剂显示可激活RAAS和交感神经。单利尿剂仍可在改善充血症状时使用。因此，在1型CRS中可以使用利尿剂。

推荐阅读

Cruz D N. Cardiorenal syndrome in critical care: The acute cardiorenal and renocardiac syndromes. Adv Chronic Kidney Dis, 2013, 20: 56-66.

Ismail Y, Kasmikha Z, Green H R, et al. Cardio-renal syndrome type 1: Epidemiology, pathophysiology, and treatment.Sem Nephrol, 2012, 32: 18-25.

Ronco C, Haapio M, House A A, et al. Cardio-renal syndrome. J Am Coll Cardiol, 2008, 52: 1527-1539.

13. 56岁男性，有高血压和冠心病病史，因急性失代偿性心力衰竭（ADHF）而入院。肌酐2.9mg/dl，BUN 54mg/dl，血压112/72mmHg，心率76次/分。以下哪个变量可预测ADHF患者的院内死亡率更高？

A.肌酐＞2.8mg/dl

B BUN＞43mg/dl

C.收缩压（SBP）＜115mmHg

D. SBP＞120mmHg

E. A、B和C

答案：E

解析：急性失代偿性心力衰竭住院患者的肾功能不全预后较差。急性失代偿性心力衰竭国家注册（ADHERE）数据库研究报告称，该研究评估的所有39个变量中，仅BUN＞43mg/dl，其后收缩压＜115mmHg，肌酐≥2.75mg/dl，预测住院心力衰竭患者的高死亡率。在这三个变量中，入院BUN水平＞43mg/dl仍然是决定幸存者和非幸存者之间的唯一决定因素。因此，选项E正确。

推荐阅读

Fonarow G C, Adams Jr KF, Abraham W T, et al. Risk stratification for in-hospital mortality in acutely decompensated heart failure. Classification and regression tree analysis. JAMA, 2005, 293: 572-580.

14. 62 岁男性，患有高血压和 2 型糖尿病，因发热和急性腹痛入院。腹部 CT（造影剂）为阴性。患者接受了 2g 万古霉素治疗，4d 后肌酐增至 3.4mg/dl（入院时肌酐 0.8mg/dl）。患者的尿量开始减少，主观上出现了呼吸急促。身体检查时，患者患有 JVD 和双腿水肿（＋）。以下哪种机制是 AKI 患者心脏功能障碍的原因？

A. AKI 后心脏血流动力学改变

B. 心肌中性粒细胞浸润和凋亡

C. 体液超负荷和高钾血症

D. 代谢性酸中毒

E. 以上所有

答案：E

解析：该患者患有急性肾功能不全综合征（3 型 CRS），其特征是 AKI 突然发作，导致急性心脏功能障碍。该患者的 AKI 与造影剂使用有关，也可能是使用万古霉素。尿量减少可能导致体液超负荷、气短和水肿。高钾血症在 AKI 患者中相当普遍，可能诱发心律失常，进一步降低肾功能。严重的代谢性酸中毒会降低心脏收缩力。3 型 CRS 比 1 型 CRS 少见。

除了体液过多和偶尔的高钾血症外，AKI 还对心脏产生多种影响。在 AKI 缺血再灌注损伤大鼠模型中，在心动超声上观察到心脏的一些血流动力学变化，包括左心室扩张、左室末期收缩和舒张直径增加、舒张时间增加及收缩缩短分数减少。这些心脏变化可能是由于中性粒细胞的浸润和炎细胞因子的释放。神经内分泌系统也可能在 3 型 CRS 的心脏功能改变中发挥作用。因此，选项 E 是正确。

推荐阅读

Chuasuwan A, Kellum J A. Cardio-Renal Syndrome Type 3: Epidemiology, Pathophysiology, and Treatment. Seminars in Nephrology, 2012, 32 (1): 31-39.

Kelly K J. Distant effects of experimental renal ischemia/reperfusion injury. J Am Soc Nephrol, 2003, 14: 1549-1558.

Ronco C, Haapio M, House A A, et al. Cardio-renal syndrome. J Am Coll Cardiol, 2008, 52: 1527-1539.

15. 上述患者逐渐出现水肿，呼吸急促，对推注或连续静脉注射呋塞米和美托拉酮均无反应。同样，奈西立肽、多巴酚丁胺和米力农没有进一步改善。开始使用 Aqadex System 100（CHF 解决方案，明尼苏达州，明尼阿波利斯）进行超滤。对于 CHF 患者，把 Aquadex System 100 的超滤（UF）与静脉使用利尿剂治疗进行对比，以下哪种说法正确？

A 与利尿剂组相比，UF 组的体重减轻了 38%，液体流失减少了 28%

B. 与利尿剂组相比，UF 组在出院后 90d 因心力衰竭重新住院率减少了 50%

C. UF 组（9.6%）与利尿剂组的（19.4%）死亡率比较，无统计学显著性

D. UF 对 Na^+ 的去除作用大于利尿剂对 Na^+ 的去除作用

E. 以上均正确

答案：E

解析：以上所有陈述均正确无误。在某些 CHF 患者中，利尿抵抗并不罕见。当药物治疗失败时，建议使用 UF。在 UNLOAD（针对急性失代偿性充血性心力衰竭住院患者的超滤与静脉利尿剂比较）研究中，那些接受 UF 48h 的参与者比接受利尿剂治疗的参与者减轻了更多的体重和体积，排出了更多的钠。而且与利尿剂组相比，UF 组中 90d 的再次住院率显著降低。然而，两组之间 90d 的死亡率的差别并不显著（UF 组 9 例死亡，利尿剂 11 例死亡）。因此，选项 E 正确。

但是，应注意的是，CARRESS-HF（急性失代偿性心力衰竭的心脏抢救研究）研究报告提出，急性失代偿性心力衰竭患者的分步治疗中利尿治疗优于 UF。可见，还需要对 UH 和利尿剂进行进一步研究来解决其中一些有争议的问题。

推荐阅读

Bart B A, Goldsmith S R, Lee K L, et al, For the Heart Failure Clinical Research Network. Ultrafiltration in decompensated heart failure with cardiorenal syndrome. N Engl J Med, 2012,

367：2296-2304.

Costanzo M R, Guglin M E, Saltzberg M T, et al. For the UNLOAD Trial Investigators. Ultrafiltration versus intravenous diuretics for patients hospitalized for acute decompensated heart failure. J Am Coll Cardiol, 2007, 49：675-683.

Dahle T G, Sabotka P A, Boyle A J. A practical guide for ultrafiltration in acute decompensated heart failure. Congest Heart Fail, 2008, 14：83-88.

16.在上述患者中，肌酐没有改善，另外，他的血清HCO_3浓度正在下降。患者的血压为110/70mmHg。根据血压、体液状态和电解质异常，以下哪种肾脏替代疗法（RRT）适合该患者？

A.间歇性血液透析（IHD）

B慢速连续超滤（SCUF）

C.连续静脉超滤（CVVH）

D.腹膜透析（PD）

E.连续静脉渗滤（CVVHDF）

答案：E

解析：RRT的选择通常基于患者的血流动力学、体液状态、电解质异常和溶质去除。基于患者的血压情况，IHD不适合该患者，因为它会导致血压下降而不能充分排出液体（选项A错误）。SCUF和CVVH可以改善液体，但不能充分改善电解质异常（选项B和C错误）。PD是一个缓慢的过程，可能会使呼吸受到影响，因此选项D错误。在该患者中，CVVHDF是正确的，因为它将改善体液状况，肌酐和电解质异常。因此，选项E正确。应当注意的是，透析初，体液超负荷状态增加死亡风险。

推荐阅读

Bagshaw S M, Berthiaume L R, Delaney A, et al. Continuous versus intermittent therapy for critically ill patients withacute kidney injury：a meta-analysis. Crit Care Med, 2008, 36：610-617.

Ricci Z, Ronco C. Timing, dose and mode of dialysis in acute kidney injury. Curr Opin Crit Care, 2011, 17：558-561.

17.为准备CVVHDF，需要安插临时导管。以下哪个位置具有最少的菌血症和导管功能障碍的特点？

A.左颈内静脉

B.右颈内静脉

C.股静脉

D.锁骨下静脉

E.B和C

答案：E

解析：研究表明，与右颈静脉相比，左颈静脉导管的放置与导管功能障碍有关。而且，左颈和锁骨下静脉的血流不规律，且低于其他部位。早期的研究还表明，股静脉导管与菌血症有关。但是，随机和交叉研究表明，危重患者的股静脉和颈静脉导管置入均产生相似的结果。因此，上述患者可接受股静脉或颈静脉中心静脉置管（选项E正确）。根据KDIGO指南，以下是放置导管的优先顺序：首选右颈静脉；第二选择股静脉；第三选择左颈静脉；最后选择锁骨下静脉，优势侧优先。

推荐阅读

Dugue À E, Levesque S P, Fischer M O, et al. Vascular access sites for acute renal replacement in intensive care units.Clin J Am Soc Nephrol, 2012, 7：70-77.

Kidney Disease：Improving Global Outcomes（KDIGO）Acute Kidney Injury Work Group. KDIGO Clinical Practice Guideline for Acute Kidney Injury. Kidney Int（Suppl）, 2012, 2：1-138.

Parienti J J, Megabane B, Lautrette A, et al. Catheter dysfunction and dialysis performance according to vascular access among 736 critically ill adults requiring renal replacement therapy. A randomized controlled study. Crit Care Med, 2010, 38：1118-1125.

18. 开始进行CVVHDF。在接受CVVHDF的患者中，建议使用以下哪种清除率（置换率）？

A.45ml/（kg·h）

B.40ml/（kg·h）

C 35ml/（kg·h）

D.30ml/（kg·h）

E. 20～25ml/（kg·h）

答案：E

解析：2000年的一项研究首次证明，接受

CVVH清除率为35ml/（kg·h）的AKI患者与接受20ml/（kg·h）的AKI患者相比，生存率得到了改善。这项研究导致了两项前瞻性研究，评估了高清除率与低清除率的影响。在ATN（急性肾衰竭试验网络）研究中，接受35ml/（kg·h）和20ml/（kg·h）清除率的患者在60d时的死亡率没有差异。另一项研究［RENAL（对正常肾脏替代疗法和增强版肾脏替代疗法的随机评估）］也显示，在CVVHDF期间接受清除率为40ml/（kg·h）和25ml/（kg·h）的患者在90d时死亡率没有差异。因此，超过25ml/（kg·h）并没有更好的预后（选项E正确）。CVVHDF或CVVH过程中又会出现中断，并可能影响清除量；因此，通常建议清除率在25～30ml/（kg·h）。

推荐阅读

Bellomo R，Cass A，Cole L，et al. RENAL Replacement Therapy Study Investigators. Intensity of continuous renal-replacement therapy in critically ill patients. N Engl J Med，2009，361：27-38.

Palevsky P M，Zang J H，O'Connor T Z，et al. The VA/NIH Acute Renal Failure Trial Network. Intensity of renal support in critically ill patients with acute kidney injury. N Engl J Med，2008，359：7-20.

Ronco C，Bellomo R，Homel P，et al. Effect of different doses in continuous veno-venous haemofiltration on outcomes of acute renal failure：a prospective randomized trial. Lancet，2000，356：26-30.

19. 1例体重70kg的男子，开始进行CVVHDF，治理AKI和液体超负荷。患者的INR为2.2，无任何抗凝治疗。动脉和静脉压力均正常。股静脉通路没有扭结。24h后，护士会向你报告过滤器有凝结，你想验证医嘱。她为你提供以下数值：

血流量190ml/min（QB）
置换（过滤器前）2500ml/h
清除率150ml/h
血细胞比容（Hct）26%
下列哪一项是过滤器凝结最可能的解释？
A.低血流量
B.低清除率
C.缺乏抗凝作用
D.高过滤分数（FF）
E.以上都不是
答案：D
解析：几个因素会促进过滤器（血滤器）的凝结。这些包括血液浓缩（高血黏度），非常高的血流量，高动脉和静脉压力，导管的扭结（锁骨下导管增加了扭结的风险），由于凝血激活而使机器中的血液与空气接触以及高FF（0.25%～0.3%或25%～30%）。

该患者的INR为2.2，因此无须抗凝治疗。血流量足够，但不低。另外，替代液的流量约为35ml/（kg·h），高于建议的剂量［20～25ml/（kg·h）］，因此选项A、B和C错误。高FF是最有可能导致其过滤器凝结的原因，尽管在过滤器之前已添加了替换液（预稀释）。

简单地说，FF描述了流过过滤器的血液量与从过滤器中的血液中除去水的速率之间的关系。FF可以通过上面给出的值并使用以下公式来计算：

$$FF = QUF/QB（1-Hct）$$

其中QUF是超滤速率（置换体积加液体去除速率），等于2500ml＋150ml＝2650ml。QB是血液流速（190ml/min或11 400ml/h）和Hct 26%（1～0.26 1/4 0.74）。总分母等于11 400×0.74＝8436ml/h。

$$FF = 2650/8436 = 0.31 或31\%$$

因此，升高的FF是血液过滤器凝结的原因。应该注意的是，不仅稀释后，而且稀释前也会导致FF增加。为了降低FF，将替代液的清除率降低至25～30ml/（kg·h）或将血流量增加至200ml/min可使FF降低至31%以下。根据体重70kg，他的补充液应为1750～2100ml/h。

推荐阅读

Cerda J，Ronco C. Choosing a renal replacement therapy in acute kidney injury. //Kellum JA，Bellomo R，Ronco C. Continuous Renal Replacement Therapy，Oxford. Oxford：University Press，2010：79-92.

Joannidis M，Oudermanns-van Straaten H M. Clinical review：Patency of the circuit in continuous renal replacement therapy. Crit Care，

2007，11：218.

20.尽管在上述患者的CVVHDF期间进行了几次调整，但滤血器仍凝结了好几次。患者的血压目前为130/80mmHg。考虑到血液凝结及护理人员短缺，您决定进行间歇性血液透析（IHD）。关于肾脏替代疗法（RRT）对患者和肾脏存活率的影响，以下哪一项是正确的？

A IHD比CVVH好

B. CVVHD优于CVVH

C. CVVHDF优于CVVHD

D.每日血透优于大体积腹膜透析（PD）

E.上述RRT方式之间无差异

答案：E

解析：有多项针对RRT对患者和肾脏预后影响的研究，现实有不同的结果。但是，这些研究Meta分析显示，各种RRT治疗患者的肾功能恢复和存活率相似。此外，一项随机研究显示，大容量腹膜透析和每日血透在代谢控制、死亡率和肾功能方面无差异。因此，尚未确认一种方式更优于另一种方式。因此，选项E正确。

推荐阅读

Bagshaw S M, Berthiaume L R, Delaney A, et al. Continuous versus intermittent therapy for critically ill patients with acute kidney injury: a meta-analysis. Crit Care Med, 2008, 36: 610-617.

Gabriel D P, Caramori J T, Martim L C, et al. High volume peritoneal dialysis vs daily hemodialysis: A randomized, controlled trial in patients with acute kidney injury. Kidney Int, 2008, 73（suppl）S87-S93.

Pannu N, Klarenbach S, Wiebe N, et al. Renal replacement therapy in patients with acute renal failure: A systematic review. JAMA, 2008, 299: 793-805.

21. 关于危重患者CRRT中的抗凝治疗，以下KDIGO指南推荐中的哪一项是正确的？

A.对于没有柠檬酸盐禁忌证的患者进行局部柠檬酸盐抗凝而不是肝素治疗

B.对于有柠檬酸盐禁忌证的患者进行普通或低分子量肝素治疗

C.出血风险增加的患者，需进行柠檬酸局部抗凝而不是不抗凝

D.出血风险增加的患者，避免进行局部肝素化

E.以上所有

答案：E

解析：以上所有陈述均正确无误。关于抗凝剂的选择，大多数肾脏病医师和重症医师建议使用柠檬酸局部抗凝治疗，以避免肝素引起的出血和血小板减少及预防肝素抵抗。

推荐阅读

Kidney Disease Improving Global Outcomes （KDIGO）Acute Kidney Injury Work Group. KDIGO Clinical Practice Guideline for Acute Kidney Injury. Kidney Int（Suppl），2012，2: 1-138.

Oudemans-van Straaten HM, Kellum JA, Bellomo R. Clinical review: Anticoagulation for continuous renal replacement therapy-heparin or citrate? Crit Care, 2011, 15: 202.

22. 1例具有高血压病史的54岁肥胖非洲裔美国妇女因急性冠脉综合征而入院，需要行冠状动脉导管术和紧急冠状动脉旁路移植术（CABG）。患者在手术过程中血压降低，尿量减少。术前血清肌酐为1.4mg/dl，之后升至3.2mg/dl。在接下来的几天里，患者通过补充液体和强心药治疗，改善了血清肌酐。患者出院时肌酐为1.6mg/dl。关于CABG之后的AKI，以下哪一项是正确的？

A.她患CKD和ESRD的风险增加

B.她加重心血管疾病的风险增加

C.CKD是使用造影剂后AKI的主要危险因素

D.以上所有

E.以上都不是

答案：D

解析：有几项研究探讨了社区和院内获得性AKI的预后。Coca等研究了关于AKI导致CKD，ESRD和死亡的13项队列研究，提出AKI后CKD和ESRD的发生率分别为25.8/（100人·年）和8.6/（100人·年）。其调整后死亡率危险比为2（CI：1.3～3.1）。此外，AKI与心血管疾病和充血性心力衰竭独立相关。因此，选项D正确。

推荐阅读

Coca S G, Singanamala S, Parikh C R. Chronic kidney disease after acute kidney injury:

A systematic review and meta-analysis. Kidney Int, 2012, 81: 442-448.

Chawla L S, Eggers P W, Star R A, et al. Acute kidney injury and chronic kidney disease as interconnected syndromes. N Engl J Med, 2014, 371: 58-66.

23. 63岁男性, 在膝关节手术和使用抗生素后出现AKI。肌酐从0.9mg/dl升至6.4mg/dl。患者在12h内的尿液排出量小于200ml, 血清钾为5.5mEq/L。以下哪一项是RRT的绝对指征?

A. 血清BUN 100mg/dl

B. 血清钾>6mEq/L, EKG变化

C. 血清pH<7.15

D. 12h或无尿时尿液排泄<200ml

E. 以上所有

答案: E

解析: 以上所有选择都是AKI进行RRT的绝对指征 (选项E正确)。该患者的尿液在12h内<200ml是RRT的指征。使用RIFLE分类, 关于AKI患者RRT绝对和相对适应证的声明, 如表3.4所示。

表3.4　AKI患者的RRT适应证

适应证	特征	绝对	相对
代谢紊乱	BUN>76mg/dl		√
	BUN>100mg/dl	√	
	高钾血症>6mmol/L		√
	高钾血症>6mmol/L伴心电图改变	√	
	低钠血症		√
	高镁血症>8mmol/L		√
	高镁血症>8mmol/L伴无尿和深部肌腱反射	√	
酸中毒	pH>7.15		√
	pH<7.15	√	
	二甲双胍致乳酸性酸中毒	√	
无尿/少尿	RIFLE R		√
	RIFLE I		√
	RIFLE F		√
	12h尿量<200ml或无尿	√	
容量负荷过重	利尿剂敏感		√
	利尿剂抵抗		√

RRT的绝对适应证还包括尿毒症体征和症状, 例如脑病、心包炎、出血、神经病和肌病。应当指出, 神经病是CKD而非AKI的并发症。横纹肌溶解相关性AKI患者可能出现肌病。

推荐阅读

Gibney J, Hoste E, Burdmann E A, et al. Timing of initiation and discontinuation of renal replacement therapy in AKI: Unanswered key questions. Clin J Am Soc Nephrol, 2008, 3: 876-880.

Ricci Z, Ronco C. Timing, dose and mode of dialysis in acute kidney injury. Curr Opin Crit Care, 2011, 17: 558-561.

24. 由于败血症、低血压和体重在静脉输液后增加, 上述患者开始接受CVVHDF治疗补液。关于RRT的启动时间, 以下哪一项是正确的?

A. 与RRT的晚期启动相比, 少尿后, 早期开始RRT<12h, 对幸存者的院内死亡率或肾脏恢复没有任何益处

B. 当发现代谢功能、体液或酸碱平衡发生危及生命的变化时, 应提前开始RRT

C. 当BUN或肌酐发生变化时, 不指示RRT的早期开始

D. 与RRT的晚期启动的保守态度相比, 早期RRT可能导致低血压、住院时间延长甚至死亡

E. 以上所有

答案: E

解析: 尽管观察性研究和Meta分析显示, 随着RRT的提早开始, 死亡率降低, 但是一项针对重症患者的随机对照研究并未证实这些观察性研究。Bouman等将重症患者随机分配至少尿后的早期开始RRT (<12h) 或经典RRT适应证的延后开始RRT。他们发现28d生存者的院内死亡率或肾脏恢复均无差异 (选项A正确)。

如表3.4 (问题23) 所示, 如果患者符合RRT的绝对指征, 则应尽早开始治疗以改善患者的临床状况 (选项B正确)。尽管研究已将BUN升高用作早期RRT的生物标志物, 但KDIGO指南不支持单独使用BUN或肌酐来启动RRT (选项C正确)。Gaudry等的研究结果表明, 与非手术治疗相比, RRT是死亡率增加的危险因素 (选项D正确)。因此, 需要通过进一步的大型随机对照

研究来证实在所有危重患者中及早开展RRT的益处。

均未显示益处。

推荐阅读

Bouman C S, Oudemans-van Straaten H M, Tijssen JGP, et al. Effects of early high-volume continuous venovenous hemofiltration on survival and recovery of renal function in intensive care patients with acute renal failure: A prospective, randomized trial. Crit Care Med, 2002, 30: 2205-2211.

Gaudry S, Ricard J D, Leclaire C, et al. Acute kidney injury in critical care: Experience of a conservative strategy. J Crit Care, 2014, 29: 1022-1027.

Kidney Disease Improving Global Outcomes (KDIGO) Acute Kidney Injury Work Group. KDIGO Clinical Practice Guideline for Acute Kidney Injury. Kidney Int (Suppl), 2012, 2: 1-138.

Palevsky PM. Renal replacement therapy in AKI. Adv Chronic Kidney Dis, 2013, 20: 76-84.

25.上述患者继续接受CVVHDF治疗14d,而重症监护医师决定终止治疗。关于停用CVVHDF,以下哪个标准是正确的?

A.转变正间歇性血透(IHD)时

B.生命支持撤销时

C.尿量改善且肌酐清除率＞15ml/min时

D.以上所有

E.以上都不是

答案:D

解析:RRT终止的问题尚未得到很好的研究。但是,重症监护医师和肾脏科医师可以决定何时停止RRT。连续几天使用CVVHDF的患者在改善血压和代谢状况后,可以转换到进行IHD治疗,以使患者自己的肾脏在非透析期间有机会得到改善(选项A正确)。此外,在撤销生命支持时或造成无法挽回的多器官功能衰竭时,建议停止RRT(选项B正确)。研究表明,尿量的改善是RRT停用的重要预测指标(选项C正确)。因此,选项D正确。

应该注意的是,一些医生使用利尿剂来改善RRT后的尿量。尽管利尿剂可以改善尿量,但是使用利尿剂对改善AKI的肾脏恢复或重新启动RRT

推荐阅读

Kidney Disease: Improving Global Outcomes (KDIGO) Acute Kidney Injury Work Group. KDIGO Clinical Practice Guideline for Acute Kidney Injury. Kidney Int (Suppl), 2012, 2: 1-138.

26.对于非体外循环冠状动脉旁路移植手术(CABG)后AKI患者的会诊。基于当前关于体外循环CABG与非体外循环CABG的证据,以下选择哪一个是正确的?

A体外循环CABG引起的AKI发生率比非体外循环CABG高

B.非体外循环CABG可能会减少AKI的发生

C.非体外循环CABG并不显著减少透析

D.非体外循环CABG并不显著减少死亡率

E.以上所有

答案:E

解析:CABG后出现AKI可以延长住院时间,并增加对RRT的需求。传统上,CABG是通过体外心肺旁路(CPB)机执行的。此过程称为泵上CABG。一项Meta分析报告说,泵上CABG增加AKI的发生率增加(4%),增加透析需求(2.4%)和减少死亡率2.6%。另一方面,非体外循环CABG在术后降低40% AKI 发生率,非显著性降低33%透析需求。但是,没有观察到降低死亡率。因此,选择E正确。

与泵上CABG患者AKI发生率较高的原因包括肾灌注不足,出现低血压、炎症和氧化应激。与泵上手术相比,泵外手术具有降低AKI的风险、减少脑功能障碍、减少ICU住院时间和降低死亡率的优点。但是,KIDIGO指南建议"不要仅出于降低围手术期AKI或RRT的需要而选择非体外循环冠状动脉旁路移植术。"

推荐阅读

Kidney Disease Improving Global Outcomes (KDIGO) Acute Kidney Injury Work Group. KDIGO Clinical Practice Guideline for Acute Kidney Injury. Kidney Int (Suppl), 2012, 2: 1-138.

Seabra V F, Alobaidi S, Balk E, et al. Off-pump coronary artery bypass surgery and acute kidney injury: A meta-analysis of randomized controlled trials. Clin J Am Soc Nephrol, 2010, 5: 1734-1744.

27. 1例胸外科医师要求你会诊52岁女性，在CABG后，心房利钠肽（ANP）是否可以预防AKI。患者的血清肌酐为0.8mg/dl。以下哪种建议最适合该患者？

A. ANP减少利尿和GFR

B. ANP减少尿钠排出

C. ANP降低死亡率

D. 没有明确的研究表明利钠肽用于预防或治疗AKI

E. 有几项研究支持利钠肽用于预防或治疗AKI

答案：D

解析：ANP是一种由28种氨基酸组成的肽，由心房肌细胞响应心房牵张而产生。它具有利尿、利钠和血管舒张作用。它会增加GFR（选项A和B错误）。ANP治疗对死亡率无影响（选项C错误）。尽管有几项研究显示了低剂量ANP输注对肾脏的有益作用，但许多其他研究并未显示出任何有益作用（选项E错误）。但是，一项日本研究在接受CABG的CKD患者中使用了术前人ANP，并比较了盐水对肾脏的影响。术后12h继续输注ANP。结果表明，盐水组的急性/早期透析发生率（5.5%）高于ANP组（0.7%）。尽管进行了这项积极的试验，但KIDIGO指南建议在确定的研究结果可用之前，不要使用ANP或奈西立肽（脑利钠肽）来预防或治疗AKI（选项D正确）。

推荐阅读

Kidney Disease Improving Global Outcomes（KDIGO）Acute Kidney Injury Work Group. KDIGO Clinical Practice Guideline for Acute Kidney Injury. Kidney Int（Suppl），2012，2：1-138.

Sezai A，Hata M，Niino T，et al. Continuous low-dose infusion of human natriuretic peptide in patients with left ventricular dysfunction undergoing coronary artery bypass grafting: The NU-HIT（Nihon University working group study of low-dose human ANP Infusion Therapy during cardiac surgery）for left ventricular dysfunction. J Am Coll Cardiol，2010，55：1844-1851.

28. 长时间的髋关节手术后，一名55岁妇女因低血压和AKI转入ICU。患者血压70/40mmHg，心率92次/分。患者在手术期间静脉输注了乳酸林格氏液，在ICU中静脉输注了生理盐水。临床上，患者接受了足够的液体复苏（微量水肿）。重症科医师开始使用血管升压药。关于升压药和休克，以下哪一项是正确的？

A. 多巴胺的使用与心源性休克患者死亡风险增加相关

B. 使用去甲肾上腺素（NE）可改善败血性休克中肌酐的清除率

C. 与NE相比，升压素在败血性休克中可提高血压并增加尿量

D. 与NE相比，在成人感染性休克时，升压素与减少RIFLE-R类别向F或L类别的进展有关

E. 以上所有

答案：E

解析：以上所有陈述均正确（选项E）。建议在有AKI风险或AKI患者中，出现血管舒缩性休克时使用升压药、多巴胺、去甲肾上腺素和升压素。基本原理是将平均动脉血压提高到70mmHg以上，不仅可以改善肾脏，还可以改善对其他器官的灌注。Meta分析显示，与去甲肾上腺素相比，多巴胺与心律失常和死亡率增加有关。NE通常是首选升压药。然而，升压素在NE抵抗和减轻高剂量NE的条件下已获得广泛普及。

升压素不仅可以减少NE的剂量，还可以增强NE的作用。对VASST（血管升压素和感染性休克试验）的事后分析（是一项将血管升压素合并NE治疗成人感染性休克进行的随机比较研究），结果表明，升压素在降低RIFLE-R类至F或L类进展方面具有额外的优势。因此，NE和升压素可用于支持ICU患者中的血压。

推荐阅读

De Backer D，Aldecoa C，Njimi H，et al. Dopamine versus norepinephrine in the treatment of septic shock. Crit CareNed，2012，40：725-730.

Gordon A C，Russell J A，Walley K R，et al. The effects of vasopressin on acute kidney injury in septic shock. J Intensive Care Med，2010，36：83-91.

29. 上面的患者，无糖尿病病史，此时出现了

高血糖症，血清葡萄糖242mg/dl。根据临床研究，以下哪种血清葡萄糖水平合适？

A.90 ～ 105mg/dl

B.110 ～ 149mg/dl

C.150 ～ 180mg/dl

D.90 ～ 110mg/dl

E.100 ～ 160mg/dl

答案：B

解析：在患有败血症和其他疾病的ICU患者中，由于机体应激引起的胰岛素抵抗而导致高血糖症的发生。胰岛素治疗可降低葡萄糖。研究表明，加强血糖控制可降低AKI的强度和严重程度。然而，尚未确定避免严重低血糖的治疗强度。经过大量文献回顾后，KDIGO指南建议将血清葡萄糖维持在110 ～ 149mg/dl。因此，选项B正确。

推荐阅读

Kidney Disease Improving Global Outcomes（KDIGO）Acute Kidney Injury Work Group. KDIGO Clinical Practice Guideline for Acute Kidney Injury. Kidney Int（Suppl），2012，2：1-138.

30. 60岁男性，在发生蛛网膜下腔出血后被送入神经ICU。他的颅内压（ICP）为22mmHg。肌酐从0.8mg/dl增加到1.4mg/dl，血清钾5.9mmol/L（由于乳酸林格氏液）。在适量补液后，血清肌酐并没有改善，患者没有过多的输液。神经外科医师要求你考虑进行透析。以下哪一项是合理的RRT方式？

A. 间歇性血液透析（IHD）

B. 缓慢的连续超滤（SCUF）

C. CVVH

D.CVVHDF

E. 腹膜透析（PD）

答案：D

解析：IHD增加ICP并可能恶化神经系统状态。HD也有透析不平衡综合征的报道。SCUF和CVVH可能适合液体过多的患者。使用这些技术，肌酐的去除极少，酸中毒将不会改善。CVVHDF可以改善AKI，且不会导致颅内压升高。因此，选项D正确。缺乏PD与CVVHDF对颅内压变化的对比研究。在钾相对较高的患者中，即使停止乳酸林格氏液治疗，腹膜透析仍可能不足以纠正酸中毒。

推荐阅读

Bagshaw S M，Peets A D，Hameed M，et al. Dialysis disequilibrium syndrome：Brain death following hemodialysis for metabolic acidosis and acute renal failure- a case report. BMC Nephrol，2004，5：9.

Davenport A. Continuous renal replacement therapies in patients with acute neurological injury. Semin Dial，2009，22：165-168.

31. 对于上述患者，通过ICP监测开始了CVVHDF。ICP仅增加2mmHg。由于长时间插管导致患者吞咽困难，无法口服食物。关于营养支持，以下哪个选择是错误的？

A. 在AKI的任何阶段，患者总能量摄入为20 ～ 30kcal/（kg·d）都是足够的

B. 饮食处方应由3 ～ 5g/（kg·d）糖类组成

C. 连续肾脏替代治疗或超分解的患者建议蛋白质摄入量最高为1.7g/（kg·d）

D. 肠内营养与早期肠胃外途径相比，是营养支持的首选途径

E. 所有AKI患者（包括该患者）均应限制蛋白质摄入

答案：E

解析：除选项E以外，所有其他选项都是正确的。应避免限制蛋白质。高分解代谢的患者和接受CRRT的患者需要高蛋白［1.7g/（kg·d）］。推荐肠内营养，因为它可以保持肠道完整性，减少肠道萎缩及细菌移位，并可以预防应激性溃疡出血。发现早期肠胃外营养（在ICU入院48h内）比晚期（8d前）营养支持引起更多的并发症，如发热。因此，选项E错误。

推荐阅读

Casaer M P，Mesotten D，Hermans G，et al. Early versus late parenteral nutrition in critically ill patients. N Engl J Med，2011，365：506-517.

Kidney Disease Improving Global Outcomes（KDIGO）Acute Kidney Injury Work Group. KDIGO Clinical PracticeGuideline for Acute Kidney Injury. Kidney Int（Suppl），2012，2：1-138.

32.一位心胸外科医师的同事向你询问计划更

换瓣膜并使用N-乙酰半胱氨酸（NAC）作为术后AKI的预防剂。根据当前证据，你将向他提供以下哪一项建议？

　　A.仅口服NAC可以预防术后AKI

　　B.仅静脉内（IV）NAC可以预防术后AKI

　　C.口服和静脉内NAC对术后AKI均无影响

　　D现有证据不足以支持决定

　　E.有足够的证据支持使用NAC

　　答案：C

　　解析：NAC一种氨基酸，用于补充还原型谷胱甘肽的储存（GSH），谷胱甘肽既是抗氧化剂，又是血管扩张剂。NAC已显示可预防或改善动物的缺血性和肾毒性AKI。基于在这些研究，几位研究人员在人体中测试了NAC在造影剂使用及心胸和腹腔血管手术前后预防AKI的作用。尽管结果参差不齐，但许多Meta分析均未显示NAC在预防AKI或改善死亡率方面有任何有益作用。根据证据，KDIGO工作组不建议口服或输注NAC来预防术后AKI（选项C正确）。因此，所有其他选项都是错误的。

> **推荐阅读**
>
> Kidney Disease Improving Global Outcomes（KDIGO）Acute Kidney Injury Work Group. KDIGO Clinical Practice Guideline for Acute Kidney Injury. Kidney Int（Suppl），2012，2：1-138.

　　33. 1例经过导管主动脉瓣植入术（TAVI）的65岁男子在手术期间接受了2U红细胞输注，术后接受了1U。他的肌酐从0.8mg/dl增加至1.2mg/dl。关于pRBC输血和AKI，以下哪一项是正确的？

　　A.两项研究分别表明，TAVI后AKI的发生率分别为21%和29%

　　B.输注红细胞单位数与AKI发生率之间存在相关性

　　C.储存时间较短的红细胞比储存时间较长的红细胞安全得多

　　D.储存时间短的红细胞比储存时间长的红细胞释放更少的炎症细胞因子和游离铁

　　E.以上所有

　　答案：E

　　解析：近年来，对体外循环和经过导管主动脉瓣植入术后的输血和出现AKI越来越引起关注。经过导管主动脉瓣植入术后，输注红细胞仍然是AKI的最强预测指标之一，两项研究分别报道了21%和

29%的发生率。另外，一项研究显示了输注红细胞的单位数与AKI的相对风险（RR）之间的关系，如表3.5所示。

表3.5　TAVI后的输注红细胞单位数与RR之间的关系

输注红细胞单位数	RR（CI）
1～2	1.43（0.98～2.22）
3～4	3.05（1.24～7.53）
≥5	4.81（1.45～15.95）

　　输血的另一个问题是pRBC的储存时间。目前，pRBC可以保存长达42d，并且在长期保存期间，RBC结构会发生变化，随后释放出许多炎症性细胞因子，游离血红素和脂质过氧化物。这些产物似乎在AKI的开发中起着重要作用。因此，输注具有储存时间更短的pRBC优于更长时间的pRBC。因此，以上所有陈述都正确（E）。

> **推荐阅读**
>
> Heddle N M, Cook R J, Arnold D M, et al. The effect of blood storage duration on in-hospital mortality: A randomized controlled pilot feasibility trial. Transfusion, 2012, 52: 1203-1212.
>
> Karkouti K. Transfusion and acute kidney injury in cardiac surgery. Brit J Anaesthesia, 2012, 109: 129-138.
>
> Nuis R J, Rode's-Cabau J, Sinning J M, et al. Blood transfusion and the risk of acute kidney injury after transcatheter aortic valve implantation. Circ Cardiovasc Interv, 2012, 5: 680-688.

　　34. 60岁男性，AKI患者，插管3d。肌酐从0.8mg/dl增加到1.4mg/dl。容量正常，血压120/80mmHg。没有服用任何肾毒性药物。认为他的AKI与机械通气（MV）有关。机械通气（MV）诱发的AKI与以下哪一种机制有关？

　　A.低氧血症

　　B.高碳酸血症

　　C.心排血量减少

　　D.气压伤

　　E.以上所有

　　答案：E

　　解析：多项研究表明，机械通气可以通过以上

所有机制引起AKI（选项E正确）。低氧血症（PO$_2$< 40mmHg）或高PCO$_2$（>60mmHg）会引起肾血管收缩，从而降低肾血流量（RBF）和GFR。高碳酸血症已显示可直接刺激去甲肾上腺素水平，从而引起肾血管收缩。机械通气可以通过减少心排血量来减少肾脏灌注。心排血量减少是由于前负荷减少和右心室后负荷增加。MV引起的气压伤似乎刺激肺的炎症细胞因子的释放，释放到循环中，引起AKI。因此，上述所有机制似乎都在MV诱导的AKI中起作用。

推荐阅读

Koyner J L，Murray P T. Mechanical ventilation and lung-kidney interactions. Clin J Am Soc Nephrol，2008，3：562-570.

Kuiper J W，Groeneveld ABJ，Slutsky AR，et al. Mechanical ventilation and acute renal failure. Crit Care Med，2005，33：1408-1415.

va den Akker JPC，Egal M，Grovenveld ABJ. Invasive mechanical ventilation as a risk factor for acute kidney injury inthe critically ill：a systematic review and meta-analysis. Crit Care，2013，17：R98.

35.上述患者缓慢发展为ARDS（急性呼吸窘迫综合征）。关于营养和通气支持，以下哪一项是正确的？

A. ARDS患者无须常规使用omega-3脂肪酸/γ-亚麻酸补充剂

B. ARDS患者禁忌使用雾化的β受体激动剂治疗

C.高频振荡通气（HFOV）不推荐，可能会增加住院死亡率

D.俯卧位有利于降低死亡率

E.以上所有

答案：E

解析：以上所有陈述均正确（选项E）。ARDS分为轻度（PO$_2$/FiO$_2$比率在201～300）、中度（PO$_2$/FiO$_2$比率在101～200）和重度（PO$_2$/FiO$_2$比率≤100）。在ARDS患者中，已经报道了存在低水平的omega-3脂肪酸和γ-亚麻酸，这样的患者更容易发生炎症反应。进而认为如果增加含有两种酸的饮食可以改善炎症。但是，研究表明补充omega-3脂肪酸/γ-亚油酸对ARDS没有益处。实际上，这

种饮食反而增加了死亡率（选项A正确）。ARDS患者禁忌雾化β受体激动剂治疗，研究表明沙丁胺醇的使用与乳酸酸中毒、心动过速和心律失常有关（选项B正确）。另一项研究也支持同样结果。2013年发表的一项研究报道，在中重度ARDS患者中使用HFOV与住院死亡率增加相关（选项C正确）。另一项研究报道了类似的结果。长期俯卧位的早期应用可显著降低重度ARDS患者28d和90d死亡率（选项D正确）。

推荐阅读

Ferguson N D，Cook D J，Guyatt G H，et al. For the OSCILLATE Trial Investigators and the Canadian Critical Care trial Group High-frequency oscillation in early acute respiratory distress syndrome. N Engl J Med，2013，368：795-805.

Gao Smith F，Perkins G D，Gates S，et al. Effect of intravenous beta-2-agonist treatment on clinical outcomes in acute respiratory distress syndrome（BALT1-2）：A multicentre，randomized controlled trial. Lancet，2012，379：229-235.

Gue′rin C，Reignier J，Richard J C，et al. Prone positioning in severe acute respiratory distress syndrome. N Engl J Med，2013，368：2159-2168.

Rice T W，Wheeler A P，Thompson B T，et al. Enteral omega-3 fatty acid，gamma-linolenic acid，and antioxidant supplementation in acute lung injury. JAMA，2011，306：1584-1581.

36.低氧血症可能会导致AKI。在ARDS患者中，以下哪项操作可安全改善ARDS患者的氧合作用和预后？

A.低潮气量

B.高水平的呼气末正压（PEEP）

C.神经肌肉阻滞

D.镇静

E.以上所有

答案：E

解析：急性肺损伤和ARDS患者可受益于低潮气量，这与较低的死亡率相关。高水平的PEEP可减少难治性低氧血症发生率，并改善无呼吸机天数。用顺苯磺阿曲库铵等药物进行神经肌肉阻滞的研究不仅改善了氧合作用，而且改善了90d的死亡

率。在危重患者中使用顺苯磺阿曲库铵是安全的，因为这种神经肌肉阻滞剂不会被肾脏或肝脏代谢。对于神经肌肉阻滞剂，最好使用镇静剂（与劳拉西泮合用）和镇痛药，以使患者感到舒适，因为麻醉剂没有镇静或镇痛作用。因此，选项E正确。

推荐阅读

Briel M，Meade M，Mercat A，et al. Higher vs lower positive end-expiratory pressure in patients with acute lung injury and acute respiratory distress syndrome: Systematic review and meta-analysis. JAMA，2010，303: 865-873.

Papazian L，Forel J M，Gacouin A，et al. Neuromuscular blockers in early acute respiratory distress syndrome. N Engl J Med，2010，363: 1107-1116.

The ARDS Network Ventilation with lower tidal volumes as compared with traditional tidal volumes for acute lung injury and the acute respiratory distress syndrome. N Engl J Med，2000，342: 1301-1308.

37. 62岁女性，患2型糖尿病，因尿路感染引发全身炎症反应，3d后发展为AKI。患者的收缩压为100mmHg。患者接受几升生理盐水治疗，目前正在使用去甲肾上腺素。患者的肌酐从0.6mg/dl增加至1.6mg/dl。患者的入院时体重为62kg，咨询时的体重为70kg（增加了8kg）。关于患者的肌酐水平和AKI，以下哪一项是正确的？

A.患者的肌酐增加仅1.0mg/dl，并且需要额外的剂量管理以改善AKI

B.患者需要5%的白蛋白来提高肌酐水平和AKI

C.鉴于体重增加，患者的肌酐升高实际上被低估了

D.体积增加与肌酐水平之间没有关系

E.以上都不是

答案：C

解析：几项研究表明，体积增加（液体超负荷）低估了血清肌酐水平，并延迟了诊断AKI和开始肾脏替代疗法。正体液平衡会增加肌酸酐分布的体积并降低其水平。在儿童和成人中，都发现体液超负荷（＞10%）与死亡率增加有关。该患者体重增加了8kg（＞10%），这低估了患者的血清肌酐。

因此，选项C正确。

推荐阅读

Godin M，Bouchard J，Mehta R L. Fluid balance in patients with acute kidney injury: Emerging concepts. Nephron Clin Pract，2013，123: 238-245.

Payen D，de Pont AC，Sakr Y，et al. A positive fluid balance is associated with a worse outcome in patients with acute renal failure. Crit Care，2008，12: R74.

38.为了获得液体过多危重患者的真实血清肌酐浓度，提出了经液体调节的血清肌酐浓度。该患者3d内的累计液体净平衡为8L。根据公式，以下哪种经流体调节的血清肌酐是正确的？

A.1.74mg/dl

B.1.84mg/dl

C.1.94mg/dl

D.2.04mg/dl

E.2.54mg/dl

答案：C

解析：Macedo等制订了公式来计算经流体调整的血清肌酐浓度，如下所示：

调整后的血清肌酐＝血清肌酐×校正因子

校正因子为：

$$[住院入院体重（kg×0.6）＋\sum每日累积体液平衡（L）] /（医院入院体重）×0.6）$$

血清肌酐 1/4 1.6mg/dl

运用该患者的数值，我们获得：

$$重量＝62kg×0.6＝37.2L$$

累积液体平衡＝8L，则37.2＋8＝45.2/37.2＝1.21

调整后的肌酐＝1.6×1.21＝1.94mg/dl

因此，实际肌酐为1.94mg/dl，体液增加使肌酐降低0.34mg/dl。因此，选项C正确。

推荐阅读

Macedo E，Bouchard J，Soroko S H，et al. for Program to Improve Care in Acute Renal Disease Study: Fluid accumulation，recognition and staging of acute kidney in critically ill patients.

Crit Care，2010，14：R82.

39.患者的尿液分析显示有蛋白尿（＋），2～3个RBC和10个WBC。尿沉渣有3～4个颗粒状管型和5个肾小管细胞。根据目前的证据，患者的AKI预后如何？

A.患者需要进行其他尿液检查以评估其肾预后

B.患者有发展为AKI 2～3期的风险

C.尿液镜检结果与AKI预后无关

D.肾脏超声检查可用于评估AKI预后

E.一旦败血症和血压改善，且以后没有任何并发症，其肌酐将恢复至基线

答案：B

解析：尿液分析（尿常规和尿沉渣）可将肾前AKI与急性肾小管坏死（ATN）区别开来。在肾前性AKI中，尿液分析是"平淡的"，有些透明质酸管型。但是，ATN的尿液分析却是异常的，"泥泞的褐色"型变和肾小管细胞的存在指示ATN（主要是由于横纹肌溶解）。最近，尿液显微镜在评估住院AKI患者的肾脏预后方面已变得非常重要。Perazella等开发了一种基于粒状管性和肾小管细胞的评分系统，以区分ATN和肾前AKI。

评分系统如表3.6所示：

表3.6 ATN/肾前AKI评分系统

评分（分）	肾小管细胞（每HP）	颗粒管型（每LP）
1	0	0
2	0或1～5	1～5或0
3	1～5或0	1～5或6～10

HPF.高倍镜视野；LPF.低倍镜视野

从表3.6可以明显看出，得分为1分倾向于肾前1期AKI，得分为2～3分倾向于ATN。等于提示住院期间AKI进展（进展到AKI的更高阶段，透析或死亡）。因此，尿液镜检是诊断ATN的有价值的诊断工具，具有良好的预后意义（选项B正确）。

肾脏超声检查可用于诊断梗阻性AKI，对于皮层厚度＜2cm（选项C错误）的CKD患者，可能具有预后意义。即使患者的肌酐在出院时恢复到基线，患者的CKD风险也会增加（选项D错误）。

推荐阅读

Perazella M A，Coca S G，Hall I E，et al.

Urine microscopy is associated with severity and worsening of acute kidney injury in hospitalized patients. Clin J Am Soc Nephrol，2010，5：402-408.

Perazella M A，Coca S G，Kanbay M，et al. Diagnostic value of urine microscopy for differential diagnosis of acute kidney injury in hospitalized patients. Clin J Am Soc Nephrol，2008，3：1615-1619.

Perazella M A，Coca S G. Traditional urinary biomarkers in the assessment of hospital-acquired AKI. Clin J Am Soc Nephrol，2012，7：167-174.

40. 1例48岁的妇女因肺炎导致的败血症入院ICU。患者呕吐了4d而没有进食。患者在2d前停止服用氯噻酮25mg。患者的血压为80/60mmHg，心率为114次/分。患者的实验室检查结果：Na^+ 130mmol/L，K^+ 4.4mmol/L，Cl^- 87mmol/L，HCO_3^- 18mmol/L，肌酐1.6mg/dl，尿素氮36mg/dl和葡萄糖74mg/dl。乳酸6mmol/L。血红蛋白9g/dl。没有周围水肿。以下哪种复苏液最适合该患者？

A.乳酸钠林格氏液

B.生理盐水（0.9%）

C.5%白蛋白

D.6%羟乙基淀粉

E.10%羟乙基淀粉

答案：B

解析：在上述所有液体中，生理盐水似乎适合改善容量状况、尿量和血压。但是，应始终避免生理盐水引起的液体超负荷，因为这可能掩盖了血清肌酐进一步增加的认识，并延迟了RRT的启动。另外，还必须监测血清氯和HCO_3^-的水平，以避免高氯血症（＞110mmol/L）和稀释性酸中毒。

由于乳酸水平升高，目前不适合使用乳酸钠林格氏液。在ICU患者中发现白蛋白与等渗生理盐水比较无效［盐水与白蛋白液评估（SAFE）研究］。6%的羟乙基淀粉是等渗的，而10%的羟乙基淀粉是高渗溶液。在ICU脓毒症患者中使用羟乙基淀粉进行容量复苏的几项随机试验显示，与晶体相比，AKI的发病率增加。因此，不建议在ICU患者中使用羟乙基淀粉进行液体复苏。因此，选项B正确。

推荐阅读

Godin M，Bouchard J，Mehata R L. Fluid

balance in patients with acute kidney injury. Nephron Clin Pract, 2013, 123: 238-245.

Kidney Disease. Improving Global Outcomes (KDIGO) Acute Kidney Injury Work Group. KDIGO Clinical Practice Guideline for Acute Kidney Injury. Kidney Int (Suppl), 2012, 2: 1-138.

Kumar G, Walker E, Stephens R. Intravenous fluid therapy. Trend Anaesth Crit Care, 2014, 4: 55-59.

van Haren F, Zacharowski K. What is new in volume therapy in intensive care unit? Best Pract Clin Anaesthesiol, 2014, 28: 275-283.

41. 上述患者总共接受了10L生理盐水治疗。周围有少量水肿。患者的血清氯是115mmol/L。以下有关高氯血症的哪一项陈述是正确的？

A. 高氯血症导致肾血管收缩

B. 限制氯离子的液体可降低重症患者的AKI发生率和RRT需求

C. 盐水引起的高氯酸中毒会导致全身性低血压

D. 相较于乳酸钠林格氏液输注，盐水输注增长第一次排尿时间

E. 以上所有

答案：E

解析：以上所有陈述均正确（选项E）。尽管建议在ICU患者中以晶体替代胶体作为复苏的首选方法，但大量输注盐水导致的高氯血症可能对肾功能产生若干不利影响。对动物的初步研究显示肾血管收缩，导致肾血流量减少和GFR减少（选项A正确）。在临床上，对ICU患者使用富含氯的液体导致的AKI发生率和对RRT的需求要比使用限制性氯的液体更高（选项B正确）。动物体内高氯血症诱导剂量依赖性全身性低血压（选项C正确）。在志愿者和患者中，与低氯化物液体相比，高氯化物液体导致首次排尿的时间更长。在非心脏手术患者中，高氯血症与术后预后不良有关（选项D正确）。有趣的发现是在肾移植过程中，生理盐水比乳酸钠林格氏液引起的高钾血症和酸中毒更多。

推荐阅读

McCluskey S A, Karkouti K, Wijeysundera D, et al. Hyperchloremia after noncardiac surgery is independently associated with increased morbidity and mortality: A propensity-matched cohort study.

Anesth Analg, 2013, 117: 412-421.

Yonos N M, Bellomo R, Hegarty C, et al. Association between a chloride-liberal vs chloride-restrictive intravenous fluid administration strategy and kidney injury in critically ill adults. JAMA, 2012, 308: 1566-1572.

Yunos N M, Bellomo R, Story D, et al. Bench-to-bedside: Chloride in critical illness. Crit Care, 2010, 14: 226.

42. 1例50岁妇女因泌尿系统感染造成败血症和严重的腹痛被送入ICU，需要插管以保护气道。患者有高血压病史，目前血压110/80mmHg，心率112次/分，肌酐1.6mg/dl（2周前的肌酐0.8mg/dl）。患者需要补液，对于补液机体反应性，最适合采用以下哪一种测量方法？

A. 中心静脉压（CVP）

B. 肺毛细血管楔压（PCWP）

C. 脉搏压力变化（PPV）和心搏量动量变化（SVV）

D. 下腔静脉直径

E. 右室舒张末期容积（RVDEV）

答案：C

解析：液体复苏是重症和受伤患者最重要的初始治疗。研究表明，对于重症患者，由于对这些患者的体液反应性不再推荐使用CVP和PCWP测量，这些测量是血管内容积的静态测量。不建议使用其他静态措施，例如RVEDV。同样，下腔静脉直径的测量也需要有经验的重症科医师，并且在肥胖患者和剖腹手术患者中很难测量。同样，下腔静脉的改变与腹腔内压力的改变一起发生。因此，该技术不适用于所有患者。

研究表明，从动脉波形分析得出的PPV和从脉搏波形分析得出的SVV可以高度预测流体的反应性。在腹痛患者中，PPV和SVV是最合适的动态血管内容量反应性指标，因此选项C正确。

推荐阅读

Fluid resuscitation and volume assessment. //Marik P E. Handbook of Evidence-Based Critical Care. New York: Springer, 2010: 55-77.

Marik P E, Baram M, Vahid B. Does the central venous pressure predict fluid responsiveness? A systematic review of the literature and the tale of seven mares. Chest, 2008，134：172-178.

43.上述患者由于轻度肺充血而难以拔管脱机，尽管患者在50%FiO$_2$时的饱和度为92%。下列哪种液体管理策略会减少无呼吸机使用天数（VFD）？

A.呋塞米10mg/h静脉给药

B.液体限制会增加VFD，但可能会增加血清肌酐

C.自由输液会同时降低VFD和血清肌酐

D.乳酸钠林格氏液而不是生理盐水（0.9%）可能会降低VFDE

E.高PEEP可能会加快脱机

答案：B

解析：在一项针对1000例肺损伤（ARDS）患者的研究中，报道了两种液体管理策略（保守与自由）对60d和无呼吸机天数（VFD）时的死亡率及肺生理指标的影响。在开始的7d里，保守策略组的平均体液平衡为136ml，自由策略组的为6992ml。在60d时，两组之间的死亡率没有差异。但是，与自由策略组相比，保守策略组改善了氧合指数，肺损伤评分（肺功能），并增加了VFD（分别为14.6d和12.1d）。保守组的血清肌酐升高不明显。因此，选项B正确。

AKI患者应避免使用利尿剂（选项A错误）。选项D和E不适用于该患者。

推荐阅读

Herbert P，Wiedemann Arthur P. Wheeler，Gordon R. Bernard，et al. Comparison of two fluids-management strategies in acute lung injury. N Engl J Med，2006，354：2564-2575.

44. 你在CCU中会诊一名患者以评估AKI。该患者是1例74岁的女性，患有糖尿病、高血压和充血性心力衰竭（CHF），因逐渐增加的水肿和疼痛而入院。尽管有足够的呋塞米剂量，但患者的水肿并没有改善。患者每天服用2次布洛芬400mg，1周。患者的血清肌酐从1.4mg/dl增加至2.4mg/dl。关于非甾体抗炎药（NSAID）与AKI之间的关系，下列哪一个陈述是错误的？

A. NSAID在有效动脉血容量（EABV）降低的患者中会导致肾血管收缩

B.非甾体抗炎药对患者或健康个体在使用利尿剂时，对肾功能产生有害作用

C.非甾体抗炎药会诱发少尿性AKI

D.嗜酸尿症是NSAID诱导的AKI的特征

E. NSAID诱导的AKI中Na$^+$（FENa）的分数排泄很低

答案：D

解析：血管扩张性前列腺素（PGs）抵消去甲肾上腺素（NE）的作用并维持正常的肾血流量和GFR。当这些PG被NSAID抑制时，NE的无抵抗的血管收缩作用将占优势，肾血流量随之降低，从而导致AKI。NSAID诱导的AKI通常是少尿的，尿量随时间增加。在使用NSAID数天后，健康个体或EABV降低的患者中使用利尿剂导致容量减少。CHF和肝硬化患者常见EABV降低，这些患者发生AKI的风险增加。此外老年人在使用非甾体抗炎药后，患AKI的风险也增加。

FENa通常在NSAID诱导的血管舒缩性AKI中较低。然而，嗜酸性粒细胞尿症在NSAID诱发的AKI或肾小管间质性疾病中并不常见。少于5%的急性肾小管间质性疾病患者出现嗜酸性粒细胞尿症。因此，选项D错误。

推荐阅读

Abdel-Kader K，Palevsky P. Acute kidney injury in the elderly. Clin Geriatr Med，2009，25：331-358.

Palmer B. Nephrotoxicity of nonsteroidal anti-inflammatory agents，analgesics，and inhibitors of the renin-angiotensin system. //Coffman TM，Falk RJ，Molitoris BA，et al. Schrier's Diseases of the kidney 9th ed. Philadelphia：Wolters Kluwer/Lippincott Williams & Wilkins，2013：943-958.

45. 1例74岁的肥胖男子因发热和前列腺炎而入院。血液培养物中生长了革兰阴性菌，对所有氨基糖苷类都很敏感。患者开始服用庆大霉素，4d后他的血清肌酐从0.7mg/dl增加至1.4mg/dl。氨基糖苷类（AG）引起的AKI，以下哪个危险因素是正确的？

A.年龄较大

B.血管内容量减少

C.与年龄有关的肾功能下降

D.连续输注或每日多次氨基糖苷类给药

E. 以上所有

答案：E

解析：氨基糖苷类诱发的AKI有几种危险因素。氨基糖苷类导致非少尿性AKI。这些风险因素中的一些可由临床医师控制，而有些则不可更改。例如，老年和与年龄有关的衰老是不可改变的危险因素。其他如血容量不足和药物输送是可改变的危险因素。用生理盐水进行大量复苏及每天1次静脉内注射氨基糖苷类可以减少氨基糖苷类诱发的AKI。应避免连续输注和多次（频繁）每日给药，因为这些做法可能导致氨基糖苷类，尤其是庆大霉素在肾皮质中的积聚，并且可能需要几天的时间以适当的容量置换将药物从组织中洗出。因此，选项E正确。

其他危险因素包括最近的氨基糖苷类暴露、败血症综合征、肥胖症及同时使用其他药物，例如万古霉素、两性霉素B和造影剂。

在脓毒症的重症患者中，氨基糖苷类的药动学会发生变化。因此，当每天使用一剂时，建议遵循血清氨基糖苷类的浓度。

推荐阅读

De Broe ME. Antibiotic-and immunosuppression-related renal failure. //Coffman TM, Falk RJ, Molitoris BA, et al. Schrier's Diseases of the kidney 9th ed. Philadelphia：Wolters Kluwer/ Lippincott Williams & Wilkins，2013：901-942.

Verpooten G A, Tulkens P A, Molitoris B A. Aminoglycosides and vancomycin. //De Broe M E, Porter G A, Bennett V M. Clinical Nephrotoxins-Renal Injury from Drugs and Chemicals 2nd ed. Dordrecht, The Netherlands. Kluwer Academic Publishers：151-170.

46. 关于万古霉素引起的AKI或肾毒性，以下哪一项是错误的？

A. 万古霉素主要通过肾脏排泄，肾衰竭时需要调整剂量

B. 单独使用万古霉素时，肾毒性的发生率为0～7%

C. 万古霉素与氨基糖苷类合用时，不会增加肾毒性

D. 肾毒性的发生率随万古霉素谷浓度的增加而增加

E. 万古霉素诱导的肾毒性是由氧化应激的增加介导的

答案：C

解析：以上所有陈述均正确无误（C除外）。确实，一项Meta分析报道，与单独使用万古霉素治疗相比，联合治疗的肾毒性增加了13.3%。因此，选项C错误。

推荐阅读

Bilal A, Abu-Romeh A, Rousan T A, et al. Vancomycin-induced nephrotoxicity. //Sahay M. Basic Nephrology and Acute Kidney Injury. Croatia：InTech，2012：183-226.

De Broe M E. Antibiotic-and immunosuppression-related renal failure. //Coffman T M, Falk R J, Molitoris B A, et al Schrier's Diseases of the kidney 9th ed. Philadelphia：Wolters Kluwer/ Lippincott Williams & Wilkins，2013：901-942.

47. 1例接受脊柱脓肿手术的48岁艾滋病和糖尿病妇女被收治。患者正在接受革兰阳性和阴性菌的适当抗生素治疗。体温正常，但3周后，患者开始因白细胞升高而再次发热。血液培养中生长了真菌，开始使用脂质体两性霉素B。关于两性霉素B的使用和AKI，以下哪一项是正确的？

A. 两性霉素B的脂质制剂比传统两性霉素B的常规制剂（脱氧胆酸盐为溶剂）引起的肾毒性小

B. 常规两性霉素B引起传入小动脉血管收缩，导致肾血流量减少和GFR减少

C. 由于Na^+丢失引起的低钾血症和血容量不足是两性霉素B的重要危险因素

D. 唑类（伏立康唑、氟康唑、伊曲康唑）和棘皮菌素（卡泊芬净、米卡芬净）抗真菌剂与两性霉素B相比，肾毒性小

E. 以上所有

答案：E

解析：肾毒性（AKI）在两性霉素B脱氧胆酸盐制剂中非常普遍，发现肾毒性是由于脱氧胆酸盐引起的。肾血管收缩是两性霉素B诱导AKI的机制之一。随后释放的脂质制剂被发现具有较低的肾毒性。已经确定了AKI的几个危险因素，包括药物剂量、治疗持续时间、容量和Na^+耗竭，先前存在的肾脏疾病及药物的同时使用（利尿剂、氨基糖苷类）。观察性研究报道，与传统的两性霉素B制剂

相比，使用唑类/棘白菌素抗真菌剂的肾毒性较小。因此，选项E正确。

当期望达到相同的疗效时，KIDIGO指南建议使用唑类或棘白菌素抗真菌药治疗全身性真菌病或寄生虫感染，而不是两性霉素。

推荐阅读

De Broe M E. Antibiotic-and immunosuppression-related renal failure. //Coffman T M, Falk R J, Molitoris B A, et al. Schrier's Diseases of the kidney 9th ed. Philadelphia: Wolters Kluwer/Lippincott Williams & Wilkins, 2013: 901-942.

Kidney Disease: Improving Global Outcomes (KDIGO) Acute Kidney Injury Work Group. KDIGO Clinical Practice Guideline for Acute Kidney Injury. Kidney Int (Suppl), 2012, 2: 1-138.

48. 1例32岁的艾滋病患者（CD4 120）因头痛而后发生癫痫发作。CT显示弓形虫病的病变。除了常规HAART药物外，患者开始服用磺胺嘧啶和抗癫痫药。4个月前用过阿昔洛韦治疗带状疱疹，6个月前用过环丙沙星治疗尿路感染。7d后，即使输入2L生理盐水，患者仍然少尿，血清肌酐从0.4mg/dl升至1.1mg/dl。血压140/80mmHg。尿液分析显示血尿、脓尿和晶体。代表性的晶体见图3.1。患者的尿液pH为5.5。根据上述历史，下列哪项最有可能是患者AKI的原因之一？

A. 阿昔洛韦诱发的结晶尿
B. 环丙沙星诱导的结晶尿
C. 磺胺嘧啶诱导的结晶尿
D. 肾前性氮质血症
E. AKI因使用HAART药物

答案：C

解析：临床图像和出现的"麦穗震荡"晶体提示磺胺嘧啶诱导的结晶和肾小管阻塞是该患者最可能引起AKI的原因（选项C正确）。根据尿液分析，肾前性氮质血症不太可能发生。另外，患者长期服用HAART药物，由于这些药物，肌酐的突然增加不太可能（选项D和E错误）。1周前开始使用的唯一药物磺胺嘧啶，该药物可造成晶体沉积于肾小管中引起AKI。

药物诱导的AKI在以下几种情况下相当普遍，包括阿昔洛韦、磺胺嘧啶、茚地那韦和环丙沙星。阿昔洛韦晶体是双折射针状晶体。磺胺嘧啶晶体也是双折射的，并表现为"麦穗样"或带条纹的贝壳。茚地那韦晶体是强双折射的并且具有各种外观，例如扇形或爆炸形。环丙沙星晶体具有星形外观。这些药物通常用于艾滋病病毒感染/艾滋病患者。

在上述患者中，每天用生理盐水或3L 0.45%的盐水加入75mmol的NaHCO₃进行水化，不仅可以改善体液状态，还可以冲洗出磺胺嘧啶晶体并碱化尿液。通常，在水化作用和NaHCO₃施用后的1周内，肾功能就会恢复。

推荐阅读

Dong B J, Rodriquez R A, Goldschmidt R H. Sulfadiazine-induced crystalluria and renal failure in a patient with AIDS.J Am Board of Fam Pract, 1999, 12: 243-248.

Zarjou A, Agarwal A. Acute kidney injury associated with pigmenturia or crystal deposits. //Coffman T M, Falk R J, Molitoris B A, et al. Schrier's Diseases of the kidney 9th ed. Philadelphia: Wolters Kluwer/Lippincott Williams& Wilkins, 2013: 1018-1044.

（兰　灵　译）

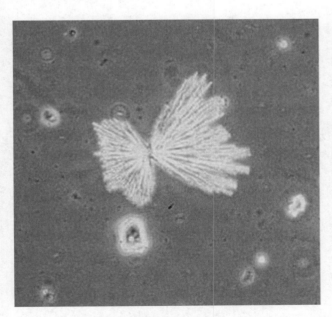

图3.1　上述患者的尿液晶体（经Giovanni B. Fogazzi教授许可复制）

49. 26岁男性，因神志不清和急性肾损伤入院，需要插管以维持气道通畅。在急诊科，患者的生命体征平稳。有高血压和自杀倾向史。插管前，患者不能提供任何病史。体格检查正常。血压130/82mmHg，心率110次/分。实验室检查结果如下：

血清	尿
$Na^+ = 141mmol/L$	渗透压 $= 320mOsm/$ $(kg \cdot H_2O)$
$K^+ = 4.2mmol/L$	pH = 5.4
$Cl^- = 110mmol/L$	蛋白 = 微量
$HCO_3^- = 7mmol/L$ 　BUN = 28mg/dl	隐血 = 阴性
肌酐 = 4.8mg/dl	尿沉渣 = 信封样结晶
葡萄糖 = 72mg/dl	
白蛋白 = 3.6g/dl	
血清渗透压 $= 312mOsm/(kg \cdot H_2O)$	
动脉血气分析 = pH 7.21，PCO_2 17mmHg，PO_2 94mmHg，HCO_3^- 6Eq/L	

根据以上病史和实验室检查结果，患者最有可能是以下哪一种诊断？

A.乙醇中毒

B.摄入甲醇

C.摄入乙二醇（EG）

D.焦谷氨酸中毒

E.摄入异丙醇

答案：C

解析：计算该患者的渗透间隙极为重要。除了焦谷氨酸中毒外，摄入上述任何一种乙醇都会产生高渗透间隙。但摄入异丙醇不会引起严重的代谢性酸中毒，除非患者有其他产酸疾病（乳酸性酸中毒）。摄入酒精可引起轻度代谢性酸中毒，但实验室检查并不支持酒精是患者发生严重代谢性酸中毒和急性肾损伤的原因。甲醇和乙二醇可以引起严重的精神状态改变和代谢性酸中毒。但是，尿沉渣分析发现草酸钙晶体（信封样结晶）提示患者摄入乙二醇。乙二醇的最终产物之一是草酸。因此，选项C正确。

推荐阅读

Kraut J A，Xing S X. Approach to the evaluation of a patient with an increased serum osmolal gap and high-anion gap metabolic acidosis. Am J Kidney Dis，2011，58：480-484.

Oh M S，Halperin M L. Toxin-induced metabolic acidosis. //Jennari FJ，Adrogué H J，Galla J H，Madias N E. Acid-Base Disorders and Their Treatment. Boca Raton，Taylor & Francis，2005：383-415.

50.关于上述这位患者的治疗，以下哪一个首选的诊疗方案是最合适的？

A.立刻开始血液透析治疗

B.开始给予甲吡唑

C.血液透析和甲吡唑

D.用5%葡萄糖溶液和150mmol的碳酸氢钠水化来改善容量状态，给予甲吡唑，准备行血液透析

E.等到血压达到140/90mmHg再开始行血液透析

答案：D

解析：大多数患者为容量不足，以上这位患者也是。该患者有高血压病史，入院时的血压可反映出相对的容量不足。因此，应开始使用5%葡萄糖溶液和3安瓿（150mmol）的碳酸氢钠以100～120ml/h的速度滴注来改善容量状态。同时，乙二醇（EG）的解毒药是甲吡唑，它能抑制乙醇脱氢酶，阻止乙二醇进一步代谢。甲吡唑首次剂量为15mg/kg，维持量10mg/kg，每12小时一次，连用4次。如果乙二醇水平＞20mg/dl，则继续使用甲吡唑。尽管血清HCO_3^-可能会随着碳酸氢钠的使用而升高，但患者可通过血液透析以改善酸中毒和肌酐水平。因此，选项D正确。其他选项对该患者不合适。

乙二醇在没有缺氧的情况下可以代谢为乳酸，因此开始给患者服用维生素B_1和维生素B_2以改善乳酸水平并不是不恰当。

推荐阅读

Barceloux D G，Krenzelok E P，Olson K，et al. American academy of clinical toxicology practice guidelines on the treatment of ethylene glycol poisoning. J Toxicol Clin Toxicol，1999，37：537-560.

Kraut J A，Xing S X. Approach to the evaluation of a patient with an increased serum osmolal gap and high-anion gap metabolic acidosis. Am J Kidney Dis，2011，58：480-484.

Oh M S，Halperin M L. Toxin-induced metabolic acidosis. //Jeimari FJ，Adrogue H J，

Galla J H, Madias N E. Acid-Base Disorders and Their Treatment. Boca Raton, Taylor & Francis, 2005: 383-415.

51. 28 岁男性，在机动车事故中头部受伤后被送入神经重症监护室。为了降低颅内压，开始给患者使用大剂量甘露醇。入院时肌酐为 0.8mg/dl。4d 后，肌酐上升至 2.1mg/dl。因发热而给患者使用了抗生素。关于肌酐的急性上升（AKI），以下哪项是正确的？

A. 容量不足

B. 近端小管损伤空泡化

C. 同时使用肾毒性药物

D. 较高剂量的甘露醇

E. 以上全部

答案：E

解析：给予高渗物质，如甘露醇、蔗糖、右旋糖酐、免疫球蛋白 G，包括高渗造影剂，已被证实可引起 AKI，这种现象称为渗透性肾病。甘露醇是一种渗透性利尿剂。它能将细胞内的水提取到细胞外，增加细胞外液量。最初，甘露醇和其他渗透性利尿剂会扩张入球动脉。由于这些作用，肾脏血流量增加。由于肾小球静水压的增加，还可观察到 GFR 的轻微增加。然而，随着水和盐的排泄，血管内容量开始减少，血清肌酐增加（肾前性氮质血症）。此外，随着甘露醇剂量的增加，血清浓度约为 1000mg/dl 时，近端小管扩张并形成均匀分布的空泡。动物和人肾活检均表现为类似的病理变化。

某些危险因素会增强甘露醇的肾毒性。这些因素包括容量不足、同时使用肾毒性药物（抗生素、造影剂、环孢素）和已经患有肾脏疾病。因此，选项 E 正确。

推荐阅读

Ahsan N. Intravenous immunoglobulin-induced nephropathy: a complication of IVIG therapy. J Nephrol, 1998, 1: 157-161.

Visweswaran P, Massin E K, DuBose T D Jr. Mannitol-induced acute renal failure. J Am Soc Nephrol, 1997, 8: 1028-1033.

52. 一名 43 岁患有 2 型糖尿病的妇女因急性冠脉综合征入院，她患有 CKD 2 期和高血压，白蛋白尿（150mg/d）。患者正在服用低剂量利尿剂、赖诺普利、格列本脲和阿托伐他汀。患者因冠状动脉造影使用了 120ml 造影剂。该患者具有以下哪种造影剂诱导的急性肾损伤（CI-AKI）的危险因素？

A. 糖尿病

B. 白蛋白尿

C. 慢性肾脏病

D. 急性心肌梗死

E. 以上全部

答案：E

解析：该患者是 CI-AKI 的高危人群。上述所有条件均为 CI-AKI 的危险因素。因此，E 选项正确。表 3.7 列出了 CI-AKI 的不可干预和可干预的危险因素。

表 3.7　造影剂诱导的急性肾损伤的危险因素

不可干预因素	可干预因素
慢性肾脏病（eGFR＜60ml）	造影剂剂量
糖尿病（1 型和 2 型）	容量不足
年龄＞70 岁	低血压
紧急情况（获益大于风险）	贫血（血细胞比容＜35g/L）
左室射血分数＜40%	主动脉内球囊反搏
急性心肌梗死	低白蛋白血症（＜3.5g/dl）
严重高血压	药物（利尿剂、非甾体抗炎药、抗生素、抗感染药物）
有效血容量减少的情况（充血性心力衰竭、肝硬化、肾病综合征）	两次检查间隔＜72h
肾移植	动脉内注射

推荐阅读

Kidney Disease: Improving Global Outcomes (KDIGO) Acute Kidney Injury Work Group. KDIGO Clinical Practice Guideline for Acute Kidney Injury. Kidney Int (Suppl), 2012, 2: 1-138.

Mehran R, Nikolsky E. Contrast-induced nephropathy: Definition, epidemiology, and patients at risk. Kidney Int, 2006, 69: S11-S15.

Weisbord S D, Palevsky P M. Contrast-induced acute kidney injury. //Coffman T M, Falk R J, Molitoris B A, et al. Schrier's Diseases of the kidney 9th ed. Philadelphia: Wolters Kluwer/Lippincott Williams & Wilkins, 2013: 959-980.

53.上述患者入院并转诊至你处评估造影剂诱导的急性肾损伤（CI-AKI）及其预防。你建议采用以下哪种策略来预防 CI-AKI？

A.静脉注射（IV）呋塞米

B.静脉注射多巴胺

C.静脉注射 N-乙酰半胱氨酸（NAC）

D.0.9%生理盐水［操作前 6～12h 和操作后 6～12h 以 1ml/（kg·h）的速率输注］

E.静脉注射碳酸氢钠，N-乙酰半胱氨酸和呋塞米

答案：D

解析：预防 CI-AKI 的第一步是评估患者的危险因素。第二步是停用某些药物，如利尿剂和肾素血管紧张素Ⅱ醛固酮抑制剂。第三步是评估容量状态和选择静脉补液的液体。根据 KIDIGO 指南，静脉补液的选择为 0.9%生理盐水或碳酸氢钠。该患者选择生理盐水作为水化的液体，因此，D 选项正确。给予呋塞米、多巴胺和 N-乙酰半胱氨酸不合适。使用等渗造影剂，减少使用剂量，可使得 CI-AKI 损伤最小化。对于射血分数低、尿量差的患者，通过血液透析去除造影剂可以预防或改善 CI-AKI。

推荐阅读

Kidney Disease Improving Global Outcomes（KDIGO）Acute Kidney Injury Work Group. KDIGO Clinical Practice Guideline for Acute Kidney Injury. Kidney Int（Suppl），2012，2：1-138.

Mehran R，Nikolsky E. Contrast-induced nephropathy：Definition，epidemiology，and patients at risk. Kidney Int，2006，69：S11-S15.

Weisbord S D，Palevsky P M. Contrast-induced acute kidney injury. //Cofftman TM，Falk RJ，Molitoris BA，et al. Schrier's Diseases of the kidney 9th ed. Philadelphia：Wolters Kluwer/Lippincott Williams & Wilkins，2013：959-980.

54.1 例 64 岁的 CKD 4 期（eGFR＜30ml/min）2 型糖尿病女性，因脑卒中入院，MRI 平扫显示缺血是其发生脑卒中的原因。由于症状持续存在，第二次行 MRI 增强扫描（经家属同意）显示缺血范围扩大。以下关于钆（Gd3＋）和 CKD 4～5 期的说法哪一项是正确的？

A.Gd3＋沉积在皮肤、骨骼、心脏、肺、淋巴结、肝脏及其他器官

B.Gd3＋是通过肾脏排泄的

C.肾源性系统性纤维化（NSF）在 AKI、CKD 4～5 期和透析患者中的发病时间从 2d 到 18 个月不等

D.钆基造影剂，如欧乃影（钆双胺）、马根维显（钆喷酸）和钆弗塞胺等在 AKI 患者和血液透析患者中禁用

E.以上全部

答案：E

解析：以上说法均正确（E）。在等渗浓度下，钆基造影剂比碘化造影剂的肾毒性更大。由于 MRI 和其他检查使用剂量低，MRI 造影剂的肾毒性发生率远低于碘化造影剂。然而，在糖尿病患者、CKD 4～5 期的非透析患者和透析患者中，即使在标准剂量下，钆基造影剂也有肾毒性，导致 NFS，NSF 最初被认为是发生在血液透析（HD）患者和肾移植失败患者四肢和躯干上的皮肤损害，表现为硬化斑块和丘疹。常见特征是皮肤增厚、硬皮病样改变。2006 年，有学者提出肾源性系统性纤维化与钆基造影剂之间的关系。

肾源性系统性纤维化不仅限于皮肤，还涉及身体的肌肉、膈肌、心脏、肺和肝。因此，它是一种全身性疾病。在通过活检确诊的血液透析患者中，肾性系统性纤维化的发病率为 1.5%～5%。当使用临床诊断标准时，其发病率更高。NSF 可以发生在使用造影剂后数天到数月（2d 到 18 个月）不等。不仅是血液透析患者，CKD 4～5 期的患者和 AKI 患者也容易发生 NSF。发生 NSF 的风险与钆基造影剂的剂量和类型有关。大多数病例报道中使用的是钆双胺、钆喷酸和钆弗塞胺。

任何 eGFR＜30ml/min 的患者，无论是否透析，都有发生 NSF 的风险。此外，AKI 是另一个危险因素。包括代谢性酸中毒、较高的血清铁水平、钙离子、磷酸盐、炎症和高剂量的促红细胞生成素等被确定为危险因素。然而，这些因素的作用尚未被明确。

由于钆沉积在皮肤、肺、淋巴结、骨骼和其他器官中，所以毒性极大。它刺激许多促纤维化细胞因子。患者常见关节挛缩和活动受限。有报道 NSF 患者出现深静脉血栓、肺栓塞、心房血栓和动静脉瘘的凝血。这些患者似乎有抗磷脂抗体综合征。肺、肌肉和膈肌等多个器官的纤维化可导致发病和死亡。曾有报道患者因呼吸衰竭而导致

猝死。

对NSF尚无经证实的治疗方法。血浆置换、紫外线光疗、硫代硫酸钠、大剂量免疫球蛋白和血管紧张素转化酶抑制剂已经被尝试过，但成功率不一。物理治疗可改善关节活动度。

对于AKI和不同肾功能的患者，建议采取以下措施预防NSF：

CKD 1期（eGFR＞90ml/min）：尚未有NSF的报道。

CKD 2期（eGFR 60～89ml/min）：风险较低，建议使用最低剂量。

CKD 3a期（eGFR 45～59ml/min）和CKD 3b期（eGFR 30～44ml/min）：风险较低，建议使用最低剂量。

CKD第4期（eGFR 15～29ml/min）和第5期（eGFR＜15ml/min）：没有开始血液透析的患者是NSF的高危人群。

血液透析患者及AKI患者：

（1）评估适应证和风险收益比。

（2）考虑替代性检查方法。

（3）如果获益大于风险，向患者解释检查的风险和优势。

（4）征得同意。

（5）使用最低剂量的造影剂。

（6）优选使用巨环类低分子量造影剂。

（7）请勿使用钆双胺、钆喷酸和钆弗塞胺（禁忌）。

（8）避免多次使用，因为累积剂量是一个危险因素。

（9）如有可能，在检查后进行2～3次血液透析，或在透析前进行检查，术后予以血液透析。

推荐阅读

Cohan R, Chovke P, Cohen M, et al. Nephrogenic systemic fibrosis. American College of Radiology Manual on Contrast Media. Version, 2010, 7: 49-55.

Kidney Disease Improving Global Outcomes (KDIGO) Acute Kidney Injury Work Group. KDIGO Clinical Practice Guideline for Acute Kidney Injury. Kidney Int (Suppl), 2012, 2: 1-138.

55. 1例70岁的男子因腹痛和血尿入院，腹部CT提示肾癌。他的血清肌酐为0.9mg/dl。关于癌症和AKI，以下哪项说法是错误的？

A.肾癌患者AKI的发生率约为44%

B.与非癌症患者相比，癌症患者的AKI发病率至少高3倍以上

C.败血症是重症癌症患者发生AKI最常见的原因

D.化疗药物是最不可能引起AKI的原因

E.药物引起的黏膜炎可限制经口进食，并可能诱发肾前性AKI

答案：D

解析：除D选项外，以上说法均正确，事实上，大多数化疗药物确实能通过多种机制引起AKI。丹麦一项大型研究报道，肾癌患者AKI的发生率最高为44%（选项A正确），其次是多发性骨髓瘤患者33%，肝癌患者31.8%。大量研究报道，癌症患者AKI的发生率比非癌症患者至少高3倍（选项B正确）。败血症似乎是重症癌症患者AKI的主要原因（选项C正确）。患者因化疗药物引起的黏膜炎而经口进食不足导致的容量不足会引起肾前性氮质血症（选项E正确）。

推荐阅读

Campbell G A, Hu D, Okusa M D. Acute kidney injury in the cancer patient. Adv Chronic Kidney Dis, 2014, 21: 64-71.

Perazella M A. Onco-nephrology: Renal toxicities of chemotherapeutic agents. Clin J Am Soc Nephrol, 2012, 7: 1713-1721.

Sahni V, Choudhury D, Ahmed Z. Chemotherapy-associated renal dysfunction. Nature Rev Nephrol, 2009, 5: 451-462.

56. 65岁男性，有长期吸烟史，最初因治疗非小细胞肺癌（NSCLC）和化疗入院。患者的化疗方案包括顺铂、吉西他滨、紫杉醇和贝伐珠单抗。患者开始出现多尿，10d后，患者的肌酐从0.9mg/dl增加到2.1mg/dl。查到患者有低钠血症、低钾血症、低镁血症、低磷血症和低钙血症。患者还出现了高血压。除乏力外无其他主诉，尿中无血尿。以下哪项最可能是导致患者AKI的原因？

A.顺铂

B.吉西他滨

C.紫杉醇

D.贝伐珠单抗

E.容量不足

答案：A

解析：该患者出现顺铂诱导的肾毒性（选项A正确）。顺铂给药后24～48h出现多尿，这与肾脏浓缩能力缺陷有关。7～10d后出现AKI，可能持续较长一段时间。顺铂可引起：①尿液中Na⁺的排泄导致容量不足和低钠血症；②尿液中Mg²⁺的丢失和严重的低镁血症导致Fanconi综合征；③由于低镁血症和尿液中这些离子的丢失导致低钾血症和低钙血症；④急性肾小管坏死导致AKI。因此，选项A正确。吉西他滨是嘧啶拮抗剂，会引起血栓性微血管病而导致AKI，该患者没有任何临床症状和实验室检查结果提示血栓性微血管病（选项B错误）。紫杉醇不会引起这么多电解质紊乱（选项C错误）。贝伐珠单抗是抗血管生成药，主要可引起高血压和由血栓性微血管病引起的AKI。严重的电解质紊乱并不常见（选项D错误）。虽然容量不足会引起肾前性AKI，但不会引起这些电解质紊乱（选项E错误）。

推荐阅读

Campbell G A, Hu D, Okusa M D. Acute kidney injury in the cancer patient. Adv Chronic Kidney Dis, 2014, 21: 64-71.

Perazella M A. Onco-nephrology: Renal toxicities of chemotherapeutic agents. Clin J Am Soc Nephrol, 2012, 7: 1713-1721.

Sahni V, Choudhury D, Ahmed Z. Chemotherapy-associated renal dysfunction. Nature Rev Nephrol, 2009, 5: 45-462.

57.为预防上述患者出现顺铂引起的肾毒性，你会采取以下哪项措施？

　　A.用生理盐水补液

　　B.避免使用利尿剂

　　C.减少顺铂剂量

　　D.氨磷汀

　　E.以上全部

答案：E

解析：顺铂引起的肾毒性的主要预防措施是顺铂给药前24h用生理盐水补液，顺铂治疗后继续使用生理盐水数天。有学者主张在顺铂治疗前＜12h、治疗中和治疗后2d以100ml/h的速率用生理盐水强化利尿并补充电解质（选项A正确）。有研究表明，完全的容量替代治疗可预防顺铂毒性。

应停止使用利尿剂（选项B正确）。使用袢利尿剂强化利尿不仅会加重AKI，还会加重电解质紊乱。对于eGFR＜60ml/min的患者建议减少顺铂用量（选项C正确）。氨磷汀为无机硫代磷酸盐，具有细胞保护作用。它已被用于预防顺铂肾毒性（选项D正确）。但其价格昂贵，且有恶心、呕吐、潮红、短暂性低血压等多种不良反应。因此，其只限于部分患者使用。此外，N-乙酰半胱氨酸等抗氧化剂对顺铂肾毒性有一定的预防作用。

推荐阅读

Lameire N. Nephrotoxicity of recent anti-cancer agents. Clin Kidney J, 2014, 7: 11-22.

Sahni V, Choudhury D, Ahmed Z. Chemotherapy-associated renal dysfunction. Nature Rev Nephrol, 2009, 5: 451-462.

58.48岁男性，因急性髓系白血病接受清髓性同种异体造血细胞移植（HCT）。患者没有高血压、肝病或肾病史。出院3周后，患者因严重右上腹部（RUQ）疼痛、黄疸和体重增加6kg再次入院。患者否认有腹泻、皮疹、畏光或瘙痒症。血压148/86mmHg，与HCT前相比有所升高。没有体位性血压和脉搏变化。体格检查包括眼、皮肤、肺部和心脏检查在内都正常。腹部阳性体征包括右上腹部疼痛、肝大、腹水。双下肢中度以上凹陷性水肿。实验室检查：Na⁺ 134mmol/L，K⁺ 4.1mmol/L，Cl⁻ 100mmol/L，HCO₃⁻ 24mmol/L，BUN 36mg/dl，肌酐2.4mg/dl（HCT前为0.9mg/dl），总胆红素3.4mg/dl。尿常规除胆红素原和蛋白尿60mg/dl外均正常。根据上述临床结果和实验室数据，以下哪项最可能是AKI的原因？

　　A.肾前性AKI

　　B.肝肾综合征（HRS）

　　C.肝窦阻塞综合征

　　D.快速进展性肾小球肾炎（RPGN）

　　E.急性移植物抗宿主病（aGVHD）

答案：C

解析：AKI是HCT的一种并发症。在一项研究中，53%的患者发生AKI，中位数是14d。该患者没有体位性血压和脉搏变化，因此肾前AKI的可能性不大（选项A错误）。HRS应该重点考虑；然而，右上腹疼痛，以及HCT之前没有肝硬化病史，排除了肝肾综合征引起AKI的这种可能性（选项B错误）。在没有血尿的情况下，RPGN也不太可能，且临床结果并不支持这一诊断（选项D错误）。aGVHD通常表现为皮疹、眼痛及最重要的腹泻。aGVHD患者会有体位性改变和电解质紊乱（选项E不正确）。正确答案是C。

该患者出现肝窦阻塞综合征（SOS），又称静脉闭塞病。这种综合征发生在使用预处理方案的HCT患者，常见的是环磷酰胺、白消安和（或）全身放射治疗。AKI是SOS的并发症。

SOS的特点是肝脏肿胀引起的严重右上腹疼痛、Na^+重吸收引起的体重增加和黄疸。该患者具有SOS的所有特征。有必要进行肝脏活检以排除其他原因引起的肝功能异常。SOS的特点是肝坏死、细胞外基质在窦房内沉积、肝窦出血。

SOS中AKI的管理包括补液、利尿剂改善水肿和疼痛控制。SOS的预后取决于肝衰竭的程度和其他器官的受累情况。一般来说，SOS可完全缓解。AKI也可能缓解，但严重的AKI可发展为CKD和透析依赖。

推荐阅读

Belcher J M, Parikh C R. Acute Kidney Injury following Hematopoietic Cell Transplantation and Severe Bums. //Coffman TM, Falk RJ, Molitoris BA, et al. Schrier's Diseases of the kidney 9th ed. Philadelphia: Wolters Kluwer/Lippincott Williams & Wilkins, 2013: 1057-1085.

Wadleigh M, Ho V, Momtaz P, et al. Hepatic vein-occlusive disease: pathogenesis, diagnosis and treatment. Curr Opin Hematol, 2003, 10: 451-462.

59.36岁女性，患有淋巴瘤，正接受化疗，并向你咨询评估AKI。患者的血清尿酸为12.4mg/dl。以下哪项是尿酸性肾病的危险因素？

A.尿液pH＜5.0

B.容量不足

C.已经患有肾脏疾病

D.尿酸排泄增加

E.以上全部

答案：E

解析：以上选项全部是正确的（选项E）。尿

酸是嘌呤代谢的终末产物，它的pKa为5.75。在生理pH为7.4时，尿酸以尿酸离子的形式存在。在临床上，尿酸的重要性在于其溶解度。一般来说，尿酸的溶解度比尿酸盐低，酸性环境会降低尿酸的溶解度。在pH为5.0时，尿酸在＜10mg/dl的浓度出现饱和，而在pH＞7.0时，尿酸在＞150mg/dl的浓度出现饱和。远端肾小管pH＜7.0。在尿酸性肾病的治疗过程中，要使碱化尿液pH达到7.0以上，这样尿酸就不会沉积在肾小管。容量不足或脱水会引起尿酸盐在肾小管沉积。因此，充分的补液是必要的。已经患有肾脏疾病是尿酸性肾病的重要诱因。为使尿液碱化，可在1L 5%葡萄糖溶液中加入100mmol的碳酸氢钠，补液直至尿液pH达到7以上，一旦血清尿酸值恢复正常，即可停止碳酸氢钠的输注。

尿酸结晶沉积使肾小管压力增加，与肾小球静水压相对，导致血清肌酐水平升高。另外，尿酸增加会减少肾脏血流量，引起AKI。

推荐阅读

Howard S C, Jones D P, Pui C H. The tumor lysis syndrome. N Engl J Med, 2011, 364: 1844-1854.

Zarzou A, Agarwal A. Acute kidney injury associated with pigmenturia or crystal deposits. // Coffman T M, Falk R J, Molitoris B A, et al. Schrier's Diseases of the kidney 9th ed. Philadelphia: Wolters Kluwer/Lippincott Williams & Wilkins, 2013: 1018-1044.

60.26岁女性，患有艾滋病并酗酒，被她的男朋友送到急诊科时处于昏迷状态。发现时卧床超过24h。现已插管。初步化验结果如下：

血清	尿液
Na^+＝134mmol/L	颜色＝红棕色
K^+＝3.0mmol/L	pH＝5.2
Cl^-＝100mmol/L	隐血＝大量
HCO_3^-＝16mmol/L	红细胞＝10
BUN＝62mg/dl	蛋白＝＋＋
肌酐＝3.6mg/dl	尿沉渣＝泥棕色管型
葡萄糖＝80mg/dl	FE_{Na}＝＜1%

续表

血清	尿液
Ca^{2+} = 6.9mg/dl	毒理学=可卡因，海洛因
磷酸盐 = 2.1mg/dl	
尿酸 = 12.6mg/dl	
白蛋白 = 3.2g/dl	

以下哪项血清检查对该患者最合适？

A.醛缩酶

B.乳酸脱氢酶（LDH）

C.血浆肌红蛋白

D.肌酸激酶（CK）

E.补体水平

答案：D

解析：醛缩酶和LDH水平升高在上述患者中很常见；但由于这些酶的升高也见于其他疾病，因此缺乏敏感性和特异性（选项A、B错误）。血浆肌红蛋白的半衰期很短（2～3h），一旦肌坏死停止，其水平就会恢复正常。另外，如果患者有尿，则肌红蛋白迅速由肾脏排出，或代谢为胆红素。在肌坏死后24h内测定肌红蛋白水平至关重要（选项C错误）。根据上述实验室结果，补体水平可能不合适（选项E错误）。正确答案为D。

测定血清CK水平是该患者最重要的检查项目，骨骼肌损伤后12h内CK水平升高，持续升高达3～4d。肌坏死停止后CK水平开始下降。

尿液颜色一般为红褐色（茶色尿），这是由于肌红蛋白/血红蛋白所致。尿pH通常呈酸性。出现血尿而红细胞少是由肌红蛋白所致。蛋白尿一般是由于肌红蛋白和其他肌肉蛋白所致。尿沉渣提示泥棕色管型和肾小管细胞。FE_{Na}低通常是因为血容量低，表现为肾前性氮质血症。低白蛋白与毛细血管漏和外渗至间质和其他血管外间隙有关。

推荐阅读

Bosch X，Poch E，Grau J M. Rhabomyolysis and acute kidney injury. N Engl J Med，2009，361：62-72.

Giannoglou G D，Chatzizisis Y，Misirli G. The syndrome of rhabdomyolysis：Physiology and diagnosis. Eur J Intern Med，2007，18：90-100.

Zarzou A，Agarwal A. Acute kidney injury associated with pigmenturia or crystal deposits. //

Coffman T M，Falk R J，Molitoris B A，et al. Schrier's Diseases of the kidney 9th ed. Philadelphia：Wolters Kluwer/Lippincott Williams & Wilkins，2013：1018-1044.

61.尿肌红蛋白为400mg/ml（正常＜50mg/ml），CK水平120 000U/L（正常＜300U/L）。对于这位患者，以下哪项最可能是导致其横纹肌溶解症的原因？

A.低钾血症

B.低磷血症

C.可卡因和海洛因

D.艾滋病

E.以上全部

答案：E

解析：引起横纹肌溶解症的原因有以下几种：创伤、代谢性（低钾血症、低磷血症）、药物（酒精、可卡因、海洛因、他汀类）、感染（病毒性、细菌性）、劳累、遗传、特发性（反复发作）。一般来说，横纹肌溶解症会引起高钾血症和高磷血症，这是严重的电解质紊乱，需要密切监测。另一方面，低钾血症通过减少骨骼肌血流量而引起肌肉损伤。低磷血症由于ATP和能量耗竭而引起横纹肌溶解。

可卡因可抑制神经末梢对去甲肾上腺素的再摄取，导致持续性血管收缩和肌肉细胞缺血。可卡因还可对肌肉产生直接作用，使肌纤维兴奋性降低，导致肌无力。海洛因可导致血管收缩和骨骼肌血流量减少。也有学者提出免疫学机制。在感染性因素中，HIV也是引起横纹肌溶解症的致病因素。因此，选项E正确。

推荐阅读

Huerta-Alardin A，Varon J，Marik P E. Bench-to-bedside review：Rhabdomyolysis-an overview for clinicians. Crit Care，2005，9：2.

Zarzou A，Agarwal A. Acute kidney injury associated with pigmenturia or crystal deposits. // Coffman TM，Falk RJ，Molitoris BA，et al. Schrier's Diseases of the kidney 9th ed. Philadelphia：Wolters Kluwer/Lippincott Williams & Wilkins，2013：1018-1044.

62.复诊化验如下：Na^+ 138mmol/L，K^+ 4mmol/L，

磷酸盐4.2mg/dl，HCO_3^- 14mmol/L，BUN 54mg/dl，肌酐3.2mg/dl。她的尿量为30ml/h。以下哪种处理对策对该患者是合适的？

A.100mmol/L的碳酸氢钠配在5%葡萄糖溶液中以200ml/h的速率给予

B.初始给予生理盐水，然后在5%葡萄糖溶液中加入碳酸氢钠100mmol/L，以150～200ml/h的速率给予

C.5%葡萄糖溶液 200ml/h

D.生理盐水200ml/h，然后再给予呋塞米80mg

E.甘露醇12.5g 每6小时1次

答案：B

解析：一般情况下，横纹肌溶解症患者由于液体受限在受损肌肉细胞内，出现低血容量。因此，最初的处理是用生理盐水以150～200ml/h的速率进行补液，以改善尿量和肾血流量。随后，根据尿液pH和血清HCO_3^-浓度使用碳酸氢钠碱化尿液。由于肌红蛋白在酸中毒的情况下会转化为具有肾小管毒性的高铁血红素，因此必须将血清HCO_3^-浓度提高到22mmol/L以上。该患者血清HCO_3^-浓度为14mmol/L，她既需要用生理盐水改善容量状态，又需要联用碳酸氢钠，碳酸氢钠不仅可以提高血清HCO_3^-浓度，还可以碱化尿液使pH＞6.5。因此，选项B正确。需要注意的是，碳酸氢钠可能引起代谢性碱中毒，使游离 Ca^{2+} 降低，可能会诱发抽搐。因此，监测血清HCO_3^-浓度极为重要。

无论是5%葡萄糖溶液还是5%葡萄糖溶液加碳酸氢钠都可能不足以改善容量状态（选项A、C错误）。有学者建议用呋塞米强化利尿，但呋塞米可使尿液酸化，也可引起容量不足。此外，呋塞米和生理盐水联合使用并不优于单独使用生理盐水。因此，不建议使用呋塞米（选项D错误）。

有病例研究提示，甘露醇与碳酸氢钠合用可预防或改善肾衰竭。但研究表明，甘露醇可通过渗透性肾病的方式加重肾衰竭，甘露醇-碳酸氢钠联用配在5%葡萄糖溶液中在临床试验完成前不建议使用（选项E错误）。

对于血清肌酐迅速升高、高钾血症或高磷血症的患者，应每日进行血液透析或连续性血液透析滤过。

推荐阅读

Bosch X，Poch E，Grau J M. Rhabomyolysis and acute kidney injury. N Engl J Med，2009，361：62-72.

Giannoglou G D，Chatzizisis Y，Misirli G. The syndrome of rhabdomyolysis：Physiology and diagnosis. Eur J Intern Med，2007，18：90-100.

63.上述患者的血清电解质、肌酐和CK均有改善。在AKI恢复期或横纹肌溶解停止后，以下哪项电解质异常最常见？

A.高钠血症

B.高钾血症

C.高钙血症

D.高尿酸血症

E.高磷血症

答案：C

解析：在横纹肌溶解症患者中，常见低钙血症是由于：①高磷血症抑制了肾脏的1α-羟化酶，同时钙三醇生成减少。同样，肾衰竭可导致1α-羟化酶生成减少，钙三醇合成减少。②损伤的肌肉及其他软组织中磷酸钙晶体的形成和沉积；③骨骼对PTH的暂时性抵抗，因此引起低钙血症。一旦肾功能改善，肌肉损伤趋于稳定，上述低钙血症的过程就会全部逆转，出现严重的高钙血症（选项C正确）。有时需要使用双膦酸盐和（或）低钙透析液透析来改善持续的高钙血症。一旦肾衰竭和横纹肌溶解得到改善，大多数其他电解质紊乱会自行恢复。

推荐阅读

Bosch X，Poch E，Grau J M. Rhabomyolysis and acute kidney injury. N Engl J Med，2009，361：62-72.

Giannoglou G D，Chatzizisis Y，Misirli G. The syndrome of rhabdomyolysis：Physiology and diagnosis. Eur J Intern Med，2007，18：90-100.

64.40岁男性，因丙型肝炎导致长期肝硬化，出现难治性腹水，需要每2周进行大量（5～7L）穿刺抽液，并输注白蛋白。患者使用最大剂量的呋塞米和螺内酯，但没有预防性使用抗生素。6个多月来，患者的病情一直很稳定。这次，患者因腹部不适和疼痛前来就诊。在进行大量（6L）穿刺抽液后，患者因可能的自发性细菌性腹膜炎（SBP）和抗生素治疗入院。患者的钠130mmol/L，肌酐1.3mg/dl，胆红素8mg/dl。尿常规

除胆红素外未见异常。患者的尿液钠＜10mmol/L。腹水白细胞计数为500×10⁶/L，培养结果未出。为了预防AKI，此时你会采取以下哪种治疗措施？

A.停用利尿剂

B.使用第三代头孢菌素

C.开始使用5%人血白蛋白

D.继续只使用抗生素

E.A、B和C

答案：E

解析：应停用利尿剂。应根据eGFR开始使用第三代头孢菌素，即头孢噻肟（2g，静脉注射，每8小时1次）或头孢曲松钠（1g，每12小时1次）。5%人血白蛋白在诊断时按1.5g/kg的剂量使用，第3天按1g/kg使用，可大大减少肝肾综合征的发生。这种联合（抗生素和白蛋白）治疗法应持续使用至少5d。

推荐阅读

EASL clinical practice guidelines on the management of ascites, spontaneous bacterial peritonitis, and hepatorenal syndrome in cirrhosis. J Hepatol, 2010, 53: 397-417.

Runyon B A. Management of adult patients with ascites due to cirrhosis: An update. Hepatology, 2009, 49: 2087-2107.

65.尽管进行了联合治疗并用白蛋白和几剂生理盐水进行了充分的容量替代，他的胆红素和肌酐分别上升到10mg/dl和2.4mg/dl。尿常规分析仍然是正常的。以下哪一项是最有可能的诊断？

A.肾前性AKI

B.急性肾小管坏死性AKI

C.IgA肾病

D.肝肾综合征（HRS）

E.以上都不是

答案：D

解析：肝硬化肾衰竭的定义参照急性肾损伤的1～3期定义。发生AKI的患者，应该考虑肾前性氮质血症、急性肾小管坏死、潜在的实质性疾病如IgA肾病、肝肾综合征等。因此肝肾综合征是一个排除性诊断。肝肾综合征患者肾功能受损但肾脏结构大体正常。尿常规无异常可排除急性肾小管坏死和IgA肾病。因患者有足够的水化，肾前性AKI也可以排除。该患者出现1型肝肾综合征，因为30%自发性细菌性腹膜炎的患者会出现HRS。因此，选

项D正确。

推荐阅读

European Association for the Study of the Liver. EASL clinical practice guidelines on the management of ascites, spontaneous bacterial peritonitis, and hepatorenal syndrome in cirrhosis. J Hepatol, 2010, 53: 397-417.

Runyon B A. Management of adult patients with ascites due to cirrhosis: An update. Hepatology, 2009, 49: 2087-2107.

66.以下哪一项病理生理机制与肝肾综合征（HRS）有关？

A.内脏血管舒张

B.细菌菌群从肠道移位至肠系膜淋巴结

C.血管收缩系统的激活和抗利尿激素（ADH）的非渗透性释放

D.肾皮质血管收缩

E.以上全部

答案：E

解析：虽然导致HRS的确切机制尚不完全清楚，但到目前为止，现有的研究涉及上述所有机制（选项A～D）。因此，选项E正确。在这些机制中，内脏血管舒张是HRS被广泛接受的机制。在肝硬化的早期阶段，肝细胞的炎症导致位于窦周隙的肝星状细胞分泌胶原并沉积在血窦内，导致门静脉阻力。随着肝病逐渐进展，门静脉阻力/高压引起血管扩张剂的释放如感应血流剪切力的NO。此外，大麻素和一氧化碳等血管扩张剂被释放。增高的血流剪切力也会引起肠系膜动脉侧支形成，导致严重的内脏血管舒张。

内脏血管舒张引起体循环阻力降低，因为内脏循环是外周循环的重要部分。肝硬化的早期，心排血量的增加伴随着动脉容量和血压的维持。随着肝硬化逐渐进展，心排血量会进一步增加，但体循环阻力严重降低不足以维持血压。有效循环动脉血容量也降低。结果是心排血量进一步增加，因为交感神经系统、肾素-血管紧张素-醛固酮系统被激活及ADH的非渗透性释放。钠离子和水都被重吸收导致水肿和腹水。尽管有大量水钠潴留，但由于内脏血管扩张增加而引起相对的低血压。因此，肝硬化患者会发生循环功能障碍（选项A、C正确）。

肝硬化患者会出现菌群从肠腔移位到肠系膜

淋巴。这些菌群引起炎症并且释放炎症细胞因子如 TNF-α 和 IL-6。这些细胞因子刺激血管扩张剂（如 NO）的产生并加重内脏血管舒张和进一步的心脏功能障碍。因此，选项 B 正确。

肾皮质血管收缩（弓形和小叶间血管）导致 AKI 清楚地被影像学检查证实。强烈的肾血管收缩是内脏血管舒张和交感神经及肾素-血管紧张素-醛固酮系统激活的结果。虽然交感神经和肾素-血管紧张素-醛固酮系统对内脏血管床的缩血管作用因严重的血管舒张而减弱，但对肾动脉的作用更为明显。因此 HRS 患者可以出现肾血流量和 GFR 降低（选项 D 正确）。因此，HRS 是一种血流动力学介导的紊乱，而不是一种固有的肾脏疾病。

推荐阅读

Fagundes C，Gines P. Hepatorenal syndrome：A severe，but treatable，cause of kidney failure in cirrhosis. Am J Kidney Dis，2012，59：874-885.

Gines P，Schrier RW. Renal failure in cirrhosis. N Engl J Med，2009，361：1279-1290.

67. 以下哪一项治疗方式对于上述患者是合适的？

　　A. 特利升压素和白蛋白

　　B. 去甲肾上腺素和白蛋白

　　C. 米多君、奥曲肽、白蛋白

　　D. 连续性静脉-静脉血液透析滤过（CVVHDF）

　　E. 以上全部

　　答案：E

解析：以上所有的治疗都是可以接受的（选项 E 正确）。药物治疗已被证实在 1 型 HRS 中可以改善临床病程，是治疗的选择。最常联合使用的是缩血管药物和白蛋白。缩血管药物被用来抵消内脏血管扩张，白蛋白用来扩张动脉容量。临床试验中常用的缩血管药物有血管加压素、特利升压素（血管升压素类似物，对于 V1 受体作用强于 V2 受体）、去甲肾上腺素、米多君、多巴胺。奥曲肽是长效生长抑素类似物，可以降低门静脉高压，引起内脏血管收缩。临床试验中最常用的组合如下所示。

（1）组合 1（特利升压素＋白蛋白）：特利升压素（美国不可用）初始剂量 0.5 ～ 1mg，每 4 ～ 6 小时 1 次静脉输注。如果血清肌酐相比于基线没有降低＞30%，每 2 天加倍剂量 2mg，每 4 ～ 6 小时 1 次，直到最大剂量 12mg/d。同时开始使用白蛋白 1g/（kg·d），首日最大剂量 100g，然后给予 20 ～ 40g/d。最长疗程为 14d。这是首选的联用方案。

（2）组合 2（米多君＋奥曲肽＋白蛋白）：米多君（一种 α 肾上腺素激动剂）的初始剂量为 7.5mg，每 8 小时 1 次口服，每 8 小时增加 1 次剂量，最大至 12.5 ～ 15mg，每 8 小时 1 次，以求将患者的平均动脉压提高 15mmHg。如果肌酐没有改善，同时开始使用奥曲肽 100μg 每 8 小时 1 次皮下注射，直到第 2 天最大剂量 200μg 每 8 小时 1 次。同时使用白蛋白 1g/（kg·d），首日最大剂量为 100g，然后给予 20 ～ 40g/d。持续使用 14d。如果特利升压素治疗不可用，这是首选的联用方案。

（3）组合 3（去甲肾上腺素＋白蛋白）：去甲肾上腺素初始剂量 0.5mg/h 静脉输注然后每 4 小时增加 0.25 ～ 0.5mg/h 直到最大剂量 3mg/h，目标是平均动脉压升高至少 10mmHg。同时给予白蛋白 1g/（kg·d），首日最大剂量 100g，然后给予 20 ～ 40g/d。最长疗程为 15d。

使用上述的联用方案 HRS 患者中 25% ～ 83% 病情可逆转，而单用白蛋白仅有 8.7% ～ 12.5% 病情可以逆转。如果 HRS 复发，应开始使用上述联用方案中的一种再次进行治疗。值得一提的是急性肝病伴有暴发性肝衰竭引起的 HRS 可能对于上述任何一种联用方案都反应不佳。HRS 缩血管治疗中有以下几个禁忌证：①冠心病；②心律失常；③呼吸衰竭或心力衰竭；④严重的高血压；⑤脑血管意外；⑥周围血管疾病；⑦严重支气管痉挛。

如果药物治疗无效，HRS 的患者可以获益于 CVVHDF，直到可以进行肝移植。

推荐阅读

Fagundes C，Gines P. Hepatorenal syndrome：A severe，but treatable，cause of kidney failure in cirrhosis. Am J Kidney Dis，2012，59：874-885.

Gines P，Schrier R W. Renal failure in cirrhosis. N Engl J Med，2009，361：1279-1290.

（张　凌　兰　灵　郭　宁译）

第4章

慢性肾脏病

1. 1例30岁的非洲裔美国女学生被转介给你评估血尿。尿液分析显示每高倍视野＞20个红细胞。没有蛋白尿。1个月后重复尿检显示红细胞数量相似。没有红细胞管型。患者的血尿与月经周期无关，血压120/78mmHg，血清肌酐1.0mg/dl，体重60kg，肾脏超声检查发现肾脏增大伴多个囊肿，患者想知道自己是否患有肾脏疾病。关于患者的肾脏状况，以下哪一项是正确的？

A. 由于血清肌酐正常，因此不能归类为慢性肾脏病（CKD）

B. 由于没有蛋白尿，因此不能归类为CKD

C. 患者需要进行肾脏活检以诊断CKD

D. 患者因血尿和肾脏影像学异常而患有CKD

E. 以上都不是

答案：D

解析：为了提供统一的CKD定义，国家肾脏基金会的肾脏病生存质量指导指南（KDOQI）将CKD定义为肾脏损害（伴或不伴GFR降低）或GFR＜60ml/（min·1.73m^2）持续3个月以上。肾脏损伤被定义为病理异常或标志物损伤，包括血液或尿液检查或影像学检查中的异常，根据上述定义，患者有镜下血尿和肾脏增大伴囊肿，因此被认为患有CKD。选项D正确，根据Cockcroft-Gault方程，计算出的GFR为78ml/min，按照此eGFR值患者处于CKD2期。患者需要肾脏病专家的随访以评估成人多囊性肾脏疾病。

KDIGO（改善肾脏疾病的全球预后）2012慢性肾脏病评估和管理临床实践指南也制定了类似的标准来定义CKD，在该指南中，CKD被定义为"肾脏结构或功能异常，存在＞3个月且对健康有影响。"表4.1显示了KDIGO对CKD定义的建议。

表4.1　CKD的标准（以下任一项持续3个月以上）

标准	推荐
肾脏损害的标志（一个或多个）	蛋白尿（AER≥30mg/24h；ACR＞30mg/g；≥3mg/mmol） 尿沉渣异常 肾小管疾病引起的电解质和其他异常 组织学检查发现异常 影像学检查结构异常 肾移植病史
GFR下降	GFR＜60ml/（min·1.73m^2）（GFR CKD3a～CKD5期）

AER.尿白蛋白排泄率；ACR.尿微量白蛋白/肌酐比；GFR.肾小球滤过率

推荐阅读

Kidney Disease Improving Global Outcomes. KDIIGO 2012 Clinical Practice Guideline for the Evaluation and Management of Chronic Kidney Disease. Kidney Int（Suppl 3），2013：1-150.

National Kidney Foundation. K/DOQI Clinical Practice Guidelines for Chronic Kidney Disease：Evaluation，Classifica-tion and Stratification. Am J Kidney Dis（Suppl 1），2002，39：S1-S266.

2. 关于NHANES（国家健康和营养检查调查）和USRDS（美国肾脏数据系统）在美国的CKD患病率，以下哪一项陈述是不正确的？

A. eGFR ＜60ml/min从1988—1994年的5.7%增加到2005—2006年的8.1%

B. eGFR ＜60ml/min在2003—2006年≥60岁的成人中比20～39岁的成人更常见

C. eGFR＜60ml/min在糖尿病患者中很常见

D. 1988—2006年，蛋白尿患者的患病率相对稳定

E. ≤50岁的成人和≥60岁的成人之间蛋白尿的患病率无差异

答案：E

解析：Coresh等通过横断面分析（在单一时间点评估）研究了1988—1994年和1999—2004年20岁以上NHANES人群蛋白尿（＞30mg/g肌酐）和eGFR的患病率。分析显示，CKD 1～4期的患病率从1988—1994年的10%上升到1999—2004年的13.1%。糖尿病、高血压（HTN）和体重指数（BMI）的高患病率是蛋白尿患病率增加的全部原因。与单纯eGFR的下降相比，蛋白尿的存在似乎是CKD患病率上升的原因。因此，正如一些研究者所建议的，在确定CKD早期阶段，应考虑蛋白尿和eGFR的联合治疗。因此，选项A～D正确。

选项E错误，因为蛋白尿在≥60岁的成人、非洲裔美国人、糖尿病和HTN患者中最普遍。表4.2显示了美国CKD1～5期的患病率。

表4.2 CKD分期和流行病学

分期	GFR（ml/min）	说明	以百万计的流行率（%）
1[a]	＞90	GFR正常或升高的肾损害	3.6（1.80%）
2	60～89	肾损害，GFR轻度下降	65（3.20%）
3[b]	30～59	肾小球滤过率（GFR）中度降低	155（7.70%）
4	15～29	肾小球滤过率（GFR）严重下降	0.7（0.35%）
5	＜15或透析	肾衰竭	0.4（0.20%）

[a] CKD主要由蛋白尿或结构性肾异常或eGFR60＜ml/min识别，持续＞3个月；[b] 将CKD3期细分为CKD3a期（eGFR45～59ml/min）和CKD3b期（eGFR30～44ml/min）

推荐阅读

Cirillo M. Evaluation of glomerular fifiltration rate and of albuminuria/proteinuria. J Nephrol, 2010, 23: 125-132.

Coresh J, Selvin E, Stevens LA, et al. Prevalence of chronic kidney disease in the United States. JAMA, 2007, 298: 2038-2047.

3.下列哪一项不是传统心血管疾病的危险因素？

A.高血压

B.糖尿病

C.蛋白尿

D.吸烟

E.血脂异常

答案：C

解析：正如Framingham研究所建议的，除了蛋白尿，其他因素被报道为传统的危险因素。表4.3列出了CKD和心血管疾病（CVD）的传统和非传统危险因素，表明CKD和CVD具有相似的危险因素。

表4.3 CKD危险因素

传统危险因素	非传统危险因素
老年人	蛋白尿
男性	贫血
高血压	氧化应激
低密度脂蛋白血症升高	炎症
高密度脂蛋白血症降低	高半胱氨酸
糖尿病	致栓因素
吸烟	电解质异常（PO₄）
身体活动受限	
CVD或CKD家族史	

推荐阅读

Kendrick J, Chonchol M B. Nontraditional risk factors for cardiovascular disease in patients with chronic kidney disease. Nature Clin Pract Nephrol, 2008, 4: 672-681.

Menon V, Gul A, Sarnak M J. Cardiovascular risk factors in chronic kidney disease. Kidney Int, 2005, 68: 1413-1418.

Menon V, Sarnak M J, Levey A S. Risk factors and kidney disease. //Brenner. Brenner and Rector's The Kidney 8th ed. Philadelphia: Saunders, 2008: 633-653.

4. 1例40岁的HTN患者被推介给你，以评估其肾脏疾病进展的风险。血压140/80mmHg，血清肌酐1.8mg/dl（eGFR 59ml/min），24h尿蛋白200mg。患者没有糖尿病和其他合并症。根据KDIGO指南，你如何对患者的肾脏进展风险进行分类？

A.低风险

B.中风险

C.高风险

D.非常高风险

E. 以上均不对

答案: C

解析: KDIGO指南建议任何CKD患者确定CKD的原因、GFR分类、蛋白尿类别和其他危险因素，包括预测CKD预后的并存情况。表4.4和表4.5帮助预测该患者肾脏进展的预后。

从表4.4中可以看出，这位CKD患者肾病进展的风险很高。因此，选项C正确。

表4.4　CKD中蛋白尿的分类

| 分类 | ACR（近似相等） | | | 项 |
| | AER | | | |
	（mg/24h）	（mg/mmol）	（mg/g）	
A1	<30	<3	<30	正常至轻度增加
A2	30～300	3～30	30～300	中度增加[a]
A3	>300	>30	>300	重度增加[b]

AER. 白蛋白排泄率; ACR. 尿微量白蛋白肌酐比值; CKD. 慢性肾脏病
[a] 相对于年轻人的水平
[b] 包括肾病综合征

表4.5　肾小球滤过率（GFR）和蛋白尿分类对CKD预后的影响

				持续性蛋白尿分类		
				描述和范围		
				A1	A2	A3
				正常和轻度增加	中度增加	严重增加
				<30mg/g	30～300mg/g	>300mg/g
				<3mg/mEq	3～30mg/mEq	>30mg/mEq
GFR（ml/min）	G1	正常或增高	≥90	低	中	高
	G2	轻度降低	60～89	低	中	高
	G3a	轻度中度降低	45～59	中	高	非常高
	G3b	中度或严重降低	30～44	高	非常高	非常高
	G4	严重降低	15～29	非常高	非常高	非常高
	G5	肾衰竭	<15	非常高	非常高	非常高

推荐阅读

Kidney Disease Improving Global Outcomes. KDIIGO 2012 Clinical Practice Guideline for the Evaluation and Management of Chronic Kidney Disease. Kidney Int（Suppl 3），2013：1-150.

5. 在RENAAL（使用血管紧张素Ⅱ拮抗剂氯沙坦降低2型糖尿病的终点事件）研究中，以下有关ESRD的独立危险因素中，哪一项被确定为ESRD的最强单一预测因子？

A. 血清白蛋白

B. 血肌酐

C. 血红蛋白

D. 蛋白尿

E. 以上所有

答案: D

解析: 对纳入RENAAL研究的1513例糖尿病肾病患者的数据进行多变量分析，确定上述所有变量都是ESRD的危险因素。然而，蛋白尿仍然是ESRD最强的单一预测因子。因此，选项D正确。

推荐阅读

Keane W F，Zang Z，Lyle P A，et al. Risk

scores for predicting outcomes in patients without type 2 diabetes and nephropathy: The RENAAL Study. Clin J Am Soc Nephrol, 2006, 1: 761-767.

Taal M W, Brenner B M. Renal risk scores: Progress and Prospects. Kidney Int, 2008, 73: 1216-1219.

6. 关于患者对 CKD 的认识，下列哪一项陈述是错误的？

A. 根据肾脏早期评估项目（KEEP），从 2000 年到 2005 年，CKD 的所有阶段对肾脏疾病的认识都很低

B. 根据国家健康和营养检查调查（NHANES），随着时间的推移，只有 CKD3 期患者的意识有所提高，而 1 期和 2 期患者的意识没有提高

C. 根据意大利一项对全科医师的研究，由于血清肌酐获取有限，并且在缺乏血清肌酐检测的情况下难以识别 eGFR，因此对 3 ～ 5 期肾脏疾病的认识不足

D. 根据对美国内科住院医师的调查，几乎所有住院医师都知道国家肾脏基金会指南中提出的 CKD 的定义和分期

E. KEEP 观察结论，从 2000 年到 2005 年，人们对 CKD 4 ～ 5 期的比 CKD 1 ～ 3 期有了更深刻的认识

答案：D

解析：CKD 在大多数患者中通常是偶然被发现的，而对其进行管理很难阻止其发展为终末期肾脏病（ESRD）。一个主要问题是人们对这种疾病的认识。几项对 CKD 认识的评估研究表明，患者和提供者对 CKD 的认识水平都低得令人无法接受。虽然约 90% 的 CKD 患者在过去一年内都曾在 KEEP 看过医生，但在 CKD 的所有阶段，他们对自己的疾病认识都很低。然而，CKD 4 ～ 5 期患者的意识明显高于 1 ～ 3 期患者。因此，选项 A 和 E 正确。

Plantinga 等评估了 1999—2004 年 NHANES 参与者对 CKD1 ～ 4 期的认识，发现 CKD3 期的参与者的认识，随着时间的推移从 4.7% 提高到 9.2%（1999—2000 年为 4.7%；2001—2002 年为 8.9%；2003—2004 年为 9.2%）。这项调查还显示，糖尿病患者、高血压患者或蛋白尿患者更容易意识到自己的肾脏疾病处于第三期。

在意大利，全科医师也缺乏对慢性肾病的认识。在一项对 451 548 人的调查中，只有 17.2%（77 630 人）进行了血清肌酐测试，只有 15.2% 从账单中被确认患有慢性肾病。CKD3 期［eGFR 30 ～ 59ml/（min·1.73m^2）］患者转诊至肾脏科比例为 4.9%，CKD 4 期［eGFR ＜30ml/（min·1.73m^2）］患者的转诊比例为 56%。因此，CKD 3 ～ 5 期的流行是常见的，但全科医师对该疾病的认识却很少。

Agrawal 等对美国 479 名 PGY1、PGY2、PGY3 内科住院医师进行了一项横断面研究，调查对象为 PGY1、PGY2 和 PGY3。报道称，50% 的居民不知道蛋白尿 3 个月或以上定义为 CKD，1/3 的居民不知道 CKD 的分期。然而，大多数居民知道 CKD 的传统危险因素和目标血压。此外，大多数居民选择将 eGFR ＜30ml/min 的患者转诊给肾脏病医师。因此，加强对居民的教育对于更好地了解 CKD 及管理是非常重要的。因此，选项 D 错误。

推荐阅读

Agrawal V, Ghosh A K, Barnes M A, et al. Awareness and knowledge of clinical practice guidelines for CKD among internal medicine residence: A national online survey. Am J Kidney Dis, 2008, 52: 1061-1069.

Minutolo R, De Nocola L, Mazzaglia G, et al. Detection and awareness of moderate to advanced CKD by primary care practitioners: A cross-sectional study from Italy. Am J Kidney Dis, 2008, 52: 444-453.

Plantinga LC, Boulware E, Coresh J, et al. Patient awareness of chronic kidney disease. Trends and predictors. Arch Intern Med, 2008, 168: 2268-2275.

Plantinga L C, Tuot D S, Powe N R. Awareness of chronic kidney disease among patients and providers. Adv Chronic Kidney Dis, 2010, 17: 225-236.

7. 许多可食用的植物产品都与慢性肾病的发展有关。下列选项中与有记载的慢性肾脏疾病（CKD）相关的植物衍生化合物相匹配的是哪一个？

A. 马兜铃酸

B. 去甲二氢愈创木酸

C. 水杨素

D. 育亨宾

E. 蒽醌

1. 慢性肾小管间质性肾炎

2. 狼疮性肾炎

3. 肾乳头状坏死

4. 肾囊肿和肾细胞癌

答案：A＝1；B＝4；C＝3；D＝2；E＝1

解析：CKD 与许多植物来源的化合物（通常称为草药）的摄入有关。在世界范围内，草药的使用有所增加，约占整个药品市场的 20%。这些草药会产生各种肾小管和肾小管间质疾病（TID）。

马兜铃酸来源于植物马兜铃属植物。该化合物可引起 TID、急性和慢性肾脏疾病。已有通过摄取马兜铃属物种而引起的尿路上皮恶性肿瘤的报道。

去甲二氢愈创木酸是从木脂树的叶子中提取的。木脂树是一种美国本土灌木，用于制茶。此外，它的根和叶以药丸状分布在灌木丛中。去甲二氢愈创木酸是一种抗氧化剂，能抑制细胞分裂，它的长期使用与肾囊肿、肾细胞癌的发展有关。

水杨素是植物中的有毒成分，可代谢成水杨酸。通常被称为柳树皮，可引起肾乳头状坏死。育亨宾来源于植物育亨宾（Pausinystalia yohimbe）。长期摄入育亨宾会引起狼疮性肾炎，对糖皮质激素有反应。蒽醌是大黄属植物的有毒产物。它通常被称为大黄，可引起慢性 TID。

推荐阅读

Jha V. Herbal medicines and chronic kidney disease. Nephrology，2010，15：10-17.

Luyckx V A，Naicker S. Acute kidney injury associated with the use of traditional medicines. Nature Clin Pract Nephrol，2008，4：664-671.

8. 与肾脏疾病（MDRD）研究方程中的饮食改变相比，CKD-EPI（慢性肾脏疾病流行病学协作）方程有几个优点。关于 CKD-EPI 方程，下列哪项陈述是不正确的？

A. CKD-EPI 方程在估算 GFR 中比 MDRD 研究方程更准确

B. CKD-EPI 方程对 CKD 的假阳性诊断率较高

C. CKD-EPI 方程预测 CKD 患病率较低

D. CKD-EPI 方程可能对不良结果有更准确的预测

E. CKD-EPI 方程可能比 MDRD 方程更准确

答案：B

解析：除了选项 B 外，其他选项都是正确的。CKD-EPI 方程采用与 MDRD 方程相同的变量，10 项研究共 8254 名参与者（方程式开发数据集）和 16 项研究共 3896 名参与者（验证数据集）。使用 CKD-EPI 方程，估算 GFR 的中位数为 94.5ml/（min·1.73m²）（简称 ml/min），而使用 MDRD 方程估算 GFR 的中位数为 85.0ml/min。同时，CKD-EPI 方程的 CKD 患病率为 11.6%，而使用 MDRD 研究方程的患病率为 13.1%。因此，CKD-EPI 方程对 CKD 的假阳性诊断更低，而不是更高。因此，选项 B 错误。

至少有两项独立研究，即 ARIC（社区动脉粥样硬化研究）和 AusDiab（澳大利亚糖尿病、肥胖和生活方式研究）证实了 CKD-EPI 方程的观察结果。在两项研究中，43.5% 和 25% 的 CKD 3a 期（eGFR 45～59ml/min）的参与者被重新划分为没有 CKD。因此，CKD-EPI 方程在对 CKD 进行分类时比 MDRD 方程更准确。

推荐阅读

Levey A S，Inker L A，Coresh J. GFR estimation：From physiology to public health. Am J Kidney Dis，2014，63：820-834.

Levey A S，Stevens L A. Estimating GFR using the CKD epidemiology collaboration（CKD-EPI）creatinine equation：More accurate GFR estimates，lower CKD prevalence estimates，and better risk predictions. Am J Kidney Dis，2010，55：622-627.

Levey A S，Stevens L A，Schmid C H，et al. A new equation to estimate glomerular fifiltration rate. Ann Intern Med，2009，150：604-612.

Matsushita K，Selvin E，Bash L D，et al. Risk implications for the new epidemiology collaboration（CKD-EPI）equation compared with MDRD study equation for estimated GFR：the Atherosclerosis Risk in Communities（ARIC）study. Am J Kidney Dis，2010，55：648-659.

White S L，Polkinghorne K R，Atkins R C，et al. Comparison of the prevalence and mortality risk of CKD in Australia using the CKD epidemiology collaboration（CKD-EPI）and Modifification of Diet in Renal Disease（MDRD）Study GFR estimating equations：The AusDiab（Australian Diabetes，Obesity and Lifestyle）study. Am J Kidney Dis，2010，55：660-670.

9. 89岁女性。恶病质，因发热和心动过速从疗养院转来，体重50kg，患者尿液培养出只对庆大霉素敏感的大肠埃希菌。血压和脉搏在平卧位和坐位时都显示出立位性变化。血清肌酐0.9mg/dl，eGFR＞60ml/min。下列哪一个方程/检查在调整庆大霉素剂量方面更有用？

A.MDRD方程

B.Cockcroft-Gault方程

C.24h肌酐清除率

D.碘离子清除率

E.Schwartz方程

答案：B

解析：MDRD研究方程尚未在老年人和女性（＞70岁）中得到验证，并且高估了GFR＞60ml/min个体的GFR。估计可选择24h肌酐清除率，但在床侧不实用。碘离子清除率涉及放射性核素、价格昂贵及耗时，且给药途径也不方便。Schwartz方程 $[GFR = 0.55 \times Ht（cm）/血清肌酐（mg/dl）]$ 适用于儿童，但不适用于成人。因此，最佳的选择为Cockcroft-Gault方程，不仅可在床侧给药，也提供了近似内源性肌酐清除率。

计算肌酐清除率（C_{cr}）的公式如下：

$$C_{cr}（ml/min）= \frac{（140-年龄）\times 体重（kg）}{72 \times 血清肌酐（mg/dl）}$$

注：女性×0.85。

对于上述患者：$C_{cr}（ml/min）= \frac{（140-89）\times 50}{72 \times 0.9} \times 0.85$

$$= \frac{51 \times 50}{72 \times 0.9} \times 0.85 = 34ml/min$$

因此计算的 C_{cr} 约为34ml/min，这与报道的eGFR＜60ml/min有很大的不同。对于本患者来说庆大霉素的剂量需要减少，因此，选项B正确。

虽然已经证明MDRD方程在药物剂量上与Cockcroft-Gault方程相似，但Stevens、Levey、Spruill等的动力学模型证明MDRD方程在老年人中高估了肾功能，可能会导致药物过量和药物毒性。

推荐阅读

Spruill WJ，Wade WE，Cobb Ⅲ HH. Continuing the use of Cockcroft-Gault equation for drug dosing in patients with impaired renal function. Clin Pharmacol Ther，2009，86：466-470.

Stevens LA，Levey AS. Use of the MDRD Study equation to estimate kidney function for drug dosing. Clin Pharmacol Ther，2009，86：465-467.

10. 1例30岁的肥胖妇女因哮喘急性加重而入院治疗，体重181.44kg。患者的血清肌酐为0.8mg/dl。以下哪一种是评估患者肾功能的最佳方法？

A.MDRD方程

B.Cockcroft-Gault方程

C.血清肌酐和BUN

D.血清肌酐和蛋白尿

E.2次或2次以上24h尿肌酐清除率

答案：E

解析：MDRD方程可以使用，但对于极度肥胖的个体，它的验证是有限的。对于Cockcroft-Gault方程而言，除非计算理想体重，否则会高估肌酐清除率，但理想体重的计算在许多患者中是困难的。对于肌肉质量低的肥胖个体，血清肌酐和BUN不是肾功能很好的指标。肌酐和蛋白尿的升高反映的是肾脏疾病，而不是肾功能。测定两次或两次以上24h尿肌酐清除率是评估极端肥胖个体肾功能的较好方法。然而，这种方法也会高估GFR。但在上述所有选项中，选项E更合适。

推荐阅读

Glassock R J，Winearls C. Screening for CKD with eGFR：Doubts and dangers. Clin J Am Soc Nephrol，2008，3：1563-1568.

Jesudasan D R，Clifton P. Interpreting different measures of glomerular fifiltration rate in obesity and weight loss：pitfalls for the clinician. Int J Obesity，2012，36：1421-1427.

Stevens L A，Lafayette R A，Perrone R D，et al. Laboratory evaluation of kidney function. // Schrier. Diseases of the kidney & Urinary Tract

8th ed. Philadelphia：Lippincott Williams & Wilkins，2007：299-336.

11. MDRD方程是估算下列哪一组GFR的一种有用方法？

A. 东南亚人

B. 素食主义者

C. 老年女性

D. 营养不良和截瘫

E. GFR水平较低，无论CKD诊断如何

答案：E

解析：广泛接受和认可的血清肌酐估算GFR的方法是MDRD方程。此外，这一方程在CKD人群中得到了充分的验证，包括非洲裔美国人、糖尿病患者和GFR较低（＜60ml/min）的肾移植受者。尽管MDRD方程到了广泛认可，但它仍然有几个局限性，如表4.6所示，并建议使用清除方法。

表4.6　MDRD研究方程的局限性

| 极端年龄 |
| 肥胖 |
| 营养不良 |
| 骨骼肌肉疾病 |
| 截瘫，四肢瘫痪 |
| 素食主义者 |
| 急性肾损伤 |
| 妊娠 |
| 肾排泄药物的剂量 |
| 亚洲人群 |

推荐阅读

Stevens L A，Lafayette R A，Perrone R D，et al. Laboratory evaluation of kidney function. // Schrier. Diseases of the kidney & Urinary Tract 8th ed. Philadelphia：Lippincott Williams & Wilkins，2007：299-336.

Stevens L A，Padala S，Levey A S. Advances in glomerular fifiltration rate-estimating equations. Curr Opin Nephrol Hypertens，2010，19：298-307.

12. 在下列哪一种情况下，血清胱抑素C作为GFR标志物的测量比血清肌酐更准确和精确？

A. 儿童

B. 老年人

C. 糖尿病

D. 妊娠

E. 以上所有

答案：E

解析：胱抑素C是一种非糖基化半胱氨酸蛋白酶抑制剂，分子量为13kDa。它是由所有有核细胞以恒定的速率分泌的。胱抑素C在肾小球是完全自由滤过的，且不吸收。滤过后，近端小管重吸收并分解溶酶体中几乎所有的胱抑素C。因此，它在尿中的分泌和存在可以忽略不计。由于其在尿中的缺失，不能测量胱抑素C的清除率，但其血清浓度被认为是GFR的一种很好的测量方法。与血清肌酐水平不同，胱抑素C水平不受肌肉质量或营养不良的影响。

几项研究报告显示，血清胱抑素C水平比血清肌酐水平具有更高的诊断准确性，特别是在儿童、老年人、糖尿病患者、孕妇和肝硬化患者。因此，选项E正确。

结果表明，血清肌酐和胱抑素C的共同测定可能比各自单独测定更能反映GFR。

推荐阅读

Chew JSC，Saleem M，Florkowski C M，et al. Cystatin C-A paradigm of evidence based laboratory medicine. Clin Biochem Rev，2008，29：47-62.

Shlipak M G，Mattees M D，Peralta C A. Update on cystatin C：Incorporation into clinical practice. Am J Kidney Dis，2013，62：595-603.

Westhuyzen J. Cystatin C：a promising marker and predictor of impaired renal function. Ann Clin Lab Sci，2006，36：387-394.

13. 下列哪一个因素与胱抑素C水平升高无关？

A. 老年人和男性

B. 新生儿（1～30d）

C. 糖皮质激素

D. 环孢素

E. 甲状腺功能亢进症

答案：D

解析：许多因素已被证明可以影响胱抑素C水平。老年人、男性、糖皮质激素、甲状腺功能

亢进、吸烟、CRP水平升高与血清胱抑素C水平升高独立相关。此外，较高的体重和身高、30d以下的新生儿和哮喘患者被发现有较高的胱抑素C水平。相反，环孢素已被证明可降低胱抑素C水平。此外，甲状腺功能减退也会导致胱抑素C水平降低。

推荐阅读

Chew JSC，Saleem M，Florkowski C M，et al. Cystation C-A Paradigm of evidence based laboratory based medicine. Clin Biochem Rev，2008，29：47-62.

Mohamram A，Toto R D. Measurement of kidney function：//Pereira BJG，Sayegh MH Blake PG. Chronic Kidney Disease，Dialysis，and Transplantation. A Companion to Brenner and Rector's The Kidney 2nd ed. Philadelphia：Saunders，2005：20-30.

Westhuyzen J. Cystatin C：a promising marker and predictor of impaired renal function. Ann Clin Lab Sci，2006，36：387-394.

14. 1例50岁的非肥胖男性患有高血压肾硬化症，由MDRD方程计算得出其GFR为30ml/（min·1.73m²）。这位患者想知道他多久需要肾脏替代治疗，关于肾功能下降的斜率，下列哪一种说法是正确的？

A. 通过约28%的碘盐清除，eGFR倾向于高估GFR的下降

B. 通过约28%的碘盐清除，eGFR倾向于低估GFR的下降

C. 与MDRD方程相比，Cockcroft-Gault方程计算的GFR估计更能预测肾功能下降的斜率

D. 24h尿肌酐清除率是评估肾功能下降的一个更好的方法

E. 以上方法在上述患者中均不准确

答案：B

解析：CKD3～5期患者GFR下降率尚不清楚。然而，一些研究在糖尿病和非糖尿病患者中都解决了这个问题。谢等在一项MDRD研究中计算了GFR在25～55ml/min参与者的eGFR下降斜率，并随访2.6年。他们发现eGFR测量倾向于低估GFR递减了28%。例如，测得的GFR斜率平均值为3.9ml/（min·1.73m²）与eGFR斜率平均值为2.8ml/

（min·1.73m²）相比低估了28%。因此，选项B正确。在一些研究中，MDRD方程和Cockcroft-Gault方程都有相似的肾功能下降斜率。24h尿肌酐清除率不是CKD患者GFR的良好指标，因为CKD患者近端小管肌酐分泌率高导致高估了GFR。

推荐阅读

Rule A D，Larson T S，Bergstralh E J，et al. Using serum creatinine to estimate glomerular filtration rate：accuracy in good health and in chronic kidney disease. Ann Intern Med，2004，141：929-937.

Xie D，Joffe M M，Brunelli S M，et al. A comparison of change in measured and estimated glomerular filtration rate in patients with nondiabetic kidney disease. Clin J Am Soc Nephrol，2008，3：1332-1338.

15. 由于血清肌酐受肌肉质量、饮食和其他变量的影响，因此认为在肾脏疾病进展之后仅测量肌酐或24h肌酐清除率可能不准确。因此，肌酐或胱抑素C的方程已被用于监测GFR在临床和实践研究中随时间的纵向变化。关于这些方程和几项表明CKD患者肾脏疾病进展情况的研究，下列哪一种说法是错误的？

A. MDRD方程（6个变量或4个变量）与一项澳大利亚-新西兰的研究中所测量的GFR相比低估了GFR

B. 对于Cockcroft-Gault（C-G）方程而言，无论对体表面积进行校正或未校正，与在上述研究中所测量GFR相比高估了GFR

C. 在上述研究中发现血红蛋白（HB）或PTH水平与eGFR无关

D. 在AASK（非洲裔美国人肾脏疾病研究）中，经过4年的随访发现MDRD公式与碘盐清除测定的GFR结果相似

E. 连续测定2型糖尿病患者血清胱抑素C，并随访4年，发现可准确检测肾功能的变化趋势

答案：C

解析：在对CKD患者一段时间的随访中发现血清肌酐或胱抑素C方程在评估肾功能下降方面极为重要。这种随访对于治疗是非常重要的。Lee等在澳大利亚和新西兰进行了一项多中心试验，用放射性核素和eGFR方程（4和6变量MDRD方程和

C-G方程，有或没有校正身体表面积）测量的GFR对12个月和24个月的155例3～5期CKD患者肾功能下降的斜率进行了比较。数据表明，2MDRD方程最初低估了GFR和2C-G方程高估了GFR。MDRD方程在纵向评估肾功能方面比C-G方程显示出持续的优势性。

有趣的是，血红蛋白浓度的增加与高估eGFR轻度相关且具有统计学意义。另一方面，PTH水平的增加与低估GFR存在较小的相关性，这些观察的临床意义尚不清楚。因此选项C错误。

在AASK研究中，当使用MDRD方程而不是AASK方程时，基于eGFR的结果与基于碘盐清除的结果是相似的。

Perkins等对30例GFR＞20ml/（min·1.73m²）的2型糖尿病患者进行了研究，用碘盐清除率和血清胱抑素C水平测定GFR基线，并随访4年。结果发现两种方法在20例患者中有一致的结果和相似的肾功能下降斜率（或年百分比变化）。相反，肌酐方程在斜率上的相关性与碘盐清除率较差。因此，作者得出结论，连续测定血清胱抑素C水平，绘制为1/胱抑素×100，可准确检测2型糖尿病患者随访期间肾功能下降水平。

A.老年人

B.所有民族，包括高加索人

C.缺乏保险

D.社会经济地位

E.教育水平

答案：B

解析：延迟转诊通常被视为与肾病科医师预约＜4个月开始肾脏替代治疗。许多研究已经评估了延迟转诊的利弊。有几个因素导致延迟转诊，包括老年人、共患病、高加索人以外的种族、缺乏保险、贫穷和教育水平较低。因此，选项B错误。

延迟转诊也牵涉其他因素。如初级保健医师缺乏关于适当转诊时间的相关知识，转诊医师与肾脏病医师之间缺乏沟通，非糖尿病肾病患者也占晚期转诊的比例。在一项研究中，患者的年龄（＞70岁）、有限的预期寿命和患者拒绝接受透析影响了初级保健医师的转诊。特别应该注意有ESRD家族史的非洲裔美国人，因为这些人与没有ESRD家族史的人相比可能易患低GFR。这些人需要尽早而不是延迟转诊。

因此，患者、保健系统和医师相关因素被发现是早期的潜在转诊障碍。

推荐阅读

Lee D，Levin A，Roger L P，et al. Longitudinal analysis of performance of estimated glomerular fifiltration rate as renal function declines in chronic kidney disease. Nephrol Dial Transplant，2009，24：109-116.

Perkins B A，Nelson R G，Ostrander BEP，et al. Detection of renal function decline in patients with diabetes and normal or elevated GFR by serial measurements of serum cystatin C concentration：Results of a 4-year follow-up study. J Am Soc nephrol，2005，16：1404-1412.

Wang X，Lewis J，Appel L，et al. Validation of creatinine-based estimates of GFR when evaluating risk factors in longitudinal studies of kidney disease. J Am Soc Nephrol，2006，17：2900-2909.

16. 关于初级保健医师或全科医师将CKD患者延迟转诊给肾病医师的问题，以下哪一位患者和健康系统的特征是不正确的？

推荐阅读

Black C，Sharma P. Scotland G，et al. Early referral strategies for management of people with markers of renal disease：a systematic review of the evidence of clinical effectiveness，cost-effectiveness and economic analysis. Heath Technology Assessment NIHR HTA Programme，2010，14：No. 21.

Navaneethan S D，Aloudat S，Singh S. A systematic review of patient and health system characteristics with late referral in chronic kidney disease. BMC Nephrol，2008，9：3.

Navaneethan S D，Kandula P，Jeevanatham V，et al. Referral patterns of primary care physicians for chronic kidney disease in general population and geriatric patients. Clin Nephrol，2010，73：260-267.

Navaneethan S D，Nigwekar S，Sengodan M，et al. Referral to nephrologists for chronic kidney disease care：Is non-diabetic kidney disease ignored? Nephron Clin Pract，2007，1006：

c113-c118.

17.作为一名内科医师，你随访了一名50岁高血压男性患者10年。目前，患者为CKD4期（GFR15～29ml/min）。因为下列哪一种原因，你把这位患者转诊给肾病科医师？

A.制订临床治疗计划

B.进行相关规定的评估

C.以遵循推荐的治疗方案

D.以避免治疗不当

E.A、B和C

答案：E

解析：CKD的K/DOQI临床实践指南建议："如果临床治疗计划按规定无法对患者进行评估或无法进行推荐的治疗，CKD患者应该被转介到专家进行咨询和共同管理。一般GFR＜30ml/（min·1.73m²）的患者应转介给肾病科医师。"对于4期CKD患者的临床行动计划就是准备肾脏替代治疗。这定义了早期转诊。

推荐阅读

National Kidney Foundation. K/DOQI Clinical Practice Guidelines for Chronic Kidney Disease：Evaluation，Classififi-cation and Stratification. Am J Kidney Dis, 2002，39：S1-S266（Suppl 1）.

18.1例有成人多囊肾疾病家族史的20岁大学生，她的母亲在进行血液透析，向你寻求建议和随访。根据她的家族史，你认为她患CKD的风险增加。以下哪一项可能是这位大学生的最佳选择？

A.进行全面的体格检查及血清生化检查

B.测得eGFR并评估她的情况

C.肾脏损害标志物检测

D.建议进行重复定期评估，并遵循降低风险因素的计划

E.以上全部

答案：E

解析：国家肾脏基金会的肾脏疾病结果质量倡议（KDOQI）建议无肾病损害且GFR正常或升高，发展为CKD风险增加的个体来说，应该有：①常规健康检查；②肾功能评估；③肾脏损伤的标志物检测；④定期检查；⑤减少危险因素计划的随访。因此选项E正确。

推荐阅读

National Kidney Foundation. K/DOQI Clinical Practice Guidelines for Chronic Kidney Disease：Evaluation，Classififi-cation and Stratification. Am J Kidney Dis，2002，39：S1-S266.

19.1例40岁的非洲裔美国高血压妇女被一名内科医师随访管理10年。她的eGFR为28ml/min。她有很好的医疗保险。尽管有4种药物治疗方案［氨氯地平10mg，氢氯噻嗪（HCTZ）50mg，比地尔（氢拉嗪和硝酸盐的组合）每天2次，美托洛尔50mg每天2次］，她的血压仍高于140/90mmHg。将此患者转介给肾病科医师可能会改善以下哪一种情况？

A.用适当的降压药管理她的高血压

B.心血管危险因素和其他并发症

C.延迟紧急透析的需要

D.住院时间和住院费用

E.以上全部

答案：E

解析：将3～4期的CKD患者转介给肾病科医师的重要目的之一是实施干预手段以延迟肾脏替代治疗，研究表明，及早将CKD3～4期患者转介给肾病科医师可对以下所有患者结果产生显著影响。

（1）所有情况在A～D中说明。

（2）延迟所有形式透析的需要。

（3）创建早期的A-V通路。

（4）提高患者的生存率。

（5）在透析开始时更好地管理代谢参数。

只有少数研究评估了早期转诊对血压控制的影响。这些研究表明，肾科护理组的血压控制良好的比例高于非肾科护理组。

如果有蛋白尿，患者的血压应低于140/90mmHg或130/80mmHg，以防止肾功能不全的进展。这不仅可以延迟肾脏替代治疗的开始，而且可以维持接近正常的生活质量。氢氯噻嗪可降低GFR＜30ml/min患者的降压效果。

推荐阅读

Black C，Sharma P. Scotland G，et al. Early referral strategies for management of people with markers of renal disease：a systematic review of the evidence of clinical effectiveness，cost-effectiveness and economic analysis. Heath Technology Assessment NIHR HTA Programme, 2010, 14: No. 21.

Navaneethan S D, Kandula P, Jeevanatham V, et al. Referral patterns of primary care physicians for chronic kidney disease in general population and geriatric patients. Clin Nephrol, 2010, 73: 260-267.

20. 1例30岁男学生因血尿就诊，肾脏超声显示多发性囊肿，患者的血压正常，没有保险。一位初级保健医师（PCP）对患者进行随访，每次就诊只收取少量费用。患者拒绝去看肾病科医师，并说几年后他付得起医疗保险时再去看专家。关于将患者转诊给肾脏科医师，下列哪一项陈述不正确？

A. 早期转诊的肾预后优于晚期转诊

B. 与全科医师相比，内科医师（不包括肾病科医师）较晚将CKD患者转诊到肾病科

C. 相比患有慢性肾病的糖尿病患者，患有慢性肾病的非糖尿病患者更早被转诊

D. 先天性肾病患者比慢性高血压患者更早被转诊

E. 肾脏疾病迅速进展的患者比肾功能逐渐下降的患者更早被转诊

答案：C

解析：较晚转诊的CKD患者1年死亡率比较早转诊的患者高得多。此外，长期随访证实，晚期转诊组的死亡率较高。

一些研究报告指出，与全科医师相比，内科医师（不是肾病科医师）更可能延迟转诊CKD患者给肾病科医师。

Navaneethan等报道，非糖尿病肾病患者被更晚而不是更早转诊到肾病学家的概率是糖尿病患者的1.4倍。因此，选项C错误。

相比之下，先天性肾病和快速进展性肾病患者比慢性高血压患者和肾功能逐渐下降的患者更早去看肾病科医师。

推荐阅读

Black C, Sharma P. Scotland G, et al. Early referral strategies for management of people with markers of renal disease: a systematic review of the evidence of clinical effectiveness, cost-effectiveness and economic analysis.

HeathTechnology Assessment NIHR HTA Programme, 2010, 14: No. 21.

Heatley S A. Optimal referral is early referral. Perit Dial Int, 2009, 29: S128-S131.

Navaneethan S D, Kandula P, Jeevanatham V, et al. Referral patterns of primary care physicians for chronic kidney disease in general population and geriatric patients. Clin Nephrol, 2010, 73: 260-267.

21. CKD4期患者延迟到肾病科就诊对肾病预后有几个不良影响，关于延迟转诊以下哪一项是错误的？

A. 永久性透析普及率低

B. 贫血和左心室肥厚（LVH）

C. 开始透析后生存率低

D. 早期和晚期转诊对血液透析患者的心血管发病率和死亡率有相同的影响

E. 肾移植延迟

答案：D

解析：如果患者在开始透析前4个月才由肾病科医师诊治，通常认为转诊时间过晚。延迟转诊的后果有很多，包括延迟建立血液透析的动静脉通路，贫血和低血细胞比容，左心室肥厚，透析时心血管疾病导致的生存率差，住院时间和费用增加，以及肾移植的延迟。因此，选项D错误。但是，早期转诊与晚期转诊的疗效尚不清楚。

推荐阅读

Black C, Sharma P, Scotland G, et al. Early referral strategies for management of people with markers of renal disease: a systematic review of the evidence of clinical effectiveness, cost-effectiveness and economic analysis. Heath Technology Assessment NIHR HTA Programme, 2010, 14: 21.

Heatley S A. Optimal referral is early referral. Perit Dial Int, 2009, 29: S128-S131.

Navaneethan S D, Kandula P, Jeevanatham V, et al. Referral patterns of primary care physicians for chronic kidney disease in general population and geriatric patients. Clin Nephrol, 2010, 73: 260-267.

22. 1例24岁的非洲裔美国孕妇，她在妊娠18周时尿蛋白量为1.2g/d，有慢性高血压病史，她的血压是112/74mmHg，她被告知她可能有一个低体重新生儿（＜2500g），她想知道新生儿出生体重不足的并发症。关于低出生体重和肾脏疾病，下列哪一项是不正确的？

A. 低出生体重与低肾单位数和肾小球体积增加有关

B. 低出生体重和慢性高血压与以后生活中的发展情况有很大关系

C. 低出生体重与以后生活中蛋白尿和肾脏疾病有关

D. 与年龄较大时相比，低出生体重与14岁前ESRD发病风险增加有关

E. 低出生体重的男性和女性出现蛋白尿和低GFR的概率是相等的

答案：E

解析：子宫内的胎儿，受环境伤害时易患几种成人慢性疾病，如糖尿病、高血压、心血管疾病和肾衰竭。这种胎儿发育进程的现象在动物和人类中都可以看到。高血压易感性和肾脏损害与低出生体重有很大关系。动物和人类的研究都表明，低出生体重与肾脏缩小、肾单位数目少和肾小球体积增大有关。高血压可能与肾小球过滤增高和Na⁺排泄缺陷有关，最终结果是肾小球结构损伤和硬化，进一步升高血压，增加蛋白尿和加速肾衰竭。

来自挪威的一项研究表明，正常胎龄低出生体重与患上终末期肾病的风险有关。这种风险在生命的前14年是最大的，随着年龄的增长，风险会降低。这一观察结果需要在其他种族群体中得到证实。

Li等提供的证据表明，低出生体重的人更可能是非洲裔美国人或女性，但蛋白尿或GFR降低（＜60ml/min）的发病率仅在白人男性中较高。值得注意的是，低出生体重和妇女随后的肾脏疾病之间没有联系。因此，选项E错误。

推荐阅读

Li S, Chen S C, Shlipak M, et al. Low birth weight is associated with chronic kidney disease only in men. Kidney Int, 2008, 73: 637-642.

Luyckx V A, Brenner B M. Nephron endowment. //Brenner B M. Brenner & Rector's The Kidney 8th ed. Philadelphia: Saunders, 2008: 654-671.

Vikse B E, Irgens L M, Leivestad T, et al. Low birth weight increases risk for end-stage renal disease. J Am Soc Nephrol, 2008, 19: 151-157.

23. 环境对子宫内胎儿的伤害似乎是胎儿程序化的信号。下列哪一个因素与肾单位数量减少无关？

A. 母亲蛋白质摄入量不足

B. 胎儿暴露于糖皮质激素

C. 胎儿暴露于高血糖

D. 低社会经济地位

E. 以上所有

答案：E

解析：出生体重低，因此，肾单位数量减少，与母亲营养不良、胎儿暴露于高水平糖皮质激素或葡萄糖、母亲的社会经济地位、吸烟、饮酒、感染及暴露于某些抗生素有关。因此，选项E正确。

实验研究表明，母亲的蛋白质限制会导致低出生体重、肾质量和肾单位数量减少。一项相关的观察是低蛋白喂养的母鼠在怀孕8周时高血压的进展情况。其中一个被提出的机制是产后肾细胞凋亡增加。

一般来说，由于胎盘中含有11-羟基糖皮质激素脱氢酶-2（11-HSD2），可以将活跃的皮质醇转化为不活跃的可的松，所以胎儿不会受到高糖皮质激素的影响。当胎儿暴露于低蛋白摄入量等环境时，胎盘11-HSD2活性降低。这导致肾脏水平的糖皮质激素活性增加，从而导致Na⁺重吸收和高血液。然而，肾单位数量减少的机制尚不清楚。

众所周知，孕妇在妊娠期间高血糖会导致一些先天性异常，包括妊娠期大婴儿。然而，肾单位的数量减少，这是由于改变了胰岛素样生长因子-Ⅱ活性。

其他可能导致肾单位数量减少的因素包括胎儿暴露于低维生素A、庆大霉素、某些内酰胺类抗生素和环孢素环境中。

推荐阅读

Hoy W E, Hughson M D, Bertram J F, et al. Nephron number, hypertension, renal disease, and renal failure. J Am Soc Nephrol, 2005, 16: 2557-2564.

Luyckx V A, Brenner B M. Nephron

endowment. //Brenner BM. Brenner & Rector's The Kidney 8th ed. Philadelphia：Saunders，2008：654-671.

24. 1例40岁经期女性因膜性肾病被推荐给你进一步处理她的蛋白尿。她的一个堂兄弟患有同样的肾病，并迅速发展为终末期肾病。关于CKD的性别差异，下列哪一个陈述是不正确的？

A. 膜性肾病、多囊肾病和IgA肾病的男性患者进展为终末期肾病的速度比女性患者快

B. 在狼疮肾炎患者中，雌激素比睾酮对肾脏疾病的保护作用更大

C. 女性的肾小球数量比男性少

D. 年轻健康男性的滤过率对血管紧张素Ⅱ输注的反应比女性增加

E. 蛋白尿1型糖尿病男性患者的肾脏预后较蛋白尿1型糖尿病女性患者差

答案：B

解析：性别影响肾脏疾病的进展率。在一项Meta分析中发现，患有多囊肾病、膜性肾病和IgA肾病的女性肾脏疾病患者的进展速度比患有类似疾病状态的男性患者慢得多，MDRD研究也报道了女性肾功能下降的速度比男性慢。从2000年到2005年，ESRD的患病率在男性中增加了14%，而在女性中约增加了10%。

相反，狼疮肾炎的患病率女性略高于男性。雄激素是免疫抑制剂，而雌激素刺激免疫反应。因此，雄激素具有保护作用，而雌激素则加剧疾病的活动。因此，选项B错误。尸检结果显示，女性肾小球比男性少10%～15%，可能是由于体表面积较小。

当按体表面积校正时，男性和女性GFR可能是相似的。然而，向健康的年轻男性输注血管紧张素Ⅱ增加了滤过分数（FF），而女性的滤过分数没有变化，提示男性肾小球毛细血管压力增加。肾小球压力的增加可能是男性肾小球疾病迅速发展的原因。

据报道，蛋白尿1型糖尿病男性的肾脏预后较女性差。DCCT/EDIC试验还表明，男性与较高的尿白蛋白排泄有关。因此，男性进展的风险比女性高。

推荐阅读

Neugarten J，Silbiger S R，Golestaneh L. Gender and kidney disease. //Brenner BM. Brenner & Rector's The Kidney 8th ed. Philadelphia：Saunders，2008：674-680.

Silbiger S，Neugarten J. Gender and human chronic renal disease. Gender Med，2008，5（suppl A）：S3-S10.

25. 绝经前妇女的肾脏疾病进展率低于绝经后妇女。以下关于雌激素对系膜细胞的影响，哪一项是错误的？

A. 它抑制Ⅳ型胶原的合成

B. 它抑制氧化LDL

C. 它抑制一氧化氮的产生

D. 它能抑制TGF-β诱导的细胞凋亡

E. 它能增加胶原酶的活性

答案：C

解析：雌激素对系膜细胞有多种有益作用。体外研究表明，雌激素通过增加胶原酶活性降低Ⅳ型胶原的合成，抑制LDL氧化，逆转TGF-β诱导的细胞凋亡。此外，雌激素抑制系膜细胞的增殖。

雌激素增加一氧化氮的合成、前列腺素E_2和前列环素的水平。雌性大鼠的一氧化氮水平高于雄性大鼠，而卵巢切除可以消除这些水平。因此，选项C错误。

推荐阅读

Neugarten J，Silbiger S R，Golestaneh L. Gender and kidney disease. //Brenner BM. Brenner & Rector's The Kidney 8th ed. Philadelphia：Saunders，2008：674-680.

Silbiger S，Neugarten J. Gender and human chronic renal disease. Gender Med，2008，5（suppl A）：S3-S10.

26. 性激素在高血压发展中起着重要作用，高血压是CKD的主要危险因素。下列关于性激素的陈述，哪一个是错误的？

A. 雌激素降低肾素、血管紧张素转化酶（ACE）和血管紧张素Ⅱ（AⅡ）的表达和水平

B. 雌激素降低了AT1受体，增加了AT2受体

C. 雌激素通过降低Ca^{2+}流入血管平滑肌细胞（VSM）的内皮刺激ATP敏感的K^+通道（K-ATP）

D. 雌激素增加肾Na^+排泄并防止盐诱导的高血压

E. 睾酮降低近端肾小管Na^+再吸收和肾素活性

答案：E

解析：雌激素引起血管舒张，降低血压。这涉及以下几个机制：①雌激素下调肾素、ACE和AⅡ的表达及其水平；②雌激素上调血管紧张素原的表达和AT2受体密度；③雌激素激活K^+通道，导致K^+从血管平滑肌细胞外排。结果，这些平滑肌细胞变得超极化，Ca^{2+}进入这些细胞被抑制。此外，雌激素可能促进Ca^{2+}外流或抑制Ca^{2+}释放肌浆网。最后，雌激素已经被证明可以促进肾脏的Na^{2+}排泄，从而减弱钠依赖的高血压。相反，睾酮增加了肾Na^+的重吸收，从而产生高血压。因此，选项E错误。

推荐阅读

Neugarten J，Silbiger S R，Golestaneh L. Gender and kidney disease. //Brenner BM. Brenner & Rector's The Kidney 8th ed. Philadelphia：Saunders，2008：674-680.

Silbiger S，Neugarten J. Gender and human chronic renal disease. Gender Med，2008，5（suppl A）：S3-S10.

27. 动物和人类研究表明，尿酸是高血压发展和慢性肾脏病进展的危险因素。在下列机制中，哪一种机制在高血压和慢性肾脏病的发病机制中涉及的最少？

A. 内皮功能障碍和低NO产生

B. 丝裂原活化蛋白（MAP）激酶和核转录因子激活导致血管平滑肌细胞增殖

C. 肾内肾素表达和产生增多

D. 肾血浆流量增加

E. 肾小球毛细血管压力升高

答案：D

解析：在大鼠模型中，血清尿酸水平比正常水平高1.5～3倍，可诱导高血压，引起传入小动脉增厚、肾小球肥厚、蛋白尿、肾小球硬化（GS）和间质纤维化。这些病变与年龄相关的肾小球硬化和痛风性肾病相似。然而，痛风性肾病中所见的尿酸盐晶体沉积在高尿酸血症大鼠模型中却没有。

尿酸导致HTN和肾脏损害的机制包括内皮功能障碍和低NO生成，通过激活MAP激酶、核转录因子（NF-κB和AP-1）刺激VSM细胞增殖，以及诱导炎症介质。

其他机制被发现是肾内肾素表达和肾小球毛细血管压力的增加。由于传入小动脉增厚，肾血浆流量减少而不是增加。因此选项D错误。

推荐阅读

Feig D I. Uric acid：a novel mediator and marker of risk in chronic kidney disease? Curr Opin Nephrol Hypertens，2009，18：526-530.

Kang D H，Johnson R J. Hyperuricimia，gout，and the kidney. //Schrier RW. Disease of the Kidney & Urinary Tract 8th ed. Philadelphia：Lippincott Williams & Wilkins，2007：1986-1996.

Tangri N，Weiner D E. Uric acid，CKD，and cardiovascular disease：Confounders，culprits，and circles. Am J Kidney Dis，2010，56：247-250.

28. 1例25岁的非洲裔美国女学生因HTN和CKD（eGFR 58ml/min）寻求你对进一步管理她的HTN的建议。她最后一次月经是在1周前。她正在服用氯沙坦（100mg/d）。血压130/80mmHg，血清尿酸5.2mg/dl。她阅读了有关别嘌醇治疗HTN和CKD的资料。下列哪一个建议是合适的？

A. 加别嘌醇100mg每天4次会减缓她肾脏疾病的进展

B. 此时每天添加别嘌醇300mg就足够了

C. 别嘌醇的副作用很小，药物带来的益处大于副作用

D. 建议她每天服用325mg阿司匹林以改善心血管风险

E. 建议她等待更多关于CKD进展和别嘌醇的数据

答案：E

解析：虽然高尿酸血症是慢性肾病和心血管疾病（CVD）的可变危险因素，但目前还没有使用别嘌醇临床试验的充分数据。以下4项研究显示别嘌醇对HTN和CKD进展的有益作用。Siu等报道了别嘌醇对51例高尿酸血症患者CKD进展的影响。25例患者给予别嘌醇（100～300mg/d），平均血清肌酐为1.64mg/dl；另一组将26例血清肌酐水平为1.86mg/dl的患者作为对照组。12个月后，血清尿酸从9.75mg/dl降至5.88mg/dl。两组间血压无差异。然而，别嘌醇组的25人中有4人（16%）和对照组的26人中有12人（46%）出现肾功能恶化和透析依赖。因此，别嘌醇减缓了CKD的进展，但对血

压没有改善。

在 Talaat 和 El-sheikh 的一项研究中，50 例 CKD 3～4期（血清肌酐3.35～3.41mg/dl）患者使用别嘌醇（100～400mg/d）治疗高尿酸血症（尿酸9.5～9.8mg/dl）。患者被分为3组。第一组和第二组分别服用ACEI和ARB。第三组服用除ACEI或ARB以外的抗高血压药物。在停用别嘌醇后随访所有组中患者的血压、血清肌酐和尿酸12个月。在第三组中，上述三个参数均有所恶化。此外，在这一组中，尿中TGF-腺苷酸水平升高。作者的结论是：别嘌醇治疗无症状高尿酸血症只对使用肾素-血管紧张素抑制剂的患者有益。

洛瑞等报道，别嘌醇（200mg，每天2次）可使新诊断的原发性高血压青少年的收缩压和舒张压分别降低6.9mmHg和5.1mmHg，而安慰剂组收缩压和舒张压分别为2.0mmHg和2.4mmHg。随机分组前的平均血清尿酸水平为6.90mg/dl（范围6.5～7.4mg/dl）。因此，别嘌醇对血压有良好的影响。

Goicoechea 等花了2年时间前瞻性研究了别嘌醇（100mg/d）对慢性肾病eGFR ＜ 60ml/min患者的影响。在研究结束时，接受别嘌醇治疗的患者血清尿酸和CRP水平明显低于未接受治疗的患者。治疗组GFR升高1.3ml/min，而未治疗组下降3.3ml/min。别嘌醇治疗显著降低了71%患者的心血管事件。因此，别嘌醇降低了CKD患者肾脏疾病的进展。然而，Chonchol 等的研究并没有表明尿酸是发展慢性肾病或CKD进展风险的主要决定因素。因此，患者最好等到其他随机研究显示别嘌醇对HTN和CKD进展的好处。因此，选项E正确。

别嘌醇在CKD患者中的大量副作用已被描述。CKD患者有必要调整剂量以避免不良反应。低剂量阿司匹林被指示用于非高尿酸血症的CKD患者。然而，低剂量阿司匹林会增加血清尿酸水平，因此在高尿酸血症患者中应仔细评估其使用情况，就像本例一样。值得注意的是，非洲裔美国人与高尿酸血症有关。因此选项A～D错误。

推荐阅读

Chonchol M，Shlipak M G，Katz R，et al. Relationship of uric acid with progression of kidney disease. Am J Kidney Dis，2007，50：239-247.

Feig D I，Soletsky B，Johnson R J. Effect of allopurinol on blood pressure of adolescents with newly diagnosed essential hypertension. A randomized trial. JAMA，2008，300：924-932.

Goicoechea M，Vinuesa S G，Verdalles U，et al. Effect of allopurinol in chronic kidney disease progression and cardiovascular risk. Clin J Am Soc Nephrol，2010，5：1388-1393.

Gois P H，Souza E R. Pharmacotherapy for hyperuricemia in hypertensive patients. Cochrane Database Syst Rev，2013，31：1.

Siu Y P，Leung K Tm. Tang M K-H，et al. Use of allopurinol in slowing the progression of renal disease through its ability to lower serum uric acid level. Am J Kidney Dis，2006，47：51-59.

Talaat K M，El-Sheikh A R. The effect of mild hyperuricemia on urinary transforming growth factor beta and the progression of chronic kidney disease. Am J Nephrol，2007，27：435-440.

29. CKD5期患者在下列哪一种情况下需要谨慎使用维生素D类似物？

A. 高钙血症（11.2mg/dl）

B. 高磷血症（7.5mg/dl）

C. 伴有低甲状旁腺素的骨软化症

D. 血管钙化或钙化

E. 以上都是

答案：E

解析：高钙血症（＞10.5mg/dl）是服用维生素D的不良后果。此外，维生素D促进肠道磷酸盐（PO4）的吸收。因此，当血清PO4水平为7.5mg/dl时，建议停止服用维生素D。在未行甲状旁腺切除术合并骨软化症的患者中，甲状旁腺激素水平较低。使用维生素D类似物可能进一步抑制甲状旁腺激素水平。然而，对于患有骨软化症的甲状旁腺切除术患者，为了提供钙化激素，小剂量的维生素D是必要的。在钙化患者中，维生素D类似物加重Ca/PO4负担，因此禁止使用。

推荐阅读

Cunningham J，Lewin E，Silver J. Medical therapy in chronic kidney disease. In Olgaard K，Salusky IB，Silver. The Spectrum of Mineral and Bone Disorders in Chronic Kidney Disease 2nd ed. Oxford：Oxford University Press，2010：463-

483.

Lewin E，Olgaard K. When is vitamin D is contraindicated in dialysis patients? Sem Dial，2009，22：240-242.

30.针对CKD3～4期患者较高的Hgb水平（＞12g%）与以下哪一种并发症相关?

A. HTN和心血管死亡

B.脑卒中

C.血管通路血栓形成

D.以上所有

E.以上都不是

答案：D

解析：一个包含5143例CKD3～4期患者的9项随机研究的早期Meta分析得出结论：使用促红细胞生成素获得更高的HB（＞12g%）与较低HB水平（9.5～11.5g%）相比，增加了全因死亡率、HTN和A-V通路血栓形成风险。随后对10 452例CKD患者进行的27项试验的Meta分析表明，较高的Hgb水平与HTN、脑卒中和血管通路血栓形成及心血管事件、ESRD和死亡的可能风险有关。因此，CKD患者适宜的Hgb水平应在10～11g%。

推荐阅读

Palmer S C，Navaneethan S D，Craig J C，et al. Meta-analysis：Erythropoiesis-stimulating agents in patients with chronic kidney disease. Ann Intern Med，2010，153：23-33.

Phrommintikul A，Haas S J，Elsik M，et al. Mortality and target haemoglobin concentrations in anaemic patients with chronic kidney disease treated with erythropoietin：a meta-analysis. Lancet，2007，369：381-388.

31. 40岁女性。CKD3期，血清磷酸盐（PO_4）水平5.6mg/dl。患者的母亲和父亲都健在，均患有糖尿病、高血压和心肌病，患者想知道她的PO_4升高是否是心血管疾病（CVD）的危险因素。关于高血清PO_4和CVD之间的联系，以下哪一项陈述是错误的?

A.高血清PO_4水平与CVD事件和死亡率相关

B.血清PO_4水平每高于3.5mg/dl，其全因死亡率增加27%

C.血清PO_4水平每高于4mg/dl，与第一次主要

心血管事件增加31%相关

D.高血清PO_4水平与卒中事件的发生相关

E.高血清PO_4水平与心肌梗死（MI）、心力衰竭和冠状动脉死亡的复合危险性增加有关

答案：D

解析：几个流行病学研究表明，即使在正常范围内，血清PO_4水平也与CKD 3～5期和透析患者CVD发病率甚至死亡率相关（表4.7），虽然透析患者的生存率似乎在血清PO_4水平＞5.5mg/dl时降低。然而，脑卒中风险的增加还没有报道。因此，选项D错误。

表4.7　血清PO_4水平与心血管事件的关系

研究	血清PO_4（mg/dl）	关系
Tonelli 等（2005）	≥3.5	血清PO_4每升高1mg/dl，全因死亡率增加27%　增加新发心肌梗死、心力衰竭和冠心病死亡的风险，但不增加脑卒中的风险
Foley 等（2008）	3.5	较高的PO_4水平与较高的心血管疾病事件和死亡率相关
De Boer 等（2009）	＞4.0	血清PO_4每升高1mg/dl，首次重大心血管疾病事件增加31%

我们应该考虑到继发性甲状旁腺功能亢进和FGF-23水平升高与心血管不良事件中血清PO_4水平正常到高水平相关的可能性。

推荐阅读

de Boer I H，Rue T C，Kestenbaum B. Serum phosphorus concentrations in the third National Health and Nutrition Examination Survey（NHANES Ⅲ）. Am J Kidney Dis，2009，53：399-407.

Foley R N，Collins A J，Ishani A，et al. Calcium-phosphate levels and cardiovascular disease in community-dwelling adults：The Atherosclerosis in Communities（ARIC）Study. Am Heart J，2008，156：556-563.

Tonelli M，Sacks F，Pfeffer M，et al. Relation between serum phosphate level and cardiovascular event rate in people with coronary disease. Circulation，2005，112：2627-2633.

32. 1例45岁的2型糖尿病非洲裔美国妇女，患有HTN、舒张功能不全、蛋白尿和CKD2期，初级保健医师建议预防心血管疾病（CVD）事件。她服用依那普利10mg/d和氯沙坦100mg/d。血压142/88mmHg，蛋白尿2.2g/24h，血清钾正常。HbA1c 10.2%。根据目前的证据，下列哪项建议是不正确的？

A.继续服用依那普利或氯沙坦，而不是同时服用

B.维持HbA1c 7%

C.1型糖尿病患者HbA1c维持在6.5%以下

D.在依那普利或氯沙坦中加入25mg氯沙利酮

E.ACEI和ARB（血管紧张素受体阻滞剂）联合应用的肾保护作用不如单独使用这两种药物

答案：C

解析：最近的研究表明，严格的血糖控制（HbA1c＜6.5%）是2型糖尿病患者心血管事件的危险因素。建议HbA1c在6.5%～7.5%。因此，选项C错误。

尽管早期研究报道，与单独使用任何一种药物相比，ACEI和ARB联合使用可减少蛋白尿，但一项大型研究表明，这种联合用药可能导致肾功能恶化、低血压和高钾血症。ONTARGET研究发现雷米普利和替米沙坦联合用药比单独使用任何一种药物都增加了肾衰竭的风险。这在最近对2型糖尿病患者的研究中得到了证实。

患者需要控制血糖和血压，这样可以改善蛋白尿。

建议维持HbA1c 7%和血压＜130/80mmHg。每天加入噻嗪类利尿剂，如氯沙利酮或氢氯噻嗪25mg/d可能有助于控制血压。如果血压不在目标范围内，在现有的血压药物中添加醛固酮拮抗剂对降低血压和蛋白尿有附加作用。然而，联合应用RAAS抑制剂和醛固酮拮抗剂的糖尿病患者需要密切监测高钾血症。

推荐阅读

Bomback A S, Kshirsagar A V, Amamoo M A, et al. Change in proteinuria after adding aldosterone blockers in ACE inhibitors or angiotensin receptor blockers in CKD: A systematic review. Am J Kidney Dis, 2008, 51: 199-211.

Gerstein H C, 2. Miller M E, Byington R P,

et al. Effects of intensive glucose lowering in type 2 diabetes. N Engl J Med, 2008, 358: 2545-2559.

Mann J F, Schmieder R E, McQueen M, et al. Renal outcomes with telmisartan, ramipril, or both, in people at high vascular risk (the ONTARGET study): A multicentre, randomized, double-blind, controlled trial. Lancet, 2008, 372: 547-553.

33. 根据慢性肾功能不全队列（CRIC）研究，对于心血管疾病（CVD），下列哪个选项是不正确的？

A.eGFR＜30ml/min组左心室肥厚（LVH）的患病率为75%

B.低eGFR（＜30ml/min）与较高的左心室质量和左心室肥厚密切相关

C.冠状动脉钙化（CAC）与CKD严重程度之间存在着密切的分级关系，与传统的危险因素无关

D. 晚期CKD（eGFR＜20ml/min）与新开始血液透析或腹膜透析患者在左心室质量指数方面无差异

E. 心肌肌钙蛋白与舒张功能不全有密切关系

答案：E

解析：CRIC是一项多中心观察性研究，约有4000例患者的表皮生长因子受体平均值为（43.4±13.5）ml/min。这是一个种族和种族多样性的研究。多囊肾病、骨髓或实体器官移植、纽约心脏病协会分类Ⅲ/Ⅳ级心力衰竭的患者被排除在研究之外。CRIC研究旨在检测CKD患者CKD和CVD进展的各种危险因素。

关于eGFR和CVD，eGFR＜30ml/min的患者LVH患病率为75%，而在整个CRIC研究中，LVH患病率为50%。提示LVH是CKD患者的常见异常。

关于eGFR和CVD，eGFR＜30ml/min的患者LVH患病率为75%，而在整个CRIC研究中，LVH患病率为50%。提示LVH是CKD患者的常见异常。

虽然低GFR与左心室结构异常密切相关，但eGFR＜20ml/min的患者和刚开始透析患者的左心室质量指数没有差异，表明GFR＜20ml/min对左心室结构没有额外影响。然而，研究发现，透析患者的左室射血分数显著降低。这表明透析患者比透析前患者具有更高的心力衰竭风险。

CRIC研究还表明，心肌肌钙蛋白与LVH密切相关，与收缩功能障碍中度相关；然而，与舒张功

能不全无关。因此，选项E错误。

推荐阅读

Bansal N，Keane M，Delafontaine P，et al. A longitudinal study of left ventricular function and structure from CKD to ESRD；The CRIC Study. Clin J Am Soc Nephrol，2013，8：355-362.

Budoff M J，Rader D J，Reilly M P，et al. Relationship of estimated GFR and coronary artery calcification in the CRIC（Chronic Renal Insufficiency Cohort）Study. Am J Kidney Dis，2011，58：519-526.

Lash J P，Go A S，Appel L J，et al. Chronic Renal Insufficiency Cohort（CRIC）Study：Baseline characteristics and associations with kidney function. Clin J Am Soc Nephrol，2009，4：1302-1311.

Mishra R K，Li Y，DeFilippi C，et al. Association of cardiac troponin T with left ventricular structure and function in CKD. Am J Kidney Dis，2013，61：710-709，

Park M，Hsu C-Y，Li Y，et al. Associations between kidney function and subclinical cardiac abnormalities in CKD.J Am Soc Nephrol，2012，23：1725-1734.

34. 1例54岁的非洲裔美国CKD4期患者因胸痛入院，心电图无变化。关于心肌肌钙蛋白T（cTnT），以下哪项陈述是不正确的？

A.cTnT的增加表明了一个亚组的患者发生主要心脏事件的风险增加

B.cTnT升高对透析前患者的生存率有显著影响

C. CKD4期患者的cTnT水平升高与肾排泄无关

D.对于eGFR＜60ml/min的患者，cTnT水平在诊断急性冠脉综合征（ACS）时应谨慎

E.在一组无心力衰竭的CKD2～4期患者队列中，检测到的cTnT水平与LVH密切相关，与收缩功能不全相关，而与舒张功能不全无关

答案：C

解析：心肌肌钙蛋白T和I参与心肌收缩。据报道，升高的血清水平是心肌损伤的特异标志物。两种肌钙蛋白都由肾脏排出；因此，这些标志物在肾衰竭患者中预期会升高。肌钙蛋白升高出现在CKD的早期，在无症状患者中很难解释其在ACS评估中的作用。然而，可检测到的心肌肌钙蛋白水平与结构性心脏病有关，如左心室肥厚、心血管事件增加和CKD患者的生存率。

如上所述，循环cTnT水平在CKD 2～4期较高，在这些患者中应谨慎解读其水平。然而，在没有ACS的情况下，心肌肌钙蛋白水平的升高可以识别出重大心脏事件风险增加的患者亚群。因此，cTnT水平升高可能具有预后意义。因此，选项C错误，其他选项正确。

推荐阅读

de Filippi C R，de Lemos J A，Christenson R H，et al. Association of serial measures of cardiac troponin T using a sensitive assay with incident heart failure and cardiovascular mortality in older adults. JAMA，2010，304：2494-2502.

de Lemos J A，Drazner M H，Omland T，et al. Association of troponin T detected with a highly sensitive assay and cardiac structure and mortality risk in the general population. JAMA，2010，304：2503-2512.

35. 1例55岁的女性因2型糖尿病合并慢性肾脏病，呼吸急促入院。除了轻微下肢水肿外，其他体检指标都正常。胸部X线显示肺充血。下列关于此患者血清脑钠肽（BNP）和N-末端探针型利钠肽（NT-proBNP）水平的陈述中，哪一项是不正确的？

A.CKD患者血清NT-proBNP水平应慎重考虑心力衰竭和容量状态

B. NT-proBNP浓度与左心室质量增加程度成正比

C. NT-proBNP的半衰期比BNP长

D. BNP可以真实地预测CKD 4～5期的容量状态和心力衰竭

E.高水平NT-proBNP可预测CKD患者未来心血管事件（CVE）

答案：D

解析：利钠肽，特别是心房利钠肽（ANP）和脑钠肽（BNP），因为它们参与了盐和水的动态平衡而被广泛研究。在这些利钠肽中，BNP浓度已用于充血性心力衰竭的检测和分层。BNP已被证明优

于ANP作为CHF和左心室功能障碍的生物标志物。

脑钠肽（BNP）是由134个氨基酸组成的脑室合成的前体激素。这种前体激素被108个氨基酸切割成proBNP。这一proBNP的进一步分解导致活性BNP（32个氨基酸）的形成和含有76个氨基酸的非活性NT-proBNP的形成。与BNP相比，NT-proBNP的半衰期更长，在肾功能正常患者中，这两种心脏病生物标志物都取代了ANP和BNP的组合。

BNP和NT-proBNP都是由肾脏清除的，因此，eGFR＜60ml/min的患者应谨慎解读它们的血清水平。因此，选项D错误。尽管CKD患者的CHF很难诊断，但研究表明，BNP、NT-proBNP和肌钙蛋白水平的升高与CVE的增加有关。PREVEND（肾脏和血管终末期疾病的预防）和TREAT（用Aranesp疗法减少心血管事件的试验）都再次证实了之前的观察结果，即心脏生物标志物的升高与CVE之间存在密切联系。

推荐阅读

Landry M J, Emberson J R, Blackwell L, et al. Prediction of ESRD and death among people with CKD: The Chronic Renal Impairment in Birmingham（CRIB）Prospective Cohort Study. Am J Kidney Dis, 2010, 56: 1082-1094.

McMurray J J, Uno H, Jarolim P, et al. Predictors of fatal and nonfatal cardiovascular events in patients with type 2 diabetes mellitus, chronic kidney disease, and anemia: An analysis of the Trial to Reduce cardiovascular Events with Aranesp（darbepoietin-alfa）Therapy（TREAT）. Am Heart J, 2011, 162: 748-755.e3.

Scheven L, de Jong P E, Hillege H L, et al. PREVEND study group: High-sensitive troponin T and N-terminal pro-B type natriuretic peptide are associated with albuminuria and glomerular fifiltration rate. Eur Heart J, 2012, 33: 2272-2281.

36. 1例68岁患有2型糖尿病和CKD3期的男性在你的办公室接受随访，患者服用降糖药，最近患者的HbA1c是6%。患者唯一的主诉是服用降糖药后4～6h出现罕见的颤抖。怀疑与HbA1c有关。关于低血糖（＜50mg/dl）和心血管事件（CVE），以下哪一项陈述是正确的？

A. 低血糖与心血管疾病无关

B. 低血糖增加心血管疾病和全因住院的风险，以及全因死亡率

C. 慢性肾脏病患者患心血管疾病的风险比非慢性肾脏病患者高

D. 年轻患者（＜65岁）比年长患者（＞65岁）更容易发展为严重低血糖

E. 以上均错误

答案：B

解析：低血糖是降糖药物（胰岛素和口服降糖药）的常见并发症，在糖尿病和CKD4～5期患者中更为常见。在临床实践中，这两种类型的糖尿病患者都不可避免地出现低血糖。一些研究表明，低血糖与心血管和非心血管并发症有关，包括各种原因引起的住院或死亡。因此，选项B正确。

虽然CKD患者发生低血糖的风险较高，但低血糖诱导的CVE在CKD患者和非CKD患者中同样存在。老年患者比年轻患者的低血糖发生率和易患CVE的风险更高。

低血糖诱导的CVE可能是由于增加了：①血栓形成倾向；②交感神经过度活动；③炎症和氧化应激；④心脏复极异常和加速动脉粥样硬化。

对该患者应该重新评估口服降糖药的使用，HA1c应保持在7%～7.5%，以避免低血糖和心血管事件的发生。

推荐阅读

Hanefeld M, Duetting E, Bramlage P. Cardiac implications of hypoglycaemia in patients with diabetes-a systematic review. Cardiovasc Diabetol, 2013, 12: 135.

Yakubovich N, Gerstein H C. Serious cardiovascular outcomes in diabetes: the role of hypoglycemia. Circulation, 2011, 123: 342-348.

Zoungas S, Patel A, Chalmers J, et al. Severe hypoglycemia and risks of vascular events and death. N Engl J Med, 2010, 363: 1410-1418.

37. 1例54岁患HTN和CKD3期的非洲裔美国男性，转诊给你治疗他的肾功能和新发的无症状性心房颤动（AF）。患者拒绝华法林治疗，因为对其心率不产生影响，他想收集更多关于抗凝的信息。关于CKD和AF，以下哪一项陈述是不正确的？

A. 18%～21%的患者透析前有发生心房颤动

的风险

B. 在CRIC研究人群中，非洲裔美国人的心房颤动患病率较高

C. 发生心房颤动的人数随着CKD分期的增加而增加

D. 透析前患者比透析患者相比不易发生血栓栓塞事件

E. 蛋白尿患者比正常蛋白尿患者患心房颤动的风险更高

答案：D

解析：除选项D外，以上所有陈述都是正确的。CKD分期为3～5级的患者发生心房颤动的风险较高。CKD是心房颤动的独立危险因素。在ARIC（社区动脉粥样硬化风险）研究中，eGFR为60～89ml/min（CKD2）、30～59ml/min（CKD3）和15～29ml/min（CKD4）的患者与eGFR>90ml/min的患者相比，在10.1年的中位随访期内发生新发心房颤动的风险比分别为1.3、1.6和3.2。此外，微量和大量蛋白尿患者比正常蛋白尿（ACR<30mg/g）患者发生心房颤动的风险更高。低eGFR和大量蛋白尿患者发生心房颤动的风险较高。此外，REAGES（卒中的地理和种族差异的原因）研究表明，CKD患者中普遍存在心房颤动的优势比显著高于非CKD患者。CRIC研究显示，非洲裔美国人心房颤动的患病率增加。透析前和透析患者发生心房颤动和血栓事件的风险相同。因此，CKD3～5期患者，无论是否进行透析，发生心房颤动和血栓栓塞事件的风险均较高。

推荐阅读

Alonso A, Lopez F L, Matsushita K, et al. Chronic kidney disease is associated with the incidence of atrial fibrillation: the Atherosclerosis Risk in Communities (ARIC) Study. Circulation, 2011, 123: 2446-2453.

Baber U, Howard V J, Halperin J L, et al. Association of chronic kidney disease with atrial fibrillation among adults in the United States: Reasons for Geographic and Racial Differences in Stroke (REGARDS) Study. Circ Arrhythm Electrophysiol, 2011, 4: 26-32.

Ng K P, Edwards N C, Lip GYH, et al. Atrial fibrillation in CKD: Balancing the risks and benefits of anticoagulation. Am J Kidney Dis, 2013, 62: 615-632.

Nimmo C, Wright M, Goldsmith D. Management of atrial fibrillation in chronic kidney disease: Double trouble. Am Heart J, 2013, 166: 230-239.

Soliman E Z, Prineas R J, Go AS, et al. Chronic kidney disease and prevalent atrial fibrillation: The Chronic RenalInsufficiency Cohort (CRIC). Am Heart J, 2010, 159: 1102-1107.

（王少清 译）

38.2周后，上述患者回到你身边，询问你有关抗凝和你想在他身上使用的药物问题。以下关于抗凝的陈述哪一项是正确的？

A.此时不需要抗凝治疗，因为会增加出血风险

B.需要调整剂量的华法林抗凝

C.需要固定剂量的华法林和阿司匹林抗凝

D.使用调整剂量的华法林的出血风险远高于固定剂量的华法林和阿司匹林

E.单用阿司匹林就足以预防非透析CKD患者的脑卒中

答案：B

解析：缺血性卒中是透析前和透析患者合并心房颤动的主要并发症。然而，抗凝是否能降低这些患者的脑卒中风险仍存在争议。一项回顾性研究报告结果显示，脑卒中在窦性心律的透析患者中比心房颤动的透析患者更为常见，这表明慢性肾病患者合并心房颤动不会增加脑卒中的发病率。然而，随后的回顾性和前瞻性研究显示了CKD患者心房颤动和脑卒中之间的联系。因此，在透析前和透析的CKD患者中抗凝是需要的。尽管有报道提示抗凝治疗有增加出血的风险，但定期随访，监测国际标准化比值（INR）并将INR维持在2～3，应尽量减少出血风险。

在Hart等的一项研究中，纳入CKD3期的患者，与固定低剂量华法林（1～3mg/d）和阿司匹林（325mg/d）相比较，用调整剂量的华法林治疗伴有心房颤动的CKD患者脑卒中或血栓栓塞的风险降低了76%。然而，两组CKD3期患者的大出血发生率没有显著差异。因此，调整剂量的华法林更适用于CKD3期患者。单独使用阿司匹林预防卒中不如华法林。此外，没有证据表明阿司匹林可以预防CKD3期患者的脑卒中。除选项B外，其他选项

陈述均错误。

推荐阅读

Hart R G, Pearce L A, Asinger R W, et al. Warfarin in atrial fibrillation patients with moderate chronic kidney disease. Clin J Am Soc Nep hrol, 2011, 6: 259 9-2604.

Ng K P, Edwards N C, Lip GYH, et al. Atrial fibrillation in CKD: Balancing the risks and benefits of anticoagulation. Am J Kidney Dis, 2013, 62: 615-632.

Nimmo C, Wright M, Goldsmith D. Management of atrial fibrillation in chronic kidney disease: Double trouble . Am Heart J, 2013, 166: 230-239.

Olesen J B, Lip G Y, Kamper A L, et al. Stroke and bleeding in atrial fibrillation with chronic kidney disease . N Engl J Med, 2012, 367: 625-635.

39. 反对使用华法林的原因之一是其会促进CKD患者肾脏疾病的进展。以下哪一项是华法林相关肾病（WRN）并发症的发生机制？

A.血管钙化

B.肾小球出血

C.红细胞管型致肾小管梗阻

D.对维生素K依赖因子的抑制作用

E.以上都是

答案：E

解析：所有上述机制在WRN肾病的进展过程中均起着重要作用。几个关于高INR与急性肾损伤的典型案例报道已发表。同时，一些临床研究报道了服用华法林的CKD患者中WRN的发生率高于非CKD患者。另外，华法林治疗可升高1年死亡率。维生素活化基质GIa蛋白抑制血管钙化，华法林抑制维生素K加速血管钙化。由于华法林的这些作用，许多肾脏病学家在CKD患者中谨慎使用抗凝剂。

推荐阅读

An J N, Ahn S Y, Yoon C H, et al. The occurrence of warfarin-related nephropathy and effects on renal and patient outcomes in Korean patients. PLo S ONE, 2013, 84: e57661.

Brodsky S V, Nadasdy T, Rovin B H, et al. Warfar in-related nephropathy occurs in patients with and without chronic kidney disease and is associated with an increased mortality rate. Kidney Int, 2011, 80: 18 1-189.

Brodsky S V, Satoskar A, Chen J, et al. Acute kidney injury during warf rin therapy associated with obstructive tubular red blood cell casts: a repor t of 9 cases. Am J Kidney Dis, 2009, 54: 11 21-1126.

40. 1例40岁的CKD3期合并2型糖尿病女性血红蛋白水平为10.4g/dl。患者在服用ACEI类药物。尽管使用促红细胞生成素（100U/kg，皮下注射，每周1次）及使用铁剂，但血红蛋白并没有改善。患者的血清铁为28μg/dl，铁蛋白为800ng/ml。感觉这位患者的功能性铁缺乏、贫血和红细胞生成素抵抗与高水平的铁调素有关。以下哪项陈述对该患者来说是不正确的？

A.在CKD早期，糖尿病患者比非糖尿病患者更容易发生贫血

B.无论肾脏疾病的病因如何，ACEI都会导致红细胞生成素抵抗

C.铁刺激肝脏铁调素的表达

D.在炎症期间，过量的铁调素是低铁循环和铁蛋白水平的根本原因

E.低氧是通过低氧诱导因子（HIF）刺激铁调素表达的一个潜在刺激物

答案：E

解析：根据KDIGO指南的建议，CKD贫血定义为男性血红蛋白水平＜13g/dl，女性＜12g/dl。随着CKD的进展，贫血的发生率逐渐增加。一篇报道提示，CKD3期的贫血发生率为1.3%，CKD4期为5.2%，到CKD5期发生率为44.1%。

CKD贫血的发病机制是多因素的：①随着肾单位的丢失，EPO的生成减少；②叶酸、维生素B_{12}等维生素饮食摄入不足，或者铁摄入不足，导致红细胞数量减少和贫血；③前炎症因子的产生增加，导致慢性微炎症状态的发生；④铁调素的生成增加和分泌减少，导致铁调激素水平的增加。因此，选项E正确。

推荐阅读

Brugnara C, Eckhardt KW. Hematological aspects of kidney disease . //Taal MW, Chertow

GM，Marsden PA，et al. Brenner & Rector's The Kidney 9th ed. Philadelphia：Elsevier Saunders，2012：2081-2121.

Macd ougall I C，Eckar dt K W. Anemia in chronic kidney disease . //Floege J，Johnson RJ，Feehally J. Comprehensive Clinical Nephrology 4th ed. Philadelphia：Saunders/Elsevier，2010：951-958.

Novak J E，Yee J. Anemia in chronic kidney disease. //Coffman T M，Falk R J，Molitoris BA，et al. Schrier's Diseases of the kidney 9th ed. Philadelphia：Wolters Kluwer/Lippincott Williams & Wilkins，2013：2238-2256.

41. 1例52岁CKD3期（eGFR 40ml/min）的高血压患者被推荐给你评估贫血状况。既往病史中偶尔饮酒是很重要的。初级保健医师排除了贫血的其他原因，如胃肠道出血和血红蛋白病。患者没有接受铁剂治疗。治疗药物包括氢氯噻嗪和赖诺普利。患者的血压得到了控制；然而，超声心动图显示左心室肥大（LVH）。患者的血红蛋白（HB）是9.4g/dl。关于患者的贫血的发病机制，以下哪一种说法是正确的？

A. 促红细胞生成素（EPO）生成减少

B. 营养缺乏

C. 亚临床炎症状态

D. 铁调素水平升高

E. 以上所有内容

答案：E

解析：根据KDIGO指南，CKD贫血的定义是男性HB＜13g/dl，女性HB＜12g/dl。贫血的患病率随着CKD的进展而增加。根据一份报道显示，贫血的患病率从CKD3期的1.3%，CKD4期的5.2%到CKD5期的44.1%不等。CKD贫血的发病机制是多因素的：①由于肾质量减少导致EPO的生成减少；②饮食缺乏维生素如叶酸、维生素B_{12}或铁，导致红细胞数量减少和贫血；③促炎症细胞因子的生成增加，导致慢性亚临床炎症状态；④铁调素的产生增加，降解减少，导致铁调节基因升高。因此，选项E正确。

推荐阅读

Brugnara C，Eckhardt K W. Hematological aspects of kidney disease . //Taal MW，Chertow

42. 患者的重复血红蛋白和铁研究变得必要，如下所示：

血红蛋白（HB）＝9.2g/dl

平均红细胞体积（MCV）＝102fl（升高）

血清铁＝30μg/dl（正常45～160μg/dl）

总铁结合力（TIBC）＝220μg/dl（正常228～428μg/dl）

铁蛋白＝90μg/L（正常15～300μg/L）

转铁蛋白饱和度＝13%（正常20%～50%）

基于以上实验室数据，下列哪一项治疗策略是恰当的？

A. 口服铁剂

B. 口服铁剂和ESA

C. 静脉铁剂和ESA

D. 口服铁剂和叶酸和（或）维生素B_{12}

E. 输血和叶酸

答案：D

解析：该患者有铁缺乏的慢性病贫血；然而，叶酸、维生素B_{12}，或者两者都缺乏导致MCV升高。这些维生素和铁的缺乏看起来与营养不良有关。对该例饮酒患者进行叶酸和维生素B_{12}的测定是必要的，另一方面，CKD患者缺铁的常见原因有很多，包括失血、铁吸收不良、炎症和铁调素的升高。仅口服铁治疗该患者是不够的（方案A）。这个患者还没有尝试口服铁疗法。因此，应首先口服铁（硫酸亚铁325mg，口服，每日3次）约200mg元素铁，同时使用5mg叶酸和（或）100μg维生素B_{12}注射。口服铁（325mg铁等于65mg元素铁）治疗应持续1～3个月，并测量铁指数。一旦口服治疗失败，可以考虑静脉注射铁。此时不需要ESA治疗（选项C）。另外，不需要输血（选项E）。

推荐阅读

Brugnara C，Eckhardt K W. Hematological aspects of kidney disease . //Taal MW，Chertow GM，Marsden PA，et al. Brenner & Rector's The Kidney，9th ed，Philadelphia，Elsevier Saunders，2012：2081-2121.

Macdougall IC，Eckardt K-W. Anemia in chronic kidney disease . //Floege J，Johnson R J，Feehally J. Comprehensive Clinical Nephrology 4th ed. Philadelphia：Saunders/Elsevier，2010：951-958.

Novak J E，Yee J. Anemia in chronic kidney disease. //Coffman T M，Falk R J，Molitoris B A，et al. Schrier's Diseases of the kidney 9th ed. Philadelphia：Wolters Kluwer/Lippincott Williams & Wilkins，2013：2238-2256.

43. 该患者3个月后再次回访，可获得的实验室检验结果如下：

血红蛋白（Hb）＝ 9.5g/dl

平均血红蛋白容积（MCV）＝ 82fl

血清铁＝ 32μg/dl（参考值 45 ～ 160μg/dl）

总铁结合力（TIBC）＝ 140μg/dl（参考值 228 ～ 428μg/dl）

铁蛋白＝ 250μg/L（参考值 15 ～ 300μg/L）

转铁蛋白饱和度（TSAT）＝ 23%（参考值 20% ～ 50%）

下列哪项治疗策略对于血红蛋白水平维持在 10.5 ～ 11.5g/dl 是恰当的？

A.继续单用口服铁剂治疗6个月

B.开始使用静脉铁剂和ESA

C.口服铁剂和ESA

D.单用ESA

E.ESA和抗生素改善微炎症状态

答案：B

解析：该患者口服铁剂治疗已经失败。尽管MCV正常，但是铁和血红蛋白状态均未得到改善。这就需要进行静脉铁疗法，这可能会增加HB浓度，减少ESA剂量，或两者兼而有之。在这例患者中，使用静脉注射铁和ESA是合理的。可供使用的ESA为依泊汀 -α或依泊汀 -β（20 ～ 50U/kg，皮下注射，每周3次）和达比泊汀 -α（开始剂量0.45μg/kg，皮

下注射，每周1次，或0.75μg，静脉注射，每2周1次）。ESA治疗的目标是每月使HB增加1 ～ 2g/dl，直到达到目标水平。避免HB＞13g/dl。因此，选项B正确。其他选项错误。

推荐阅读

Macdougall I C，Anemia. //Daugirdas JT. Handbook of Chronic Kidney Disease Management. Philadelphia：Lippincott Williams & Wilkins，2011：333-347.

44. 上述患者在接受达比泊汀治疗6周后的血红蛋白浓度为12g/dl，他说他从网上查阅到高浓度的血红蛋白"对心脏有害"。关于高浓度的血红蛋白（＞130g/L），以下哪一项在CKD3 ～ 5期患者中是正确的？

A.HB＞130g/L 与心血管事件和死亡有关

B.HB＞130g/L 与卒中的高发率相关

C.HB＞130g/L 不能改善左心室肥厚

D.HB＞130g/L 与生活质量（QOL）的提高有关

E.仅A、B、C

答案：E

解析：贫血是CKD患者心血管疾病的危险因素。此外，据报道贫血患者的生活质量较差。随着ESA的使用，人们认为随着HB的正常化、心血管事件和生活质量将大大改善。这一假设是基于血红蛋白从严重贫血水平（HB＜80g/L）提高到100g/L水平时"感觉更好"的改善。然而，在透析前和透析患者中的临床试验并不支持血红蛋白正常或接近正常的患者会有心血管益处。三项针对透析前患者的临床肾炎。在CHOIR研究中（肾功能不全患者的血红蛋白纠正和转归），1432例CKD患者（GFR 15 ～ 50ml/min）并且血红蛋白＜110g/L，按使用依泊汀 -α后血红蛋白素目标值随机分为高（135g/L）和低（113g/L）两组。然而，在实际达到的高水平组的血红蛋白为126g/L，低水平组为113g/L。主要终点是死亡、心肌梗死、脑卒中和心力衰竭住院。这项研究必须提前终止（平均16个月），因为高水平组患者的心血管事件发生率显著高于对照组。两组间进展为ESRD的发生率无差异。此外，高血红蛋白组的生活质量没有改善。

CREATE试验（早期应用依泊汀 -β治疗降低心血管风险）将603例eGFR在15 ～ 35ml/min的患者随机分为高HB（130 ～ 150g/L）或低HB

（105～115g/L）组。HB水平分别达到135g/L和115g/L。主要终点是8种心血管事件。在3年时，两组之间的主要终点没有差异，尽管高血红蛋白组观察到较高事件率的趋势。与CHOIR试验相比较，在较高的Hb组的患者中观察到了生活质量的改善。

在TREAT研究中（使用Aranesp治疗减少终点事件的试验），4038例eGFR在20～60ml/min并且HB≤110g/L的2型糖尿病患者纳入试验，随机分配接受达比泊汀-α或安慰剂治疗，使HB水平达到130g/L。如果安慰剂组HB＜90g/L时，予以达比泊汀-α抢救治疗，直至HB达到＞90g/L，然后停止。治疗组和安慰剂组达到的平均HB水平分别为125g/L和106g/L。主要的复合终点是死亡或心血管事件和终末期肾病。在平均29个月的随访中，两组之间的死亡或心血管事件没有差异。然而，在达比泊汀组（101例vs.53例）中观察到致命或非致命性卒中事件的增加。同时，在达比泊汀组，恶性肿瘤导致的死亡风险增加，主要是在有恶性肿瘤病史的患者中。高血红蛋白组患者的生活质量在疲劳方面的评估较好。输血治疗在安慰剂组中更常见（496例vs.297例）。

这三个重要的试验对于高血红蛋白水平下患者的状态有不同的结果，但是它们都指向低HB水平（105～115g/L）的不良事件更少。此外，对生活质量的评价也不统一。一些Meta分析也得出了类似的结论。因此，选项D错误。

虽然在血液透析患者中的一些小规模研究表明，随着贫血的改善，LVH逐渐恢复，但许多大型研究未能证实对CKD患者的这种观察结果。因此，选项E正确。

推荐阅读

Drueke T B，Locatelli F，Clyne N，et al. Normalization of hemoglobin level in patients with chronic kidney disease and anemia. N Engl J Med，2006，355：2071-2084.

Palmer S C，Navaneethan S D，Craig J C，et al. Meta-analysis：Erythropoiesis-stimulating agents in patients with chronic kidney disease. Ann Intern Med，2010，153：23-33.

Pfeffer M A，Burdmann E A，Chen C Y，et al. A trial of darbepoetin alfa in type 2 diabetes and chronic kidney disease. N Engl J Med，2009，361：2019-2032.

Singh A K，Szczech L，Tang K L，et al. Correction of anemia with epoetin alfa in chronic kidney disease. N Engl J Med，2006，355：2085-2098.

45.上述患者接受了铁剂治疗（8周累计补充1g）以及达比泊汀（60μg皮下注射1次/2周，累计8周），血红蛋白和铁参数均有改善。他在完成改善HB方案1周后患肺炎。医院的实验室值显示：

白细胞计数＝$14.0×10^9$/L

HB＝104g/L（11.5g/dl 1周前）

血清铁＝42μg/dl（参考值：45～160μg/dl）

总铁结合力（TIBC）＝240μg/dl（参考值：228～428μg/dl）

铁蛋白＝650μg/L（参考值：15～300μg/L）

转铁蛋白饱和度＝17%（参考值：20%～50%）

以上实验值与以下哪种缺铁类型一致？

A.绝对铁缺乏

B.功能性缺铁

C.网状内皮阻滞

D.以上都是

E.以上都不是

答案：C

解析：CKD3～5期患者的铁缺乏可以分为3类（表4.8）：①绝对铁缺乏；②功能性铁缺乏；③网状内皮阻滞。绝对缺铁是由失血引起的，这需要对胃肠道和其他来源的隐性失血进行评估。这类缺乏症的特点是血清铁含量低，铁蛋白水平低，TSAT低。铁调素水平也很低，贫血对铁和EsA有反应。缺铁的另一种形式称为功能性缺铁，其特点是血清铁含量低，TSAT低，铁（铁蛋白）储备正常到高。ESA治疗是功能性缺铁最重要的治疗方法。第三种类型的缺铁被称为网状内皮阻滞。其特点是血清铁含量低，铁蛋白增加，TSAT正常，铁调素水平升高。网状内皮细胞阻滞发生在炎症和（或）感染患者。感染或炎症也会降低转铁蛋白水平［通常用测定总铁结合力（TIBC）的方法来间接测定转铁蛋白的水平］，导致TSAT从正常到增高。铁调素通过减少铁转运蛋白的作用来阻止肝细胞和巨噬细胞（网状内皮系统）中储存的铁的释放进而减少。这种类型的缺铁对铁或ESA都没有反应。所以，降低铁调素的水平和消除感染或炎症原因可改善贫血。该患者因感染而造成网状内皮细胞阻滞。因此，选项C正确。

表4.8 CKD患者铁缺乏类型

铁缺乏类型	血清铁	转铁蛋白饱和度	铁蛋白	ESA反应	铁反应	铁调素	临床特点
完全铁缺乏	↓	↓	↓	↑	↑	↓*	失血
功能性缺铁	↓	↓	N↑	↓	N	↑	ESA治疗
网状内皮细胞阻滞	↓	N	↑	↓	↓	↑	炎症

↑.增加；↓.降低；N.正常；ESA.促红细胞生成刺激剂；*.功能缺陷性降低

推荐阅读

Macdougall I C, Anemia. //Daugirdas JT. Handbook of Chronic Kidney Disease Management. Philadelphi: Lippincott Williams & Wilkins, 2011: 333-347.

46. ESA治疗的低反应性不仅在感染状态，在其他情况也可发生。以下哪一种情况与ESA低反应性有关？

A.缺铁

B.纯红细胞再生障碍

C.血管紧张素转换酶抑制剂的使用

D.甲状腺功能亢进症

E.以上全部

答案：E

解析：ESA治疗的低反应性定义为尽管ESA剂量增加，但HB浓度仍低于110g/L。CKD3～5期患者ESA抵抗的主要原因是缺铁和感染或炎症。此外，血液透析患者透析不足也是ESA抵抗的主要原因。其他原因包括原发性骨髓衰竭（纯红细胞再生障碍）、血管紧张素转换酶抑制剂或血管紧张素受体阻滞剂（ARB）、甲状旁腺功能亢进、叶酸和维生素B_{12}缺乏、铝毒性和溶血。因此，选项E正确。血管紧张素Ⅱ似乎能刺激红细胞的产生。因此，ACEI或ARB可能引起ESA抵抗。

鉴于这些药物在透析前和血液透析中的一些有益作用，不应停止使用。如果由于ACEI或ARB导致贫血没有改善，增加ESA剂量就足够了。

有学者认为，每天服用己酮可可碱400mg，可以改善感染或炎症状态下的血红蛋白。

推荐阅读

Besarab A, Yee J. Treatment of anemia in patients with end-stage renal disease . //Henrich WL. Principles and Practice of Dialysis 4th ed. Philadelphia: Wolters Kluwer/Lippincott Williams

& Wilkins, 2009: 499-523.

Macdougall I C, Eckardt K W. Anemia in chronic kidney disease. //Floege J, Johnson RJ, Feehally J. Comprehensive Clinical Nephrology 4th ed. Philadelphia: Saunders/Elsevier, 2010: 951-958.

47. 1例54岁糖尿病患者被推荐给你评估血清肌酐水平。患者有过HTN与高脂血症病史。服用药物有赖诺普利（40mg/d）、氢氯噻嗪（25mg/d）和阿托伐他汀（80mg）。患者抱怨身体虚弱和肌肉酸痛。患者的肝功能检验结果正常，但肌酸激酶轻度升高。患者的初级保健医师将这种虚弱和肌病归因于他汀类药物。患者目前的eGFR是40ml/min，较3个月前的44ml/min有所下降。关于这个患者使用他汀类药物，以下哪一项陈述是错误的？

A.降低阿托伐他汀的剂量至40mg/d

B.他汀类药物已被证明可以改善慢性肾病患者的心血管发病率和死亡率

C.停用阿托伐他汀，因为eGFR下降

D.他汀类药物对血液透析患者没有任何心脏保护作用

E.把阿托伐他汀换成另一种他汀对患者的肌病没有帮助

答案：C

解析：CKD3～5期与脂代谢异常有关。所有CKD指南建议监测所有患者的总胆固醇、低密度脂蛋白胆固醇、高密度脂蛋白胆固醇和甘油三酯。KDIGO的CKD患者血脂管理指南建议未进行透析或接受移植的以下情况患者服用他汀或他汀/依泽麦布：

（1）50岁以上，eGFR＜60ml/min

（2）50岁以上合并CKD，eGFR≥60ml/min的成人

（3）18～49岁的CKD患者，如果有以下一种

或多种情况，应接受他汀类药物治疗

A.已知冠心病（心肌梗死或冠状动脉血运重建）

B.糖尿病

C.既往缺血性卒中

D.估计10年内冠状动脉死亡或非致命性心肌梗死发生率＞10%

（4）透析患者不应接受他汀类药物或他汀类药物/依折麦布，除非透析开始前他们一直在使用这些药物

（5）成人肾移植患者应服用他汀类药物

解析：许多研究表明，使用他汀类药物对透析前患者是有益的。一些Meta分析表明他汀类药物可以降低CKD3～5期非透析患者的全因死亡率和心血管死亡率。他汀类药物减少预防血液透析患者的心血管疾病发病率和死亡率。尽管他汀类药物对移植患者有益，但一项Meta分析评估显示其效果并不确定。肌病和肌酸激酶水平升高在他汀类药物使用者中相当常见。这些异常随着停用他汀类药物而得以改善。但是，停药前应评估患者停药的危险因素后权衡利弊。严重肾功能不全者应减少剂量。将一种他汀药物换成另一种对许多患者的肌病没有帮助。对于上述患者，将阿托伐他汀降低到40mg/d是合适的，但停用他汀是不合适的。因此，选项C错误。

最近对他汀类药物用于CKD患者心血管疾病初级预防的成本-效果进行了评估。心血管疾病风险较低的患者，以平均零售价获得的他汀类药物比每月4美元获取的非专利他汀类药物的成本效益更低。因此，建议对心血管疾病风险较低的患者使用他汀类药物。

推荐阅读

Barylski M, Nikfar S, Mikhalidis D P, et al. Statins decrease all-cause mortality only in CKD patients not requiring dialysis therapy-A meta-analysis of 11 randomized controlled trials involving 21 295 patients. Pharmacol Res, 2013, 72: 35-44.

Erickson K F, Japa S, Owens D K, et al. Cost-effectiveness of statins for primary cardiovascular prevention in chronic kidney disease. J Am Coll Cardiol, 2013, 61: 12 50-1258.

Kalaitzidis R G, Elisaf M. The role of statins in chronic kidne y disease . Am J Nephrol, 2011, 34: 195-202.

Navaneethan S D, Hegbrant J, Strippoli GFM. Role of statins in preventing adverse cardiovascular outcomes in patients with chron ic kidney disease . Curr Opin Nephrol Hypertens, 2011, 20: 146-152.

48. 1例38岁的高加索裔妇女患有2型糖尿病和蛋白尿（500mg/d），她正在使用一种血管紧张素受体阻滞剂（ARB）。因为咳嗽和皮疹，患者不能耐受ACEI。患者使用ARB没有任何不良反应，患者的蛋白尿减少到150mg/d。她从实习医师那里发现ARB会致癌，并说她有乳腺癌家族史。以下哪一项是关于ARB与癌症的陈述是不正确的？

A. 坎地沙坦的初步研究显示，所有类型的癌症风险都会得到更大的缓解

B. 血管紧张素Ⅱ受体的活化可能在肿瘤发生中起作用

C. ARB和ACEI均能降低实验动物的癌症风险

D. FDA报告ARB治疗不会增加新癌症的风险

E. 迄今为止的Meta分析显示ARB的使用与癌症之间存在关联性

答案：E

解析：2003年，Pfeffer等发现：与安慰剂组相比，接受坎地沙坦治疗的慢性心力衰竭患者中新发癌症的数量增加。随后的研究也显示了ARB与癌症之间的联系。这促使Sipahi等通过Meta分析对几项研究进行分析，得出结论：使用ARB与新发癌症的风险增加有关。FDA随后的荟萃分析，包括31项随机试验得出结论，ARB与新发癌症的风险增加无关。因此，FDA的药物安全委员会声明"ARB药物治疗不会增加患者患癌症的风险。"另一项Meta分析也得出结论，ARB与癌症风险增加无关。FDA将继续监测ARB是否存在新的安全问题。因此，只有1个Meta分析显示ARB与肿瘤风险增加有相关性，但是剩下的2个Meta分析没有显示ARB与癌症之间有任何关联。因此，选项E错误。

血管紧张素是一种生长因子，引起细胞增殖和血管生成。在ARB或ACEI的实验动物中阻断肾素-血管紧张素-多巴胺能轴结果提示可降低癌症的风险（方案C）。此外，ARB阻断AT1受体会优先激活AT2受体，从而促进肿瘤生长（选项B）。现有的数据并不支持ARB在新癌症发生中的作用。

推荐阅读

Pfeffer M A，Swedberg K，Granger C B，et al. Effects of candesartan on mortality and morbidity in patient s with chronic hear t failure：the CHAR M-Overal l programme. Lancet，2003，362：759-766.

Sipahi I，Debanne S M，Rowland D Y，et al. Angiotensin-receptor blockade and risk of cancer：Meta-analysis of randomised controlled trials. Lancet Oncol，2010，11：627-636.

US Food and Drug Administration：FDA Drug Safety Communication：No increase in risk of cancer with certain BP drugs-angiotensin receptor blockers（ARBs）. Available at：http：//www.fda.gov/Drugs/DrugSafety/ucm257516.htm.

49. 1例44岁有高血压肾硬化病史的CKD3b期（eGFR 30 ～ 44ml/min）患者，被发现患有高氯性代谢性酸中毒，血清［HCO_3^-］为18mmol/L。他询问他因慢性酸中毒导致的肾脏进展情况。以下哪一种机制与代谢性酸中毒相关的肾脏疾病进展的发病机制有关？

A. NH_3生成增加

B. 内皮素诱导的H^+分泌与肾小管间质纤维化

C. 增强HCO_3^-的生成导致间质的碱化和Ca^{2+}盐沉淀

D. 肾素-血管紧张素（AⅡ）-醛固酮系统的激活

E. 以上都是

答案：E

解析：以上机制均参与了CKD肾脏疾病的进展。高氯性代谢性酸中毒在血清［HCO_3^-］在12 ～ 23mmol/L范围内的CKD 3 ～ 5期患者中很常见。尽管许多患者无症状，但即使比正常血清［HCO_3^-］24mmol/L稍低，也可能对包括肾脏在内的多个器官产生严重不良影响。①代谢性酸中毒刺激NH_3的产生，NH_3激活了替代补体途径，导致肾小管间质纤维化；②代谢性酸中毒增加内皮素的产生，促进肾小管间质纤维化（通过ET-A受体）和H^+分泌（ET-B受体）；③也有学者认为代谢性酸中毒会产生新的HCO_3^-，这种新的HCO_3^-使间质碱化，促进Ca^{2+}盐的沉淀和纤维化。最后，代谢性酸中毒激活肾素-醛固酮系统，导致蛋白尿、肾损害和GFR恶化。因此，选项E正确。

推荐阅读

Goraya N，Wess on D E. Does correction of metabolic acidosis slow chronic kidney disease progression? Curr Opin Nephrol Hypertens，2013，22：193-197.

Kovesdy C P. Metabolic acidosis and kidney disease：does bicarbonate therapy slow the progress ion of CKD ? Nep hrol Dial Transplant，2012，27：3056-3062.

Kraut JA，Madias NE. Consequences and therapy of metabolic acidosis of chronic kidney disease . Pediatr Nephrol，2011，26：19-28.

50.慢性代谢性酸中毒除了肾脏损害外，还会对CKD患者产生其他几种不良反应。以下哪一项不是代谢性酸中毒的不良反应？

A.儿童生长迟缓

B.骨病恶化

C.减少白蛋白合成

D.刺激促炎细胞因子产生

E.维持正常肌肉蛋白

答案：E

解析：肾小管酸中毒可导致儿童生长迟缓已经非常明确。酸中毒儿童的骨矿化和骨密度都会降低，而基础治疗可以改善骨骼生长。慢性酸中毒刺激甲状旁腺激素分泌，降低维生素D水平。同时，酸中毒会抵消甲状旁腺激素的影响。正是这种抵消平衡可能是酸中毒时骨组织形态计量学改变的原因。动物研究表明，慢性酸中毒会导致骨质疏松，并加剧囊性纤维性骨炎。据报道，酸中毒患者的白蛋白合成减少，导致低蛋白血症。口服或血液透析期间补充碱可改善白蛋白水平和蛋白质分解代谢率。据报道，慢性代谢性酸中毒患者TNF-α的生成增加，酸中毒的治疗降低了这种促炎症细胞因子水平。

代谢性酸中毒和CKD患者的肌萎缩众所周知。这是由于蛋白质合成减少和蛋白质降解增加导致的。因此，选项E错误。

推荐阅读

Kraut J A，Madias N E. Consequences and therapy of metabolic acidosis of chronic kidney disease . Pediatr Nephrol，2011，26：19 -28.

Masud T, Mitch W E. Requirements for protein, calories, and fat in the predialysis patient. // Mitch WE, Iki zler TA. Hand book of Nutrition and the Kidney 6th ed. Philadelphia: Lippincott Will iams & Wilki ns, 2010: 92-108.

51. 1例56岁CKD4期女性患者因HTN和血清［HCO_3^-］为18mmol/L，可从下列哪一项干预措施中获益？

A. 蛋白质摄入量为1g/（kg·d）

B. 减少总热量摄入

C. $NaHCO_3$ 600mg/d

D. $NaHCO_3$和水果提高血清［HCO_3^-］至＞30mEq/L

E. 水果和蔬菜饮食将血清［HCO_3^-］提高到23～26mmol/L

答案：E

解析：几项研究表明，用碱（$NaHCO_3$、柠檬酸钠或柠檬酸钾、$CaCO_3$）治疗代谢性酸中毒可减缓肾脏进展和GFR下降率。每天摄入1g/kg的蛋白质可提供酸负荷，并进一步降低血清［HCO_3^-］。减少热量摄入并不能改善该患者的轻度酸中毒。$NaHCO_3$ 600mg/d可能不足以将血清［HCO_3^-］升高到23～26mmol/L的理想水平。由于代谢性碱中毒的发展及其后果，将血清［HCO_3^-］提高到＞30mmol/L是不可取的。因此，选项A～D错误。Wesson等的研究建议：摄入含碱的水果（橘子、苹果、杏子、桃子、梨、草莓、葡萄干）和蔬菜（马铃薯、西红柿、胡萝卜、菜花、茄子、生菜、菠菜）可提高血清［HCO_3^-］，并改善代谢性酸中毒。此外，水果和蔬菜饮食后肾脏损伤的标志物也较低，血清钾不受影响。因此，水果和蔬菜饮食可以改善CKD4期患者的代谢性酸中毒，减少肾脏损害，而不会产生高钾血症。

推荐阅读

Goraya N, Simoni J, Jo C, et al. A comparison of treating metabolic acidosis in CKD stage 4 hyper tensive kidney disease with fruits and vegetables or sodium bicarbonate. Clin J Am Soc Nep hrol, 2013, 8: 371-381.

Goraya N, Simoni J, Jo C, et al. Dietary acid reduction with fruits and vegetables or bicarbonate attenua teskidney injury in patients

with a moderately reduced glomerular filtration rates due to hypertensive nephropathy. Kidney Int, 2012, 81: 86-93.

Goraya N, Wess on D E. Does correction of metabolic acidosis slow chronic kidney disease progression? Cur r Opin Nephrol Hypertens, 2013, 22: 193-197.

52. 低钠或低盐摄入（＜90mmol/d）已被证明可以预防肾脏疾病的进展。以下哪一种影响与Na^+限制无关？

A. 血压降低

B. 蛋白尿减少

C. 肾素-醛固酮系统的改善

D. 增强利尿和ACEI作用

E. 慢性肾病患者"盐敏感性"降低

答案：C

解析：限制盐刺激肾素-血管紧张素-醛固酮系统可能与轻度的容量消耗有关。因此，选项C错误。限盐有几个好处，有降低血压、蛋白尿及增强利尿剂和ACEI活性等作用，并改善CKD患者所谓的盐敏。对于CKD1～4期患者，建议Na^+摄入＜90mmol/d。注意：1g Na^+相当于44mmol，而1g盐（NaCl）饮食等于17mmol。

推荐阅读

Turban S, Miller ER Ⅲ. Sodium and potassium intake. //Daugirdas JT. Handbook of Chronic Kidney Disease Management. Philadelphia: Lippincott Williams & Wilkins, 2011: 70-80.

Wilcox C S. Dietary salt intake for patients with hypertension or kidney disease. //Mitch WE, Ikizler TA. Handbook of Nutrition and the Kidney 6th ed. Philadelphia: Lippincott Williams & Wilkins, 2010: 233-242.

53. 关于K^+摄入和CKD，以下哪项陈述不正确？

A. 高钾饮食可降低血压

B. 高钾饮食可预防肾脏疾病的进展

C. 慢性低钾血症促进肾脏疾病和肾囊肿的形成

D. 为预防高钾血症，建议对CKD患者限制饮食中的K^+＜30mmol/d

E.高钾饮食可减少肾结石的形成

答案：D

解析：肾功能正常的健康受试者的 K^+ 摄入量没有上限，因为几乎所有摄入的 K^+ 都通过尿液排出。KDOQI建议CKD1～2期患者每日至少4g（102mmol）的 K^+（注意1g钾等于25.5mmol）。对于CKD3～4期患者，推荐的 K^+ 摄入量为50～102mmol/d。在GFR＜20ml/min或4型RTA伴高钾血症的患者中， K^+ 通常受到限制。因此，选项D错误。

高钾饮食可降低血压，防止肾脏损害。富含钾的饮食可以降低脑卒中和其他心血管疾病的风险。结石形成的风险也随着饮食摄入的增加而降低。低钾饮食促进肾脏疾病和囊肿的形成，可能是由于氧化应激和炎症增加。钾的补充已经被证明可以改善这些异常。

推荐阅读

Mandayam S A，Mitch W E，Kopple J D. Dietary factors in the treatment of chronic kidney disease. //Coffman T M，Falk R J，Molitoris B A，et al. Schrier's Diseases of the kidney 9th ed. Philadelphia：Wolters Kluwer/Lippincott Williams & Wilkins，2013：2506-2544.

Turban S，Miller ER Ⅲ. Sodium and potassium intake. //Daugirdas JT. Handbook of Chronic Kidney Disease Management. Philadelphia：Lippincott Williams & Wilkins，2011：70-80.

54. 27岁的白人男性，患有1型糖尿病20年，进行性CKD，血清肌酐2.2mg/dl（eGFR 44ml/min），蛋白尿3.5g/d，我们推荐您对其肾病综合征进行评估和治疗。HbA1c 6.5%，血压130/80mmHg。患者在服用ACEI。他的饮食蛋白质摄入量正常［＞1.5g/（kg·d）］，体重70kg。关于患者的蛋白尿和肾功能，以下哪项陈述是正确的？

A.建议患者建立动静脉内瘘早期透析

B.增加饮食中蛋白质的摄入量来补偿恶化的蛋白尿

C.在这个时间段不需要调整饮食蛋白质摄入量

D.限制他的饮食蛋白质摄入量为0.6g/（kg·d）

E. 在他的ACEI基础上加入血管紧张素受体阻滞剂（ARB）

答案：D

解析：有大量证据表明，高蛋白饮食诱导糖尿病患者肾血管舒张，导致肾血流量、GFR和蛋白尿增加。因此，高蛋白饮食增加了他的蛋白尿。另一方面，一些研究和Meta分析表明，低蛋白饮食降低了糖尿病和非糖尿病患者的肾血流量、GFR和蛋白尿。肾病综合征患者的推荐饮食蛋白质摄入量为0.6g/d。因此，选项D正确。此时动静脉内瘘时间过早，而且不必要。此外，此时不建议ACEI基础上添加ARB，因为急性肾损伤和高钾血症的高风险。

推荐阅读

Fried L，Emanuele N，Zang J H，et al. Combined angiotensin inhibition for the treatment of diabetic nephropathy. N Engl J Med，2013，369：1892-1903.

Mandayam S A，Mitch W E，Kopple J D. Dietary factors in the treatment of chronic kidney disease. //Coffman TM，Falk RJ，Molitoris BA，et al. Schrier's Diseases of the kidney 9th ed. Philadelphia：Wolters Kluwer/Lippincott Williams & Wilkins，2013：2506-2544.

55.你指示上述患者在饮食中遵循0.6g/（kg·d）的低蛋白饮食（42g/d）。3个月后他回来做随访。患者血压132/78mmHg，体重保持在70kg。重复实验室检验：

血清肌酐＝2.8mg/dl（eGFR 38L/min）

白蛋白＝3.5g/dl（和之前的随访没变化）

尿尿素氮＝8.5g/d

24h尿蛋白定量＝4.0g

根据他每天计算的蛋白质摄入量，你接下来会做什么？

A.坚持让患者在6个月内建立动静脉内瘘并进行静脉透析

B.将患者转诊给营养师，以获得有关饮食蛋白质摄入量的进一步指导

C.降低蛋白质摄入量至＜0.3g/（kg·d）

D.增加抗蛋白尿药物

E.继续当前管理

答案：B

解析：对此患者在考虑糖尿病肾病进展之前，计算蛋白质的摄入量是很重要的。膳食蛋白质摄入

量可根据24h尿尿素氮排泄量或出现率来估算。假设氮源于蛋白质，以尿素氮和非尿素氮（NUN）的形式排出。由于尿素是蛋白质的降解产物，尿素出现率或尿氮出现率（UNA）与蛋白质摄入量是一致的。排泄物（粪便中的氮、尿肌酐、氨基酸、氨、尿酸）平均0.031g氮/（kg·d）。以下公式可用于计算蛋白质摄入量：

氮摄入量（g/d）＝尿氮＋［非尿氮×体重（kg）］

其中UNA代表尿尿素氮（8.5），NUN为0.031。

使用患者的数据，我们得到：8.5＋（0.031×70）2.17＝10.67g/d

为了换算氮摄入量，将10.67除以0.16，因为蛋白质是16%的氮，或者10.67乘以6.25：10.67×6.25＝66.7g（或者10.67/0.16＝66.7）或者0.95g/（kg·d）（66.7/70＝0.95）

根据患者的尿素排泄量为8.5g/d，他的膳食蛋白质摄入量为0.95g/（kg·d），而不是0.6g/（kg·d）。因此，在这一阶段，最适合的建议是将患者转诊给营养师，以获得有关饮食蛋白质摄入量的进一步指导。因此，选项B正确。目前不需要考虑其他方案。

推荐阅读

Fouque D, Juillard L. Protein intake. // Daugirdas JT. Handbook of Chronic Kidney Disease Management. Philadelphia: Lippincott Williams & Wilkins, 2011: 97-106.

Masud T, Manatunga A, Costonis G, et al. The precision of estimating protein intake of patients with chronic renal failure. Kidney Int, 2002, 62: 1750-1756.

56. 晚期糖基化终产物（AGEs）与糖尿病和非糖尿病患者的一些并发症的发生有关。AGEs分为内源性和外源性。外源性AGEs来自于每日的食物摄入。外源性AGES来自于日常饮食摄入。以下关于AGEs的陈述中哪一个是不正确的？

A. AGEs是由非酶过程形成的

B. AGEs通过肾脏排泄物清除

C. 高温烹调增加饮食中的AGEs形成

D. 吸烟是增加AGEs形成的一个来源

E. 低温烹调增加饮食中的AGEs形成

答案：E

解析：非酶糖基化是指葡萄糖或其他糖的醛基与各种蛋白质赖氨酸残基的N端或ε-氨基上的游离氨基在没有酶的帮助下发生的反应。这是一个缓慢的过程，葡萄糖与一个氨基反应形成不稳定的席夫碱（或Aldime），随后经过几周的化学重排，形成一种稳定但可逆的复合物，称为酮胺或Amadori产物。席夫碱和Amadori产物构成了早期糖基化产物。然而，其中一些早期糖基化产物经过缓慢而复杂的化学重排，形成AGEs并积聚在基质蛋白或血管上。在实验室里，一些AEGs被确定为羧甲基赖氨酸、戊糖苷和甲基乙二醛衍生物，作为AGEs的标志物。即使在纠正高血糖后，AGEs的数量也不会恢复正常，因此生命周期中在基质蛋白或血管壁的继续积累。研究表明，AGEs是糖尿病慢性微血管和大血管并发症的主要原因。以下公式显示了早期和晚期的形成机制：

葡萄糖＋蛋白质⟷席夫碱⟷Amadori产物→AGEs→氨基共价键

循环AGEs的水平取决于内源性形成与饮食和吸烟的外源性输入之间的平衡。因此，很明显，即使在没有糖尿病的情况下，AGEs也可以被引入血液循环。高温烹调食物（烘烤、烘烤、油炸）是最重要的外源性增加AGEs的来源。AGEs被降解成小的AGEs肽并由肾脏排出。肾衰竭导致循环AGEs的增加。

动物源性蛋白质和高脂肪饮食具有较高的AGEs，而非脂肪蛋白质提供的AGEs量较低。在低温下烹调的食物提供较低的AGEs。因此，选项E不正确。

推荐阅读

Uribarri J, Woodruff S, Goodman S, et al. Advanced glycation end products in foods and a practical guide to their reduction in the diet. J Am Diet Assoc, 2010, 110: 911-916.

Vlassara H, Uribarri J. Advanced glycation end products（AGE）and diabetes: Cause, effect, or both? Curr Diab Rep, 2014, 14: 453.

（王少清　毛　楠　肖　祥　译）

第5章

矿物质代谢紊乱与肾结石

1.低磷血症是一种常见的电解质紊乱。下列哪种药物不会引起低磷血症?

A. 伊马替尼

B. 替诺福韦

C. 糖皮质激素

D. 葡萄糖

E. 双膦酸盐

答案: E

解析: 除了双膦酸盐, 所有其他药物都会引起低磷血症。伊马替尼是一种酪氨酸激酶抑制剂, 用于许多恶性疾病。长期使用伊马替尼可引起低磷血症和继发性甲状旁腺功能亢进。替诺福韦是一种核苷酸反转录酶抑制剂, 引起暂时性低磷血症, 机制不明。糖皮质激素会降低PO_4在肠道的吸收, 同时也会促进肾脏排出磷酸盐(PO_4)。这两个过程都是导致低磷血症的原因。静脉注射葡萄糖或碳水化合物将PO_4转运到细胞中, 导致低磷血症。双膦酸盐可引起肾小管重吸收增加但没有明显的PO_4排泄, 导致高磷血症。因此, 选项E错误。

推荐阅读

Jao J, Wyatt C M. Antiretroviral medications: Adverse effects on the kidney. Adv Chronic Kidney Dis, 2010, 17: 72-82.

Osorio S, Noblejas A G, Duran A, et al. Imatinib mesylate induces hypophosphatemia in patients with myeloid leukemia in late chronic phase, and this effect is associated with response. Am J Hematol, 2007, 82: 394-395.

Pollack M R, Yu ASL, Taylor E N. Disorders of calcium, magnesium, and phosphate balance. //Brenner BM. Brenner and Rector's The Kidney 8th ed. Philadelphia: Saunders, 2008: 588-611.

2.以下哪种代谢异常与严重低磷血症($<$1.0mg/dl)无关?

A. 横纹肌溶解症

B. 代谢性酸中毒

C. 易受感染

D. 心排血量减少

E. 代谢性碱中毒

答案: E

解析: 中度低磷血症是指血清PO_4水平为1.2 ~ 1.8mg/dl, 而重度低磷血症则是指血清PO_4水平$<$1.0mg/dl。代谢并发症在严重低磷血症中明显。肌肉需要足够数量的ATP和肌酸PO_4才能发挥作用。PO_4缺乏导致细胞内PO_4降低, Na^+、Cl^-和水分增加, 导致肌病、肌无力和肌肉损伤。横纹肌溶解症是低血清PO_4的并发症, 可伴有急性肾损伤(AKI)。

严重低磷血症引起的代谢性酸中毒与净酸排泄(可滴定酸和铵)减少有关, 导致H^+滞留。此外, 低磷血症可降低肾小管对HCO_3的再吸收。因此, 严重低磷血症的代谢性酸中毒是由于上述机制导致的。

感染的易感性增加与ATP生成减少引起的白细胞功能障碍有关。

严重低磷血症与心肌病和低心排血量有关, 这是由于低浓度的PO_4、ATP和肌酸PO_4所致。代谢性碱中毒不是严重低磷血症的并发症, 因此选项E错误。

推荐阅读

Gassbeek A, Meinders E. Hypophosphatemia: An update on its etiology and treatment. Am J Med, 2005, 118: 1094-1101.

Pollack M R, Yu ASL, Taylor E N. Disorders of calcium, magnesium, and phosphate balance. //Brenner BM. Brenner and Rector's The

Kidney 8th ed. Philadelphia：Saunders，2008：588-611.

3. 1例67岁的瘦弱女性，患有结肠癌，行结肠造口术，因经口摄入不良、虚弱、头晕和体重减轻而入院。她正在接受化疗。肿瘤学家开始给她进行全胃肠外营养，每天摄入2000kJ热量。血清化学正常，包括Ca^{2+}、Mg^{2+}、PO_4。2d后，患者抱怨虚弱恶化。重复实验结果：K^+ 3.1mmol/L，Ca^{2+} 7.8mg/dl，Mg^{2+} 1.8mmol/L，PO_4 1.1mg/dl。以下哪一项是对上述实验室异常的最好描述？

A. 代谢性酸中毒

B. 呼吸性碱中毒

C. 再喂养综合征

D. 化疗

E. 以上都不是

答案：C

解析：复食症候群（RFS）发生在营养不良者服用口服、肠内或肠外营养后。常见于住院患者，患者由于口腔摄入不良、饥饿、神经性厌食或恶性肿瘤等全身性疾病而营养不良。低磷血症是RFS引起的最常见的电解质异常。导致低磷血症的机制有很多：①高糖膳食导致PO_4在细胞内移位；②糖酵解过程中PO_4的消耗增加；③口服食物不足时，体内PO_4储存减少；④消耗PO_4以形成ATP和产物，如肌酸激酶和2,3-二磷酸甘油酸的增加。

由于低磷血症，高热量饮食的RFS后也有猝死的报道。几乎所有器官系统都会衰竭。为了防止低磷血症，营养摄入应从低热量开始并逐渐增加到以保持目标热量的摄入量。伴随低磷血症，其他电解质异常，如低钾血症和低镁血症也会因高糖而发生。补充K^+、Mg^{2+}和PO_4及营养可以预防RFS。

推荐阅读

Marinella M A. Refeeding syndrome and hypophosphatemia. J Intensive Care Med，2005，20：155-159.

Marinella M A. Refeeding syndrome in cancer patients. Int J Clin Pract，2008，62：460-465.

4. 关于低磷血症的治疗，以下哪一项陈述是错误的？

A. 对于无症状的非卧床患者，中度低磷血症（1.2～1.8mg/dl）可以通过口服PO_4来纠正

B. 高营养诱导的严重低磷血症（＜1mg/dl）需要积极的静脉（IV）治疗，在10h内用1mmol/kg

C. 静脉注射PO_4依赖于PO_4缺乏的严重程度和体重

D. 高糖饮食餐后中度低磷血症不需要补充PO_4

E. 低磷血症（＞1mg/dl）通常会导致严重的代谢并发症，并需要大力静脉内置换PO_4

答案：E

解析：低磷血症的治疗取决于其体征和症状及PO_4缺乏的程度（严重程度）。无症状患者应使用口服制剂进行治疗（表5.1）。

表5.1　口服和静脉注射磷酸盐制剂

制剂	PO_4	Na^+（mmol/L）	K^+（mmol/L）
口服			
脱脂牛奶	1g/L	28	38
中性磷	250mg/包	7.1mg/包	7.1mg/包
中性磷钾	250mg/胶囊	0	14.25mg/胶囊
磷酸钠	150mg/ml	4.8	0
原装磷钾	150mg/胶囊	0	3.65mg/胶囊
中性磷钾	250mg/片	13	1.1
静脉输注			
中性磷酸钠/钾	1.1mmol/ml	0.2	0.02
中性磷酸钠	0.09mmol/ml	0.2	0
磷酸钠	3mmol/ml	4	0
磷酸钾	3mmol/ml	0	4.4

1mmol/L＝3.1mg/dl

口服1g元素PO_4后60～120min，血清PO_4水平可升高1.5mg/dl。对于儿童和营养不良的人来说，脱脂牛奶可以充分补充PO_4，因为每升牛奶中含有1g PO_4元素，比普通牛奶耐受性更好。

对于有症状的重度低磷血症（＜1mg/dl）患者和接受高营养的危重病患者，可静脉注射PO_4。在重症监护环境中，高营养诱导的低磷血症（＜1.5mg/dl）患者，以不超过7.5mmol/h的速率在100ml或250ml生理盐水或D5W中稀释1mmol/kg（1mmol＝3.1mg/dl）的磷足以使血清PO_4在48h内恢复正常。

在外科重症监护患者中，Taylor等采用基于体重和血清PO_4的方案进行静脉注射PO_4的补充（表5.2）。

表5.2　静脉注射磷（mmol）补充方案（改编自Taylor等）

血清PO$_4$	体重（40～60kg）	体重（61～80kg）	体重（81～120kg）
＜0.32mmol/L（＜1mg/dl）	30	40	50
0.32～0.54mmol/L（1～1.7mg/dl）	20	30	40
0.58～0.7mmol/L（1.8～2.2mg/dl）	10	15	20

根据血清K^+水平，PO$_4$钠或PO$_4$钾溶解于250ml D5W中，并作为单次剂量输注给重度低磷血症（＜1mg/dl）或中度低磷血症（1.5～1.8mg/dl）患者。63%的重度低磷血症患者和78%的中度低磷血症患者成功补充。因此，严重低磷血症患者可以受益于更具攻击性和量身定制的静脉注射磷方案。

PO$_4$从ECF到ICF的跨细胞分布发生在碳水化合物负荷或葡萄糖输注后，这不需要立即治疗。血清PO$_4$水平＞1mg/dl可能不会引起严重的代谢并发症，无须进行剧烈的静脉注射治疗。因此，选项E错误。注意并发症，如低钙血症、高磷血症、AKI和PO$_4$钾高钾血症，这些都是强烈静脉注射时常见的。

> **推荐阅读**
>
> Brunelli S M, Goldfarb S. Hypophosphatemia: Clinical consequences and management. J Am Soc Nephrol, 2007, 18: 1999-2003.
>
> Taylor B E, Huey W Y, Buchman T, et al. Treatment of hypophosphatemia using a protocol based on patient weight and serum phosphorus level in a surgical intensive care unit. J Am Coll Surg, 2004, 198: 198-204.

5.高血清磷酸盐（PO$_4$）水平是CKD4期和透析患者心血管疾病发病率和死亡率的独立危险因素。关于高磷血症，下列哪一个因素是错误的？

A. 高磷血症刺激甲状旁腺激素分泌，与钙水平无关

B. 高磷血症可通过转化生长因子-α（TGF-α）促进甲状旁腺细胞增殖和生长

C. 高磷血症降低钙敏感受体（CaSR）的表达，降低甲状旁腺对电离钙变化的反应能力

D. 高磷血症通过抑制1α-羟化酶活性间接增加甲状旁腺激素，从而减少活性维生素D的产生

E. 在没有高钙血症的情况下，单纯的高磷血症不足以引起血管钙化

答案：E

解析：研究表明，高磷血症可直接或间接刺激甲状旁腺激素的分泌。在有PO$_4$限制饮食的CKD动物中，证明了PO$_4$单独调节PTH的分泌。在这些研究中，低PO$_4$饮食降低了PTH的分泌，与血清Ca^{2+}和1,25（OH）$_2$D$_3$水平无关。这些结果在CKD患者中得到了重现。甲状旁腺似乎通过磷脂酶A2激活的信号转导机制，在分泌、基因表达和细胞增殖水平上对血清PO$_4$的变化做出反应。高磷血症可通过TGF-α和表皮生长因子促进甲状旁腺细胞增殖和生长。

高磷血症还可以降低CaSR的表达，从而降低甲状旁腺对游离Ca^{2+}变化的反应能力。饮食中限制PO$_4$可恢复受体的表达和敏感性。

高磷血症通过抑制肾脏中的1α-羟化酶降低钙间接刺激甲状旁腺激素的分泌，从而减少25（OH）$_2$到1,25（OH）$_2$D$_3$的转化。另外，一些研究表明，高磷血症可以导致CKD患者的血管钙化，而不合并高钙血症和维生素D。因此，选项E错误。

> **推荐阅读**
>
> Giachelli C M. The emerging role of phosphate in vascular calcification. Kidney Int, 2009, 75: 890-897.
>
> Silver J, Naveh-Many T. Phosphate and the parathyroid. Kidney Int, 2009, 75: 898-905.
>
> Spasovski G, Massy Z, Vanholder R. Phosphate metabolism in chronic kidney disease: From pathophysiology to clinical management. Sem Nephrol, 2009, 22: 357-362.

6.1例68岁的糖尿病妇女因左耳毛霉菌病入院治疗。她开始服用高剂量的两性霉素B（L-AMP）脂质体。1周后，患者的血清PO$_4$从4.2mg/dl增加到10.8mg/dl，重复的PO$_4$为11.2mg/dl。患者的肌酐、钙离子、尿酸和肌酸激酶（CK）正常。以下哪一项是导致患者高磷血症的最可能原因？

A. 横纹肌溶解症

B. 呼吸性碱中毒

C. 两性霉素 B 脂质体

D. 肿瘤钙质沉着

E. 以上都不是

答案：C

解析：在未进行 PO_4 置换的患者中，血清 PO_4 的突然升高可怀疑实验室检验错误。重复分析证实高磷血症。患者没有症状。根据正常的肌酐、钙、尿酸和肌酸水平，排除横纹肌溶解症。ABG 表现为慢性呼吸性碱中毒，通过 PO_4 的跨细胞分布引起低磷血症。肿瘤钙质沉着症是一种罕见的遗传性疾病，其特征是高磷血症、$1,25（OH）_2D_3$ 水平升高和 PO_4 肾排泄减少。因此，选项 A、B 和 D 错误。

L-AMP 是一种含有两性霉素 B 的抗真菌制剂，它嵌入在单膜脂质体的磷脂双层中。用一种称为 Synchronlx20（Beckman，Coulter）的特定自动分析仪测量 L-AMP 治疗患者的 PO_4，结果显示其钙水平与正常水平相当。该自动分析仪在低 pH（<1.0）下测量 PO_4。在这个酸性 pH 下，脂质体脂质双层中的有机 PO_4 被水解，并产生虚假的高水平血清 PO_4。因此，当用 LX20 系统测量时，高剂量的 L-AMP 会导致假高磷血症。其他自动分析仪在高 pH 下测量反应，不会产生假高磷血症。因此，选项 C 正确。

其他情况，如高胆红素血症、副蛋白血症和高脂血症也会导致假高磷血症，这是由于分析干扰。

推荐阅读

Bailey H L，Chan E M. Liposomal Amphotericin B interferes with the phosphorus assay on the Synchron LX20 analyzer. Clin Chem，2007，53：795-796.

Lane J W，Rehak N N，Hortin G L，et al. Pseudohyperphosphatemia associated with high-dose liposomal amphotericin B therapy. Clin Chim Acta，2008，387：145-149.

7. 以下哪一种磷酸盐是错误的？

A. 含钙（Ca）的结合剂增加透析患者血清 Ca^{2+} 水平，软组织钙化

B. 司维拉姆降低低密度脂蛋白胆固醇，减轻血管钙化，但会导致透析患者高氯代谢性酸中毒

C. 含镁结合剂比含钙结合剂降低 PO_4 的程度要小，但较少用于透析患者

D. 碳酸镧治疗透析患者降低 PO_4，降低钙磷产物乘积，减少高钙血症的发生率

E. 碳酸镧在降低低密度脂蛋白（LDL）和减轻血管钙化方面与司维拉姆一样有效

答案：E

解析：透析患者高磷血症管理的最佳实践是限制饮食蛋白质，避免含 PO_4 的食物，以及最佳透析。然而，由于适口性低，患者不能坚持饮食。因此，用肠道 PO_4 结合剂控制高磷血症是必要的，以达到 KDOQI 指南的目标范围。

历史上氢氧化铝被用作 PO_4 结合剂。然而，在相当数量的患者中，它引起了伴有骨痛和骨折、微细胞性贫血和痴呆的动态性骨病。因此，它的使用已被放弃。

随后，含有钙的结合剂，如碳酸钙（Caltrate，Oscal）和醋酸钙（PhosLo）变得可用。尽管它们降低了血清 PO_4 水平，但很明显它们会引起高钙血症和血管钙化。这些并发症促使肾病科医师使用不含钙的结合剂，如盐酸七维拉默（Renagel）。

司维拉姆已被证明可以控制 PO_4 和含钙结合剂一样多，而不会引起高钙血症。研究还表明，与含钙结合剂相比，司维拉姆延缓了冠状动脉钙化的进程。此外，司维拉姆降低了透析患者的低密度脂蛋白胆固醇水平，而且存活率也有报道。然而，它是昂贵的，并导致高氯代谢性酸中毒。为了避免代谢性酸中毒，新一代化合物司维拉姆已经被引入。它被称为司维拉姆碳酸盐（Renvela）。目前正在评估这种药物对各种结果的有效性。

另一种不含钙的 PO_4 结合剂是碳酸镧（Fosrenol），它与 PO_4 离子结合。与其他结合剂不同的是，碳酸镧作为结合剂的效力非常大，可以减轻药丸的负担，这可能有助于患者坚持治疗。由于它属于元素周期表中的铝族元素，人们对它的长期安全性提出了一些担忧。然而，研究表明，在随访 6 年的透析患者中没有不良反应。在一项研究中，碳酸镧组高钙血症的发生率为 0.4%，而钙治疗组为 20.2%。然而，碳酸镧对血管钙化和脂质沉积的抑制作用尚未被证实。因此，选项 E 错误。

碳酸镁的疗效不如含钙结合剂，但由于担心腹泻和加重高镁血症，它在透析患者中使用较少。然而，碳酸镁可以改善血管钙化。尽管有这种有益的效果，但目前并不优选碳酸镁。表 5.3 总结了

PO$_4$结合剂对与矿物性骨病相关各种生化参数的影响。

表5.3　PO$_4$结合剂对与矿物性骨病相关各种生化参数的影响

结合剂	钙	磷	钙磷乘积	PTH	LDL-C	血管钙化
碳酸钙	↑↑	↓↓	↑或↓	↓↓	⟷	↑
醋酸钙	↑↑	↓↓	↑	↓↓	⟷	↑
司维拉姆	⟷	↓	↓	↓	↓	↑
碳酸镧	⟷	↓↓	↓	↓	⟷	⟷

⟷表示无差异；↑表示轻度增加；↑↑表示中度增加；↓表示轻度降低；↓↓表示中度降低

推荐阅读

Hutchinson A J. Oral phosphate binders. Kidney Int，2009，75：906-914.

Rees L，Shroff R C. Phosphate binders in CKD：chalking out the differences. Pediatr Nephrol，2010，25：385-394.

Spasovski G，Massy Z，Vanholder R. Phosphate metabolism in chronic kidney disease：From pathophysiology to clinical management. Sem Nephrol，2009，22：357-362.

Spiegel D M. The role of magnesium binders in chronic kidney disease. Sem Nephrol，2007，20：333-336.

8.关于PO$_4$结合物和血管钙化（VC），以下哪一项陈述是错误的？

A. Renalgelin-New透析（RIND）研究表明，血液透析（HD）患者使用含钙结合剂的冠状动脉钙化（CAC）评分的绝对中值增加是的11倍

B. 目标治疗（TTG）研究报道，在HD患者中，钙结合剂比司维拉姆抑制iPTH的目标范围在150～300pg/ml以下

C. CARE研究得出结论，在HD患者的CAC评分方面，司维拉姆并不劣于醋酸钙

D. 磷酸结合物对骨重建和冠状动脉钙化（BRiC）的影响在醋酸钙和司维拉姆治疗的HD患者之间没有显著差异

E. 在分析前患者中，碳酸钙或司维拉姆治疗对CAC评分没有任何有益影响

答案：E

解析：至少有7项研究评估了钙基和非钙基结合剂对维生素C的影响：HD患者为6例，分析前患者为1例。表5.4总结了这些研究结果。

表5.4　含钙和非含钙结合剂对血管钙化的影响

研究（Ref）	研究 pts.	观察周期（月）	随机分组数量	结果
RIND（1）	HD	18	75 Ca*/73 S**	Ca组相对于S组冠状动脉钙化的进展和严重度增加
TTG（2）	HD	12	101 Ca/99 S	Ca组相对于S组冠状动脉钙化和动脉钙化增加
CARE2（3）	HD	12	103 醋酸钙＋阿托伐他汀/100 S＋阿托伐他汀	Ca组相对于S组冠状动脉钙化无差异
BRiC（4）	HD	12	49 醋酸钙/52 S	Ca组相对于S组冠状动脉钙化无差异
Braun et al.（5）	HD	12	59 CaCO$_3$/55 S	Ca组相对于S组冠状动脉钙化和动脉钙化增加
Takei et al.（6）	HD	6	20 CaCO$_3$/22 S	Ca组相对于S组冠状动脉钙化的进展加剧
Russo et al.（7）	预透析（之前没有使用结合剂）	24	30 低磷饮食；30低磷饮食＋CaCO$_3$；30低磷饮食＋S	相对于S组低磷饮食＋CaCO$_3$冠状动脉钙化最严重

*表示CaCO$_3$或醋酸钙；**表示司维拉姆；CAC表示冠状动脉钙化

推荐阅读

Barreto D V, Barreto Fde C, de Carvalho AB, et al. Phosphate binder impact on bone remodeling and coronary calcification-results from the BRiC study. Nephron Clin Pract, 2008, 110: c273-c283.

Block G A, Spiegel D M, Ehrlich J, et al. Effects of sevelamer and calcium on coronary artery calcification in patients new to hemodialysis. Kidney Int, 2005, 68: 1815-1824.

Braun J, Asmus H G, Holzer H, et al. Long-term comparison of a calcium-free phosphate binder and calcium carbonate-phosphorus metabolism and cardiovascular calcification. Clin Nephrol, 2004, 62: 104-115.

Chertow GM, Burke SM, Raggi P. Sevelamer attenuates the progression of coronary artery calcification in hemodialysis patients. Kidney Int, 2002, 62: 245-252.

Qunibi W, Moustafa M, Muenz L R, et al. A 1-year randomized trial of calcium acetate versus sevelamer on progression of coronary artery calcification in hemodialysis patients with compatible lipid control: The Calcium Acetate Renagel Evaluation-2（CARE-2）study. Am J Kidney Dis, 2008, 51: 952-965.

Russo D, Miranda I, Ruocco C, et al. The progression of coronary artery calcification in predialysis patients on calcium carbonate or sevelamer. Kidney Int, 2007, 72: 1255-1261.

Takei T, Otsubo S, Uchida K, et al. Effects of sevelamer on the progression of vascular calcification in patients on chronic hemodialysis. Nephron Clin Pract, 2008, 108: c278-c283.

9.关于PO_4结合物和致死率，以下哪一项陈述是错误的?

A. 一项前瞻性研究显示，与非钙基结合剂相比，使用钙基结合剂的血液透析（HD）患者的死亡率更高

B. 一项回顾性研究报告，与使用钙基结合剂的HD患者相比，使用司维拉姆的HD患者的生存率有所提高

C. 非钙基结合剂降低HD患者的PO_4和Ca^{2+}，提高生存率

D. 非钙基黏合剂可降低血透患者的PO_4和$C×P$产物，而对Ca^{2+}无任何影响，提高生存率

E. 透析临床结果回顾（DCOR）试验显示，在HD患者中，钙基结合剂和非钙基结合剂的全因死亡率没有差异

答案: C

解析: 只有少数研究探讨了血透患者的PO_4结合物和死亡率问题。RIND研究（Block等）表明，在4年的时间里，Ca^{2+}治疗患者的全因死亡率高于司维拉姆治疗的患者。一项回顾性VA研究也显示，与$CaCO_3$相比，司维拉姆具有2年的生存优势。相比之下，DCOR研究显示，与醋酸钙相比，司维拉姆在2年内没有整体死亡率优势。然而，在65岁以上接受司维拉姆治疗的患者的死亡率降低了20%。此外，司维拉姆组的多重全因住院率和住院天数也要低得多。总的来说，这些研究显示了司维拉姆的生存优势。

许多研究者的经验是，司维拉姆类似于含钙结合剂可降低PO_4，而不增加血清Ca^{2+}。因此，选项C错误。

推荐阅读

Block G A, Spiegel D M, Ehrlich J, et al. Effects of sevelamer and calcium on coronary artery calcification in patients new to hemodialysis. Kidney Int, 2005, 68: 1815-1824.

Borzecki A M, Lee A, Wang S W, et al. Survival in end stage renal disease; Calcium carbonate vs. sevelamer. J Clin Pharm Ther, 2007, 32: 617-624.

St Peter W L, Liu J, Weinhandle E, et al. A comparison of sevelamer and calcium-based phosphate binders on mortality, hospitalization, and morbidity in hemodialysis: A secondary analysis of the Dialysis Clinical Outcomes Revisited（DCOR）randomized trial using claims data. Am J Kidney Dis, 2008, 51: 445-454.

Suki W N. Effects of sevelamer and calcium-based phosphate binders on mortality in hemodialysis patients: Results of a randomized clinical trial. J Renal Nutr, 2008, 18: 91-98.

10.关于慢性肾脏病成纤维细胞生长因子-23

（CKD-FGF-23），以下哪一项陈述是错误的?

　　A. 循环FGF-23水平随GFR下降而逐渐升高

　　B. 循环FGF-23水平与蛋白尿呈正相关，LVH与GFR下降呈正相关

　　C. 循环FGF-23水平与刚开始HD患者的死亡率独立相关

　　D. 循环FGF-23水平在CKD早期升高，在PO_4、Ca^{2+}或PTH出现异常之前，是一种在肾单位数量减少的情况下维持正常PO_4水平的代偿机制

　　E. 循环FGF-23水平与4期CKD（25～30ml/min）继发性甲状旁腺功能亢进没有任何关系

　　答案: E

　　解析: 最近的研究表明，FGF-23水平随着GFR的下降而逐渐升高。此外，在CKD患者中，FGF-23水平与微量白蛋白尿（白蛋白30～300mg/d）和左心室肥厚之间存在相关性。在刚开始的HD患者中，FGF-23的高水平与较高的死亡率相关。在CKD早期，甚至在血清PO_4、Ca^{2+}和PTH发生明显变化之前，FGF-23水平就已经升高。这提示FGF-23的增加可能是肾功能下降患者维持正常PO_4水平的适应性反应。

　　据报道，4期CKD患者的血清PO_4水平为（4.1±1.1）mg/dl，而3期CKD患者的PO_4水平为（3.5±0.5）mg/dl。尽管FGF-23升高，但4期CKD患者PO_4的轻度升高可能是相对高磷血症，甲状旁腺可以感觉到。除了相对高磷血症，低水平的活性维生素D刺激甲状旁腺激素的分泌。因此，继发性甲状旁腺功能亢进在继发性甲状腺功能亢进中起着重要作用。因此，选项E错误。

推荐阅读

Moe S M, Sprague S M. Chronic kidney disease-mineral bone disorder. //Taal MW, Chertow GM, Marsden PA, et al. Brenner & Rector's The Kidney 9th ed. Philadelphia: Elsevier Saunders, 2012: 2021-2058.

Ramon I, Kleynen P, Body J J, et al. Fibroblast growth factor 23 and its role in phosphate homeostasis. Eur J Endocrinol, 2010, 162: 1-10.

Wesseling-Perry K. FGF-23 in bone biology. Pediatr Nephrol, 2010, 25: 603-608.

Wolf M. Fibroblast growth factor 23 and the future of phosphorus management. Curr Opin Nephrol Hypertens, 2009, 18: 463-468.

11. 将下列血清值与病史相匹配

选项	钙	磷	骨化三醇[1,25（OH）$_2$D$_3$]	FGF-23	PTH
A	↑	↓	↑	N↑	↑
B	↑	↓	↓	↑	N↓
C	↑	N	↑	↓	↓
D	↓	↓	N↓	↑（？）	↑
E	↓	↓	↓	↑	↑
F	N	↓	↓		N

　　1. 1例45岁的非洲裔美国妇女，肺门部腺病，肺功能检查时肺功能减低

　　2. 1例30岁的肥胖女性，短盆切除术后脂肪吸收障碍

　　3. 1例60岁男性，有长期吸烟史，胸部X线检查发现肺部肿块

　　4. 1例24岁女性，双侧腰痛，尿路感染（UTIs）伴血尿，尿镜下可见包膜状晶体

　　5. 1例50岁家庭主妇，患有关节痛、头痛、高血压和夜尿症，尿检显示红细胞畸形和蛋白尿（＋）

　　6. 1例40岁男性，因胃肠道出血而贫血，接受静脉注射铁（铁）羧麦芽糖

　　答案: A＝4; B＝3; C＝1; D＝2; E＝5; F＝6

　　解析: 选项1中描述的患者似乎有结节病。结节病患者通常由于肉芽肿分泌的骨化三醇升高而出现高钙血症。甲状旁腺激素通常较低，因为它受到高水平骨化三醇和高钙血症的抑制。磷含量正常。FGF-23可能升高或保持正常。选项C显示的实验室与结节病一致。

　　患有短肠综合征（选项2）的受试者出现维生素D缺乏症，导致骨化三醇低、低钙血症和低磷血症。低钙血症和低骨化三醇刺激甲状旁腺激素分泌，导致甲状旁腺激素水平升高。低骨化三醇刺激FGF-23，FGF-23进而导致磷酸尿和低磷血症。高甲状旁腺素也可能导致低磷血症。选项D中显示的实验室提示维生素D缺乏。

　　肺肿块患者（选项3）似乎患有肺癌，其分泌的PTHrp（PTH相关蛋白）可导致高钙血症。体液性高钙血症患者还表现为低磷血症，低骨化三醇水平过低，低骨化三醇导致高FGF-23水平，后者导致低磷血症。甲状旁腺素可能正常或稍低。选项B

所示实验室与肺部恶性肿瘤一致。年轻女性（选项4）伴尿路感染和包膜状晶体（草酸钙）的描述提示原发性甲状旁腺功能亢进，导致甲状旁腺功能亢进、高钙血症和低磷血症。原发性甲状旁腺功能亢进症患者FGF-23水平正常或升高。选项A中给出的实验结果与原发性甲亢一致。

家庭主妇的临床表现（选项5）提示3～4期CKD可能与镇痛药的使用有关。低钙血症、低磷血症、甲状旁腺功能亢进、FGF-23水平升高与肾功能下降有关。选项E中显示的值表示CKD。

新近引进的治疗缺铁性贫血的IV铁制剂可能通过提高FGF-23水平而引起严重的低磷血症。F中显示的值与缺铁性贫血患者一致（选项6）。

推荐阅读

Liu S, Quarles D I. How fibroblast growth factor 23 works. J Am Soc Nephrol, 2007, 18: 1637-1647.

Razzaque M S, Lanske B. The emerging role of the fibroblast growth factor-23-Klotho axis in renal regulation of phosphate homeostasis. J Endocrinol, 2007, 194: 1-10.

12. 下列哪个功能与FGF-23无关？

A. 近曲小管Na/Pi共转运体的抑制作用

B. 刺激肾脏PO_4排泄

C. 肾1α-羟化酶的抑制作用

D. 刺激肾脏钙排泄

E. 促进成骨细胞分化

答案：D

解析：FGF-23最初被认为是导致肿瘤性骨软化症患者低磷血症、肾性PO_4浪费和活性维生素D 1,25-二羟维生素D_3 [1,25（OH）$_2D_3$或骨化三醇] 减少的一种磷脂酰化蛋白。这种激素由成骨细胞和骨细胞分泌。在近端小管中，FGF-23抑制Na依赖的PO_4共转运体，从而促进PO_4的排泄。此外，FGF-23抑制1α-羟化酶活性，导致1,25（OH）$_2D_3$水平降低。由于1,25（OH）$_2D_3$促进肠道对PO_4的吸收，这种维生素水平的降低会导致低磷血症。

动物研究表明，FGF-23直接调节成骨细胞分化，尽管PO_4和维生素D水平正常，但缺少FGF-23会损害骨骼矿化。

到目前为止，FGF-23还没有被证明对肾脏Ca^{2+}排泄有直接影响。因此，选项D错误。

推荐阅读

Ramon I, Kleynen P, Body J J, et al. Fibroblast growth factor 23 and its role in phosphate homeostasis. Eur J Endocrinol, 2010, 162: 1-10.

Wesseling-Perry K. FGF-23 in bone biology. Pediatr Nephrol, 2010, 25: 603-608.

Wolf M. Fibroblast growth factor 23 and the future of phosphorus management. Curr Opin Nephrol Hypertens, 2009, 18: 463-468.

13. 以下哪项因素可以降低FGF-23的水平？

A. 高PO_4摄入量

B. 活性维生素D [1,25（OH）$_2D_3$]

C. 甲状旁腺素

D. 低PO_4摄入量

E. A、B和C

答案：D

解析：FGF-23受PO_4、维生素D和PTH的调控。研究表明，高PO_4饮食诱导FGF-23分泌，而低PO_4饮食抑制FGF-23的分泌。低PO_4饮食降低FGF-23的分泌。因此，选项D正确。

由于维生素D通过位于FGF-23启动子上游的反应元件直接作用于FGF-23，外源性的1,25（OH）$_2D_3$可促进FGF-23的表达和分泌。

PTH似乎也通过刺激FGF-23的骨骼释放来增加FGF-23的水平，但其机制尚不清楚。

推荐阅读

Ramon I, Kleynen P, Body J J, et al. Fibroblast growth factor 23 and its role in phosphate homeostasis. Eur J Endocrinol, 2010, 162: 1-10.

Wesseling-Perry K. FGF-23 in bone biology. Pediatr Nephrol, 2010, 25: 603-608.

Wolf M. Fibroblast growth factor 23 and the future of phosphorus management. Curr Opin Nephrol Hypertens, 2009, 18: 463-468.

14. 以下哪一种人类磷酸盐消耗性疾病与高水平的活性维生素 [1,25（OH）$_2D_3$] 有关？

A. 常染色体显性低磷血症性佝偻病（ADHR）

B. 常染色体隐性遗传性低磷血症性佝偻病（ARHR）

C. X连锁低磷血症性佝偻病（XLH）

D. 肿瘤性骨软化症

E. 原发性甲状旁腺功能亢进

答案：E

解析：除原发性甲状旁腺功能亢进外，上述疾病中低磷血症的病因是FGF-23水平升高。在这些疾病中，活性维生素D水平通常较低至正常水平，但在甲状旁腺功能亢进症中，活性维生素D水平升高。因此，选项E错误。表5.5显示了上述所有疾病中磷（PO_4）、钙（Ca）、维生素D、PTH和FGF-23的水平。

表5.5　低磷血症患者的血清化学（参考Razzaque等）

疾病	PO_4	Ca	$1,25(OH)_2D_3$	PTH	FGF-23
ADHR	↓	N	↓	N	↑
ARHR	↓	N	N	N	↑
XLH	↓	N	↓/N	N	↑
TIO	↓	N	↓/N	N	↑
甲状旁腺功能亢进	↓	↑	↑	↑	↑/N

↑表示增加；↓表示减少；N表示正常；↓/N表示正常偏低；↑/N表示正常偏高

ADHR是一种罕见的由FGF-23基因突变引起的疾病，这些突变阻止了FGF-23的蛋白水解裂解，从而增加了这种激素的循环水平。这种疾病的特点是由于肾排泄的PO_4，低$1,25(OH)_2D_3$和佝偻病及骨软化引起的低磷血症。

ARHR是由DMP（牙本质基质蛋白）1基因失活突变引起的。DMP1来源于成骨细胞和骨细胞，参与细胞外基质的骨矿化。DMP1缺乏导致FGF-23表达增加，其水平和临床表现与ADHR相似。

X连锁显性疾病是最常见的遗传性疾病。它是由编码锌依赖性内肽酶的PHEX（与X染色体上的内肽酶同源的磷酸盐调节基因）基因失活突变引起的。临床和实验室结果与ADHR/ARHR相似。

TIO是一种间叶性肿瘤，临床和生化特征与ADHR相似。除FGF-23外，其他三种磷酸化因子，即sFRP-4、MEPE和FGF-7已被证实与肿瘤有关。

原发性甲状旁腺功能亢进症的特征是血清Ca、$1,25(OH)_2D_3$、PTH和接近正常的FGF-23水平。血清PO_4水平可能低或正常低值。

推荐阅读

Ramon I, Kleynen P, Body J J, et al. Fibroblast growth factor 23 and its role in phosphate homeostasis. Eur J Endocrinol, 2010, 162: 1-10.

Razzaque M S, Lanske B. The emerging role of the fibroblast growth factor-23-Klotho axis in renal regulation of phosphate homeostasis. J Endocrinol, 2007, 194: 1-10.

15.FGF-23通过以下哪一种机制对肾脏产生作用？

A. 与甲状旁腺激素受体结合

B. 与加压素受体结合

C. 与其他磷脂酸结合（sFRP-4）

D. 用KLOTHO与FGF受体结合

E. 以上都不是

答案：D

解析：大多数FGF家族成员通过与fgfr受体（FGFRs）的相互作用发挥作用。已鉴定出至少4种不同亚型的FGFRs。研究表明FGF-23可以与FGFR1c、3c和4c相互作用，但是FGF-23介导的受体激活需要一个称为KLOTHO的辅因子。*KLOTHO*基因是一种衰老抑制基因，它的缺乏会导致早衰。这种基因的过度表达延长了动物的寿命。FGF-23在klotho缺席的情况下无法发挥作用。因此，klotho对FGF-23的磷酸尿和其他作用是必需的。因此，选项D正确。FGF-23与其他受体的相互作用尚未见报道。

推荐阅读

Liu S, Quarles D I. How fibroblast growth factor 23 works. J Am Soc Nephrol, 2007, 18: 1637-1647.

Ramon I, Kleynen P, Body J J, et al. Fibroblast growth factor 23 and its role in phosphate homeostasis. Eur J Endocrinol, 2010, 162: 1-10.

Razzaque M S, Lanske B. The emerging role of the fibroblast growth factor-23-Klotho axis in renal regulation of phosphate homeostasis. J Endocrinol, 2007, 194: 1-10.

16.慢性阻塞性肺疾病（CKH）对多种器官系

统（包括慢性阻塞性肺疾病）有一些有害影响。以下哪一项不是PTH对CVS的影响？

　　A. 心肌收缩力受损

　　B. 心肌间质纤维化加重

　　C. 血管和瓣膜钙化

　　D. 动脉血管扩张

　　E. 左心室肥厚与心律失常

　　答案：D

　　解析：多年来，甲状旁腺素一直被认为是一种强效毒素，具有贫血、骨病、神经肌肉肌病、胰岛素抵抗和血脂异常等不良反应。此外，甲状旁腺素对CVS有一些有害影响。这些包括心肌收缩力受损，导致收缩和舒张功能不全，心肌和间质纤维化，左心室肥厚，瓣膜钙化和心律失常。所有这些变化都会导致心肌收缩力受损。PTH具有一定的血压无关性效应，包括心肌内小动脉增厚和内皮血管舒张功能受损，后者可能导致动脉血管收缩和高血压。因此，选项D错误。

推荐阅读

Amann K，Ritz E. Cardiac disease in chronic uremia：Pathophysiology. Adv Ren Replace Ther，1997，4：212-224.

Rostand S G，Drucke T B. Parathyroid hormone，vitamin D，and cardiovascular disease in chronic renal failure. Kidney Int，1999，56：383-392.

　　17. 高PO_4通过以下哪一种机制刺激甲状旁腺激素？

　　A. 抑制甲状旁腺钙敏感受体（CaSR）的表达

　　B. 抑制甲状旁腺素降解

　　C. 增加FGF-23

　　D. 促进甲状旁腺细胞增殖和生长

　　E. 以上都是

　　答案：E

　　解析：高PO_4摄入量或循环水平通过以上所有机制刺激PTH的合成和分泌。

　　因此，在CKD患者中，PO_4的控制维持在接近正常水平的PTH水平。

推荐阅读

Moe S M，Sprague S M. Chronic kidney disease-mineral bone disorder. //Taal M W，

Chertow G M，Marsden P A，et al. Brenner & Rector's The Kidney 9th ed. Philadelphia：Elsevier Saunders，2012：2021-2058.

Silver J，Naveh-Many T. Phosphate and the parathyroid. Kidney Int，2009，75：898-905.

　　18. 关于甲状旁腺激素测定，以下哪一项陈述是错误的？

　　A. 第一代放射免疫分析法（RIA）测量甲状旁腺素C端（53-84）或中区（48-68）PTH分子

　　B. 第二代免疫放射分析（IRMA）测量完整的（1-84）和其他降解片段（7-84）

　　C. 完整PTH（1-84）与7-84片段的作用不同

　　D. 透析患者中1-84比7-84的比率可以区分低周转率和高周转率骨病

　　E. 第三代IRMA测量PTH的生物完整性（1-84），而不是7-84片段

　　答案：D

　　解析：完整的甲状旁腺素是一种单链84氨基酸肽激素。肾脏疾病结果质量倡议（K/DOQI）指南建议，CKD患者的血清PTH水平应定期测量并保持在目标范围内。因此，甲状旁腺激素的方法应该是准确的，因为治疗决定是在甲状旁腺激素水平上做出的。

　　第一代放射免疫分析使用针对C末端或中部PTH分子的多克隆抗体。此外，还测定了PTH片段。因此，PTH水平显著升高，第一代化验法变得过时了。

　　第二代甲状旁腺激素检测于20世纪80年代中期作为第一代和第二代检测方法引入。第一代第二代IRMA使用了两种不同的抗体，一种指向PTH分子的39～84部分，另一种指向PTH分子的15～20部分。这些第二代化验被称为"完整甲状旁腺素"化验，因为它们被认为只测量全长1～84甲状旁腺素。很快人们就意识到，这些检测方法有一定的局限性；特别是，它们的值很高，而且被高估了（在400～500pg/ml的范围内），因为识别出了另一个含有7～84个氨基酸的片段。透析患者的高完整甲状旁腺素值使内科医师采取措施通过医学或外科干预来抑制，从而导致低周转性骨病。

　　进一步的研究表明，新测得的7～84片段具有与完整1～84甲状旁腺素（PTH）相反的作用，如降低血清Ca^{2+}和尿PO_4排泄，抑制骨吸

收。这些7～84片段的抑制作用似乎是通过一种叫作PTHR1的受体介导的，它不同于PTH/PTHrp受体。

第三代甲状旁腺素测定法于1999年首次开发。它还使用了两种抗体；一种针对C端氨基酸，另一种针对第一种氨基酸（1～4）。因此，第三代IRMA不能识别7-84片段，因此，可以测量生物完整的PTH（1～84）。

随后，作者建议第二代和第三代PTH检测（84 vs. 1）可以更好地区分第二代和第三代PTH。然而，后来的研究证明，这一比例对骨病几乎没有歧视作用。因此，选项D错误。

推荐阅读

Friedman P A, Goodman W A. PTH（1-84）/PTH（7-84）: a balance of power. Am J Physiol Renal Physiol, 2006, 290: F975-F984.

Komaba H, Goto S, Fukagawa M. Critical issues of PTH assays. Bone, 2009, 44: 666-670.

Moe S M, Sprague S M. Chronic kidney disease-mineral bone disorder. //Taal M W, Chertow G M, Marsden P A, et al. Brenner & Rector's The Kidney 9th ed: Philadelphia, Elsevier Saunders, 2012: 2021-2058.

Souberbielle J C P, Roth H, Fouque D P. Parathyroid hormone measurement in CKD. Kidney Int, 2010, 77: 93-100.

19.采用第二代和第三代检测方法测定甲状旁腺激素水平，以评估ESRD患者的骨病和死亡率。以下哪项关于甲状旁腺激素测定的陈述是不正确的？

A.在CHOICE（终末期肾病护理的健康结局选择）研究中，第三代测定法而非第二代测定法测定的PTH值升高与死亡率增加显著相关

B.血液透析（HD）患者用马沙骨化醇治疗后，第三代PTH值与第二代PTH值（1～84/7～84）的比率较低

C.使用西那卡塞治疗HD患者可降低第三代和第二代测定的甲状旁腺激素水平，但第三代和第二代甲状旁腺素值的比率没有改变

D.PTH值与第三代和第二代检测结果相似

E.在甲状旁腺癌和严重原发性和继发性甲状旁腺功能亢进患者中，第三代检测方法测量了一种新的分子形式的甲状旁腺激素，其N末端完整

答案：D

解析：第三代检测仅检测生物完整或完整的甲状旁腺素（1～84个氨基酸）分子，而第二代检测方法不仅检测完整的（1～84个氨基酸）分子，还检测另一个含有7～84个氨基酸分子的片段。因此，第二代测定法测定的甲状旁腺素值远高于第三代法测定的值。因此，选项D错误。

CHOICE研究表明，与第二代检测结果相比，第三代检测方法检测到的PTH水平升高与HD患者死亡风险的增加密切相关。

一项使用维生素D类似物马沙骨化醇（22-oxa-calcitol）的研究发现，在24周的研究期间,HD患者计算的生物完整性（相当于第三代测定）与测量的完整（第二代）甲状旁腺激素（PTH）比率下降，而血清PO_4水平没有任何变化。但血清Ca水平显著升高。

在另一项研究中，Martin等观察到用西那卡塞治疗的HD患者的生物完整PTH水平和完整PTH水平都降低了38%，但生物完整PTH与完整PTH的比率没有受到影响。因此，这项研究表明，通过这两种方法测定的甲状旁腺激素可以用于HD患者对西那卡塞的反应。

虽然第三代检测方法只测量生物完整的甲状旁腺癌患者的生物完整甲状旁腺激素，但它也可以测量一种新形式的甲状旁腺癌和严重的原发性和继发性甲状旁腺功能亢进症患者的N-末端完整。尽管这种新的N-PTH分子功能尚不清楚，但它是由增大的甲状旁腺分泌的。在透析患者中观察到生物完整性/完整性甲状旁腺切除术后该比率正常化。这种新的N-PTH分子是否具有生物活性尚不清楚。

推荐阅读

Komaba H, Goto S, Fukagawa M. Critical issues of PTH assays. Bone, 2009, 44: 666-670.

Martin K J, Jüppner H, Sherrard D J, et al. First-and second-generation immunometric PTH assays during treatment of hyperparathyroidism with cinacalcet HCl. Kidney Int, 2005, 68: 1236-1248.

Melamed M L, Eustace J A, Plantinga L C, et al. Third-generation parathyroid hormone assays and all-cause mortality in incident dialysis patients: the CHOICE study. Nephrol Dial Transplant, 2008, 23: 16850-1658.

20. 关于钙敏感受体（CaSR），以下哪一项陈述是错误的？

A. CaSR 只作用于肾脏和甲状旁腺

B. CaSR 的激活导致细胞内 Ca（Cai）的释放和 PTH 的抑制

C. 活性维生素 D 增强肾脏和甲状旁腺细胞 CaSR 基因的表达

D. Henle's 环粗升支 CaSR 的激活降低了 Ca^{2+} 的细胞外转运

E. 髓内集合管内 CaSR 的激活减少了加压素刺激的废物再吸收，导致高钙血症时多尿

答案：A

解析：CaSR 感知细胞外 Ca^{2+} 水平的变化，使关键组织维持钙稳态。它已经在许多组织中被发现，包括甲状旁腺、肾脏、甲状腺、肠、骨、脑和其他器官。因此，选项 A 错误。

CaSR 是 PTH 分泌的调节因子。在人类中，CaSR 感知循环中的 Ca^{2+} 水平，并通过一系列复杂的信号传导途径来抑制或促进甲状旁腺主要细胞分泌 PTH。低水平的血清 Ca^{2+} 抑制 CaSR 从而分泌 PTH，而高水平的 Ca^{2+} 激活 CaSR，从而抑制 PTH 的分泌。CaSR 的激活刺激磷脂酶 C 和肌醇 1，4，5 三磷酸的产生，导致 Cai 的释放和随后抑制 PTH 的分泌。抑制 CaSR 可导致 Cai 减少和 PTH 分泌增加。

CaSR 调节与肾脏相关的甲状旁腺的 3 个重要功能：①甲状旁腺的合成；②甲状旁腺的分泌；③甲状旁腺细胞的增殖。在肾脏，Henle's 环粗升支 CaSR 的激活抑制 Ca^{2+} 的细胞外转运，导致高钙尿症。在髓质集合管内，CaSR 定位于含有加压素调节的水通道水通道蛋白 2 的内体。CaSR 的激活导致加压素刺激的水再吸收减少，导致尿浓度下降。结果，多尿随之而来，特别是在高钙血症的情况下。

钙离子不是唯一的 CaSR 激动剂。其他二价和多价阳离子如 Mg^{2+}、Ba^{2+}、La^{3+} 和 Gd^{3+} 也起到 CaSR 激动剂的作用。这些被称为 1 型激动剂，即使在没有细胞外钙离子的情况下也能激活 CaSR。2 型激动剂如西那卡塞（Sensipar）需要细胞外 Ca^{2+} 才能激活。

几个因素上调 CaSR 基因。这些包括钙离子、西那卡塞、维生素 D、白细胞介素 1β 和白细胞介素 6。因此，选项 B ~ E 正确。

推荐阅读

Brown E M. Clinical lesions from the calcium-sensing receptor. Nature Clin Pract Endocrinol Metab, 2007, 3: 122-133.

Hebert S C. Therapeutic use of calcimimetics. Annu Rev Med, 2006, 57: 349-364.

21. 自钙敏感受体（CaSR）被发现以来，已有许多遗传性和获得性钙敏感障碍被报道。下列哪一种疾病不是由钙感应异常引起的？

A. 家族性低钙血症

B. 自身免疫性低钙高钙血症

C. 常染色体显性甲状旁腺功能减退症

D. 5 型巴特综合征

E. 1 型巴特综合征

答案：E

解析：至少有十几种 CaSR 的疾病被描述出来。这些疾病要么是遗传的，要么是后天的。其中一个被充分证明的遗传性疾病是 FHH，它是由 CaSR 失活突变引起的。患者一般为青少年，血清钙和镁浓度轻度升高。甲状旁腺激素水平通常正常或轻度升高。然而，这些患者是低钙的。尽管有高钙血症，但这些患者的尿液浓缩能力正常。FHH 患者不需要任何高钙血症或轻度甲状旁腺功能亢进的治疗。与原发性甲状旁腺功能亢进症患者不同，FHH 患者的 CaSR 对钙（Ca）有抵抗力，但在原发性甲亢患者中是正常的。

自身免疫性低钙高钙血症是在其他自身免疫病（如桥本病）中，由于 CaSR 抗体失活而导致的获得性常染色体疾病。5 例患者出现甲状旁腺依赖性高钙血症和相对低钙血症；然而，2 例甲状旁腺切除术并没有消除抗体。因此，非手术治疗就足够了。

常染色体显性甲状旁腺功能减退症（又称显性低钙血症）是由于 CaSR 激活突变所致。这种病的患者有症状性低钙血症。他们也有低镁血症、高磷血症和甲状旁腺激素水平略高于那些特发性甲状旁腺功能减退的患者。对于低血钙患者来说，尿钙排泄正常或升高。口服钙或维生素 D 的积极治疗可能是不必要的，因为有些患者可能会发展成肾结石和肾钙质沉着症。因此，建议将血清钙水平提高到足以改善低钙血症的症状和体征为宜。

5 型 Bartter 综合征是由位于 Henle 环粗升支基底外侧膜的 CaSR 激活突变引起的。这种疾病的患者会出现低钙血症、低镁血症、低甲状旁腺激素水

平、高钙尿和高镁尿。此外，由于尖膜 Na/K/2Cl 共转运蛋白的介导性抑制和尿液中 K^+ 的丢失，他们也会发生低钾血症。

1 型 Bartter 综合征是由于 Henle's 环粗升支顶端膜 Na/K/2Cl 共转运体突变引起的，尽管该综合征出现低钾、钠消耗和高钙血症。因此，选项 E 错误。

推荐阅读

Brown EM. Clinical lesions from the calcium-sensing receptor. Nature Clin Pract Endocrinol Metab，2007，3：122-133.

Ramasamy I. Inherited disorders of calcium homeostasis. Clin Chim Acta，2008，394：22-41.

Thakkar RV. Diseases associated with the extracellular calcium-sensing receptor. Cell Calcium，2004，35：275-282.

22. 下列哪一项物理化学性质是错误的？

A. 口服后，2 ～ 6h 可观察到药物的最大血浆浓度

B. 约 95% 与血浆蛋白结合，半衰期为 30 ～ 40h

C. 肾衰竭患者需要调整剂量

D. 酮康唑可增加西那卡塞水平

E. 恶心和呕吐是西那卡塞的主要不良反应

答案：C

解析：西那卡塞（美国 Sensipar；欧洲 Mimpara）是第二代拟钙剂。它通过增加钙敏感受体对细胞外 Ca^{2+} 浓度的敏感性来降低 PTH 水平。除选项 C 外，所有其他属性西那卡塞均有。肾衰竭患者无须调整剂量，但中重度肝衰竭患者建议降低剂量。

西那卡塞由 CYP3A4 酶代谢，酮康唑是该酶的强抑制剂。因此，建议服用西那卡塞的患者减少酮康唑的剂量。

推荐阅读

Goodman W G，Quarles L D. Vitamin D. Calcimimetics，and phosphate binders. //Brenner BM. Brenner and Rector's The Kidney 8th ed，Philadelphia：Saunders，2008：1904.

23. 关于西那卡塞，以下哪一项陈述不正确？

A. 单剂量口服西那卡塞 100mg 后，血浆甲状旁腺素水平在 2 ～ 4h 下降 60% ～ 70%，并在 24h 内逐渐上升至给药前水平

B. 西那卡塞治疗后 12 ～ 14h 血清钙水平下降，12 ～ 24h 趋于稳定

C. 西那卡塞对轻度、中度或重度继发性甲状旁腺功能亢进患者同样有效，尽管继发性甲状旁腺功能亢进患者的钙敏感受体（CaSR）表达减少

D. 研究表明，同时使用西那卡塞和小剂量的活性维生素 D 可有效降低 PTH 和 FGF-23

E. 西那卡塞治疗可提高血液透析（HD）患者的心血管疾病和全因死亡率

答案：E

解析：西那卡塞（Sensipar）是一种拟钙剂，它以剂量依赖的方式使 CaSR 对降低 PTH 敏感。单次口服给药后 2 ～ 4h，甲状旁腺激素水平从基线值下降到 60% ～ 70%。然而，由于低循环的西那卡塞水平和相关的 CaSR 激活降低，PTH 水平在 24h 内逐渐达到给药前水平。

与甲状旁腺激素（PTH）一样，服用西那卡塞 12 ～ 24h 后，Ca^{2+} 水平也会下降。这种下降是由于甲状旁腺素水平的早期下降。有趣的是，PO_4 水平也在下降。因此，西那卡塞降低透析患者的甲状旁腺激素、钙离子和 PO_4 水平。

开始治疗时需要剂量滴定。初始剂量为 30mg/d，可在 2 ～ 3 周增加至 60mg/d，最高可达 180mg/d。剂量的增加取决于甲状旁腺激素的反应，没有出现低钙血症。西那卡塞对不同程度继发性甲状旁腺功能亢进（包括严重）的透析患者有效，即使 CaSR 表达降低。现有数据表明，西那卡塞与低剂量骨化三醇类似物联合应用不仅降低了 PTH，而且降低了 FGF-23 的水平。这种结合也可以避免由西那卡塞引起的低钙血症。

西那卡塞治疗 21.2 个月的 HD 患者中重度继发性甲状旁腺功能亢进并没有显著降低死亡或主要心血管事件的风险。另外，一项 Meta 分析得出结论，西那卡塞降低了 HD 患者行甲状旁腺切除术的需要，但不能降低心血管疾病和全因死亡率。因此，选项 E 错误。

推荐阅读

Effect of cinacalcet on cardiovascular disease in patients undergoing dialysis. The EVOLVE Trial Investigators. N Engl J Med，2011，367：2482-2492.

Goodman W G，Quarles L D. Vitamin D.

Calcimimetics, and phosphate binders. //Brenner BM. Brenner and Rector's The Kidney 8th ed. Philadelphia: Saunders, 2008: 1904-1929.

Hebert S C. Therapeutic use of calcimimetics. Annu Rev Med, 2006, 57: 349-364.

Palmer S C, Nistor I, Craig J C, et al. Cinacalcet in patients with chronic kidney disease: A cumulative meta-analysis of randomized controlled studies. PLOS Med, 2013, 10: e1001436.

Strippoli GFM, Palmer S, Tong A, et al. Meta-analysis of biochemical and patient-level effects of calcimimetic therapy. Am J Kidney Dis, 2006, 47: 715-726.

Torres P U. Cinacalcet HCl: A novel treatment for secondary hyperparathyroidism caused by chronic kidney disease. J Renal Nutr, 2006, 16: 253-258.

Wetmore J B, Liu S, Krebill R, et al. Effects of cinacalcet and concurrent low-dose vitamin D on FGF-23 levels in ESRD. Clin J Am Soc Nephrol, 2010, 5: 110-116.

24. 1例50岁男性，患有HTN和CKD5期，进行血液透析，其血清Ca^{2+}为10.5mg/dl，PO_4为7.2mg/dl，完整PTH（iPTH）为700pg/ml。他每天服用司维拉姆2400mg，每天3次，饭后服用帕立卡醇4μg，每周3次。患者遵循低磷酸盐饮食。以下哪一个选项是正确的？

A. 每周3次将帕立卡醇增加到10μg

B. 添加667mg醋酸钙（PhosLo），每天3次

C. 为患者行甲状旁腺切除术做准备

D. 从30mg/d开始服用西那卡塞，剂量增加至180mg/d

E. 请咨询营养师在饮食中大力控制PO_4

答案：D

解析：该患者有严重甲状旁腺功能亢进症，伴有高钙血症和高磷血症，尽管服用了足够剂量的司维拉姆。增加帕立卡醇和添加醋酸钙会加重高钙血症，但高磷血症可能略有改善。进一步控制饮食中的PO_4可能无助于控制血清Ca^{2+}水平。最好的治疗方法是用西那卡塞的起始剂量（每天30mg，2～4周剂量递增）。对于甲状旁腺切除术来说，手术会诊太早，如果西那卡塞不能控制Ca^{2+}、PO_4和

iPTH，可能需要手术。

推荐阅读

Goodman W G, Quarles L D. Vitamin D, Calcimimetics, and phosphate binders. // Brenner BM. Brenner and Rector's The Kidney, 8th ed. Philadelphia: Saunders, 2008: 1904-1929.

Torres P U. Cinacalcet HCl: A novel treatment for secondary hyperparathyroidism caused by chronic kidney disease. J Renal Nutr, 2006, 16: 253-258.

25. 根据肾脏疾病：改善全球转归（KDIGO）的立场声明，以下哪一个CKD5期（eGFR＜15ml/min）骨矿物质代谢的目标范围是不正确的？

A. 完整的甲状旁腺激素（iPTH）水平高达600pg/ml

B. 白蛋白调节的Ca^{2+}为8.4～9.5mg/dl

C. 血清PO_4水平为3.5～5.5mg/dl

D. Ca和PO_4（C×P）产物＜55mg/dl

E. iPTH水平为150～300pg/dl

答案：E

解析：慢性肾脏疾病矿物质和骨疾病（CKD-MBD）一词已被引入肾脏学实践，以描述临床综合征的系统组成部分，包括骨异常、Ca^{2+}、PO_4、PTH、维生素D平衡和血管钙化。紊乱的CKD-MBD会引起一些全身性并发症，包括骨痛、骨折、甲状旁腺增生、部分甲状腺切除术和血管钙化。这些并发症导致严重的心血管并发症和发病率及死亡率。

2003年，国家肾脏基金会咨询委员会（肾脏疾病结果质量倡议，KDOQI）制定了临床指南，包括对CKD患者的iPTH、Ca^{2+}、PO_4和Ca×P产品的推荐目标，以提高发病率和死亡率。选项B～D是KDOQI指南建议的Ca^{2+}、PO_4、Ca×P产物和iPTH的目标范围。

如前所述，iPTH的测定是可变的，PTH的范围150～300pg/ml可能不能预测潜在的骨组织学。因此，KDIGO指南建议目标iPTH水平为正常iPTH水平（65pg/ml）的3～9倍。因此，选项E错误。

推荐阅读

Kidney Disease Improving Global Outcomes.

Clinical practice guidelines for the management of CKD-MBD. Kidney Int, 2009, 76 (S113): S1-S130.

National Kidney Foundation. K/DOQI clinical practice guidelines for bone metabolism and disease in chronic kidney disease. Am J Kidney Dis, 2003, 42 (suppl 3): S1-S201.

26.尽管有KDOQI临床实践指南,约有多少百分比的透析患者达到了C×P产物的目标范围?

A. 100%

B. 80%

C. 60%

D. 50%

E. 45%

答案:C

解析:尽管有临床指南,但在达到完整PTH(iPTH)、Ca^{2+}、PO_4和C×P产物的目标方面只取得了最小的进展。透析结果和实践模式研究(DOPPS)的数据分析表明,56%～61%的患者实现了维持C×P产物＜55mg/dl的目标范围。因此,选项C正确。

DOPPS是一项观察性研究,用于评估来自7个国家的HD患者在2个时间点(1996—2001年的DOPPS I 和2002—2004年的DOPPS II)。在这些研究中,iPTH(150～300pg/ml)达到KDOQI目标的患者百分比从21.4%(DOPPS I)增加到26.2%(DOPPS II);血清Ca^{2+}(8.4～9.5mg/dl)从40.5%增加到42.5%;血清PO_4(3.5～5.5mg/dl)从40.8%增加到44.4%,C×P产物(＜55mg/dl)从56.6%增加到61.4%。因此,大多数患者没有达到推荐的目标。表5.6显示了上述数值,以便更好地了解DOPPS I 和II结果。

表5.6　KDOQI建议的患者百分比

生化参数	DOPPS I	DOPPS II
iPTH(150～300pg/ml)	21.4	26.2
血清Ca^{2+}(8.4～9.5mg/dl)	40.5	42.5
血清PO_4(3.5～5.5mg/dl)	40.8	44.4
C×P产物(＜55mg/dl)	56.6	61.4

推荐阅读

National Kidney Foundation. K/DOQI clinical practice guidelines for bone metabolism and disease in chronic kidney disease. Am J Kidney Dis, 2003, 42 (Suppl 3): S1-S201.

27. 1例42岁的妇女进行了3年的维持性血液透析,其实验室检测指标如下:

ekt/v = 1.36(ekt/v是指透析结束后30～60min测定的BUN值)

Ca^{2+} = 10.8mg/dl

PO_4 = 6.7mg/dl

iPTH = 1240μg/ml

药物包括帕立卡醇8.0μg,每周3次,司维拉姆2400mg,每天3次,随餐服用,西那卡塞每天120mg。抗组胺药只是缓解了她的瘙痒症状。她说她对饮食和药物都很满意。iPTH从1640pg/ml下降到1240pg/ml,并在2个月内保持在这个水平。下一步治疗她的矿质骨疾病将是:

A. 每天增加西那卡塞至180mg

B. 打电话给外科医师做可能的甲状旁腺切除术

C. 每周3次将帕立卡醇增加到12.0μg

D. 改善饮食习惯

E. 此时不要做任何改变,再等3个月,希望实验室数值会有所改善

答案:B

解析:在大量透析患者中,使用西那卡塞可显著减少甲状旁腺切除术。然而,仍有一小部分患者需要行甲状旁腺切除术。上述患者需要评估甲状旁腺切除术,因为她正在服用适当剂量的维生素D和西那卡塞。超声检查局部甲状腺体的形态对其大小和结节性是必要的。结果表明,由结节组成的甲状旁腺减少了钙敏感和维生素D受体的表达。因此,选项B正确。其他选项不适用此患者。

一项成本效用分析显示,西那卡塞是最具成本效益的方法,对于那些仍在接受透析治疗(7.25±0.25)个月的患者和那些希望快速进行肾脏移植的患者。表5.7显示了甲状旁腺切除术的适应证。

表5.7　甲状旁腺切除术的适应证

1.高骨转换率(纤维骨炎)

2.剧烈骨痛

3.钙化防御

4.进行性骨丢失

续表

5.iPTH > 800pg/ml，对西那卡塞和维生素D反应不良

6.高钙血症（> 10.2mg/dl）

7.高磷血症（> 6mg/dl），饮食依从性差

8.增大的甲状旁腺（腺体体积 > 500mm²）

推荐阅读

Narayan R，Perkins R，Berbano E P，et al. Parathyroidectomy versus cinacalcet hydrochloride-based medical therapy in the management of hyperparathyroidism in ESRD：A cost utility analysis. Am J Kidney Dis，2007，49：801-813.

Slinin Y，Foley R N，Collins A J. Clinical epidemiology of parathyroidectomy in hemodialysis patients：The USRDS waves 1，3，and 4 study. Hemodial Int，2007，11：62-71.

Tominaga Y，Matsuoka S，Sato T. Surgical indications and procedures of parathroidectomy in patients with chronic kidney disease. Ther Aphar Dial，2005，9：44-47.

28.下列哪种药物与高钙血症无关？

A. 维生素A

B. 奥美拉唑

C. 硅酮

D. 锂

E. 氯喹

答案：E

解析：除酮康唑外，其他所有药物都能引起高钙血症。维生素A中毒引起骨吸收和血清钙升高。此外，维生素A类似物用于皮肤病和恶性疾病，导致高钙血症。

奥美拉唑是一种质子泵抑制剂（PPI），在PTH水平正常的情况下可引起急性肾小管间质肉芽肿性疾病和高钙血症。PPI也可能导致低钙血症。

使用液体硅胶进行软组织增强（乳房和臀部）已被证明会诱发肉芽肿和高钙血症。肾结石和肾衰竭是由梗阻和高钙血症引起的。使用糖皮质激素可以改善高钙血症。TNF-α抑制剂也被用来预防肉芽肿的形成，因为TNF-α诱导肉芽肿的形成。

锂通过刺激甲状旁腺激素的分泌而引起高钙血症已有多年的历史。这种效应可能是通过与钙敏感受体相互作用来改变与血浆钙相关的甲状旁腺激素分泌设定值。

氯喹通过减少1,25二羟胆钙化醇的生成而引起低钙血症。因此，选项E正确。

推荐阅读

Jacobs T P，Bilezikian J P. Rare causes of hypercalcemia. J Clin Endocrinol Metab，2005，90：6316-6322.

Khan O，Sim J J. Silicone-induced granulomas and renal failure. Dial Transplant，2010，39：254-260.

Wall CAM，Gaffney E F，Mellotte G J. Hypercalcemia and acute interstitial nephritis associated with omeprazole therapy. Nephrol Dial Transplant，2000，15：1450-1452.

29. 1例70岁的妇女正在使用氢氯噻嗪（HCTZ）治疗HTN 7年。她的血压和脉搏正常。除了最近Ca^{2+}增加了10.8mg/dl，她的所有血清化学正常。她的医生停止了HCTZ，并开始给她进行了ACEI治疗。尽管噻嗪停药，但随访显示仍有高钙血症。以下哪项关于HCTZ和Ca^{2+}的陈述是错误的？

A. HCTZ和其他噻嗪类药物引起低钙尿症

B. 慢性噻嗪治疗后体积收缩增加近端小管内钙离子重吸收

C. 慢性噻嗪治疗可增加TRPV5通道和远端小管Ca^{2+}重吸收

D. 患者可能有潜在的原发性甲状旁腺功能亢进

E. 噻嗪类药物抑制远端小管中的Na/Cl共转运体，导致NaCl的丢失和体积的耗竭

答案：C

解析：噻嗪类利尿剂减少钙排泄。这种低钙尿症有两种机制：①通过抑制Na/Cl共转运体（增加Na/Ca交换和Ca^{2+}重吸收）降低小管Na^+浓度；②通过抑制远端小管中NaCl的重吸收，噻嗪类药物可促进NaCl的损失并诱导体积收缩。这种容积收缩促进近端小管中被动的细胞旁钙转运。对TRPV5基因敲除小鼠的研究表明，噻嗪类药物与野生型小鼠一样促进Ca^{2+}再吸收，这表明TRPV5与噻嗪诱导的低钙尿症无关。因此，选项C错误的。

Wermers等测定了明尼苏达州奥姆斯特德县72例患者与噻嗪相关高钙血症的发生率，发现33例患者（64%）在停用噻嗪类利尿剂后出现持续性高钙血症。在这33例患者中，20例有潜在原发性甲

状旁腺功能亢进。作者认为，潜在的原发性甲状旁腺功能亢进在服用噻嗪类利尿剂时发展为高钙血症的患者很常见。

推荐阅读

Mensenkamp A R, Hoenderop JGJ, Bindels RJM. Recent advances in renal tubular calcium reabsorption. Curr Opin Nephrol Hypertens, 2004, 15: 524-529.

Wermers R A, Kearns A K, Jenkins G D, et al. Incidence and clinical spectrum of thiazide-associated hypercalcemia. Am J Med, 2007, 120: 911.e9-911.e15.

（李　怡　译）

30. 1例62岁的男子因精神症状被带到急诊室，体格检查显示他发育良好，但因呼吸困难而神志不清，插管以维持呼吸；血压132/78mmHg，脉搏100次/分。除了下肢溃疡覆盖有白色粉末并且用绷带包扎外，其余检查正常。患者的实验室指标如下：

Na^+: 148mmol/L

K^+: 1.8mmol/L

Cl^-: 73mmol/L

HCO_3^-: 54mmol/L

肌酐: 3.4mg/dl

尿素氮: 22mg/dl

葡萄糖: 110mg/dl

Ca^{2+}: 9.2mg/dl

PO_4: 5.6mg/dl

总蛋白: 7.1g/L

白蛋白: 2.7g/dl

心电图：窦性节律，QT间期延长

动脉血气: pH 7.69; PO_2 45mmHg; pCO_2 48mmHg; HCO_3^- 53mEq/L

尿液: pH 5.8, Na^+ 81mmol/d, K^+ 58mmol/d, Cl^- <10mmol/d, Ca^{2+} 150mmol/d

尿液毒理学：阴性

胸部X线：正常

经过生理盐水和K^+的补充，电解质，肌酐和pH均有改善，血压上升至160/90mmHg，患者成功拔管，他的iPTH和1,25（OH）$_2$D$_3$均为正常低值，下列哪一个是其高钙血症最有可能的诊断？

A. 结节病

B. 与含钙药物相关的高钙血症（乳碱综合征）

C. 家族性低尿钙高钙血症（FHH）

D. 隐匿的恶性肿瘤

E. 噻嗪类利尿剂治疗

答案：B

解析：根据正常的1,25（OH）$_2$D$_3$水平排除结节病；此外，由于患者的年龄和正常的Ca^{2+}排泄，FHH不太可能发生，在FHH高钙血症是几乎没有症状的；隐匿性恶性肿瘤是可能的，然而，患者没有任何恶性的证据。患者胸部X线和总蛋白浓度是正常的；为完全排除隐匿性恶性肿瘤，进一步的检查是有必要的；尿液中Cl^-<10mmol/d和Ca^{2+} 150mEq/d，因此排除了使用噻嗪类利尿剂的诊断。根据覆盖在腿溃疡上的白色粉末，患者可能正在使用一种含有钙的物质。事实上，患者承认使用了小苏打（CaHCO$_3$）6个月治疗腿溃疡。因此，选项B正确。

小苏打被用作家庭治疗许多疾病，包括消化性溃疡和伤口愈合。过量摄入或涂抹小苏打会引起代谢性碱中毒、低钾血症、高钙血症、容量收缩和AKI。血钙过多会损害HCO_3的排泄，导致代谢性碱中毒，容量收缩，肾功能不全，导致乳碱综合征（MAS）。

MAS也可以在无肾功能不全的情况下发生。PTH和1,25（OH）$_2$D$_3$通常被抑制，但正常值也有报道。根据需要，水合作用和电解质替代物通常足以治疗MAS。有时，肾功能不全和高钙血症可能会慢慢缓解。最终的长期治疗方法是停药。

推荐阅读

Fitzibbons L J, Snoey E R. Severe metabolic alkalosis due to baking soda ingestion: Case reports of two patients with unsuspected antacid overdose. J Emerg Med, 1999, 17: 57-61.

Medarov B I. Milk-alkali syndrome. Mayo Clin Proc, 2009, 84: 261-267.

Patel A M, Godfarb S. Got calcium? Welcome to the calcium-alkali syndrome. J Am Soc Nephrol, 2010, 21: 1440-1443.

31. 在乳碱综合征（MAS）高钙血症的产生和维持过程中，以下哪一项因素是错误的？

A. 钙的充分摄入

B. 肾小球滤过率（GFR）下降

C. 血容量不足

D. 增加肾脏Ca^{2+}再吸收

E. 肾脏替代治疗改善高钙血症和降低GFR

答案：E

解析：MAS通常表现为高钙血症，代谢性碱中毒和一定程度的肾功能不全。高钙血症的产生和维持取决于以下几个因素：①在数天到数周内肠道再吸收增加使Ca^{2+}的摄入充足；②GFR降低后Ca^{2+}滤过减低，导致高钙血症和低钙尿；③高钙血症引起的肾病型糖尿病、尿崩症和容量不足；④由于血容量不足使近端小管内Ca^{2+}的重吸收增加；后两个因素与代谢性碱中毒往往维持了高钙血症。值得注意的是，即使在PTH和$1,25(OH)_2D_3$被抑制的情况下，高钙血症也会发生，水化与生理盐水最初可以改善血钙和肌酐，而肾脏替代治疗一般不需要改善肌酐。因此，选项E错误。

推荐阅读

Fitzibbons L J, Snoey E R. Severe metabolic alkalosis due to baking soda ingestion: Case reports of two patients with unsuspected antacid overdose. J Emerg Med, 1999, 17: 57-61.

Medarov B I. Milk-alkali syndrome. Mayo Clin Proc, 2009, 84: 261-267.

Patel A M, Goldfarb S. Got calcium? Welcome to the calcium-alkali syndrome. J Am Soc Nephrol, 2010, 21: 1440-1443.

32. 1例52岁的妇女血液透析（HD）6年发生下肢坏死性溃疡（图5.1）。此时推荐下列哪一种治疗措施？

A. 用钙基磷酸盐黏合剂降低血清PO_4

B. 维生素D治疗

C. 开始使用华法林预防血栓形成

D. 继续常规HD

E. 避免钙基黏合剂、维生素D治疗、华法林，积极伤口管理和使用抗生素，强化HD（每天4h，连续7d，然后每周5～6次），硫代硫酸钠和O_2治疗

答案：E

解析：患者下肢存在钙化防御（钙性尿毒症性小动脉病）。钙化防御的特征是疼痛性皮肤溃疡伴坏死和动脉内侧钙化。慢性HD患者比非透析发生率更高。发病率从小于1%到4%不等。传统的危险因素包括继发性甲状旁腺功能亢进、高钙血症、高磷血症、钙基磷酸盐结合物、肥胖、糖尿病、蛋白质C缺乏、女性、华法林的使用及低白蛋白。然

而，日本的一项研究表明，华法林治疗和低白蛋白水平是钙化防御的重要危险因素。

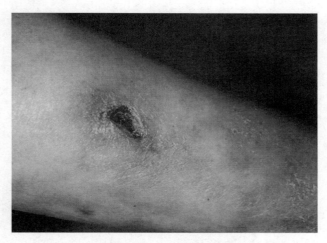

图5.1　下肢坏死性病变（经爱思唯尔有限公司许可）

目前还没有明确的治疗方法。1年死亡率为45%～55%。虽然没有关于治疗效果的前瞻性研究，但目前建议多途径介入治疗，包括避免钙基黏合剂、维生素D和华法林治疗，积极的伤口管理和抗生素使用，强化HD（每天4h，连续7d，然后每周5～6次）和长期使用硫代硫酸钠12.5～25g，每周3次静脉输注，同时予以面罩氧疗，已证明该方法对钙化防御患者有益。最近澳大利亚的一项回顾性研究表明，予以HD患者输注硫代硫酸钠（每周3次，每次25g）持续平均96d可使27例患者中14例患者（52%）完全缓解。除螯合Ca^{2+}外，硫代硫酸钠对改善钙化防御可能还有其他作用。因此，选项E正确。

其他治疗方式包括双膦酸盐、西那卡塞，改善炎症的糖皮质激素，伤口手术和高压氧治疗。

推荐阅读

Baldwin C, Farah M, Leung M, et al. Multi-intervention management of calciphylaxis: A report of 7 cases. Am J KidneyDis, 2011, 58: 988-991.

Ross E A. Evolution of treatment strategies for calciphylaxis. Am J Nephrol, 2011, 34: 460-467.

Vedvyas C, Winterfield L S, Vleugels R A. Calciphylaxis: A systematic review of existing and emerging therapies. J AmAcad Dermatol, 2012, 67: e253-e260.

Zitt E, K€onig M, Vychytil A, et al. Use

of sodium thiosulfate in a multi-interventional setting for the treatment ofcalciphylaxis in dialysis patients. Nephrol Dial Transplant，2013，28：1232-1240.

33. 将下列骨活检结果与临床情况相匹配

（1）正常骨组织

（2）继发性甲状旁腺功能亢进患者

（3）无力性骨病患者

（4）铝中毒患者

（5）骨软化症患者

答案：（1）＝图5.2a；（2）＝图5.2b；（3）＝图5.2c；（4）＝图5.2d；（5）＝图5.2e

解析：骨活检是CKD4～5期患者确定骨病的标准方法。图5.2a显示了正常骨组织，矿化板层骨（蓝色）和两矿化骨之间的细胞区域。

图5.2b显示严重继发性甲状旁腺功能亢进导致的纤维性骨炎的骨组织学。值得注意的是矿化骨的密度降低且细胞成分纤维化；纤维性骨炎的特征是随着破骨细胞活动的增加，骨形成和骨吸收的速率增加，导致未矿化的骨基质和骨髓纤维化。骨纤维炎是一类高转运型骨病。

图5.2c为一例无力性骨病（低运转）。它的特点是缺乏成骨细胞和破骨细胞，骨样形成增加和骨内纤维化。由于细胞数量减少，骨形成和骨吸收减少。

图5.2d为骨中铝沉积的例子。Villanueva和金精三羧酸ATA染色骨样骨界面的红色带。通常，铝病伴有骨软化（图5.2e），其特征是矿化减少，有大量未矿化的类骨质。细胞活性降低，骨内纤维化的消失也是骨软化的特征。

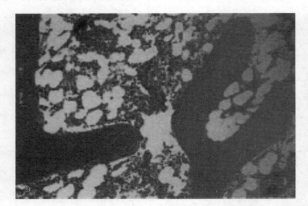

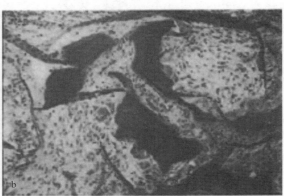

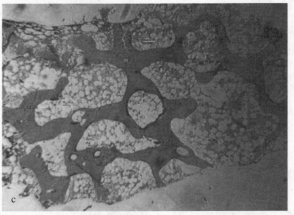

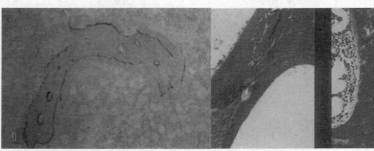

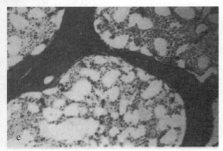

图5.2　正常和异常骨活检结果（经爱思唯尔公司许可）

推荐阅读

Moe S M，Sprague S M. Chronic kidney disease-mineral bone disorder. //Taal M W，Chertow G M，Marsden P A，et al. Brenner & Rector's The Kidney 9th ed. Philadelphia：Elsevier Saunders，2012：2021-2058.

34. 1 例 70 岁老年人因可疑肺肿块入院。他的血压、体格检查和实验室检查正常，但肌酐为 1.2mg/dl（eGFR 60ml/min）。心电图也正常。胸部磁共振显示一个界线清晰的肿块。次日清晨，检验科致电告知你该患者血清 Ca^{2+} 水平为 6.5mg/dl，PO_4 和白蛋白正常。患者无症状。关于他的低血钙症的评估，下列哪个选项是正确的？

　　A. 获取心电图

　　B. 打电话给内分泌科或肾病科医师评估 Ca^{2+}

　　C. 订购检查电离 Ca^{2+}

　　D. 立即重复 Ca^{2+}

　　E. 以上都不是

　　答案：C

　　解析：血清 Ca^{2+} 通常通过比色法测定，该方法使用了一种显色剂。这个显色剂与 Ca^{2+} 结合并改变与钙有关的颜色。在四种 MRI 造影剂中，钆双胺和钆弗塞胺与 Ca^{2+} 竞争比色试剂并螯合 Ca^{2+}，导致不实的低 Ca^{2+}。只要造影剂存在于血液中，低钙血症就会持续存在。这种假性低钙血症不发生在使用钆喷酸二甲葡胺和钆特醇造影剂时。一旦发生假性低钙血症，完善心电图和咨询内分泌医师和肾内科医师都是不必要的。为了明确假性低钙血症，可以订购检查电离 Ca^{2+}，这通常用离子特异性电极法测定。因此，选项 C 正确。

推荐阅读

Doorenbos C J，Ozyilmaz A，van Wijnen M. Severe pseudohypocalcemia after gadolinium-enhanced magnetic resonance angiography. N Engl J Med，2003，349：817-818.

Mark P B，Mazonakis E，Shapiro D，et al. Pseudohypocalcaemia in an elderly patient with advanced renal failure andrenovascular disease. Nephrol Dial Transplant，2005，20：1499-1500.

Prince M R，Erel H E，Lent R W，et al. Gadodiamide administration causes spurious

hypocalcemia. Radiology，2003，227：639-646.

35. 1 例 80 岁的酗酒者因下消化道大量出血入院，需要在 6h 内输注 12U 的红细胞。血红蛋白情况有所改善，但血压略低。虽然他警觉且有方向感，但他抱怨口腔麻木。血清 Ca^{2+} 水平从 9.2mg/dl 降至 6.0mg/dl，Mg^{2+} 水平正常。他的离子 Ca^{2+} 是在正常范围的下限。他的肝功能稍异常。以下哪一项是患者低钙血症最可能的原因？

　　A. 输血引起的低钾血症导致低钙血症

　　B. 肝脏疾病引起的低钙血症

　　C. 输血引起的低钙血症

　　D. 输血相关凝血功能障碍引起的低钙血症

　　E. 以上都不是

　　答案：C

　　解析：除选项 C 外，其他选项均不正确。库存血通常用柠檬酸盐抗凝（每单位含 3g 柠檬酸盐）。虽然健康的肝脏每 5min 就代谢 3g 柠檬酸盐，但有大量来自红细胞的柠檬酸盐。他有轻微的肝功能异常，可能影响柠檬酸代谢，导致柠檬酸中毒。尽管由于大量输血造成的血液稀释使得总血清 Ca^{2+} 的测定可能意义不大，但电离 Ca^{2+} 是有用的。

　　柠檬酸中毒可引起手足抽搐，QT 间期延长，外周血管阻力降低引起低血压，心肌收缩力降低和肌肉震颤。静脉输注 Ca^{2+} 是治疗输血性低血钙的恰当方法。

　　通常高钾血症是输血的常见异常；然而一旦发生代谢性碱中毒，由于柠檬酸盐转化为 HCO_3，就很少能观察到低钾血症。轻度肝病可能不会引起症状性低钙血症。凝血障碍也是大量输血的并发症，但与低钙血症无关。

推荐阅读

Bunker J P，Bendixen H H，Murphy A J. Hemodynamic effects of intravenously administered sodium citrate. N Engl J Med，1962，266：372-377.

Shiler K C，Napolitano L M. Complications of massive transfusion. Chest，2010，137：209-220.

36. 关于肾单位对镁（Mg^{2+}）的处理，下列哪项叙述是不正确的？

　　A. Mg^{2+} 重吸收在近端小管中仅占过滤负荷的

25%

B.Na^+ 和 Mg^{2+} 在近端小管中被同等重吸收

C.约70%过滤后的 Mg^{2+} 在髓袢升支粗段 TALH 被重吸收

D.只有10%过滤的 Mg^{2+} 被远曲小管（DCT）重吸收

E. Mg^{2+} 的排泄分数在3%～5%，在低镁血症中可降至1%

答案：B

解析：Mg^{2+} 是细胞内仅次于 K^+ 的第二大阳离子。一个70kg个体约有25g Mg^{2+}。约67%的 Mg^{2+} 存在于骨骼中，约20%存在于肌肉中，12%存在于其他组织中，比如肝脏。只有1%～2%存在于细胞外间隙。在血浆中，Mg^{2+} 以游离（60%）和结合（40%）形式存在。约10%与 HCO_3^-、柠檬酸、磷酸盐结合，30%与白蛋白结合。只有游离和非蛋白结合的 Mg^{2+} 可在肾小球中被过滤。

约2000mg的 Mg^{2+} 被过滤，只有100mg从尿液中排出，这意味着95%过滤后的 Mg^{2+} 被重吸收。近端小管吸收约25%过滤的 Mg^{2+}。这与 Na^+、K^+、Ca^{2+} 或 PO_4 在近端小管的重吸收相比是相对较低的。因此，选项B错误。

Mg^{2+} 重吸收最重要的部分是皮质髓袢升支粗段 TALH。在这部分中，约70%的 Mg^{2+} 被重吸收。TALH 中 Mg^{2+} 的运移既有被动的，也有主动的。被动传输是依赖于 Na/K/2Cl 协同转运和钾离子通过钾通道回漏入管腔的正电压差。这种正电压差促进了 Mg^{2+} 的细胞旁运动。钙敏感受体抑制 Mg^{2+} 的细胞旁转运。袢利尿剂对 Na/K/2Cl 共转运的抑制作用减弱了 Mg^{2+} 重吸收。容量扩增时 Mg^{2+} 重吸收也出现了下降。这两个情况使电位差降低，从而促进 Mg^{2+} 在该段迅速被动输运。

也有证据表明在 TALH 皮质中存在 Mg^{2+} 的主动转运。这一机制是基于抗利尿激素和胰高血糖素的刺激 Mg^{2+} 转运而不改变任何电位差的观察结果提出的。

远曲小管 DCT 重吸收约10%过滤后的 Mg^{2+}，而集合管中重吸收很少。因此，DCT 是肾单位中 Mg^{2+} 重吸收的最后一个部位。它是通过主动跨细胞机制发生的。在管腔中，Mg^{2+} 通过 TRPM6（瞬时受体电位 M6）进入细胞。细胞内 Mg^{2+} 和噻嗪类利尿剂抑制 TRPM6。在稳态条件下，尿中 Mg^{2+} 的排泄量为过滤的3%～5%。

推荐阅读

Alexander R T, Hoenderop J G, Bindels R J. Molecular determinants of magnesium homeostasis: Insights from humandisease. J Am Soc Nephrol, 2008, 19: 1451-1458.

Pollack M R, Yu ASL, Taylor E N. Disorders of calcium, magnesium, and phosphate balance. //Brenner BM.Brenner and Rector's The Kidney, 8th ed, Philadelphia, Saunders, 2008: 588-611.

Reddi A S. Intravenous fluids: Composition and indications. //Reddi A S. Fluid, Electrolyte, and Acid-Base Disorders.Clinical Evaluation and Management. New York: Springer, 2014: 265-269.

37. 以下哪一种药物不会引起低镁血症？

A.顺铂

B.两性霉素B（Amp B）

C.质子泵抑制剂（PPI）

D.乙醇

E.万古霉素

答案：E

解析：除万古霉素外，其他所有药物都会引起低镁血症。顺铂和 Amp B 可引起肾脏 Mg^{2+} 的消耗。这两种药物也会导致低钙尿症。PPIs 已被证明可引起低镁血症，但尚无病因学证据。Hoorn 等报道了 PPIs 不仅可导致低镁血症，还有低钾和低钙血症。

低钾血症是由于肾中钾离子的消耗。慢性乙醇中毒的患者可发展为低镁血症，其机制包括饮食摄入不足、脂肪泻、腹泻、PO_4 缺乏、脂肪酸或 ATP-Mg 复合物的形成，以及乙醇诱导的镁尿。迄今为止，还未显示万古霉素可引起低镁血症，选项 E 错误。

推荐阅读

Hoorn E J, va der Hoek J, de Man R A, et al. A case series of proton pump inhibitor-induced hypomagnesemia. Am JKidney Dis, 2010（56）: 112-116.

Pollack M R, Yu ASL, Taylor E N. Disorders of calcium, magnesium, and phosphate balance. //Brenner BM.Brenner and Rector's The

Kidney 8th ed. Philadelphia：Saunders，2008（8）：588-611.

38. 1例50岁的男子因即将发生酒精戒断综合征而入院。他抱怨口唇周围发麻和全身乏力。血压150/88mmHg，脉搏96次/分。异常实验室包括：K^+ 2.8mmol/L；Ca^{2+} 6.8mg/dl；Mg^{2+} 1.4mg/dl；PO_4 2.1mg/dl；白蛋白为3.2g/dl。心电图显示QT间期延长。下列哪一种治疗可以减轻他的口腔麻木？

A.给药KCl

B.给药钙葡萄糖酸钙

C.给药 $MgSO_4$

D.给药D5W和KCl

E.给药氯化钾、葡萄糖酸钙和 $MgSO_4$

答案：C

解析：在急性或慢性乙醇中毒的患者中，低钾血症、低钙血症，低镁血症和低磷血症是典型的电解质异常。如在前一问题所述，乙醇中毒患者的低镁血症有多种机制，反过来又导致低钾血症和低钙血症。乙醇中毒患者的低钾血症可能是由于饮食摄入不良、呼吸性碱中毒、腹泻、乙醇戒断时肾上腺素能刺激和镁缺乏。

低镁血症可通过两种机制引起低钙血症。首先，低镁血症会损害甲状旁腺激素分泌；其次，低镁血症导致骨骼对甲状旁腺素的作用产生抵抗。这两种机制都导致低PTH和 Ca^{2+} 水平。此外，在低镁血症中，1,25（OH）$_2D_3$ 水平较低，原因是降低了25-羟维生素D的转化率。乙醇中毒引起的低磷血症由饮食摄入不良，呼吸性碱中毒和葡萄糖摄入引起的细胞外分布和低镁血症。因为低镁血症也会引起其他电解质异常，所以 $MgSO_4$ 可纠正低钾血症，低钙血症和低磷血症。因此，选项C正确。

与镁缺乏引起的低钙血症不同，庆大霉素所引起的低镁血症相关的低钙血症仅用镁不能改善。

推荐阅读

Pollack M R，Yu ASL，Taylor E N. Disorders of calcium，magnesium，and phosphate balance. //Brenner BM. Brenner and Rector's The Kidney 8th ed. Philadelphia：Saunders，2008：588-611.

Jamerson K，Weber M A，Bakris G L，et al. For the ACCOMPLISH trial investigators. Benazepril plus amlodipine or hydrochlorothiazide for hypertension in high-risk patients. N Engl J Med，2008（359）：2417-2428.

39. 以下最近提出的低镁血症引起低钾血症的机制哪一个是正确的？

A. Na/K/2Cl协同转运体的抑制

B. Na/Cl协同转运体的抑制

C. Mg对远曲小管（DCT）钾通道的阻断

D. 对钠通道的抑制

E. 以上机制均不是

答案：C

解析：Mg^{2+} 和 K^+ 的联合缺乏可在多种情况下发生，如袢类或噻嗪类利尿剂、乙醇中毒、腹泻、巴特和吉特曼综合征、氨基糖苷、两性霉素B及顺铂。抑制Na/K/2Cl和Na/Cl共转运体分别引起巴特-吉特曼综合征。然而，低钾血症在可一定程度上通过输注KCl得到纠正。相反，镁缺乏诱发的低钾血症不能仅用氯化钾来纠正。镁缺乏引起低钾血症的机制尚不清楚。然而，一些证据表明，镁摄入能减少钾的分泌，镁缺乏能促进 K^+ 排泄。这些效应的发生独立于Na/K/2Cl，Na/Cl和 K^+ 通道。有研究认为，Mg缺乏可抑制骨骼肌 Na^+/K^+-ATP酶，导致 K^+ 外排和继发性钾尿。

目前提出的机制是细胞内 Mg^{2+} 浓度的变化通过DCT中的 K^+ 通道影响 K^+ 的分泌。在生理性的细胞内 Mg^{2+} 浓度（如1mM）下，K^+ 通过 K^+ 通道进入的次数多于出口量，因为细胞内的 Mg^{2+} 与 K^+ 通道结合，阻碍了 K^+ 的出口。根据Huang和Kuo建议，Mg缺乏可以降低细胞内 Mg^{2+} 的浓度，从而减少结合促进 K^+ 分泌。因此，选项C正确。

推荐阅读

Huang C L，Kuo E. Mechanism of hypokalemia in magnesium deficiency. J Am Soc Nephrol，2007，18：2649-2652.

Mount D B，Zandi-Nejad K. Disorders of potassium balance. //Brenner BM. Brenner and Rector's The Kidney 8th ed. Philadelphia：Saunders，2008：547-587.

40. 以下关于特发性高钙尿症的陈述哪一个是错误的？

A. 很强的肾结石家族史

B. 钙敏感受体（CaSR）激活（获得功能）突

变导致高钙尿

C. claudin-16突变导致高钙尿症

D. TRPV5（瞬时受体电位香草酸成员5蛋白）引起高尿钙

E. 登特病患者永远不会有高钙尿

答案：E

解析：虽然目前还不清楚高钙尿症的遗传因素，但一些流行病学研究已经表明高钙尿症与家族结石病史有关系。CaSR的功能获得突变导致V型巴特综合征合并高钙尿症和肾结石。此外，基因claudin-16的突变，一个紧密连接蛋白，可引起一种以低镁血症、高钙尿症和肾结石为特征的家族性疾病。TRPV5是一个Ca^{2+}通道，促进远端小管中的Ca^{2+}重吸收，*TRPV5*基因突变可引起高钙尿症。同样，登特病的患者也有高钙尿症和肾结石。因此，选项E错误。

推荐阅读

Devuyst O, Pirson Y. Genetics of hypercalciuric stone forming disease. Kidney Int, 2007, 72: 1065-1072.

Sayer J A. The genetics of nephrolithiasis. Nephron Exp Nephrol, 2008, 110: e37-e43.

Stechman M J, Loh N Y, Thakkar R V. Genetic causes of hypercalciuric nephrolithiasis. Pediatr Nephrol, 2009, 24: 2321-2332.

41. 治疗尿石症的药物排泌疗法（MET）在减少肾绞痛方面越来越受欢迎。以下哪一个药物不是MET使用的？

A. 坦索罗辛（α_1受体阻滞剂）

B. 硝苯地平（钙通道阻滞剂，CCB）

C. 糖皮质激素

D. 喹那普利（ACE-I）

E. A和C

答案：D

解析：MET作为一种促进输尿管结石通过的药物疗法越来越受欢迎。坦索罗辛通常用于良性前列腺肥大引起的下尿路症状。它抑制输尿管张力、蠕动频率和收缩。坦索罗辛是目前研究最多的α_1受体阻滞剂，用于减少输尿管绞痛患者的镇痛需求。特拉唑嗪和多沙唑嗪对MET也有帮助。CCBs似乎对输尿管功能有抑制作用，并能减少输尿管肾膨胀引起的疼痛。糖皮质激素被用于MET的假设是它们

可以减轻输尿管炎症和水肿。糖皮质激素和坦索罗辛或硝苯地平的联合应用已被证明比单独使用任何一种药物更有效。因此，应用α_1受体阻滞剂、CCB或糖皮质激素被认为是一种副作用最小的输尿管结石治疗方法。然而，尚无研究ACE的影响。因此，选项D错误。

推荐阅读

Bonnardeaux A, Bichet D G. Inherited disorders of the renal tubule. //Brenner. Brenner and Rector's The Kidney 8th ed. Philadelphia: Saunders, 2008: 1390-1427.

Stechman M J, Loh N Y, Thakkar R V. Genetic causes of hypercalciuric nephrolithiasis. Pediatr Nephrol, 2009, 24: 2321-2332.

42. 以下哪一种尿酸结石形成机制是错误的？

A. 尿液pH 5.1

B. 低尿量

C. 高尿酸血症

D. 仅A和C

E. A、B和C

答案：D

解析：尿酸结石形成的三个主要机制是酸性pH、低尿量和高尿酸血症（>600mg/d）。尿酸结石形成者在NH_4生成或排泄方面都有缺陷。此外，它们还增加了净酸排泄值。因此，尿酸结石患者尿液pH呈酸性。

正常情况下，尿液中尿酸的溶解度限制在96mg/L，如果尿尿酸排泄量超过600mg/L，尿液就会被尿酸过度饱和，在酸性pH和低尿量的情况下，它会沉淀并导致尿酸结石。因此，选项D错误。

推荐阅读

Bushinsky D A, Coe F L, Moe O M. Nephrolithiasis. //Brenner BM. Brenner and Rector's The Kidney 8th ed. Philadelphia: Saunders, 2008: 1299-1349.

Sakhaee K. Recent advances in the pathophysiology of nephrolithiasis. Kidney Int, 2009, 75: 585-595.

43. 下列哪种遗传病与肾结石无关？

A. 登特病

B.眼-脑-肾综合征（OCRL）

C.Gitelman综合征

D.Ⅴ型 Bartter综合征

E.远端RTA

答案：C

解析：除Gitelman综合征外，上述遗传性疾病均与高钙尿症和肾结石有关。登特病是一种X连锁隐性疾病，由编码肾脏氯通道CLC-5的*CLCN5*基因失活突变引起。该病的特点是不同程度的低分子量蛋白尿、高钙尿、肾结石、高磷尿和佝偻病。登特病患者肾功能逐渐衰竭。OCRL也是一种X连锁隐性疾病，其特征是先天性白内障，智力低下，佝偻病，肌肉张力减退，近端小管碳酸氢盐、磷酸盐和氨基酸消耗。部分患者有高钙尿和肾结石。编码肌醇磷酸酶5-磷酸酶的基因突变导致OCRL。Ⅴ型Bartter综合征是由钙敏感受体（CaSR）激活突变引起的。该病以低钾血症、代谢性碱中毒、高钙尿和肾结石为特征。远端RTA为低钾血症、骨不连间隙代谢性酸中毒、高钙尿症、肾钙沉着症和肾结石症。Gitelman综合征以低钙尿为特征，因此不会发生肾结石。然而，软骨钙化症常见于吉特尔曼综合征患者。因此，选项C错误。

推荐阅读

Bonnardeaux A，Bichet D G. Inherited disorders of the renal tubule. //Brenner. Brenner and Rector's The Kidney 8th ed. Philadelphia：Saunders，2008：1390-1427.

Stechman M J，Loh N Y，Thakkar R V. Genetic causes of hypercalciuric nephrolithiasis. Pediatr Nephrol，2009，24：2321-2332.

44. 瞬时受体电位香草酸成员5（TRPV5）是远端曲小管（DCT）和连接小管（CNT）的限速Ca进入通道。关于TRPV5，下列哪一个陈述是错误的？

A.TRPV5与calbindin-D28k、Na/Ca交换器和Ca-ATP酶共定位

B.Klotho通过去糖基化使质膜中的TRPV5通道稳定

C.TRPV5由1,25（OH）$_2$D$_3$和PTH调节

D.*TRPV5*基因敲除小鼠表现出高钙尿症，1,25（OH）$_2$D$_3$水平升高，肠道钙吸收增加，以及骨小梁密度降低

E.*TRPV5*基因突变与特发性高钙尿症之间的联系已经在人类中得到了很好的证实

答案：E

解析：Ca^{2+}的重吸收主要发生在近端小管和Henle环的粗升支。约15%的Ca^{2+}重吸收发生在DCT和CNT中。这个跨细胞过程分为三个步骤。首先，Ca^{2+}通过TRPV5穿过顶膜；其次，一旦Ca^{2+}进入细胞内，它与calbindin-D28k结合，并通过胞质向基底外侧膜移动；最后，Ca^{2+}通过Na/Ca交换器和Ca-ATPase被排入血液。不到3%的过滤后的钙通过尿液排出。

TRPV5由klotho、1,25（OH）$_2$D$_3$和PTH调节。klotho通过其β-葡萄糖醛酸酶水解TRPV5胞外区的糖残基来提高TRPV5的活性。这一点通过klotho基因敲除小鼠TRPV5的表达降低而得到证实。1,25（OH）$_2$D$_3$和PTH增加TRPV5的表达，表明肾单位DCT和CNT段的跨细胞Ca^{2+}转运增加。

*TRPV5*基因敲除小鼠表现为高钙尿症，1,25（OH）$_2$D$_3$水平升高，肠道Ca^{2+}吸收增加，骨小梁密度降低。这表明TRPV5在调节DCT和CNT的Ca^{2+}重吸收过程中起着重要作用。然而，高钙尿症患者的筛查未能检测到TRPV5的显著突变。因此，选项E错误。

推荐阅读

Mensenkamp A R，Hoenderop JGJ，Bindels RJM. Recent advances in renal tubular calcium reabsorption. Curr Opin Nephrol Hypertens，2004，15：524-529.

Woudenberg-Vrenken T E，Bindels RJM，Hoenderop JGJ. The role of transient receptor potential channels in kidney disease. Nature Rev Nephrol，2009，5：441-449.

45. 饮食因素在肾结石中起重要作用。下列哪一种饮食因素会促进肾结石的形成？

A. 高钙摄入

B. 低钙摄入

C. 低蛋白摄入

D. 低钠摄入

E. 高镁高钾摄入

答案：B

解析：饮食因素在肾结石形成和预防中的作用已被广泛研究。直到最近，高钙饮食被认为会增

加结石形成的风险。然而，最近的研究表明，低钙（400mg/d）饮食而不是高钙（1200mg/d）促进结石形成。其机制似乎是高钙摄入会在肠道结合膳食草酸，从而减少草酸的吸收和尿排泄。因此，选择B错误。

研究表明，膳食钙而不是补充钙对降低结石形成很重要。这两种钙摄入量之间的差异与钙摄入的时间有关。似乎补充钙片是在两餐之间服用的，这将减少草酸在肠道中的结合。因此，增加膳食钙而不是补充钙可以减少结石的形成。高钠饮食促进钙排泄，因此建议低钠饮食以减少高钙尿。

限制钾的饮食可以促进尿钙的排泄。此外，相对低钾血症促进柠檬酸盐的吸收。富含钾的饮食促进尿液中柠檬酸盐的排泄，柠檬酸盐是草酸钙结石形成的抑制剂。

较高的镁摄入量可防止尿液中草酸钙的过饱和，因为镁与草酸结合，而且镁会减少肠道对草酸的吸收。

因此，富含钙、钾和镁的低钠饮食有利于防止结石的形成。

高蛋白摄入通过将含硫氨基酸代谢成硫酸，以及有机酸的产生而产生酸负荷。这种产酸导致尿钙增加，柠檬酸排泄减少。因此，高蛋白摄入促进结石形成和骨质疏松。

推荐阅读

Bushinsky D A，Coe F L，Moe O M. Nephrolithiasis. //Taal M W，Chertow G M，Marsden P A，et al. Brenner & Rector's？ The Kidney 9th ed. Philadelphia：Elsevier Saunders，2012：1455-1507.

Taylor E N，Curhan G C. Diet and fluid prescription for stone disease. Kidney Int，2006，70：835-839.

46. 将以下抑制性尿大分子与草酸钙结晶的致病机制相匹配

A.肾钙素

B.Tamm-Horsfall蛋白

C.尿桥蛋白（骨桥蛋白）

D.糖胺聚糖（GAGs）

1.抑制成核，生长，聚集和细胞黏附

2.仅抑制聚集

3.抑制成核，生长，聚集，但不抑制成核

答案：A＝1；B＝2；C＝1；D＝3

解析：结石形成的机制有多种，包括尿中结石物质过饱和、成核、晶体生长和聚集以及细胞黏附（细胞-晶体相互作用）。结石形成开始于尿液中排出有害物质的晶体，尿液被结石形成物质超饱和。下一步是形成自发形成的核或晶核（同质成核），或在不同化合物的预先存在的晶核巢上形成的晶体（异相成核）。例如，单钠尿酸盐和尿酸在草酸钙结石形成中形成了极好的异质核。另外，在肾乳头中发现的磷酸钙斑块（所谓的Randall斑块）可能是草酸钙结石的成核表面。

晶体生长和聚集是结石形成的关键步骤。小晶体聚集成大块晶体。这些晶体必须锚定在肾小管上皮或尿路上皮（细胞黏附）上，才能变大，成为尿路结石。

仅有尿过饱和并不足以形成结石。正常人有晶体生长、成核、聚集和细胞黏附的抑制物。焦磷酸盐、柠檬酸盐和镁是最重要的低分子量结晶抑制剂。此外，大分子量物质如肾钙素、Tamm-Horsfall蛋白、尿桥蛋白和糖胺聚糖被认为是草酸钙结石形成的抑制剂。肾钙素已被证明可以抑制成核、生长、聚集和细胞黏附，而Tamm-Horsfall蛋白只抑制聚集。与肾钙素类似，尿桥蛋白抑制草酸钙结晶的各个方面。此外，糖胺聚糖抑制生长、聚集和细胞黏附，对成核几乎没有影响。

另外三种大分子尿蛋白抑制剂已被鉴定：凝血酶原片段1，bikunin和钙粒蛋白。

推荐阅读

Bushinsky D A，Coe F L，Moe O M. Nephrolithiasis. //Taal M W，Chertow G M，Marsden P A，et al. Brenner & Rector's The Kidney 9th ed. Philadelphia：Elsevier Saunders，2012：1455-1507.

Hruska K A，Beck A M. Nephrolithiasis. //Coffman T M，Falk R J，Molitoris B A，et al. Schrier's Diseases of the kidney 9th ed. Philadelphia：Wolters Kluwer/Lippincott Williams & Wilkins，2013：642-672.

（毛　楠　译）

47.匹配以下低分子尿抑制剂与其减少结石形成的作用机制

A.焦磷酸盐

B.镁

C.枸橼酸盐

1.抑制异质成核和草酸钙盐的生长

2.结合尿液中的钙并且增加塔姆-霍斯福蛋白质的抑制活性。

答案：A＝1；B＝1；C＝2

解析：据报道，焦磷酸盐可以抑制草酸钙的自发结晶，也可以抑制羟基磷灰石对草酸钙的异质核化。草酸镁复合物减少尿液中草酸钙过饱和度。此外，镁可以抑制草酸钙结晶的成核和生长。一般情况下，尿中柠檬酸与钙离子结合可降低其离子强度。因此，草酸钙或磷酸钙可以防止尿液过饱和度。15%～60%的结石患者存在低枸橼酸盐尿症，进一步加强了枸橼酸盐在预防结石形成中的作用。此外，柠檬酸已被证明可以抑制草酸钙晶体的成核、生长和聚集。同时，枸橼酸盐增强了塔姆-霍斯福蛋白对草酸钙聚集的抑制作用。

代谢性酸中毒、低钾血症和碳酸氢盐抑制剂可减少尿中枸橼酸盐的排泄。已有研究表明，雌激素、甲状旁腺激素、降钙素和维生素D可以增加枸橼酸盐的排泄。

推荐阅读

Bushinsky D A，Coe F L，Moe O M. Nephrolithiasis. //Taal M W，Chertow G M，Marsden P A，et al. Brenner & Rector's The Kidney 9th ed. Philadelphia：Elsevier Saunders，2012：1455-1507.

Hruska K A，Beck A M. Nephrolithiasis. //Coffman T M，Falk R J，Molitoris B A，et al. Schrier's Diseases of the kidney 9th ed. Philadelphia：Wolters Kluwer/Lippincott Williams & Wilkins，2013：642-672.

48.下列哪一种结石最不可能和尿液的pH有关？

A.磷酸氢钙

B.草酸钙

C.尿酸

D.胱氨酸

E.磷酸铵镁（鸟粪石）

答案：B

解析：尿液的pH取决于液体和饮食的摄入及代谢状态。它是决定尿中磷酸钙离子产物的最重要的决定因素。较高的pH（＞6.5）分别增加了PO_4^{3-}和HPO_4^{2-}形成磷酸八钙 $[(Ca_4H(PO_4)_3 \cdot 2.5H_2O]$ 和钙磷石（$CaHPO_4 \cdot 2H_2O$）的有效性。因此，磷酸钙晶体在碱性尿液pH中占主导地位。此外，鸟粪石（感染性）结石形成于碱性尿液。

尿酸和胱氨酸结石来源于酸性pH，在酸性pH下，尿酸的溶解性最小，在碱性pH下与尿酸盐一样具有高的溶解性。同样，胱氨酸在碱性条件下的溶解性比酸性条件下高。因此，治疗尿酸和胱氨酸结石包括将尿液碱化至pH＞6.5。草酸钙的离子活性产物受尿液pH的影响最小，尽管有钙晶体酸性尿液中含有草酸盐。因此，答案B错误。

推荐阅读

Bushinsky D A，Coe F L，Moe O M. Nephrolithiasis. //Taal M W，Chertow G M，Marsden P A，et al. Brenner & Rector's The Kidney 9th ed. Philadelphia：Elsevier Saunders，2012：1455-1507.

Hruska K A，Beck A M. Nephrolithiasis. //Coffman T M，Falk R J，Molitoris B A，et al. Schrier's Diseases of the kidney 9th ed. Philadelphia：Wolters Kluwer/Lippincott Williams & Wilkins，2013：642-672.

49.为不同类型的肾结石患者选择合适的治疗方式

A.磷酸纤维素钠、正磷酸盐、噻嗪类利尿剂

B.甲状旁腺切除术、拟钙剂、双膦酸盐类

C.吡哆醇，钙镁饮食，肝肾移植

D.别嘌醇

E.限制蛋氨酸饮食，D-青霉胺、硫普罗宁、卡托普利

F.手术，乙酰氧肟酸

1.镁、磷酸铵石（鸟粪石）

2.胱氨酸结石

3.尿酸结石

4.特发性高钙尿

5.高草酸尿

6.原发性甲状旁腺功能亢进

答案：A＝4；B＝6；C＝5；D＝3；E＝2；F＝1

解析：特发性高钙尿症的许多病理生理机制已经被提出，包括肾脏、肠道、骨骼、PTH和维生素D的参与。特发性高钙尿症患者被分为两组：原

发性肠钙过度吸收和肾小管钙吸收缺陷。在前一组中，血清 Ca^{2+} 水平略高于正常水平，主要是因钙的重吸收导致高钙尿症。在后一组中，肾功能不全会导致高钙尿。这导致继发性甲状旁腺功能亢进和刺激 $1,25（OH）_2D_3$，导致肠钙吸收增加。

磷酸纤维素是一种钙结合离子交换树脂，推荐用于治疗吸附性高钙尿。当钙质充足时，应与食物一起服用。继发性高草酸尿可能是由于肠道中的钙。

正磷酸盐（neutraf-phos）抑制 $1,25（OH）_2D_3$，应在餐后和睡前服用。噻嗪类利尿剂（HCTZ）是纤维素磷酸盐的一种替代疗法。它降低肾脏钙的分泌。少数情况下，纤维素磷酸盐可与噻嗪利尿剂交替使用，以达到有效的治疗效果。

对于有症状的高钙血症（ > 12mg/dl）、结石或骨病及其他甲状旁腺功能亢进表现的患者，通常会进行增生性甲状旁腺或腺瘤的切除。手术前的药物治疗，可以尝试双膦酸盐改善骨病和拟钙剂降低循环中PTH和 Ca^{2+} 水平。这些药物对结石病和高钙尿的影响尚未被研究。高草酸尿可由饮食摄入过多（饮食性草酸尿）、胃肠道紊乱引起的吸收不良（肠道性草酸尿）或原发性高草酸尿引起。饮食中的草酸尿可以通过限制草酸盐和碳酸钙的摄入来治疗，碳酸钙会与草酸盐结合，阻止其吸收。

吸收不良疾病可以根据吸收不良的原因进行治疗。例如，无谷蛋白饮食可能对腹泻患者有帮助。在碗状切除术患者中，低脂饮食、中链甘油三酯和胆甾胺可减少草酸的吸收。

原发性草酸尿是一种罕见遗传性疾病，包括两种类型。1型原发性高草酸尿是由于肝脏中完全或相对缺乏丙氨酸-乙醛酸转氨酶（AGT）。AGT是一种吡哆醛磷酸盐依赖性酶，可将乙醛酸转化为甘氨酸。缺乏AGT导致转换乙醛酸转化为草酸。因此，1型原发性草酸尿患者发展为草酸钙结石，继而肾衰竭。

吡哆醇（25 ~ 1000mg/d）可减少AGT部分缺乏症患者的草酸排泄。此外，吡哆醇和中性正磷酸盐的联合治疗对减少尿液中草酸钙过饱和是有效的。

2型原发性高草酸尿是由于缺乏乙醇酸还原酶-羟基丙酮酸还原酶（GRHPR）。缺乏这种酶减少乙醛酸转化为乙醇酸，导致草酸产量增加。两种类型的原发性草酸过多是遗传常染色体隐性疾病。

一旦发生肾衰竭，肝肾联合移植就成了这种以前的致命疾病的解决方案。

尿酸结石在酸性尿液中形成。口服枸橼酸钾（20 ~ 30mmol，每天2 ~ 3次）可使尿液碱化以溶解尿酸结石。别嘌醇是一种黄嘌呤氧化酶抑制剂，不仅对尿酸性结石患者有效，对痛风患者也有效。

胱氨酸尿症是一种遗传性胱氨酸和二碱性氨基酸在肾小管和肠紊乱的疾病。胱氨酸结石溶于碱性pH，因此，尿液pH应维持7.5以下，最好使用钾盐，因为含钠盐会增加胱氨酸的排泄。蛋氨酸是胱氨酸的前体，限制这种氨基酸的饮食可以减少胱氨酸的产生。然而，限制蛋氨酸饮食会导致临床上明显的胱氨酸缺乏症。

其他药物治疗包括D-青霉胺、硫普罗宁和卡托普利。这些药剂与胱氨酸络合形成巯基半胱氨酸化合物，比胱氨酸更容易溶解。

大的胱氨酸结石形成的鹿角状结石，需要手术切除。体外冲击波碎石术（ESWL）和经皮碎石术可以在手术治疗前尝试。

磷酸铵镁结石（鸟粪石）在女性中比男性更常见。这些结石是由分解尿素的生物如变形菌和假单胞菌引起的。大肠埃希菌不含脲酶。分解尿素的生物会产生铵，铵会导致碱性尿液的pH，并促进鸟粪石的形成。因此，酸化尿液是可取的。口服酸化剂通常是无效的，但冲洗肾盂可以有所帮助。手术切除鹿角状结石通常是治疗的选择，因为它可以防止全肾切除术。

经皮肾镜取石术和ESWL联合输尿管支架置入也被证明是治疗大体积鸟粪石结石的有效方法。

乙酰羟肟酸是一种脲酶抑制剂，可降低鸟粪石尿饱和度。它可能会阻止石头的生长。然而，它有几个副作用，包括溶血性贫血、血栓性静脉炎、头痛和定向障碍。

推荐阅读

Bushinsky D A, Coe F L, Moe O M. Nephrolithiasis. //Taal M W, Chertow G M, Marsden P A, et al. Brenner & Rector's The Kidney 9th ed. Philadelphia: Elsevier Saunders, 2012: 1455-1507.

Hruska K A, Beck A M. Nephrolithiasis. // Coffman T M, Falk R J, Molitoris B A, et al. Schrier's Diseases of the kidney 9th ed.

Philadelphia：Wolters Kluwer/Lippincott Williams & Wilkins，2013：642-672.

50.以下哪一种药物与药物性肾结石无关？

A.黄嘌呤

B.茚地那韦

C.头孢曲松钠

D.托吡酯

E.甲醇

答案：E

解析：药物性结石占所有肾结石的 1%～2%。除甲醇外，所有其他药物都有导致肾结石的报道。先天性黄嘌呤氧化酶缺乏的患者会形成黄嘌呤结石。这些结石是射线可透的，尿液碱化对处理黄嘌呤结石是有用的。茚地那韦是一种蛋白酶抑制剂，能引起射线可透性结石。停药和补液会让结石通过尿液。据报道，儿童用高剂量头孢曲松治疗 7d 可能会发生肾结石。这种抗生素是一种阴离子，能与钙结合形成一种不可溶复合物并沉淀结石。

托吡酯是一种用于治疗癫痫的神经调节药物。它抑制 Ⅱ 型碳酸酐酶，并导致代谢性酸中毒、尿少和碱性 pH。这些变化导致磷酸钙结石。没有证据表明甲醇会导致肾结石。因此，选项 E 错误。

推荐阅读

Bushinsky D A，Coe F L，Moe O M. Nephrolithiasis. //Taal M W，Chertow G M，Marsden P A，et al. Brenner & Rector's The Kidney 9th ed. Philadelphia：Elsevier Saunders，2012：1455-1507.

Hruska K A，Beck A M. Nephrolithiasis. //Coffman T M，Falk R J，Molitoris B A，et al. Schrier's Diseases of the kidney 9th ed. Philadelphia：Wolters Kluwer/Lippincott Williams & Wilkins，2013：642-672.

51.许多微生物参与了肾结石的发病和预防。以下哪一种微生物能够防止草酸钙结石的形成？

A.纳米细菌

B.奇异变形杆菌

C.产甲酸草酸杆菌

D.尿素原体

E.肺炎克雷伯菌

答案：C

解析：除了产甲酸草酸杆菌外，其他细菌也被认为与肾结石的发生有关。产甲酸草酸杆菌是专性厌氧菌，生存在人类和其他哺乳动物的结肠。它在肠道中降解饮食中的草酸盐，从而减少肠道吸收和尿液中草酸盐的排泄。因此可预防高草酸尿和草酸钙石的形成。有研究表明，抗生素的使用可能会减少产甲酸草酸杆菌的定植，导致高草酸尿和结石的形成。因此，产甲酸草酸杆菌在防止草酸钙结石形成方面可能是重要的。因此，选项 C 正确。

纳米细菌是一种无处不在的微生物，可以从各种形式的尿结石中培养出来。纳米细菌可以在其表面形成核碳酸盐磷灰石，从而为结石形成提供依据。变形菌、尿原菌和克雷伯菌形成鸟粪石。

推荐阅读

Kaufman D W，Kelly J P，Curhan G C，et al. Oxalobacter formigenes may reduce the risk of calcium oxalate stones. J Am Soc Nephrol，2008，19：1197-1203.

Sakhaee K. Recent advances in the pathophysiology of nephrolithiasis. Kidney Int，2009，75：585-595.

52.1 例 30 岁男性因恶心、呕吐、严重腹痛和血尿到急诊科就诊，下列哪一种诊断图像适合于此主题？

A.腹部平片（KUB）

B.肾脏的超声波检查

C.静脉尿路造影

D.腹部未增强的螺旋 CT

E.磁共振

答案：D

解析：从病史上看，肾绞痛患者的常规检查包括 KUB、肾超声和静脉尿路造影（IVU）。KUB 的缺点是它不能检测可透光性结石，如尿酸结石。超声显示阻塞的肾脏积水及结石本身。然而，超声检查在确定结石大小和检测输尿管结石方面的准确性有限。由于 IVU 显示肾图期延长，造影剂排泄延迟，以及肾盂输尿管扩张，因此此用于证实肾梗阻。尽管常规使用 IVU，但最近的研究表明，未增强的 CT 检查是首选的初始检查，因为它对肾盂积水及小的肾结石和输尿管结石具有较高的敏感性和识别性。无论结石的大小、成分或位置如何，非增强（无造影）CT 在描述梗阻输尿管结石方面都比超声和IVU具有更高的敏感性和特异性。此外，CT检查时间短，诊断准确性高，可检出阑尾炎、憩室炎等肾外疾病。由于检查时间短，费用远低于IVU。然而，未增强CT的一个缺点是它使用比传统IVU更高的辐射剂量。

当超声不能诊断或患者对造影剂过敏时，MRI对孕妇是有用的。但MRI对小结石的检测及填充缺陷的分析不敏感。因此，MRI不是肾绞痛患者的首选检查方法。

推荐阅读

Bushinsky D A，Coe F L，Moe O M. Nephrolithiasis. //Taal M W，Chertow G M，Marsden P A，et al. Brenner & Rector's The Kidney 9th ed. Philadelphia：Elsevier Saunders，2012：1455-1507.

Eisner B H，McQuaid J W，Hyams E，et al. Nephrolithiasis：what surgeons need to know. AJR Am J Roentgenol，2011，196：1274-1278.

53. 上述患者为草酸钙结石，8个月后复发。血清化学正常。下列哪一项影像学检查适合于该患者的随访？

A.腹部非增强CT

B.肾超声（美国）

C.KUB射线照相法

D.B和C

E.以上都是

答案：D

解析：虽然腹部非增强CT是影像学研究的选择，但应避免，因为增加的辐射暴露。Ripolle等在一项前瞻性研究中显示，US和KUB联合使用与低辐射照射的非增强CT提供相似的信息。联合使用也比单独使用任何一种成像研究具有更高的敏感性。因此，选项D正确。

推荐阅读

Eisner B H，McQuaid J W，Hyams E，et al. Nephrolithiasis：what surgeons need to know. AJR Am J Roentgenol，2011，196：1274-1278.

Ripolle's T，Agramunt M，Errando J，et al. Suspected ureteral colic：plain film and sonography vs unenhanced helical CT. A prospective study in 66 patients. Eur Radiol，2004，14：129-136.

54. 1例34岁的男子被推荐给你评估复发性肾结石。他在过去5年里形成了3颗结石，需要放置一次输尿管支架。每次在腹部的X线片上都能清楚地看到结石。他说他摄取了足够量的乳制品、水和柠檬汁。他承认吃大量的肉和菠菜。血清化学正常，包括钙、磷、尿酸和白蛋白。24h尿液显示如下：

体积：1.8L	草酸：42mg
肌酐：1360mg	尿酸：540mg
钙：400mg	柠檬酸：360mg

下列哪个建议是错误的？

A.一种噻嗪类利尿剂

B.减少肉类和菠菜的摄入量

C.增加水的摄入量，目标是每天产生约2L的尿液

D.多吃乳制品，推荐生菜

E.西那卡塞每天30mg

答案：E

解析：对于复发性结石的患者，除选项E外，所有选择都是合适的。噻嗪已被证明可以减少50%的结石复发，并有助于保持骨密度。

肉类摄入量减少了钙的排泄，增加了柠檬酸的排泄。此外，少吃肉可以防止骨矿物质溶解。限制菠菜的摄入量，但不包括生菜，可以防止草酸盐的形成。

大量的液体摄入，每天产生至少2L的尿液，已被证明可以减少尿液过饱和度，从而降低结石形成的风险。

乳制品摄入量的增加与钙摄入量的增加有关，钙摄入量的增加会导致草酸盐排泄的减少。

西那卡塞刺激甲状旁腺的钙敏感受体，从而导致甲状旁腺分泌减少。对于遗传性高钙尿的大鼠，西那卡塞对钙尿和尿酸都没有任何影响。同时，也没有证据表明西那卡塞可以防止结石的复发。

推荐阅读

Bushinsky D A，Coe F L，Moe O M. Nephrolithiasis. //Taal M W，Chertow G M，Marsden P A，et al. Brenner & Rector's The Kidney 9th ed. Philadelphia：Elsevier Saunders，2012：1455-1507.

Hruska K A，Beck A M. Nephrolithiasis. //

Coffman T M, Falk R J, Molitoris B A, et al. Schrier's Diseases of the kidney 9th ed. Philadelphia: Wolters Kluwer/Lippincott Williams & Wilkins, 2013: 642-672.

Taylor E N, Curhan G C. Diet and fluid prescription for stone disease. Kidney Int, 2006, 70: 835-839.

55.高效抗反转录病毒疗法（HAART）在延长艾滋病病毒感染者的生命方面是有效的。以下哪种HAART药物不会引起肾结石？

A.奈非那韦

B.安普那韦

C.沙奎那韦

D.阿扎那韦

E.替诺福韦

答案：E

解析：除了替诺福韦外（一种核苷酸反转录酶抑制剂），所有其他药物（蛋白酶抑制剂）都被证明会导致肾结石。然而，较新的蛋白酶抑制剂，如替普那韦和达鲁那韦与肾结石没有关系。

推荐阅读

Izzedine H, Harris M, Perazella M A. The nephrotoxic effects of HAART. Nature Rev Nephrol, 2009, 5: 563-573.

Jao J, Wyatt C M. Antiretroviral medications: Adverse effects on the kidney. Adv Chronic Kidney Dis, 2010, 17: 72-82.

56.下列哪一种因素不会导致尿过少？

A.远端肾小管性酸中毒（dRTA）

B.高蛋白饮食

C.低钾血症

D.腹泻

E.食用水果和蔬菜

答案：E

解析：尿过少是一种常见的代谢紊乱，在20%～60%的结石患者中发现。一些原因包括dRTA、高蛋白摄入、低钾血症、肾功能障碍和遗传因素。一些药物，如醋酸乙酯和托吡酯。

众所周知，酸中毒会减少而碱中毒会增加枸橼酸盐的排泄。酸中毒增加了肾小管对枸橼酸盐的再吸收，也增加了细胞代谢。摄入高蛋白会导致酸中毒，而酸中毒又会促进枸橼酸盐的吸收和代谢。同样，低钾血症既引起细胞内的和肾小管性酸中毒，从而促进枸橼酸盐的吸收和代谢。痢疾通过产生代谢性酸中毒引起尿少症。增加水果和蔬菜的摄入已被证明会增加营养不良患者的柠檬酸排泄量，并增加尿液pH。因此，选项E正确。

推荐阅读

Bushinsky D A, Coe F L, Moe O M. Nephrolithiasis. //Taal M W, Chertow G M, Marsden P A, et al. Brenner &Rector's The Kidney 9th ed. Philadelphia: Elsevier Saunders, 2012: 1455-1507.

Zuckerman J M, Assimos D G. Hypocitraturia: Pathophysiology and medical management. Rev Urol, 2009, 11: 134-144.

57.将下列病例与尿液中的结石类型匹配

A.一个发育良好的24岁女性乏力就诊。既往无乏力、气短、腹痛史。患者血压正常。实验室结果：Na^+ 136mmol/dl，K^+ 2.4mmol/dl，Cl^- 110mmol/dl，HCO_3^- 18mmol/dl，白蛋白38g/L。尿液pH 7.2

B. 1例26岁的7周孕妇因连续2d呼吸急促而来到急诊科，但没有胸痛。ABG显示高阴离子间隙（AG）代谢性酸中毒。2h后，患者呼吸改善，重复ABG正常。尿液分析显示针状晶体

C. 1例30岁的肥胖女性通过节食和一些草药来减肥。她对减肥没有持续的效果；因此，她的医生开始服用奥利司他120mg，每天2次，后来增加到120mg，每天3次。4个月后，她去了医生的办公室，抱怨腹痛，而KUB显示是肾结石

1.草酸钙

2.磷酸氢钙

3.苯酰胺基醋酸盐

答案：A＝2；B＝3；C＝1

解析：患者A的病史和实验室检查结果与远端（1型）RTA一致。磷酸钙结石通常见于此类患者，因为尿液pH呈碱性。

选择B中描述的患者从涂料和胶水中摄入了甲苯。有时，孕妇会渴望吞食颜料。甲苯代谢成苯酰胺基醋酸盐，从而产生高阴离子间隙代谢性酸中毒。然而，苯酰胺基醋酸盐在几小时内被肾排泄，并且重复ABG显示正常的HCO_3^-水平。在尿液中呈现针状晶体。

奥利司他是一种胃肠道脂肪酶抑制剂，用于肥胖人群。研究表明奥利司他可以减少游离Ca^{2+}，从而增加草酸钙的吸收和草酸钙结石的形成。选择C所呈现的病史与草酸钙石的形成是一致的。

推荐阅读

Reddi A S. Fluid. Electrolyte，and Acid-Base Disorders. Clinical Evaluation and Management. New York：Springer，2014：1-448.

Singh A，Sarkar S R，Gaber L W，et al. Acute oxalate nephropathy associated with Orlistat, a gastrointestinal lipase inhibitor. Am J Kidney Dis，2007，49：153-157.

（李怡　王聪　冯静　译）

第6章

高 血 压

1. 1例42岁的白人男性，血压136/86mmHg，被转诊给你以评估其血压。患者没有高血压家族史或心脏病家族史，不吸烟，血肌酐和葡萄糖也正常。根据美国预防、检测、评估与治疗高血压全国联合委员会第七次报告（JNC 7），你如何对患者的血压进行分类？

A.正常

B.高血压前期

C.高血压1级

D.高血压2级

E.高血压3级

答案：B

解析：根据JNC 7，高血压分为正常血压、高血压前期、高血压1级和2级。表6.1显示了JNC 7的血压分类。

表6.1　18岁及以上成年人的血压分类

血压分类	收缩压（mmHg）	舒张压（mmHg）
正常	＜120和	＜80
高血压前期	120～139或	80～89
高血压1级	140～159或	90～99
高血压2级	≥160或	≥100

从表6.1中可以明显看出，上述病例处于高血压前期，只需改变生活方式就可将他的血压降到正常范围。但是，也有学者主张进行药物管理，因为该患者的这一阶段，可能会进展到高血压1级，并且也有患心血管疾病的风险。JNC 7已经将高血压3级删除。因此，选项B正确。

推荐阅读

Chobanian A V，Bakris G L，Black H R，et al. The seventh report of the joint national committee on Prevention，Detection，Evaluation，and treatment of high blood pressure：The JNC 7 report. JAMA，2003，289：2560-2572.

Egagan B M，Laken M A. Pre-hypertension：Rationale for pharmacotherapy. Curr Hypertns Rep，2013，15：659-675.

2. 1例44岁的女性被转诊给你，以评估其血压。她的首次就诊血压为144/82mmHg（三次测量的结果均类似）。此次她带了自己的家庭血压测量值，范围为120～124/64～68mmHg。基于这些血压值，此时患者可能处于以下哪种情况？

A.高血压前期

B.白大衣高血压前期

C.高血压2级

D.特发性高血压

E.高血压1级

答案：B

解析：白大衣高血压的定义是白天诊室外血压＜135/85mmHg，诊室内血压＞140/90mmHg。这种情况的发生率为15%～30%，并且最常见于女性和老年人。通常是良性的，通常不建议药物治疗，但改变生活方式仍被认为是需要的。因此，选项B正确。其他几种情况不适用于此女性。

推荐阅读

Chrysant S G. Treatment of white coat hypertension. Curr Hypertens Rep，2000，2：412-417.

Franklin S S，Thijs L，Hansen T W，et al. White-coat hypertension. New insights from recent studies. Hypertension，2013，62：982-987.

3.一名32岁男性患者，有高血压家族史，每天测量并记录自己的血压。他到他的初级保健医师处就诊，测量血压为124/72mmHg，远低于他的家庭血压。2h后再次测量，血压仍然为125/73mmHg。你解释一下这种血压测量的差异，你会说他患有：

A.特发性高血压

B.高血压前期

C.白大衣高血压

D.掩藏性高血压

E.继发性高血压

答案：D

解析：在过去15年中，通过使用动态血压或家庭血压监测已经认识到一种新型高血压。这种形式的高血压称为掩藏性高血压，它被定义为低诊室或诊所高血压，高动态或家庭血压。掩藏性高血压约占总人口的10%，老年人的20%，未经治疗的1期高血压的14%。与白大衣高血压不同，掩藏性高血压的个体更易患心血管疾病。此外，掩藏性高血压受试者的心血管疾病发病风险高于血压正常的个体。因此，通过定期自我监测血压，筛选掩藏性高血压很重要。改变生活方式或适当的药物治疗可预防高血压的长期并发症。部分掩藏性高血压的患者可能会发展为高血压前期或持续性高血压。因此，选项D正确。

推荐阅读

Angeli F，Reboldi G，Verdechia P. Masked hypertension：Evaluation，prognosis，and treatment. Am J Hypertens，2010，23：941-948.

Ogedegbe G，Agyemang C，Ravenell J E. Masked hypertension：Evidence of the need to treat. Curr Hypertens Rep，2010，12：349-355.

4.下列哪些因素导致血压测量的可变性？

A.季节

B.一天中的时间

C.饮食

D.吸烟

E.以上所有

答案：E

解析：诊所或家庭中的许多因素都会影响血压的测量值。由于血管收缩，寒冷季节的血压高，夏季由于血管扩张而出现血压降低。血压在一天中也有所不同，上午10时至下午6时的血压高于晚上。进食导致内脏血管舒张而降低血压，在老年人中

尤为明显。吸烟会敏锐地升高血压。因此，选项E正确。

推荐阅读

Kaplan N M，Victor R G. Kaplan's Clinical Hypertension. 10th ed. Philadelphia：Wolters/Kluwer/Lippincott Williams & Wilkins，2012：1-469.

5.1例50岁女性被转诊给你进行高血压评估。你测量发现患者右臂的收缩压比左臂高6mmHg。血压142/89mmHg，脉搏72次/分。两侧股动脉搏动强烈且对称。你在1周后重复测量了患者的血压，发现两臂有相似的差异。关于患者的手臂血压差异及其处理，以下哪一个选择是正确的？

A.做双臂的多普勒超声

B.做24h动态血压监测（ABPM）

C.进一步测试以评估主动脉缩窄

D.不用进一步评估手臂间血压差异

E.开始药物治疗可能的外周动脉疾病（PVD）

答案：D

解析：右臂和左臂的收缩压和舒张压之间存在细微的差异并不少见。这个差异在高血压患者中更为明显。通常，右臂的血压略高于左臂。手臂之间的收缩压差通常为10mmHg。收缩压差＞10mmHg需考虑外周动脉疾病，建议进行血管评估。在该患者中，手臂间的差异仅为6mmHg，不用做进一步评估。因此，选项D正确。开始降压治疗为时尚早，建议在诊所、医院或家中使用血压较高的手臂进行进一步的血压监测。主动脉缩窄的特征是高血压，股动脉搏动弱或不存在，通常出现在年轻的患者。该患者为双侧股动脉搏动强烈的中年人。因此，选项C错误。

推荐阅读

Clark C E，Campbell J L，Evans P H，et al. Prevalence and clinical implications of the inter-arm blood pressure difference：a systematic review. J Human Hypertens，2006，20：923-931.

Clark C E，Taylor R S，Shore A C，et al. Association of a difference in systolic blood pressure between arms with vascular disease and mortality：A systematic review and meta-analysis. Lancet，2012，379：905-914.

6. 1例72岁非洲裔美国人因为眩晕转诊给你。他有高血压病史，目前血压为150/102mmHg。患者坐位和直立位的血压没有变化，站立时脉率略有增加。患者除了每天服用长效地尔硫草180mg外未服用任何其他药物。患者没有视网膜病变或（和）蛋白尿，胸片也是正常的。但是，患者有肱动脉硬化。以下哪一项最可能是导致患者头晕的原因？

A.自主神经功能不全

B.原发性高血压

C.假性高血压

D.将地尔硫草改为利尿剂

E.以上都不是

答案：C

解析：在有高血压且无靶器官损害的老年患者中，假性高血压可能是引起头晕的原因之一。通过血压袖带测量发现血压升高，而动脉内导管测量血压正常，称为假性高血压。这种现象的发生是由于增厚或钙化的肱动脉很难用血压计袖带压缩，从而导致测得的血压升高，最早由奥斯勒观察记录。奥斯勒认为动脉硬化患者的血压读数不准确。当袖带充气至收缩压以上，仍可触及肱动脉或桡动脉搏动（本应消失）时，可触发奥斯勒动作。当假性高血压患者接受降压药物治疗后，尽管袖带血压高，他们仍会出现低血压症状。上述患者的头晕与假性高血压相适应。因此，选项C正确。自主神经功能不足时，站立时脉搏不会增加，换成利尿剂不会改善他的症状。因此，选项A和D错误。

推荐阅读

Spence J D. Pseudo-hypertension in the elderly: still hazy, after all these years. J Hum Hypertens, 1997, 11: 621-623.

Zweiflfler A J, Sahab S T. Pseudohypertension. J Hypertens, 1993, 11: 1-6.

7. 55岁男性，患2型糖尿病和高血压，血压控制良好，但晚上11时至凌晨4时血压呈非杓型。以下哪种并发症与非杓型血压有关？

A.左心室肥大

B.蛋白尿

C.肾脏疾病的进展

D.心血管疾病死亡率

E.以上所有

答案：E

解析：在夜间睡眠和不活动时，血压会下降。虽然是随意的，但夜间收缩压和舒张压的下降幅度在10% ～ 20%，这种情况称为杓型。当夜间血压下降＜10%时，该情况称为非杓型。研究表明，非杓型与交感神经过度活跃有关，是多种疾病的危险因素，包括LVH、CVD、脑卒中、蛋白尿或蛋白尿进展及肾功能丧失。因此，选项E正确。研究表明，肾素－血管紧张素－醛固酮系统抑制剂可能将非杓型变为杓型，并改善上述非杓型血压的相关风险。

推荐阅读

Birkenhager A M, van den Meiracker A H. Causes and consequences of a non-dipping blood pressure profifile. J Med, 2007, 65: 127-131.

Peixoto A J, White W B. Circadian blood pressure: clinical implications based on the pathophysiology of its variability. Kidney Int, 2007, 71: 855-860.

8.许多初级保健医师都鼓励高血压患者进行家庭血压监测。下面哪一条是家庭血压监测相较于诊室血压测量的优势？

A.消除白大衣高血压

B.增加血压测量次数

C.改善降压治疗的依从性

D.评估对降压治疗的反应

E.以上所有

答案：E

解析：基于上述所有原因，家庭血压监测越来越受欢迎。此外，家庭血压监测具有成本效益（降低成本）。几项研究报告表明，与诊室或诊所的血压监测相比，家庭血压监测所得血压更低。一项研究报告家庭平均血压为123/78mmHg，而诊室血压为130/82mmHg。因此，家庭血压监测比诊室或诊所的血压记录更好，也更低。因此，选项E正确。

推荐阅读

Campbell P T, White W B. Home monitoring of blood pressure. //Black H R, Elliott W J. Hypertension. A Companion to Braunwald, Heart Disease 2nd ed. Philadelphia: Elsevier/Saunders, 2013: 45-56.

Weiser B, Grune S, Burger R, et al. The Dubendorf Study: A population-based investigation on normal values of blood pressure self-measurement. J Hum Hypertens, 1994, 8: 227-231.

9.在下列哪种情况下动态血压监测更重要？

A.夜间血压读数

B.靶器官损伤的评估

C.血压记录的准确性

D.睡眠时的血压记录

E.以上所有

答案：E

解析：准确的血压读数对于诊断高血压和评估其治疗是必需的。一般而言，大多数患者在诊室的血压读数高于自我监测（家庭）或24h血压读数。动态血压监测可以满足从A～D提到的所有条件。通过动态血压监测可以识别杓型或非杓型血压，准确获得睡眠时的血压读数。动态血压监测的血压读数可用于评估靶器官损害的风险，以进行适当的降压治疗，也可用于计算脉压。因此，与在诊室环境中记录的血压相比，动态血压监测具有多个优势。因此，选项E正确。

推荐阅读

Krakoff L R. Ambulatory blood pressure improves prediction of cardiovascular risk: Implications for better antihypertensive management. Curr Atheroscl Rep, 2013, 15: 317.

O'Brien E. Ambulatory blood pressure measurement; the case for implementation in primary care. Hypertension, 2008, 51: 1435-1441.

10.关于慢性肾脏病（CKD）患者的动态血压监测，以下哪项陈述是正确的？

A. 与非CKD或原发性高血压患者相比，CKD患者中非杓型更为普遍

B. 非杓型的发生率随肾功能的丧失而增加

C. 与非CKD患者相比，CKD患者夜间收缩压较高，白天舒张压较低，且脉压增加

D. 动态血压监测可以很好地评估CKD进展和心血管风险

E. 以上所有

答案：E

解析：在正常受试者中，血压在睡眠期间下降10%～20%（杓型），这种昼夜节律在CKD患者中消失，导致CKD患者中非杓型的患病率更高。睡眠期间血压高的患者被称为起床者。与非CKD或原发性高血压患者相比，CKD患者中非杓型的发生率要高得多，且会随着肾功能丧失的加重（即eGFR降低）而增加。动态血压监测对肾脏和心血管结局均具有良好的预测价值。动态血压监测和eGFR的结合在预测肾脏和心血管风险方面具有加和作用。因此，选项E正确。

推荐阅读

Boggia J, Thijis L, Li Y, et al. International Database on Ambulatory blood pressure in relation to Cardiovascular Outcomes (DACO) Investigators: Risk stratification by 24-hour ambulatory blood pressure and estimated glomerular filfiltration rate in 5322 subjects from 11 populations. Hypertension, 2013, 61: 18-26.

Cohen D L, Huan Y, Townsend R R. Ambulatory blood pressure in chronic kidney disease. Curr Hypertens Rep, 2013, 15: 160-166.

11.下列哪种情况下中心动脉压优于外周肱动脉血压？

A.中心动脉压是收缩压、舒张压和脉搏波速度（PWV）的组合

B.外周血压不能准确反映中心动脉压

C.中心动脉压比周围血压能更好地预测心血管结局

D.尽管外周血压降低相似，但不同类别的抗高血压药物的心血管结果不同

E.以上所有

答案：E

解析：在患者的初始和常规随访中，使用血压计或其他自动电子设备测量外周血压。因此，可以获得收缩压、舒张压和脉压（收缩压和舒张压之间的压力差）。但是，由于中心动脉压包括收缩压、舒张压和脉搏波速度，因此这些设备获得的血压与中心动脉压不匹配。为了使患者方便和舒适，可以使用桡动脉而不是颈动脉通过压平式眼压测量法来测量中心动脉压力。

脉搏波传导速度是反映动脉僵硬程度的指标，可以在颈动脉和股动脉之间进行测量。动脉僵硬导

致PWV加快，而弹性好的动脉引起PWV缓慢。在收缩期左心室每次收缩时，都会产生一个脉搏波，该脉搏从升主动脉传播到周围动脉的分支点。这些外周动脉（动脉和小动脉）阻止了脉搏波的进一步的传播；因此，波被反射回到心脏。在正常动脉中，反射波与舒张期的前行波汇合，增加冠状动脉和脑的灌注。如果由于疾病状况（例如动脉粥样硬化）而使动脉僵硬，则反射波会更快返回并与前搏波合并。这会在收缩压上增加更多的压力，收缩压的这种额外增加称为增压（图6.1），其最终结果是增加后负荷，减少冠状动脉和脑动脉的灌注。预测CV结果的另一个指标是增强指数，该指数是通过将增强压力除以中心脉压而获得的，并且该比率表示为百分比（增强压力/脉冲压力×100）。

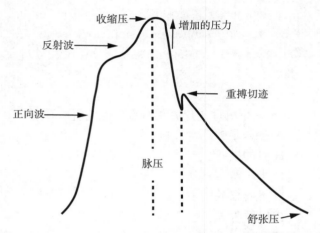

图6.1 中心主动脉压波形。增加压力是反射波加到前向波上的压力。重搏切迹缺口表示主动脉瓣关闭

中心主动脉压比周围血压更能预测CV事件。这方面的一个例子是CAFE（导管动脉功能评估）研究，其中高血压患者服用阿替洛尔或氨氯地平。测量中心主动脉压（压平测量）和外周血压（电子装置）。第一次眼压测量后平均随访3年。临床终点均为CV事件和肾功能损害的发展。两组患者的外周血压相似；然而，经眼压测量，中枢性血压明显降低。氨氯地平组中压低于阿替洛尔组。结果显示，与阿替洛尔组相比，氨氯地平组患者的复合CV事件显著降低了16%。这项研究表明，中央主动脉压的测量可以可靠地决定抗高血压治疗的临床结果。因此，选项E正确。虽然中央主动脉压测量优于外周血压测量，但压平血压测量昂贵，并不能在所有临床环境中使用。

推荐阅读

McEniery C M. Antihypertensive drugs and central blood pressure. Curr Hypertens Rep, 2009, 11: 253-259.

Nelson M R, Stepanek J, Cevette M, et al. Noninvasive measurement of central vascular pressures with arterial tonometry: Clinical revival of the pulse pressure waveform? Mayo Clin Proc, 2010, 85: 460-472.

O'Rourke M F, Adji A. An updated clinical primer on large artery mechanics: implications of pulse waveform analysis and arterial tonometry. Curr Opin Cardiol, 2005, 20: 275-281.

Williams B, Lacy P S, Thom S M, et al. Differential impact of blood pressure-lowering drugs on central aortic pressure and clinical outcomes: principal results of the Coduit Artery Function Evaluation (CAFE) study. Circulation, 2006, 113: 1213-1225.

12.动脉硬化可预测肾功能丧失速度，脉搏波速度（PWV）是评估动脉硬化的一种形式。以下哪一种药物不能改善CKD患者的动脉硬化？

A.血管扩张性β受体阻滞剂

B.血管紧张素转换酶抑制剂（ACEI）

C.血管紧张素受体阻滞剂（ARB）

D.碳酸司维拉姆

E.他汀类药物

答案：D

解析：除碳酸司维拉姆（方案D）外，其他所有疗法均可改善CKD和非CKD患者的PWV和动脉硬化。

推荐阅读

Briet M, Boutouyrie P, Laurent S, et al. Arterial stiffness and pulse pressure in CKD and ESRD. Kidney Int, 2012, 82: 388-400.

McEniery C M. Antihypertensive drugs and central blood pressure. Curr Hypertens Rep, 2009, 11: 253-259.

Zieman S J, Melenovsky V, Kass D A. Mechanisms, pathophysiology, and therapy of arterial stiffness. Arterioscler Thromb Vasc Biol, 2005, 25: 932-943.

13. 72岁男性，主诉头昏眼花，出汗减少及偶尔出现大小便失禁，尤其是在早上。既往有高血压和糖尿病病史，每天服用12.5mg氢氯噻嗪。他的妻子以前是一名护士，每天给他测量两次血压。他就诊当天早晨仰卧位血压为130/74mmHg，心率为68次/分；站立位血压为100/64mmHg，心率为67次/分。实验室检查结果：Na^+ 136mmol/L，K^+ 3.6mmol/L，HCO_3^- 28mmol/L，肌酐1.4mg/dl，葡萄糖140mg/dl，Ca^{2+} 10.2mg/dl，尿酸8.4mg/dl。根据他的血压、心率和电解质结果。该患者最有可能是以下哪一种情况？

A.利尿（血容量不足）引起直立性低血压

B.由于肾上腺功能不全导致直立性低血压

C.神经源性直立性低血压

D.电解质紊乱引起的低血压

E.与年龄有关的低血压

答案：C

解析：患者明显表现为直立性低血压。直立性低血压是指站立3min内收缩压降低至少20mmHg或舒张压降低10mmHg。对于高血压患者，收缩压降低30mmHg更适合定义直立性低血压。同时测量心率非常重要，由于容量不足引起的直立性低血压、肾上腺功能不全，以及某些药物会增加站立时的心率。另一方面，由中枢神经系统疾病或周围神经系统疾病引起的自主神经功能障碍导致的神经源性直立性低血压不会伴随心率的代偿性增加。在该患者中，尽管收缩压和舒张压均下降，但心率并未增加，提示诊断为神经源性直立性低血压。因此，选项C正确。患者的症状是由于他的直立性低血压。电解质异常归因于氢氯噻嗪和相关的容量消耗。鉴于正常的K^+、升高的HCO_3^-和葡萄糖水平，肾上腺功能不全的可能性不大。

推荐阅读

Low P A, Singer W. Management of neurogenic orthostatic hypotension: an update. Lancet Neurology, 2008, 7: 451-458.

Shibao C, Lipsitz L A, Biaggioni I, et al. ASH position paper. Evaluation and treatment of orthostatic hypotension. J Am Soc Hypertens, 2013, 7: 317-324.

14.老年人直立性低血压易发生下列哪一种情况？

A.晕厥和跌倒

B.痴呆

C.冠心病

D.脑卒中

E.以上所有

答案：E

解析：直立性低血压，特别是在患有或不患有高血压的老年人中，容易出现上述所有情况。因此，选项E正确。

推荐阅读

Benvenuto L J, Krakoff L R. Morbidity and mortality of orthostatic hypotension: Implications for management of cardiovascular disease. Am J Hypertens, 2011, 24: 135-144.

Luukinen H, Koski K, Laippala P, et al. Prognosis of diastolic and systolic hypotension in older persons. Arch Intern Med, 1999, 159: 273-280.

15.以下哪种治疗方法对直立性低血压有效？

A.摄入足够的水和盐

B.可的松

C.米多君

D.吡啶斯的明

E.以上所有

答案：E

解析：除治疗病因外，非药物疗法和药物疗法均已尝试缓解直立性低血压的症状。非药物干预包括液体和盐的摄入以扩大血管内容量（473ml的水应一次性服用），避免使用药物，如$α_1$受体阻滞剂、利尿剂和三环类抗抑郁药，避免突然站立和长时间站立，使用腹部紧身衣或腰部高的紧身衣，鼓励锻炼，如游泳。药物干预包括氟可的松（增加容量）、米多君（$α_1$受体激动剂，每天5～10mg，每天1次或2次）、吡啶斯的明（抗胆碱酯酶抑制剂，每天30～60mg，每天1次或2次）、奥曲肽（内脏血管收缩剂，皮下注射12.5～25μg）和伪麻黄碱（每日30mg）或氟可的松和米多君的组合，或米多君，伪麻黄碱和473ml水。因此，选项E正确。

推荐阅读

Gupta V, Lipsitz L A. Orthostatic hypotension

in the elderly: Diagnosis and treatment. Am J Med, 2007, 120: 841-847.

Shibao C, Lipsitz L A, Biaggioni I, et al. ASH position paper: Evaluation and treatment of orthostatic hypotension. J Am Soc Hypertens, 2013, 7: 317-324.

16.下列哪种药物不会引起神经源性直立性低血压？

A.利尿剂

B.α₁ 受体阻滞剂

C.中枢性药物（可乐定）

D.硝酸盐

E.抗精神病药

答案：C

解析：除可乐定外，其他药物均可引起直立性低血压。可乐定可降低原发性高血压患者的血压；但是，它"自相矛盾地"在自主神经功能衰竭或低肾上腺素能直立性低血压中升高血压。神经源性直立性低血压发生机制可能与动脉和（或）静脉收缩有关。因此，选项C正确。

推荐阅读

Robertson D, Goldberg M R, Hollister A S, et al. Clonidine raises blood pressure in severe idiopathic orthostatic hypotension. Am J Med, 1983, 74: 193-200.

Victor R G, Talman W T. Comparative effects of clonidine and dihydroergotamine on venomotor tone and orthostatic tolerance in patients with severe hypoadrenergic orthostatic hypotension. Am J Med, 2002, 112: 361-368.

17. 1例新发现高血压的32岁男性患者被转诊给你，你做出的诊断是原发性高血压。以下哪一种致病机制可能参与了该患者高血压的发展。

A.交感神经活动增加

B.肾素-血管紧张素-醛固酮系统（RAAS）活性增加

C.盐敏感性

D.内皮功能障碍

E.以上所有

答案：E

解析：原发性高血压的发病机制很复杂，涉及

多种机制。交感神经系统的激活，RAAS和盐摄入量的增加与高血压的产生和维持有关。一氧化氮和内皮素生成减少导致的内皮功能障碍也可能导致高血压的发生。因此，选项E正确。

此外，高尿酸血症、代谢综合征和低肾单位数也牵涉其中。似乎所有的机制都引起肾血管收缩和肾缺血，最终导致GFR和Na⁺潴留。图6.2总结了这些机制。

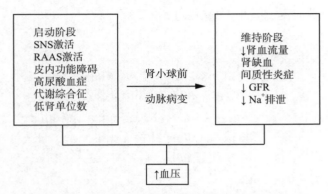

图6.2　原发性高血压引起和维持血压的机制

SNS.交感神经系统；RAAS.肾素-血管紧张素-醛固酮系统；GFR.肾小球滤过率

推荐阅读

Bolívar JJ. Essential hypertension: An approach to its etiology and neurogenic pathophysiology. Int J Hypertens, 2013, Article ID: 547809: 11.

18. 1例52岁的非洲裔美国妇女第一次就诊，血压150/89mmHg，心率64次/分。体格检查无异常，血清化学指标正常。无高盐摄入饮食史。24h尿钠和肌酐检结果发现尿钠是140mmol。根据高血压饮食治疗方法建议（DASH），除了DASH组合饮食（富含水果，蔬菜和低脂乳制品，同时减少饱和脂肪和胆固醇）以外，你推荐以下哪一种Na⁺摄入量可以很好地控制该患者的血压？

A. 4000mg

B. 3500mg

C. 3000mg

D. 2000mg

E. 1500mg

答案：E

解析：DASH钠试验分别测试了两种饮食中3

种不同钠摄入量的影响。DASH饮食和作为对照的典型的美国饮食。24h尿Na^+测定结果显示，3种Na^+水平分别为低（1500mg或65mmol）、中（2500mg或107mmol）和高（3300mg或142mmol）。与其他Na^+摄入量相比，Na^+摄入量最低（1500mg/d）的受试者的血压最低。血压降低在高血压和非高血压参与者中均有发生。在降低血压方面，DASH饮食和低Na^+摄入量的结合比单独干预更有效。除了DASH的研究，其他几个研究表明，低钠饮食摄入可以改善血压。因此，选项E正确。

推荐阅读

Sacks F M, Svetkey L P, Vollmer W M, et al. For the DASH-Sodium Collaborative Research Group. Effects on blood pressure of reduced dietary sodium and the dietary approaches to stop hypertension（DASH）diet. N Engl J Med, 2001, 344: 3-10.

19. 1例患有高血压的50岁非洲裔美国妇女，肾功能正常，在不使用任何降压药的情况下，采用DASH饮食和每天1500mg Na^+摄入。以下关于该妇女血压降低的说法哪一项是正确的？

A.除非添加噻嗪类利尿剂，否则其血压可能不会改善

B.血压管理要求进一步减少Na^+限制

C.通过上述饮食，她的血压可能增加12/4mmHg

D.通过上述饮食，她的血压可能下降13.2/6.1mmHg

E.通过上述饮食，白种人比非洲裔美国人的血压降低更多

答案：D

解析：DASH研究参与者的亚组分析显示，未经治疗的高血压患者中非洲裔美国人的血压降低幅度比白种人高，因此选项E错误。非洲裔美国人的血压降低了13.2/6.1mmHg，而白人的血压降低了6.3/4.4mmHg。在血压正常的非洲裔美国人中，DASH组合饮食降低了4.3/2.6mmHg的血压，而血压正常的白种人参与者则降低了2.0/1.2mmHg。因此，选项D正确，其他选项错误。DASH饮食减少非洲裔美国人高血压患者的血压与服用一种降压药的患者血压下降情况相当，见表6.2。

表6.2　DASH组合饮食，素食饮食和其他降压药血压下降程度

治疗方式	血压下降（mmHg）
利尿剂（氢氯噻嗪）	11/5
β受体阻滞剂（阿替洛尔）	8/7
ACEI（卡托普利）	6/5
钙拮抗剂（地尔硫䓬）	10/9
素食	3～14/5～6
DASH＋1500mg钠饮食	11/6

推荐阅读

Karanja N, Erlinger T P, Pao-Hwa L, et al. The DASH diet for high blood pressure: From clinical trial to dinner table.Clev Clin J Med, 2004, 71: 745-753.

20. 素食是通过以下哪一种机制降低血压的？

A.控制体重

B.增加K^+摄入量

C.降低脂肪总量和饱和脂肪含量

D.高纤维摄入

E.以上所有

答案：E

解析：一些随机对照研究表明，与对照组相比，素食者的收缩压降低5～9mmHg，舒张压降低3mmHg。在一项对40～69岁的高血压患者研究中，素食饮食1年使收缩压降低9mmHg，舒张压降低5mmHg。其他研究表明，血压下降3～14/5～6mmHg。最近的一项Meta分析证实，素食饮食可以降低收缩压和舒张压。素食降低血压的机制尚不完全清楚；然而，体重减轻、高钾和纤维含量以及低总脂肪和低饱和脂肪可能是血压降低的原因。

推荐阅读

Berkow S E, Barnard N D. Blood pressure regulation and vegetarian diets. Nutr Rev, 2005, 63: 1-8.

Yokoyama Y, Nishimura K, Barnard N D, et al. Vegetarian diets and blood pressure. A meta-analysis. JAMA Intern Med, 2014, 174: 577-587.

21.限制钠摄入和血压降低的研究大多是针对

肾功能正常、血压正常或升高的患者。最近一项对CKD3～4期患者的研究表明，限制钠摄入对改善以下哪一种心血管疾病危险因素没有好处？

A.24h动态血压

B.蛋白尿

C.细胞外液（ECF）容量

D.蛋白尿

E.脉搏波速度（PWV）

答案：E

解析：针对CKD3～4期的高血压患者限制钠摄入对患者血压和其他CVD危险因素的研究有限。在McMahon等进行的一项随机、双盲、对照、交叉试验表明，低钠饮食（平均Na^+排泄75mmol，范围从58～112mmol）的CKD3～4期患者与高盐摄入（平均钠＋排泄168mmol，范围为146～219mmol）相比，显著改善了血压、蛋白尿、白蛋白尿和ECF量。但是，未观察到低盐饮食对PWV的影响，因此选项E正确。尽管本研究中的患者人数有限（$n＝20$），但结果非常重要，因为低钠饮食有助于改善心血管和肾脏疾病的危险因素。

推荐阅读

McMahon E J，Bauer J D，Hawley C M，et al. A randomized trial of dietary sodium restriction in CKD. J Am Soc Nephrol，2013，24：2096-2103.

Thijssen S，Kitzer T M，Levin N W. Salt：Its role in chronic kidney disease. J Ren Nutr，2008，18：18-26.

（张和平　刘晓惠　译）

22. 将以下环境暴露/因素与血压之间的联系进行配对：

环境暴露/因素	对血压的影响
A.冬天	1.升高
B.夏天	2.降低
C.低维生素D	3.无变化
D.空气污染	
E.植物蛋白	
F.高钾	
G.饮酒量>2杯	

答案：A＝1；B＝2；C＝1；D＝1；E＝2；F＝2；G＝1

解析：温度在血压调节中起着重要作用。许多研究结果显示同一个人冬季的血压高，夏季的血压低。这种变化可能与血管收缩有关，其原因是冬季时交感神经兴奋性增强，而夏季时一氧化氮的产生增加导致血管舒张。

一些前瞻性队列研究表明，血清25-羟维生素D水平低是导致高血压风险增加的独立危险因素。此外，一项研究发现，服用维生素D的血压正常的人20年后发展成为高血压的可能性较小。因此，维生素D水平低被发现与高血压有关。

空气污染至少是发生急性高血压的重要危险因素。这个结论已经在血压正常的受试者中被证实，他们因短期暴露于空气污染中而出现急性高血压。进入肺部的颗粒物会增加交感神经张力，进入全身循环会增加氧化应激和血管炎症，导致血压急性升高。

蛋白质尤其是植物蛋白与低血压有关。此外，补充大豆蛋白似乎能降低人体的血压。

研究发现，富含钾的饮食可以降低血压，并且对于非洲裔美国人的血压降低程度比白人更高。高钾引起血管舒张，从而降低血压。

乙醇摄入量与血压之间量效关系的研究表明，乙醇摄入量大于2杯即导致血压升高（一杯酒定义为44ml 80度的烈酒，355ml 普通啤酒或含148ml 12%度的葡萄酒）。酗酒者可发生严重高血压。乙醇引起高血压与交感神经系统过度活跃有关。慢性乙醇中毒导致持续性的高血压。

推荐阅读

Appel L J. Diet and blood pressure. //Black H R，Elliott W J. Hypertension. A Companion to Braunwald's Heart Disease 2nd ed. Philadelphia：Elsevier/Saunders，2013：151-159.

Fares A. Winter hypertension：Potential mechanisms. Internat J Health Sci，2013，7：210-219.

23.关于大蒜和血压的关系，以下哪一项陈述是正确的？

A.大蒜产生的硫化氢可降低血压

B.大蒜产生的一氧化氮可降低血压

C.大蒜减少氧化应激

D.大蒜能降低脂质过氧化

E.以上均是

答案：E

解析：已证明摄入新鲜大蒜或大蒜粉可以降低血压，改善高脂血症，预防感冒和细菌感染，改善跛行。大蒜会产生过氧化氢，激活血管平滑肌细胞中的ATP门控K^+通道，从而降低血压。此外，大蒜能产生一氧化氮导致血管扩张和血压降低。大蒜可防止氧化应激和脂质过氧化。因此，大蒜通过多种机制降低了血压。

推荐阅读

Gupta Y K, Dahiya A K, Reeta K H. Gaso-transmitter hydrogen sulfide: potential new target in pharmacotherapy. Indian J Exp Biol, 2010, 48: 1069-1077.

Khatua T N, Adela R, Banerjee S K. Garlic and cardioprotection: insights into the molecular mechanisms. Can J Physiol Pharmacol, 2013, 91: 448-458.

24.摄入果糖饮料可升高血压，其机制为下列哪一选项？

A.增加肠道对钠的吸收

B.增加氧化应激

C.增加尿酸的生成

D.内皮功能障碍

E.以上均是

答案：E

解析：许多研究表明含果糖的饮料与偶发的慢性高血压之间有着密切的关系。上述所有机制似乎都参与了血压升高。肠道中Na^+的吸收是由于上皮细胞顶膜Na/H离子和Cl/HCO_3离子的交换增加。果糖可以引起肾小球入球动脉病变、肾皮质血管收缩和肾小球高压，从而导致慢性高血压。在果糖代谢过程中，ATP被消耗产生AMP并转化为尿酸。此外，果糖可以引起内皮功能障碍导致高血压。因此选项E正确。

推荐阅读

Brown I J, Stampler J, van Horn L, et al. Sugar sweetened beverage, sugar intake of individuals, and their blood pressure: International study of micro/macronutrients and blood pressure. Hypertension, 2011, 57: 695-701.

Cohen L, Curhan G, Forman J. Association of sweetened beverage intake with accidental hypertension. J Gen Intern Med, 2012, 27: 1127-1134.

Madero M, Perez-Pozo S E, Jalal D, et al. Dietary fructose and hypertension. Curr Hypertens Rep, 2011, 13: 29-35.

25. 1例66岁的非洲裔美国男性被推荐来进行高血压管理。尽管已限钠摄入（饮食中钠离子2g或88mmol）并使用氯噻酮（25mg），但血压仍控制不好。患者有很明显的卒中家族史。患者的血糖和肌酐正常。如果血压得不到控制，患者担心将来会发生卒中。根据以上信息，以下哪一种药物可以降低患者卒中的风险？

A.血管紧张素转换酶抑制剂（ACEI）

B.血管紧张素受体阻滞剂（ARB）

C.钙通道阻滞剂（CCB）

D.β受体阻滞剂

E.中枢激动剂

答案：C

解析：研究表明，在非洲裔美国人的卒中预后方面，CCB比ACEI更好。然而，ACEI在心力衰竭方面优于CCB。无论是否为非洲裔美国人，ACEI和CCB在总体死亡率和肾脏预后方面相似。

推荐阅读

James P A, Oparil S, Canter B L, et al. 2014 Evidence-based guideline for the management of high blood pressure in adults: Report from the panel members appointed to the Eighth Joint National Committee (JNC 8). JAMA, 2014, 311: 507-520.

ALLHAT Officers and Coordinators for the ALLHAT Collaborative Research Group. Major outcomes in high-risk hypertensive patients randomized to angiotensin-converting enzyme inhibitor or calcium channel blocker vs diuretic. JAMA, 2002, 288: 2981-2997.

26. 72岁男性，血压168/94mmHg，用氯噻酮（每天25mg）治疗。把血压降到150/90mmHg以下。加氨氯地平可改善下列哪一种心脑血管事件的预后？

A.心力衰竭

B.致命性卒中

C.总死亡率

D.冠心病

E.以上都是

答案：E

解析：对60岁及以上收缩压≥160mmHg的患者进行降压药物治疗，以达到血压＜150/90mmHg的目标，已被证明可以降低脑血管病的发病率和死亡率（致命性卒中、非致命性卒中或两者兼有）、致命性和非致命性心力衰竭、总死亡率和冠心病（冠心病死亡率、致命性心肌梗死、非致命性心肌梗死）。因此，选项E正确。

推荐阅读

James P A，Oparil S，Canter B L，et al. 2014 Evidence-based guideline for the management of high blood pressure in adults. Report from the panel members appointed to the Eighth Joint National Committee（JNC 8）. JAMA，2014，311（suppl）：75-77.

---

27. 42岁女性，舒张压96mmHg开始药物治疗，可能会改善以下哪一项心脑血管事件的预后？

A.脑血管疾病的发病率和死亡率

B.心力衰竭

C.致命性心肌梗死

D.冠心病死亡率

E.A和B

答案：E

解析：根据JNC 8指南，有中到高级别的证据表明，在舒张压≥90mmHg的30岁或以上成人中，降压治疗可降低脑血管病的发病率和死亡率（致命性卒中、非致命性卒中或两者兼有）及心力衰竭。然而，对于降低致命性心肌梗死和冠心病死亡率的证据不足。因此，选项E正确。

推荐阅读

James P A，Oparil S，Canter B L，et al. 2014 Evidence-based guideline for the management of high blood pressure in adults：Report from the panel members appointed to the Eighth Joint National Committee（JNC 8）. JAMA，2014，311（suppl）：79-81.

28.根据JNC 8的建议，将高血压患者的以下特征与目标血压相匹配（如适用，可选择相同血压）

特征	目标血压（mmHg）
A.≥60岁	1.＜130/80
B.18～60岁	2.＜150/90
C.慢性肾脏病	3.＜140/80
D.糖尿病	4.＜140/90

答案：A＝2；B＝4；C＝4；D＝4

解析：根据JNC 8指南，≥60岁患者的目标血压应＜150/90mmHg，而＜60岁患者的目标血压为＜140/90mmHg。慢性肾脏病和糖尿病患者的目标血压＜140/90mmHg。KDIGO（改善全球肾脏病预后组织，2012）和ISHIB（国际黑人高血压协会，2010）建议有蛋白尿的慢性肾脏病患者和具有靶器官损伤的非洲裔美国人的目标血压为130/80mmHg。美国糖尿病协会（2013）建议糖尿病患者目标血压＜140/80mmHg。

推荐阅读

James P A，Oparil S，Canter B L，et al. 2014 Evidence-based guideline for the management of high blood pressure in adults：Report from the panel members appointed to the Eighth Joint National Committee（JNC 8）. JAMA，2014，311：507-520.

---

29. 28岁男性，系IgA肾病患者，血压134/84mmHg，心率70次/分，查肾功能显示肌酐1.0mg/dl，24h尿蛋白定量1.2g，患者没有医保。你推荐下面的哪项治疗措施来降低该患者的尿蛋白水平？

A.苯磺酸氨氯地平

B.氯噻酮

C.赖诺普利

D.泼尼松

E.阿替洛尔

答案：C

解析：JNC 8和其他指南建议，对于慢性肾脏病和蛋白尿患者降压应选择ACEI或ARB类药物。赖诺普利相较于其他ACEI类药物更加便宜，所以选项C正确。需要时可加用苯磺酸氨氯地平、氯噻酮及阿替洛尔来控制血压。泼尼松对该患者是不建议使用的，因为ACEI及ARB类药物可以同时改善蛋白尿及血压。

推荐阅读

James P A，Oparil S，Canter B L，et al. 2014 Evidence-based guideline for the management of high blood pressure in adults：Report from the panel members appointed to the Eighth Joint National Committee（JNC 8）. JAMA，2014，311：507-520.

30. 4周后这位患者来复诊，复查实验室指标显示血肌酐由1.0mg/dl上升至1.2mg/dl，尿蛋白由1.2g/d下降至0.9g/d，其他检查结果无变化。患者的血容量是正常的。下一步将如何调整该患者的治疗方案？

A.改赖诺普利为氯沙坦

B.改赖诺普利为氯噻酮

C.继续使用赖诺普利，并在2 ~ 4周跟踪肌酐及其他实验室检查

D.改赖诺普利为苯磺酸氨氯地平

E.赖诺普利的基础上加用美托洛尔

答案：C

解析：该患者的尿蛋白下降，说明对赖诺普利治疗有反应。通常使用ACEI或ARB类药物可导致血肌酐升高至30%，表明肾小球压力及滤过降低，这是一种可逆性的、无害的生理反应，ACEI和ARB类药物也可以使血钾升高。最好的做法是继续口服赖诺普利，并跟踪患者血生化及尿蛋白，因此选项C正确，其他选项对该患者此时不适用。

推荐阅读

Bakris G L，Weir M R. Angiotensin-converting enzyme inhibitor-associated elevations in serum creatinine：is this a cause for concern? Arch Intern Med，2000，160：685-693.

31. 55岁无糖尿病的非洲裔美国男性为控制高血压来就诊，诊室测血压150/91mmHg，心率70次/分，目前口服赖诺普利每日40mg治疗，该患者有严重的肾脏病家族史，根据ALLHAT（降压降脂对降低心血管意外的临床研究），氯噻酮较赖诺普利

在以下哪一种心血管事件中更为有效？

A.卒中

B.充血性心力衰竭（CHF）

C.综合性心血管事件

D.以上都有

E.两种药物治疗无差异

答案：D

解析：ALLHAT是在美国进行的最大的高血压研究，35%的参与者是非洲裔美国人。在这项研究中，年龄在55岁及以上的，合并有其他心血管危险因素定的33 357例1 ~ 2级高血压高危患者被随机分配到氯噻酮（12.5 ~ 25mg/d）组、氨氯地平（2.5 ~ 10mg/d）组和赖诺普利（10 ~ 40mg/d）组。目标血压＜140/90mmHg，平均随访时间4.9年。

在非洲裔美国人中，氯噻酮在改善卒中、心力衰竭及心血管事件方面较赖诺普利更加有效。因此，噻嗪类利尿剂是非洲裔美国人治疗高血压的首选药物，无论他们是否为糖尿病患者。因此，选项D正确。

推荐阅读

James P A，Oparil S，Canter B L，et al. 2014 Evidence-based guideline for the management of high blood pressure in adults：Report from the panel members appointed to the Eighth Joint National Committee（JNC 8）. JAMA，2014，311：507-520.

ALLHAT Officers and Coordinators for the ALLHAT Collaborative Research Group. Major outcomes in high-risk hypertensive patients randomized to angiotensin-converting enzyme inhibitor or calcium channel blocker vs diuretic. JAMA，2002，288：2981-2997.

32.上述患者在互联网上阅读了利尿剂的副作用后拒绝将赖诺普利更换为氯噻酮，下面哪一种是适合该患者的次选方案

A.美托洛尔

B.肼屈嗪＋美托洛尔

C.氨氯地平

D.氯沙坦

E.螺内酯

答案：C

解析：ALLHAT还比较了氯噻酮和氨氯地平在

非洲裔美国人中的疗效，尽管氨氯地平在预防心力衰竭方面不如氯噻酮有效，但两种药物在卒中、冠心病、合并心血管及肾脏事件、总体死亡率没有差异。因此，该患者选择氨氯地平是恰当的（选项C），若达不到目标血压，可加用其他药物。

推荐阅读

James P A，Oparil S，Canter B L，et al. 2014 Evidence-based guideline for the management of high blood pressure in adults：Report from the panel members appointed to the Eighth Joint National Committee（JNC 8）. JAMA，2014，311：507-520.

ALLHAT Officers and Coordinators for the ALLHAT Collaborative Research Group. Major outcomes in high-risk hypertensive patients randomized to angiotensin-converting enzyme inhibitor or calcium channel blocker vs diuretic. JAMA，2002，288：2981-2997.

33. 74岁男性，在过去5年中每天服用氢氯噻嗪25mg，目前血压134/78mmHg。无头晕、疲乏、胸痛及出汗，一天步行3km毫无困难。根据JNC8指南，60岁以上患者血压的控制目标是＜150/90mmHg，那么根据该指南，下列哪项对该患者是适合的？

A.将氢氯噻嗪的剂量降至12.5mg/d

B.增加饮食中钠离子摄入以保持收缩压＞140mmHg

C.由于患者无症状，无须改变降血压药物

D.每日加用米多君5～10mg以保持收缩压＞140mmHg

E.以上均不是

答案：C

解析：根据JNC 7指南的建议，老年患者的目标血压收缩压应＜140mmHg，根据该项建议，许多老年患者的收缩压是控制在140mmHg以内的，这些患者无临床症状。JNC 8指南对收缩压＜140mmHg的无症状患者建议"没有必要调整药物以使血压升高"。该患者无症状，无须改变降压药物（氢氯噻嗪），选项C正确。但应注意的是，JNC 8指南推荐老年人血压控制的目标值为＜150/90mmHg，因为研究表明老年人收缩压＜140mmHg并无益处。

推荐阅读

James P A，Oparil S，Canter B L，et al. 2014 Evidence-based guideline for the management of high blood pressure in adults：Report from the panel members appointed to the Eighth Joint National Committee（JNC 8）. JAMA，2014，311：507-520.

34. 50岁男性，2型糖尿病、高血压和冠心病，向你咨询高血压合并蛋白尿为1.2g/d的治疗方案。血压148/90mmHg。添加阿利克仑（肾素抑制剂）可能会对该患者产生下列哪一种影响？

A.对蛋白尿无影响

B.增加卒中的风险

C.增加心肌梗死风险

D.减少肾脏替代治疗的风险

E.减少心血管病和肾脏疾病造成的死亡

答案：B

解析：阿利克仑是一种肾素抑制剂，可以抑制肾素活性。在临床研究中阿利克仑不仅降低了2型糖尿病患者的血压，还降低了蛋白尿和改善左心室肥厚，和ACEI和ARB有类似的效果。因此，阿利克仑与ACEI或ARB联合应用对改善心血管病和肾脏病的预后有叠加效应。在一项研究中，与安慰剂比较阿利克仑联合ACEI或ARB使卒中的风险增加（危险比1.34，95% CI：1.01～1.77）。由于阿利克仑联合ACEI或ARB增加了卒中的风险，研究被迫提前终止。因此，选项B正确。

然而，该研究显示阿利克仑可以减少尿蛋白，但对降低心肌梗死、心力衰竭、总体死亡和肾脏替代治疗风险等方面没有改变。

推荐阅读

Parving H H，Brenner B M，McMurray JJV，et al. For the ALTITUDE Investigators. Cardiorenal end points in a trial of aliskiren for type 2 diabetes. N Engl J Med，2012，367：2204-2213.

Parving H H，Persson F，Lewis J B，et al. For the AVOID Study Investigators. Aliskiren combined with losartan in type 2 diabetes and nephropathy. N Engl J Med，2008，358：2433-2446.

35. 38岁非洲裔美国妇女，患有2型糖尿病和高血压被她的家人带来你这里管理高血压。血压144/84mmHg，心率70次/分。肾功能正常，蛋白尿100mg/d。以下哪种降压药是JN8C指南推荐起始选择的药物？

A.赖诺普利

B.可乐定

C.氯噻酮

D.异丙酚

E.肼屈嗪和硝酸盐

答案：C

解析：JNC 8小组对患有或不患有糖尿病的非洲裔美国人提出如下建议："在一般黑人人群中，包括糖尿病患者，起始高血压治疗应包括噻嗪类利尿剂或CCB"。所以，选项C正确。本建议基于ALLHAT研究得出。

推荐阅读

James P A，Oparil S，Canter B L，et al. 2014 Evidence-based guideline for the management of high blood pressure in adults：Report from the panel members appointed to the Eighth Joint National Committee（JNC 8）. JAMA，2014，311：507-520.

ALLHAT Officers and Coordinators for the ALLHAT Collaborative Research Group. Major outcomes in high-risk hypertensive patients randomized to angiotensin-converting enzyme inhibitor or calcium channel blocker vs diuretic. JAMA，2002，288：2981-2997.

36. 32岁的非洲裔美国男性，因高血压导致慢性肾脏病3期，第一次到你的诊室就诊，血压150/90mmHg，心率72次/分。你给这位患者开下列哪一种降压药？

A.钙通道阻滞剂

B.血管紧张素转换酶抑制剂（ACEI）

C.联合ACEI和血管紧张素受体拮抗剂（ARB）

D.联合阿利吉仑和ARB

E.噻嗪类利尿剂

答案：B

解析：根据大量研究，JNC 8指南建议"对于18岁或以上的慢性肾脏病和高血压患者，初始（或附加）抗高血压治疗应包括ACEI或ARB以改善肾脏预后。"这适用于所有患有高血压的慢性肾脏病患者，不分种族或糖尿病状态。因此选项B正确。值得注意的是，AASK（非洲裔美国人肾脏疾病研究）研究报道了ACEI（雷米普利）对非洲裔美国人肾脏结果的有益作用。

AASK是一项随机、双盲、对照研究，随机选取1094名eGFR在20～65ml/min、年龄18～70岁的非糖尿病高血压非洲裔美国人，服用氨氯地平、雷米普利或美托洛尔，如血压不达标再加服其他药物，使平均动脉压达到92～102mmHg，平均随访时间为4年。与氨氯地平比较，雷米普利可减少46%的临床事件，并且具有更大的肾脏保护作用，因此氨氯地平组被停药。此外，雷米普利比美托洛尔更能延缓肾功能下降。因此，AASK试验为患有CKD的非洲裔美国人使用ACEI提供了强有力的证据。

推荐阅读

James P A，Oparil S，Canter B L，et al. 2014 Evidence-based guideline for the management of high blood pressure in adults：Report from the panel members appointed to the Eighth Joint National Committee（JNC 8）. JAMA，2014，311：507-520.

Wright JT Jr，Bakris G，Greene T，et al. African American Study of Kidney Disease and Hypertension Study Group：Effect of blood pressure lowering and antihypertensive drug class on progression of hypertensive kidney disease：results from the AASK trial. JAMA，2002，288：2421-2431.

37.你被邀请去诊治一位eGFR 26ml/min并且有轻度凹陷性水肿的患者。诊室测血压148/92mmHg，心率68次/分。他服用氢氯噻嗪50mg每天1次，美托洛尔100mg，每天2次，赖诺普利40mg/d。以下哪一项药物调整适合这位患者？

A.增加氢氯噻嗪至每日100mg

B.把赖诺普利换成氯沙坦

C.停服氢氯噻嗪，开始服用呋塞米40～80mg/d

D.增加每日螺内酯25mg

E.暂不改变

答案：C

解析：对于慢性肾脏病3～5期的患者，任何利尿剂的效果都会下降。两个决定性因素影响着噻嗪类利尿剂的效果。首先，随着GFR下降滤过的钠总量减少。其次，远端肾小管对噻嗪类利尿剂的反应减弱，特别是氢氯噻嗪。类似的减弱反应也发生在蛋白尿患者，原因是氢氯噻嗪或袢利尿剂如呋塞米与肾小球滤过的蛋白结合，输送到髓袢升支粗段的游离药物减少。为改善水肿，蛋白尿越大的患者需要更大剂量的呋塞米。

题中描述的患者处于慢性肾脏病4期。将氢氯噻嗪增加到100mg可能会产生利尿效果，但代价是严重的代谢紊乱。将赖诺普利改为氯沙坦不会改善肾脏病或水肿。增加螺内酯可降低血压，但不能改善水肿。停止氢氯噻嗪和开始服用速尿似乎更适合这位患者。因此，选项C正确。

推荐阅读

Ellison D H, Hoorn E J, Wilcox C S. Diuretics. //Taal M W, Chertow G M, Marsden P A, et al. Brenner & Rector's The Kidney 9th ed. Philadelphia: Elsevier Saunders, 2012: 1879-1916.

Sica D A, Gehr TWB. Diuretic use in stage 5 chronic kidney disease（CKD）and end-stage renal disease. Curr Opin Nephrol Hypertens, 2003, 2: 483-490.

38. 58岁的非肥胖男性患者被推荐给您治疗高血压和肾病，eGFR为64ml/min，有明确的心血管疾病家族史，服用贝那普利20mg/d，测血压148/90mmHg。复查肌酐1.1ml/dl，eGFR 64ml/min。为了保护肾功能添加下列哪一种药物已被证明对肾功能有益？

A.阿替洛尔

B.氢氯噻嗪

C.氨氯地平

D.肼屈嗪

E.氯沙坦

答案：C

解析：ACCOMPLISH（对收缩期高血压患者进行联合治疗以避免心血管事件）是一项随机、双盲临床研究，将11 506例高危高血压患者分为贝那普利联合氨氯地平组或贝那普利联合氢氯噻嗪组，同时评估心血管和肾脏预后。关注到研究结果中肾脏的结局（血清肌酐加倍、终末期肾病或需要透析）后，研究被提前终止（平均随访2.9年），因为贝那普利联合氨氯地平疗效更佳。贝那普利联合氨氯地平组慢性肾脏病进展率为2%，而贝那普利联合氢氯噻嗪组慢性肾脏病进展率为3.7%。但前者的外周水肿比后者更多。

根据ACCOMPLISH研究结果，给患者增加氨氯地平可延缓肾脏病进程。因此，选项C正确。此外，在高危的高血压患者中，贝那普利联合氨氯地平在降低心血管事件方面也同样优于贝那普利联合氢氯噻嗪。

推荐阅读

Bakris G L, Sarafidis P A, Weir M R, et al. For the ACCOMPLISH trial investigators: Renal outcomes with different fixed-dose combination therapies in patients with hypertension at high risk for cardiovascular events（ACCOMPLISH）: a prespecified secondary analysis of a randomized controlled trial. Lancet, 2010, 375: 1173-1181.

Jamerson K, Weber M A, Bakris G L, et al. For the ACCOMPLISH trial investigators: Benazepril plus amlodipine or hydrochlorothiazide for hypertension in high-risk patients. N Engl J Med, 2008, 359: 2417-2428.

39.你开始给一个初始血压为156/90mmHg的32岁妇女使用氢氯噻嗪12.5mg/d，尽管已低盐饮食（88mmol/d），4周后测血压149/86mmHg，为达到血压＜140/90mmHg的目标，下一步应怎么做？

A.减少钠摄入至44mmol/d

B.2周后测血压

C.增加氢氯噻嗪至25mg/d

D.添加β受体阻滞剂

E.停用氢氯噻嗪，使用阿替洛尔

答案：C

解析：如果在治疗1个月内血压未达到目标，JNC 8指南建议增加初始药物的剂量或添加第二种药物例如钙通道阻滞剂/ACEI/ARB。对于这位患者，恰当的做法是增加氢氯噻嗪的剂量到每天25mg。如果目标血压未达标，可从上述药物中选择一种作为第二种药物联合使用。因此，选项C

正确。

推荐阅读

James P A, Oparil S, Canter B L, et al. 2014 Evidence-based guideline for the management of high blood pressure in adults: Report from the panel members appointed to the Eighth Joint National Committee (JNC 8). JAMA, 2014, 311: 507-520.

40. 52岁的非洲裔美国人,有明确的高血压家族史,因间断头痛来就诊,1h内监测三次血压的平均值为164/106mmHg,你会选择下列哪一项治疗他的高血压?

　　A.氢氯噻嗪12.5mg/d

　　B.氢氯噻嗪12.5mg,并限制钠摄入(66mmol)

　　C.开始联合使用两种药物

　　D.在一种药物失败后开始联合使用两种药物

　　E.坚持生活方式干预,2周后测量血压

答案:C

解析:该患者为高血压2级,控制血压的最好方法是联合使用两种药物(氢氯噻嗪12.5mg加贝那普利20mg或贝那普利20mg加氨氯地平5mg)以使血压<150/90mmHg,不能仅在调整生活方式后等待观察。为达到目标血压,联合药物的剂量可予以调整。因此,选项C正确。在伴有其他心血管危险因素的高血压2级患者中,起始治疗使用两种药物联合也是合理的。

推荐阅读

James P A, Oparil S, Canter B L, et al. 2014 Evidence-based guideline for the management of high blood pressure in adults: Report from the panel members appointed to the Eighth Joint National Committee (JNC 8). JAMA, 2014, 311: 507-520.

Weber M A, Schiffrin E L, White W B, et al. Clinical practice guidelines for the management of hypertension in the community: A statement of the American Society of Hypertension and the International Society of Hypertension. J Clin Hypertens, 2014, 16: 14-26.

41. 1例患有高血压并有明确卒中家族史的65岁女性,初始使用氯噻酮降压,她的诊室血压为155/86mmHg,心率74次/分,根据临床试验结果,加用下列哪一项药物与该患者的卒中高风险有关?

　　A.肼屈嗪

　　B.氨氯地平

　　C.氯沙坦

　　D.阿替洛尔

　　E.多沙唑嗪

答案:D

解析:一般来说,降低血压可以降低高血压患者卒中发生率,而与抗高血压药物的级别无关。然而钙通道阻滞剂在预防卒中方面有额外的益处。ASCOT(盎格鲁斯堪的纳维亚人心脏预后研究)和LIFE(氯沙坦减少终点事件干预试验)降压研究使用了氨氯地平联合阿替洛尔(ASCOT)和氯沙坦联合阿替洛尔(LIFE),结果发现阿替洛尔组患者发生卒中的风险高于其他组。因此,选项D正确。增加肼屈嗪或多沙唑嗪会进一步降低血压,但与卒中发生率的增加无关。

推荐阅读

Dahl€ of B, Devereux R B, Kjeldsen SE, et al. For the LIFE study group: Cardiovascular morbidity and mortality in the Losartan Intervention for Endpoint reduction in hypertension study (LIFE): a randomized trial against atenolol. Lancet, 2002, 359: 995-1003.

Dahl€ of B, Severe P S, Poulter N R, et al. For the ASCOT Investigators: Prevention of cardiovascular events with an antihypertensive regimen of amlodipine adding perindopril as required versus atenolol adding bendroflumethiazide as required, in the Anglo-Scandinavian Cardiac Outcomes Trial-Blood Pressure Lowering Arm (ASCOT-BPLA): a multicentre randomized controlled trial. Lancet, 2005, 366: 895-906.

42.用ACEI或CCB治疗高血压可以减少以下哪一种重要的心血管事件?

　　A.卒中

　　B.冠状动脉疾病

　　C.心力衰竭

　　D.任何心血管事件导致的死亡

E.以上所有

答案：E

解析：降压治疗研究协作组（BPLTTC）进行的高血压治疗Meta分析表明，与其他药物相比，使用ACEI/CCB治疗高血压显著降低了上述所有心血管终点时间。此外，以ACEI为基础的方案可将心血管事件死亡风险或全因死亡风险分别降低20%和12%。因此，选项E正确。

推荐阅读

Turnbull F, Neal B. Meta-analyses of hypertension trials. //Black H R, Elliott W J. Hypertension. A Companion to Braunwald's Heart Disease. Philadelphia: Elsevier/Saunders, 2007: 316-324.

43. 1例64岁非糖尿病男性患者，为进一步治疗他的高血压就诊。他目前服用最大剂量药物，即氯噻酮（25mg）、氯沙坦（100mg）和氨氯地平（10mg），血压154/92mmHg，你为他加用螺内酯25mg/d，3周后测血压为136/82mmHg，在对该患者的长期随访中，你希望看到下列哪一项生化改变？

A.4型肾小管酸中毒进展

B.血清钾升高1.5mmol/L

C.血清钾升高0.41mmol/L

D.总胆固醇和低密度脂蛋白胆固醇显著下降

E.C和D

答案：E

解析：ASCOT研究组的研究人员将螺内酯（25~50mg）作为四线降压药对1441名受试者进行使用，观察其血压和其他生化指标。螺内酯治疗的中位数时间为1.3年。针对这个问题本研究发现得出重要发现，患者血压平均下降21.9/9.5mmHg，血清钾升高0.41mmol/L，总胆固醇和低密度脂蛋白胆固醇降低（0.32mmol/L和0.36mmol/L），未观察到肾小管酸中毒的进展。因此，选项E正确。

推荐阅读

Chapman N, Dobson J, Wilson S, et al. On behalf of the Anglo-Scandinavian Cardiac Outcomes Trial Investigators: Effect of spironolactone on blood pressure in subjects with resistant hypertension. Hypertension, 2007, 49:

839-845.

44. 1例44岁的女性，因高血压导致慢性肾脏病3期（eGFR 50ml/min），蛋白尿1.4g/24h，血压144/90mmHg。她每天服用雷米普利10mg。为延缓肾脏病进展，她的目标血压应为下列哪一项？

A.＜140/90mmHg

B.＜130/80mmHg

C.＜150/90mmHg

D.＜120/80mmHg

E.以上都不对

答案：B

解析：旧版指南指出，无论任何原因导致的慢性肾脏病患者，其目标血压均应低于130/80mmHg。然而最新的指南建议，对于无蛋白尿（＜500mg/24h）的患者目标血压应低于140/90mmHg。至少有两项研究表明，蛋白尿＞500mg的患者将血压降至＜130/80mmHg是有益的。MDRD（肾脏病的饮食调整）研究发现，蛋白尿患者严格的血压控制可以减缓肾小球滤过率的下降。根据这项研究，24h蛋白尿在0.25~1.0g患者的目标血压应为130/80mmHg。AASK研究亚组分析证实了蛋白尿患者的这一目标血压，并报道了蛋白尿＞500mg的患者降低血压的好处。该患者的目标血压应＜130/80mmHg以减缓肾脏疾病的进展。因此，选项B正确。

建议无蛋白尿的非糖尿病慢性肾脏病患者目标血压应＜140/90mmHg（选项A）。收缩压＜120mmHg可能是有害的（选项D），根据JNC 8指南，对年龄≥60岁的一般人群建议目标血压＜150/80mmHg。

值得注意的是，REIN-2（雷米普利对肾病的治疗研究2）研究没有显示严格控制血压可延缓慢性肾病伴蛋白尿患者的肾病进展。

推荐阅读

Appel L J, Wright J T Jr, Bakris G L, et al. For the AASK Collaborative Research Group: Intensive blood-pressure control in hypertensive chronic kidney disease. N Engl J Med, 2010, 363: 918-929.

Peterson J C, Adelr S, Burkart J M, et al. Blood pressure control, proteinuria, and the progression of renal disease: The Modification of Diet in Renal Disease Study. Ann Intern Med, 1995, 123: 754-762.

Ruggenenti P, Perna A, Loriga G, et al. Blood pressure control for renoprotection in patients with non-diabetic chronic renal disease (REIN-2): a multicenter, randomized controlled trial. Lancet, 2005, 365: 939-946.

45. 1例58岁合并2型糖尿病、高血压（HTN）和左心室肥厚（LVH）的男性患者，为控制高血压和其他心血管事件就诊，患者正在服用4种不同类别的降压药，血压138/80mmHg，24h蛋白尿280mg，糖化血红蛋白6.8%。根据临床试验和因果分析，以下哪个收缩压与该患者心血管风险增加无关？

A. ＜160mmHg

B. ＜150mmHg

C. ＜140mmHg

D. ＜130mmHg

E. ＜120mmHg

答案：C

解析：一些研究探讨了目标收缩压＜120mmHg对伴有心血管危险因素的2型糖尿病患者主要心血管事件的影响。其中一项主要研究是ACCORD（控制糖尿病患者心血管风险的措施）研究。在这项研究中4733例2型糖尿病患者被随机分为收缩压强化治疗组（＜120mmHg）和收缩压标准治疗组（＜140mmHg）。主要不良事件为非致死性心肌梗死、非致死性卒中或心血管疾病导致的死亡，患者平均随访时间为4.7年。1年后强化治疗组收缩压为119.3mmHg，标准治疗组收缩压为133.5mmHg。结果显示，与标准疗法相比强化疗法并没有降低任何主要不良事件。强化治疗组严重不良反应发生率为3.3%，高于标准治疗组的1.3%。

此外，对IDNT（厄贝沙坦治疗糖尿病肾病研究）研究数据的分析表明，收缩压＜120mmHg与心血管事件风险的增加有关。

INVEST（国际维拉帕米和群多普利）研究表明，与收缩压在130～140mmHg的糖尿病患者相比，收缩压＜130mmHg的糖尿病患者的心血管结局相似，但死亡率更高。因此，选项C正确。

推荐阅读

Berl T, Hunsicker LW, Lewis J B, et

al. Impact of achieved blood pressure on cardiovascular outcomes in the Irbesartan Diabetic Nephropathy Trial. J Am Soc Nephrol, 2005, 16: 2170-2179.

Cooper-DeHoff R M, Gong Y, Handberg E M, et al. Tight blood pressure control and cardiovascular outcomes among hypertensive patients with diabetes and coronary artery disease. JAMA, 2010, 304: 61-68.

Cushman W, Evans G W, Byington R P, et al. The ACCORD Study Group: Effects of intensive blood-pressure control in type 2 diabetes mellitus. N Engl J Med, 2010, 362: 1575-1585.

46. 1例42岁男性接受了来自患病供体的肾移植，移植后2个月内出现了新发的高血压。下列哪一种机制可解释他的高血压？

A. 钙调神经磷酸酶抑制剂（CNIs）

B. 糖皮质激素

C. 同种异体移植功能障碍

D. 移植肾动脉狭窄

E. 以上所有

答案：E

解析：在环孢素使用之前，肾脏移植患者高血压的患病率为50%，而在1983年环孢素上市后，这一比例上升到90%。环孢素和他克莫司可通过多种机制导致高血压。糖皮质激素可致水钠潴留从而引起高血压。异体移植物功能障碍也可导致水钠潴留，进而引起容量依赖性高血压。肾移植术后移植肾动脉狭窄占1%～7%。肾素-血管紧张素Ⅱ-醛固酮系统激活是高血压早期发生的原因，移植物功能障碍可能使高血压长期存在。因此，选项E正确。

推荐阅读

Mangray M, Vella J P. Hypertension after kidney transplant. Am J Kid Dis, 2011, 57: 331-341.

Thomas B, Taber D J, Srinivas T R. Hypertension after kidney transplantation: A pathophysiologic approach. Curr Hypertens Rep, 2013, 15: 458-469.

Wadei H M, Textor S C. Hypertension in the kidney transplant recipient. Tansplant Rev, 2010,

24：105-120.

47.以下哪一种因素使肾移植术后患者易发生高血压？

    A.非洲裔美国人

    B.移植肾供体来自老年人

    C.移植前有高血压

    D.肥胖

    E.以上所有

    答案：E

解析：研究表明，50%～90%的肾移植受者有高血压或服用降压药史。肾移植后发生高血压风险的患者包括非洲裔美国人、老年移植肾供体、肥胖个体和移植前有高血压的患者。因此，选项E正确。在这些患者中，钙调神经磷酸酶抑制剂和糖皮质激素只会加重高血压。

推荐阅读

Mangray M，Vella J P. Hypertension after kidney transplant. Am J Kid Dis，2011，57：331-341.

Thomas B，Taber D J，Srinivas T R. Hypertension after kidney transplantation：A pathophysiologic approach. Curr Hypertens Rep，2013，15：458-469.

48.1例48岁的成年多囊肾妇女在肾移植后1个月发生高血压，她正在服用环孢素和糖皮质激素，诊室血压148/88mmHg，心率72次/分，血清肌酐1.7mg/dl，24h蛋白尿200mg，无外周水肿。患者适合使用以下哪一种降压药？

    A.二氢吡啶钙阻滞剂（dCCB）

    B.ACEI 或 ARB

    C.噻嗪类利尿剂

    D.β受体阻滞剂

    E.α受体阻滞剂

    答案：A

解析：血压降至130/80mmHg以下已被证明可以改善移植肾的存活率和心血管事件。如果患者的血压未降至130/80mmHg以下，就有发生这两种并发症的风险。初始抗高血压药物的选择取决于患者伴有哪些合并症。此外，应考虑药物与钙调神经磷酸酶抑制剂之间的相互作用。这位患者高血压的机制与使用环孢素和糖皮质激素有关。考虑患者肌酐升高，dCCB如氨氯地平或小剂量的长效硝苯地平更合适，因为这些药物会拮抗环孢素对入球小动脉的血管收缩作用。此外，CCB还会引起入球动脉血管扩张。一项Meta分析显示，与安慰剂或不治疗相比，CCB可降低25%的移植物失功以及增加2.2～6.4ml/min的肾小球滤过率。使用ACEI或ARB最初可能会使血清肌酐升高，这可能与急性排斥反应相混淆，因此ACEI和ARB在移植后2～4个月使用是安全的。患者没有容量超负荷，因此利尿剂不建议在这个时候使用。虽然其他药物可以用于移植后的高血压患者，但目前还不建议使用。因此，选项A正确。

推荐阅读

Cross N B，Webster A C，Masson P，et al. Antihypertensives for kidney transplant recipients：Systematic review and meta-analyses of randomized controlled trials. Transplantation，2009，88：7-18.

Kidney Disease：Improving Global Outcomes（KDIGO）Blood Pressure Work Group：KDIGO Clinical Practice Guideline for the Management of Blood Pressure in Chronic Kidney Disease. Kidney Int Suppl，2012，2：337-414.

Thomas B，Taber D J，Srinivas T R. Hypertension after kidney transplantation：A pathophysiologic approach. Curr Hypertens Rep，2013，15：458-469.

49.89岁女性，有高血压病史，因头痛就诊，她正在服用4种降压药，包括噻嗪类利尿剂。她积极参与社区服务，希望控制血压以预防脑卒中，头部CT除与年龄相关的变化外，表现基本正常，在急诊科她的头痛考虑由低血糖引起，血压170/78mmHg，心率84次/分。根据临床试验，为预防脑卒中，下列哪一个目标收缩压适合这位高龄妇女？

    A.＜130/80mmHg

    B.＜140/80mmHg

    C.＜150/80mmHg

    D.＜160/80mmHg

    E.＜170/80mmHg

    答案：C

解析：控制高血压（包括收缩期和舒张期高

血压及单独的收缩期高血压）可以预防心血管和肾脏并发症。在老年人群治疗高血压的目的是为了降低心血管事件的发生率和死亡率。然而，对于高龄患者（＞80岁）安全减少心血管事件的目标血压尚未确定。所有临床研究者都认为将收缩压降至160mmHg（143～150mmHg）以下是安全的，并且这个收缩压目标可以减少所有心血管事件（表6.3）。收缩压＜130mmHg对于高龄患者可能不安全。因此，选项C正确。

表6.3　单纯收缩性高血压老年患者的治疗效果

	SHEP	SYST-EUR	HYVET
数量	4736	4695	3845
年龄（岁）	60～80	＞60	80～105
平均血压（mmHg）	170/77	174/84	173/91
血压药物	氯噻酮±阿替洛尔/利血平	尼群地平±依那普利/氢氯噻嗪	吲达帕胺±培哚普利
平均随访时间（年）	4.5	2.0	1.8
治疗后血压（mmHg）	143/64	151/79	144/78
心血管事件减少率（%）			
脑卒中	33	42	30
冠状动脉疾病	27	30	28
慢性心力衰竭	55	29	64
所有心血管事件	32	31	34

SHEP.老年人收缩期高血压项目；SYST-EUR.欧洲收缩期高血压试验；HYVET高龄患者高血压试验

推荐阅读

Beckett N S, Peters R, Fletcher A E, et al. For the HYVET Study Group：Treatment of hypertension in patients 80 years of age or older. N Engl J Med, 2008, 358：1887-1898.

Lipsitz L A. A 91-year-old woman with difficult-to-control hypertension. A clinical review. JAMA, 2013, 310：1274-1280.

SHEP Cooperative Research Group. Prevention of stroke by antihypertensive drug treatment in older persons with isolated systolic hypertension：final results of the Systolic Hypertension in the Elderly Program. JAMA, 1991, 265：3255-3264.

Staessen J A, Fagard R, Thijs L, et al. Systolic Hypertension in Europe Trial Investigators.

Randomized double-blind comparison of placebo and active treatment for older patients with isolated systolic hypertension. Lancet, 1997, 350：757-764.

50.上题患者的孙女向你咨询降压治疗和认知功能，关于她的认知功能和降压治疗，下列哪一项陈述是正确的？

A.高血压的治疗会损害认知功能

B.高血压治疗与认知功能无关

C.降压治疗可改善认知功能

D.以上所有

E.以上都不是

答案：C

解析：一些研究者已经报道了高血压和认知功能下降之间的关联。虽然这种关联的机制尚不清楚，但高血压引起的大脑改变如脑血流量减少、脑白质病变和淀粉样蛋白沉积都与此有关。大部分研究表明降压治疗后认知功能有所改善。SCOPE（老年人认知和预后研究）研究，以及包括HYVET-COG（收缩期高血压对高龄老人认知功能的研究）在内的Meta分析结果表明，抗高血压治疗可减轻老年人的认知障碍。

因此，控制收缩期高血压可以改善患者的认知功能，故选项C正确。值得注意的是，保钾利尿剂被发现对降低痴呆风险有极强的作用，其机制可能是通过钾离子诱导炎症与血管收缩。

推荐阅读

Bloch M J, Basile J N. Hypertension in older patients. //Black H R, Elliott W J. Hypertension. A Companion to Braunwald's Heart Disease 2nd ed. Philadelphia：Elsevier/Saunders, 2013：349-355.

Duron E, Hanon O. Hypertension, cognitive decline and dementia. Arch Cardiovasc Dis, 2008, 101：181-189.

Skoog I, Gustafson D. Update on hypertension and Alzheimer's disease. Neurol Res, 2006, 28：605-611.

51.36岁女性，体型肥胖，体重指数32kg/m²，血压149/86mmHg。关于她的高血压发病机制，下列哪项是正确的？

A.增加了肾小管对钠离子的重吸收

B.增加了交感神经系统（SNS）和肾素-血管紧张素-醛固酮系统（RAAS）活性

C.胰岛素抵抗

D.血管内皮功能障碍

E.以上都正确

答案：E

解析：许多机制可以解释肥胖患者出现高血压的原因。SNS和RAAS的激活，钠离子通过肾脏被潴留。此外，肾脏周围多余的脂肪组织和肾脏本身的脂肪组织会刺激钠离子的重吸收，导致肥胖患者通过尿液排出钠离子的功能受损。在肥胖患者中，多种因素可激活SNS和RAAS。

高胰岛素血症在肥胖患者很常见，脂联素对胰岛素敏感，在肥胖患者中含量低，导致胰岛素抵抗；虽然胰岛素抵抗不是导致高血压的主要机制，但它有利于维持高血压水平。

一氧化氮减少，氧化应激功能增加及炎症细胞因子导致血管内皮细胞功能障碍，最终导致高血压。因此，上述所有机制都是导致肥胖相关高血压的原因，选项E正确。

推荐阅读

DeMarco V G, Aroor A R, Sowers J R. The pathophysiology of hypertension in patients with obesity. Nature Rev Endocrinol, 2014, 10: 364-376.

Dorresteijn J A, Visseren F L, Spiering W. Mechanisms linking obesity to hypertensity. Obes Rev, 2012, 13: 17-26.

52. 40岁男性，体型肥胖，血压160/88mmHg，心率84次/分，根据疗效及副作用。以下哪一种药物适用于该患者？

A.噻嗪类利尿剂

B.β受体阻滞剂

C.中枢兴奋剂

D.ACEI或ARB类药物

E.钙离子通道阻滞剂

答案：D

解析：虽然上述药物均能降低患者的血压，但是它们的副作用不同。利尿剂如氯噻酮及氢氯噻嗪均可以促进钠离子排出，但会导致一些代谢异常（表6.4）。利尿剂导致血容量降低，导致心率进一步增快（表6.4）。

β受体阻滞剂能够保护心脏，但会导致代谢异常及体重增加；钙通道阻滞剂有很多优点，但可诱发下肢水肿。中枢作用药物如可乐定，会降低具有中枢活性的SNS的活性，但会导致体重增加。ACEI或ARB有很多优点，除了咳嗽或血管性水肿这些轻微副作用外，还能抑制RAAS系统。

基于以上所述这些优点和缺点，对于该患者来说ACEI或ARB是最合适的首选药物。为达到目标血压也可加用其他药物。因此，选项D正确。

表6.4　不同降压药对肥胖高血压患者的优点和缺点

药物种类	优点	缺点
利尿剂	促进钠离子排泄，降低循环血量及左心负荷	提高SNS及RAAS的活性，升高血糖，低钾血症，高脂血症，代谢性碱中毒，足踝水肿，增加水的摄入量
β受体阻滞剂	降低SNS及RAAS活性，降低心排血量，预防心律失常	胰岛素抵抗，升高血糖及甘油三酯，降低高密度脂蛋白，增加左心负荷，体重增长
中枢受体激动剂	降低SNS活性，增加钠离子排泄，中枢镇静作用	嗜睡，体重增长
ACEI	降低SNS及RAAS活性，提高胰岛素敏感性，降低尿蛋白，调节脂代谢，降低左心负荷	咳嗽，血管性水肿
ARB	同ACEI	几乎没有
钙通道阻滞剂	增加钠离子排泄，降低循环血量，减少左心负荷，降低心率（地尔硫䓬/维拉帕米），降低尿蛋白	水肿和体重增加

推荐阅读

Chrostowska M, Szczech R, Narkiewicz K. Antihypertensive therapy in the obese hypertensive patient. Curr Opin Nephrol Hypens, 2006, 15: 487-492.

Woofford M R, Smith G, Minor D B. The treatment of hypertension in obese patients. Curr Hypertens Rep, 2008, 10: 143-150.

53. 32岁女性，体型肥胖，患有阻塞性睡眠呼吸暂停（OSA），目前口服4种降压药物，包括噻嗪类利尿剂，家中测血压144/86mmHg，加用螺内酯后血压仍维持在140/80mmHg，咨询肺科专家后给予持续气道正压通气（CPAP）。对OSA高血压患者进行CPAP通气，下列哪项说法是正确的？

A.CPAP与联合降压药可降低24h血压

B.使用药物治疗的患者，CPAP只降低夜间血压，不降低日间血压

C.对严重OSA的患者，CPAP能更有效地降低血压

D.每晚佩戴CPAP＞5.8h的患者比佩戴时间＜5.8h的患者血压下降幅度更大

E.以上均有

答案：E

解析：CPAP通气在吸气和呼气时增加了气道压力，这对那些有较高心血管事件风险的OSA高血压患者很有帮助。对本题所述的患者，以上所有选项都是适用的，故选项E正确。CPAP通气降低血压的机制包括降低SNS活性，增加副交感神经活性及心排血量，降低全身血管阻力。这些变化可能是由压力感受器敏感性增加所导致的。

推荐阅读

Montesi S B, Edwards B A, Malhotra A, et al. The effect of continuous positive airway pressure treatment on blood pressure: A systematic review and meta-analysis of randomized controlled trials. J Clin Sleep Med, 2012, 8: 587-596.

Pedrosa R P, Drager L F, DePaula L K, et al. Effects of OSA treatment on BP in patients with resistant hypertension: A randomized trial. Chest, 2013, 144: 1487-1494.

54.男性45岁，有高血压病史，未服用降压药物，本次因胸部隐痛并放射至背部数小时来急诊科就诊，测血压220/140mmHg，心率80次/分，胸部X线提示纵隔增宽，超声心动图提示急性主动脉夹层，该患者应该使用哪种药物降低血压？

A.静脉注射硝酸甘油

B.静脉注射尼卡地平

C.静脉注射艾斯洛尔

D.静脉注射依那普利

E.静脉注射非诺多泮

答案：C

解析：急性主动脉夹层是一种高血压急症，它要求静脉注射β受体阻滞剂来降低血压。β受体阻滞剂通过降低心脏收缩力来降低心率和主动脉破裂处的剪应力。短效β受体阻滞剂，如艾斯洛尔或拉贝洛尔可被使用，此外，地尔硫䓬也可用于对β受体阻滞剂有禁忌的患者。在20min内将收缩压将至＜120mmHg为目标，也可以使用硝普钠等药物达到目标血压，这些药物并非不合理，但与β受体阻滞剂相比没有降低心率的作用，故选项C正确。

推荐阅读

Kuppasani K, Reddi A S. Emergency or urgency? Effective management of hypertensive crises. JAAPA, 2010, 23: 44-49.

Johnson W, Nguyen M L, Patel R. Hypertension crisis in the emergency department. Cardiol Clin, 2012, 30: 533-543.

55. 56岁男性，有高血压病史，因头痛入院，血压220/130mmHg，心率84次/分，头颅CT显示急性缺血性卒中。以下哪种药物适合降低该患者的血压？

A.硝酸甘油

B.非诺多泮

C.艾司洛尔

D.尼卡地平

E.依那普利

答案：D

解析：对于急性缺血性卒中的降压治疗，证据是矛盾的。然而，对于血压＞220/120mmHg的患者建议进行降压治疗，但对理想降血压药物的使用尚无明确的答案。艾司洛尔是一种超短效剂。它是急性主动脉夹层患者的首选药物。依那普利可作为静脉或口服药物使用，但在大多数研究中并不优先使用。硝酸甘油是治疗胸痛或心力衰竭的首选药物，它会增加颅内压（ICP）。美国心脏协会指南推荐尼卡地平用于收缩压＞220mmHg或舒张压＞120mmHg的急性缺血性卒中患者。在急诊科静脉注射尼卡地平被证明比拉贝洛尔更能在30min内达到目标收缩压。在上述所有药物中，尼卡地平似乎适合该患者。因此，选项D正确。

推荐阅读

Drozda J Jr, Messer J V, Spertus J, et al. ACCF/AHA/AMA-PCPI 2011 performance measures for adults with coronary artery disease and hypertension: A report of the American College of Cardiology Foundation/American Heart Association Task Force on Performance Measures and American Medical Association-Physician Consortium for Performance Improvement. J Am Coll Cardiol, 2011, 58: 316-336.

Peacock W F IV, Hilleman D E, Levy PD, et al. A systematic review of nicardipine vs labetalol for the management of hypertensive crises. Am J Emerg Med, 2012, 30: 981-993.

Ramos A P, Varon J. Current and newer agents for hypertensive emergencies. Curr Hypertens Rep, 2014, 16: 450.

56.对于上述患者，下列哪一种选择是安全的？

A.不处理血压，它将在几天内下降

B.将收缩压降至190mmHg以下

C.将收缩压降至140～150mmHg

D.将收缩压降至120mmHg以下

E.以上均不正确

答案：C

解析：急性缺血性卒中（AIS）约占所有卒中的70%。大多数患者出现AIS时收缩压往往大于140mmHg，在发病后血压在几天内自动降至基线。而上述患者的血压为220/130mmHg。基线收缩压（卒中48h内）与短期死亡率、长期死亡和依赖性之间存在U形关系。两个极端的收缩压（＜120mmHg和＞220mmHg）的结果都很差。最低风险似乎在140～150mmHg。本例患者使用尼卡地平或拉贝洛尔降低收缩压可以预防并发症。因此，选项C正确。

推荐阅读

Gorelick P B, Aiyagari V. The management of hypertension for an acute stroke: What is the blood pressure goal? Curr Cardiol Rep, 2013, 15: 366.

Grise E M, Adeoye O. Blood pressure control for acute ischemic and hemorrhagic stroke. Curr Opin Crit Care, 2012, 18: 132-138.

Manning L, Robinson T G, Anderson G S. Control of blood pressure in hypertensive neurological emergencies. Curr Hypertensive Rep, 2014, 16: 436.

57. 1例62岁的非洲裔美国妇女因严重头痛入院。她的血压是210/130mmHg。头颅CT示脑出血（ICH）。她开始服用尼卡地平，血压逐渐改善。颅内压17mmHg（正常值7～15mmHg）。对于该患者，下列哪一个陈述是正确的？

A.收缩压降至120mmHg以下

B.保持尼卡地平滴液，因为她的血压会自行改善

C.收缩压降至180mmHg

D.收缩压降至140mmHg

E.以上均不正确

答案：D

解析：脑出血占所有卒中的10%～15%，患者一般表现为高血压（收缩压＞140mmHg）。INTERACT（急性脑出血强化降压试验）和ATACH（急性脑出血的降压治疗）这两项重要的研究表明，紧急降低收缩压至140mmHg是安全的，并可能改善神经系统预后。血肿增大发生在脑出血后的最初几小时内，与神经系统预后不良有关。以上两项研究表明，血压降低的患者血肿增大较少。脑出血的血压目标值是＜140/90mmHg，糖尿病或慢性肾脏病患者的血压目标值是＜130/80mmHg。因此，选项D正确。在颅内压升高的患者中，通常建议监测颅内压和降低收缩压。

推荐阅读

Gorelick P B, Aiyagari V. The management of hypertension for an acute stroke: What is the blood pressure goal? Curr Cardiol Rep, 2013, 15: 366.

Grise E M, Adeoye O. Blood pressure control for acute ischemic and hemorrhagic stroke. Curr Opin Crit Care, 2012, 18: 132-138.

Manning L, Robinson T G, Anderson GS. Control of blood pressure in hypertensive neurological emergencies. Curr Hypertensive Rep, 2014, 16: 436.

58. 1例42岁的妇女因突然出现严重的头痛、恶心、呕吐和畏光到急诊就诊，CT显示动脉瘤破裂，诊断为蛛网膜下腔出血（SAH）。她的血压为180/120mmHg，心率88次/分。根据美国心脏协会（AHA）/美国中风协会（ASA）指南，以下哪一项措施在患者的急性护理中是重要的？

A.控制从动脉瘤破裂到动脉瘤闭塞（固定）的血压

B.防止动脉瘤破裂后再出血

C.达到合理的收缩压，收缩压＜160mmHg

D.动脉瘤蛛网膜下腔出血后脑血管痉挛和迟发性脑缺血的处理

E.以上所有

答案：E

解析：蛛网膜下腔出血占所有卒中的5%～10%，通常是由颅内动脉瘤破裂造成的。高血压是明确的危险因素。在蛛网膜下腔出血中大脑的自我调节功能受损。因此，将血压降至自身调节范围以下会导致脑缺血。研究表明，再出血是蛛网膜下腔出血的严重并发症，初期高血压（收缩压＞160mmHg）是再出血的危险因素。血压控制在160mmHg以下是可取的。

动脉瘤蛛网膜下腔出血后脑血管痉挛和迟发性脑缺血的处理是重要的。初始低血压的患者可采取"三H疗法"（高血容量、高血压和补液）。该患者初始血压偏高，需要谨慎使用"三H疗法"，因此选择E正确。

推荐阅读

Gorelick P B, Aiyagari V. The management of hypertension for an acute stroke: What is the blood pressure goal? Curr Cardiol Rep, 2013, 15: 366.

Manning L, Robinson T G, Anderson G S. Control of blood pressure in hypertensive neurological emergencies. Curr Hypertensive Rep, 2014, 16: 436.

59. 1例38岁的妇女被推荐到你这里治疗原发性醛固酮增多症，尽管使用了三种降压药物（氢氯噻嗪25mg，赖诺普利20mg，氨氯地平10mg），但血压仍未得到控制。目前她的血压为160/98mmHg。血生化：钠145mmol/L，钾3.5mmol/L，氯90mmol/L，HCO_3 30mmol/L，肌酐1.5mg/dl，葡萄糖120mg/dl，醛固酮44ng/dl（↑），肾素0.2ng/（ml·h）（↓）。根据内分泌学会指南，以下哪一项被推荐作为发现原发性醛固酮增多症的检测？

A.2级（160～179/100～109mmHg）和3级（＞180/110mmHg）高血压

B.药物抵抗性高血压

C.自发性或利尿剂诱导的低钾血症

D.高血压伴偶发肾上腺瘤，或有早发高血压家族史或40岁以下发生脑血管意外

E.以上所有

答案：E

解析：上述说法都是正确的。但值得注意的是，并不是所有原发性醛固酮增多症患者都存在低钾血症。研究表明，只有9%～37%原发性醛固酮增多症患者存在低钾血症。有50%醛固酮腺瘤患者和17%特发性醛固酮增多症患者有低钾血症。肾上腺偶发瘤（无功能的单侧腺瘤）在年龄＞40岁的患者中很常见，暂不建议治疗。有严重高血压且对降压药物治疗无反应的20岁以下患者，建议进行基因检测。这些人可能患有糖皮质激素可治疗的高血压。

推荐阅读

Funder J W, Carey R M, Fardella C, et al. Case detection, diagnosis, and treatment of patients with primary aldosteronism: An Endocrine Society Clinical Practice Guideline. J Clin Endocrinol Metabolism, 2008, 93: 3266-3281.

Harvey A M. Primary aldosteronism. Diagnosis, lateralization, and treatment. Surg Clin N Am, 2014, 94: 643-656.

60.在评估疑似原发性醛固酮增多症的患者时，下列哪一项检查适合做出治疗决定？

A.血浆醛固酮/肾素比值（ARR）

B.ARR的验证性试验

C.肾上腺CT/MRI

D.肾上腺静脉采血（AVS）

E.以上都是

答案：E

解析：ARR是原发性醛固酮增多症最可靠的筛查试验。多项研究表明ARR优于血钾、醛固酮和肾素的测定。与任何其他测试一样，ARR并非没有假阳性或假阴性。许多药物和临床状况会影响ARR（请参阅后面的问题）。虽然没有异常的界限值，血浆醛固酮浓度＞15ng/dl且ARR＞30提示PA。

ARR升高时应进行确诊试验，以做出原发性醛固酮增多症的阳性诊断。以下4个试验可用：①口服钠负荷试验；②盐水输注抑制试验；③氢化可的松抑制试验；④卡托普利试验。有关试验的详

细信息，请参考推荐的阅读资料。

在确诊试验后应该用CT或MRI进行肾上腺扫描，这将为计划中的手术提供解剖学信息。CT通常是首选，它可以显示醛固酮瘤（APA）或表现正常的肾上腺伴双侧肾上腺增生（BAH）。APA需要手术，BPH需要药物治疗。为了避免不必要的手术，需要对单侧肾上腺做肾上腺静脉采血以测定醛固酮水平，例如单侧无功能肾上腺腺瘤。

AVS是一项复杂的手术，因此，需要有经验的介入放射科医师。它是定位醛固酮瘤及鉴别APA和BAH的金标准。肾上腺静脉插管后，从双侧肾上腺静脉和下腔静脉（IVC）获取基线样本，并在滴注促肾上腺皮质激素后重复采样。促肾上腺皮质激素可最大程度地减少应激引起的醛固酮分泌波动，从而最大限度地增加APA的醛固酮分泌，并确认左、右导管成功插入肾上腺静脉。确定醛固酮和皮质醇水平。

不同中心对数据的解释各不相同。首先，应通过评估确定两个肾上腺静脉插管成功。这是通过检测肾上腺静脉和下腔静脉的皮质醇浓度来完成的。肾上腺静脉皮质醇和下腔静脉皮质醇的比值（静脉皮质醇/下腔静脉皮质醇）＞10∶1表明插管成功。一般来说使用促肾上腺皮质激素后皮质醇与基线比值为3∶1或5∶1表明插管成功。其次，应评估醛固酮分泌的偏侧化。这是通过计算醛固酮与皮质醇的比值（A/C）实现的。比较受累侧和未受累侧肾上腺的A/C比值，4∶1被定义偏侧化。未受累侧肾上腺的A/C值和IVC也应进行评估。如果未受累侧肾上腺的A/C值小于IVC，说明未受累侧肾上腺受到抑制。因此，比值＞4表示单侧病变，比值＜3则提示BAH。最后，比值在3～4表示重叠区域。

对于原发性醛固酮增多症患者，上述所有检查都是为了做出适当的治疗决定（手术或药物治疗）。因此，选项E正确。

推荐阅读

Funder J W, Carey R M, Fardella C, et al. Case detection, diagnosis, and treatment of patients with primary aldosteronism: An Endocrine Society Clinical Practice Guideline. J Clin Endocrinol Metabolism, 2008, 93: 3266-3281.

Sacks B A, Brook O R, Brennan I M. Adrenal venous sampling: promises and pitfalls. Curr Opin Endocrinol Diabetes Obes, 2013, 20: 180-185.

Harvey A M. Primary aldosteronism. Diagnosis, lateralization, and treatment. Surg Clin N Am, 2014, 94: 643-656.

61.下列哪种药物对血浆醛固酮/肾素比值影响最小？

A.β受体阻滞剂和中枢α₂受体激动剂

B.血管紧张素转换酶抑制剂和血管紧张素受体阻滞剂

C.二氢吡啶钙拮抗剂（DHPs）

D.保钾利尿剂

E.α₁受体阻滞剂

答案：E

解析：许多降压药能增加或减少ARR，或对ARR的影响很小，从而导致假阳性或假阴性结果。在上述所有药物中，α₁受体阻滞剂对ARR的影响很小。因此选项E正确。表6.5显示了各种药物和病症对ARR的影响。

表6.5 影响ARR的因素

药物及状况	醛固酮	肾素	ARR	假阳性（FP）或假阴性（FN）
β受体阻滞剂	↓	↓↓	↑	假阳性
中枢α₂受体激动剂	↓	↓↓	↑	假阳性
排钾利尿剂	↑	↑↑	↓	假阴性
ACEI/ARB	↓	↑↑	↓	假阴性
二氢吡啶钙拮抗剂	↓	↑	↓	假阴性
非二氢吡啶钙拮抗剂	变化不大	变化不大	变化不大	无影响
钠负荷	↓	↓↓	↑	假阳性
限钠	↑	↑↑	↓	假阴性
高钾	↑	↓	↑	假阳性
妊娠	↑	↑↑	↓	假阴性
肾动脉狭窄	↑	↑↑	↓	假阴性
恶性高血压	↑	↑↑	↓	假阴性
慢性肾脏病	变化不大	↓	↑	假阳性

↑升高；↓下降

推荐阅读

Funder J W, Carey R M, Fardella C, et al. Case detection, diagnosis, and treatment of patients with primary aldosteronism: An Endocrine Society Clinical Practice Guideline. J Clin Endocrinol Metabolism, 2008, 93: 3266-3281.

Harvey A M. Primary aldosteronism. Diagnosis, lateralization, and treatment. Surg Clin N Am, 2014, 94: 643-656.

Kummar B, Swee M. Aldosterone-renin ratio in the assessment of primary aldosteronism. JAMA, 2014, 312: 184-185.

62. 上题中的患者，肾上腺CT正常。肾上腺静脉采样促肾上腺皮质激素刺激后显示以下数值：

位置	醛固酮（A）（ng/dl）	皮质醇（C）（ng/dl）	A/C
右侧	4002	1400	2.86
左侧	3650	1310	2.79
下腔静脉	50	41	1.2

以下哪项陈述是正确的？

A. 她患有醛固酮瘤（APA）

B. 她左边有APA

C. 她右侧有CT无法检测到的微小腺瘤

D. 她患有双侧肾上腺增生症（BAH）

E. 她患有遗传性原发性醛固酮增多症（PA）

答案：D

解析：如问题61所述，偏侧化比值＞4表示单侧病变，而比值＜3则表示单侧病变。该患者两个肾上腺的A/C比值都＜4，这说明患者有BAH而不是APA。并且两侧的醛固酮水平都很高。因此，选项D正确。患者的年龄排除了家族性原发性醛固酮增多症的可能。

推荐阅读

Funder J W, Carey R M, Fardella C, et al. Case detection, diagnosis, and treatment of patients with primary aldosteronism: An Endocrine Society Clinical Practice Guideline. J Clin Endocrinol Metabolism, 2008, 93: 3266-3281.

Sacks B A, Brook O R, Brennan I M. Adrenal venous sampling: promises and pitfalls. Curr Opin Endocrinol Diabetes Obes, 2013, 20: 180-185.

Young W F. Primary aldosteronism: renaissance of a syndrome. Clin Endocrinol, 2007, 66: 607-618.

（杨世峰　译）

63. （问题60中的患者）1例38岁的妇女考虑诊断原发性醛固酮增多症（PA），使用了三种降压药物（氢氯噻嗪25mg，赖诺普利20mg，氨氯地平10mg），但其血压仍控制欠佳。经过相应的测试后被确认为PA。下列哪一种药物在她的高血压早期管理中是正确的？

A. 依普利酮

B. 螺内酯

C. 阿米洛利

D. 氯沙坦

E. 依普利酮和氢氯噻嗪

答案：B

解析：该患者的首选药物是螺内酯。一项对比研究表明，对于PA患者而言，螺内酯在控制血压方面优于依普利酮。此外，德国Conn注册表显示，螺内酯患者比依普利酮患者需要更少的降压药物。此外，螺内酯组血清K^+高于依普利酮组，微量白蛋白尿较低。因此，选项B正确。

螺内酯的不良反应包括男性性功能障碍和女性乳房发育不良。依普利酮对内分泌的不良影响较小。如果患者不能耐受螺内酯，可启动依普利酮。阿米洛利是螺内酯和依普利酮的替代品，后者更昂贵。如果单一的保钾药物不能控制血压，可以考虑螺内酯和氢氯噻嗪或氯氮酮的联用。单用氯沙坦难以控制PA患者的血压。

推荐阅读

Fourkiotis V, Vonend O, Diederich S, et al. Mephisto Study Group: Effectiveness of eplerenone or spironolactone treatment in preserving renal function in primary aldosteronism. Eur J Endocrinol, 2013, 168: 75-81.

Parthasarathy H K, Me'nard J, White W B, et al. A double-blind, randomized study comparing the antihypertensive effect of eplerenone and spironolactone in patients with hypertension and evidence of primary aldosteronism. J Hypertens, 2011, 29: 980-990.

64. 1例52岁的原发性醛固酮增多症男性患者在促肾上腺皮质激素试验后发现其肾上腺静脉取样（AVS）值如下：

部位	醛固酮（A）（ng/dl）	皮质醇（C）（ng/dl）	A/C
右	8100	1100	7.36
左	3100	1001	2.58
下腔静脉（外周）	49	31	1.58

下列哪一项诊断更倾向于该患者的诊断？
A.左侧肾上腺结节
B.右侧肾上腺结节
C.右侧肾上腺增生
D.左侧肾上腺增生
E.双侧肾上腺增生
答案：C
解析：在该患者中，AVS使醛固酮分泌偏向左侧，但并没有受到抑制。因此，患者患有右肾上腺增生而不是右肾上腺结节。因此，选项C正确。

推荐阅读

Funder J W, Carey R M, Fardella C, et al. Case detection, diagnosis, and treatment of patients with primary aldosteronism: An Endocrine Society Clinical Practice Guideline. J Clin Endocrinol Metabolism, 2008, 93: 3266-3281.

Sacks B A, Brook O R, Brennan I M. Adrenal venous sampling: promises and pitfalls. Curr Opin Endocrinol Diabetes Obes, 2013, 20: 180-185.

William F Y. Primary aldosteronism: renaissance of a syndrome. Clin Endocrinol 2007, 66: 607-618.

65. 1例62岁的原发性醛固酮增多症女性患者在促肾上腺皮质激素试验后发现其肾上腺静脉取样（AVS）值如下：

部位	醛固酮（A）（ng/dl）	皮质醇（C）（ng/dl）	A/C
右	310	700	0.44
左	9460	800	11.81
下腔静脉（外周）	80	36	2.2

下列哪一项诊断更倾向于该患者的诊断？
A.左侧肾上腺结节
B.右侧肾上腺结节
C.右侧肾上腺增生
D.左侧肾上腺增生
E.双侧肾上腺增生
答案：A
解析：该患者左侧肾上腺醛固酮分泌更多，明显抑制右肾上腺醛固酮分泌。因此，患者左侧肾上腺有结节，分泌醛固酮。由此可见，选项A正确。AVS值不支持其他选项。

推荐阅读

Funder J W, Carey R M, Fardella C, et al. Case detection, diagnosis, and treatment of patients with primary aldosteronism: An Endocrine Society Clinical Practice Guideline. J Clin Endocrinol Metabolism, 2008, 93: 3266-3281.

Sacks B A, Brook O R, Brennan I M. Adrenal venous sampling: promises and pitfalls. Curr Opin Endocrinol Diabetes Obes, 2013, 20: 180-185.

Young W F. Primary aldosteronism: renaissance of a syndrome. Clin Endocrinol, 2007, 66: 607-618.

66.将高血压患者的以下病史与适当的降压药物相匹配

A. 1例18岁男子，肾素醛固酮低，低钾血症，严重高血压。他有突变的细胞质COOH-末端的β-和γ-亚基的上皮钠通道（ENAC）	1. 螺内酯
B. 肾素-醛固酮水平低，低钾血症，严重高血压，生长不良，身材矮小，肾癌的儿童。他的11β-羟基糖皮质激素脱氢酶2型（11β-HSD2）酶中有功能缺失突变	2. 阿米洛利

续表

C. 1例16岁男子，轻度高血压，轻度低钾血症（3.4mmol/L），HCO₃浓度为29mmol/L。他的11-羟化酶基因和醛固酮合成酶基因之间有不等交叉的嵌合基因重复	3. 糖皮质激素
D. 1例20岁的孕妇在妊娠晚期出现严重高血压，没有蛋白尿。她有一个错义突变的盐皮质激素受体	4. 噻嗪类利尿剂
E. 1例22岁男性，患有高血压、高钾血症、代谢性酸中毒、高钙尿、低血浆肾素，但醛固酮水平升高。患有WNK1和WNK4激酶的突变	5. 无已知医疗

答案：A＝2；B＝2；C＝3；D＝5；E＝4

解析：选择A中描述的患者有Liddle综合征，这是一种常染色体显性遗传病。HTN对阿米洛利或三戊烯有反应，但对螺内酯没有反应。受影响的患者脑血管和心血管疾病的风险增加。选择B中描述的儿童携带明显的矿物质皮质激素过量（AME）综合征的诊断，这是一种罕见的常染色体隐性疾病。HTN对盐限制、阿米洛利或三戊烯有反应，但对常规剂量的螺内酯没有反应。甘草摄入诱发类似综合征。

选择C中描述的临床病史与糖皮质激素可治愈的醛固酮增多症（GRA）的诊断一致。醛固酮分泌受ACTH刺激，而非血管紧张素Ⅱ刺激。因此，糖皮质激素抑制醛固酮分泌过多，改善HTN。

在选择D中提出的患者的可能诊断是一例早期发病的HTN，并在妊娠期间严重恶化。妊娠加重HTN无蛋白尿，水肿或神经功能改变。醛固酮水平，在妊娠期间升高，是极低的MR基因突变。如螺内酯等MR拮抗剂成为MR基因突变患者的激动剂并增加血压。因此，螺内酯在这些患者中是禁忌的。孕酮也会增加MR基因突变患者的血压，因为这种激素水平在这些患者中非常高。分娩后高血压改善。

在E中的病例代表假性醛固酮增多症Ⅱ型（PHA Ⅱ）。它被称为家族性高钾血症和HTN或戈登综合征。噻嗪类利尿剂改善HTN。

推荐阅读

Garovic V D, Hilliard A, Turner S. Monogenic forms of low-renin hypertension. Nature Clin Pract Nephrol, 2006, 2: 624-630.

Williams S S. Advances in genetic hypertension. Curr Opin Pediatr, 2007, 19: 192-

198.

67. 1例72岁患有HTN 2年的非肥胖男子因呼吸急促于急诊科（ED）就诊。血压168/102mmHg，心率91次/分。患者在门诊测量血压146/82mmHg。患者的降压药使用情况为氢氯噻嗪25mg，雷米普利10mg，琥珀酸美托洛尔100mg（均为每日1次）。胸部X线显示肺水肿。患者的肌酐从从1.2mg/dl升至1.8mg/dl（eGFR 42ml/min）。下列哪一项临床线索提示该患者为肾血管性高血压（RVH）？

A. 血压＞160/100mmHg（高血压2级）

B. 在治疗高血压的过程中肾功能进展恶化

C. 顽固性高血压

D. 急性肺水肿或充血性心力衰竭

E. 以上都有

答案：E

解析：以上几个线索暗示为RVH。小于30岁或大于50岁出现HTN，虽然积极治疗HTN，但肾功能仍进一步恶化，使用了三种抗高血压药物血压仍控制欠佳，以及急性肺水肿或充血性心力衰竭的持续进展，或之前因这两种情况住院，均是诊断RVH的一些临床线索。该患者有所有诊断RVH的标准。因此，选项E正确。

另一个重要的临床线索是一位患HTN的老年患者，在使用ACEI或ARB后，肾功能突然恶化，这是双侧RVH的指征。

推荐阅读

Dworkin L D, Cooper C J. Renal-artery stenosis. N Engl J Med, 2009, 361: 1972-1978.

Textor S C. Renovascular hypertension and ischemic nephropathy. //Taal MW, Chertow GM, Marsden PA, et al. Brenner & Rector's The Kidney 9th ed. Philadelphia: Elsevier Saunders, 2012: 1752-1791.

68. 在上述患者中，以下哪项检查可以用于早期诊断

A. 卡托普利肾造影术

B. CT血管造影

C. 双重多普勒超声检查

D. 磁共振血管造影（MRA）

E. 肾血管造影

答案：C

解析：前四项检查为无创检查，用于诊断RVH。然而，卡托普利试验用于测定卡托普利前后各肾血流量和GFR。在卡托普利试验中，因健侧肾产生大量肾素Ⅱ，所以狭窄肾维持的GFR几乎与非狭窄对侧肾相似，卡托普利给药后，GFR因AⅡ被抑制而降低，表明肾动脉狭窄。虽然它的成本效益低，但因为某些限制，卡托普利测试没有广泛使用。而且在该患者中，卡托普利测试并不是很有用，因为患者已经在使用ACEI，且患者的肾功能在逐步恶化。因此，选项A错误。

CT血管造影术使用高分辨率多组织探测器设备和对比度提供了肾脏和血管系统的优秀图像。在这例肾功能下降的患者中，由于造影剂的使用和AKI的进展，故CT血管造影不是影像学诊断的合适选择。因此，选项B错误。

MRA是一种检测近端肾动脉狭窄的高灵敏度的检查，但它可能需要使用钆。由于肾脏纤维化的逐步进展，MRA的使用受限，它不是该患者诊断的最佳检查。因此，选项D错误。

肾血管造影是确定肾脏解剖和血管的金标准。然而它是侵入性的检查，故不是该患者诊断的最佳手段。因此，选项E错误。

双谱多普勒超声可以反映肾脏的功能和解剖情况。通过这项技术，可以通过测量肾动脉和主动脉收缩流速的比值来反映狭窄率。狭窄动脉收缩流速增加，值>200cm/s代表狭窄60%，值>300cm/s代表严重狭窄。故对于该患者来说，双谱多普勒超声似乎是检测RVH最合适的检查。由此可见，选项C正确。

推荐阅读

Dworkin L D, Cooper C J. Renal-artery stenosis. N Engl J Med, 2009, 361: 1972-1978.

Textor S C. Renovascular hypertension and ischemic nephropathy. //Taal MW, Chertow G M, Marsden P A, et al. Brenner & Rector's The Kidney 9th ed. Philadelphia: Elsevier Saunders, 2012: 1752-1791.

69. 在上述患者中，多普勒超声显示右肾动脉50%的狭窄。患者的肌酐和血压目前稳定。使用的降压药包括氢氯噻嗪25mg，每天2次，雷米普利10mg，每天1次，奈比洛尔5mg/d（停用琥珀酸美托洛尔）。患者的肺水肿症状缓解。下列哪一项是

ACEI或ARB在治疗该患者的HTN中的获益？

A. 降低死亡率

B. 减少因心力衰竭住院的住院率

C. 延缓进入慢性肾衰竭血液透析的时间

D. 卒中的发病率下降

E. 以上均有

答案：E

解析：许多临床医师不愿意在肾血管性高血压（RVH）患者中使用ACEI或ARB，因为担心血清肌酐和K^+的急性升高。然而研究表明，抑制肾素-醛固酮系统（RAAS）对RVH患者是有益的。加拿大的一项研究表明，与其他降压药物相比，抑制RAAS系统可降低总死亡率、降低CHF住院率、延缓进入慢性血液透析、降低老年RVH患者脑卒中发生率。因此，选项E正确。然而，抑制RAAS会导致AKI住院率增加。尽管有存在这种负面效应，抑制RAAS被证明可以改善心血管结局及保护肾脏。达到目标血压可以加用其他的降压药物，如利尿剂、钙通道阻滞剂或β受体阻滞剂。

推荐阅读

Hackam D G, Duong-Hua M L, Mamdani M, et al. Angiotensin inhibition in renovascular disease: A population-based cohort study. Am Heart J, 2008, 156: 549-555.

Textor S C. Renovascular hypertension and ischemic nephropathy. //Taal M W, Chertow G M, Marsden P A, et al. Brenner & Rector's The Kidney 9th ed. Philadelphia: Elsevier Saunders, 2012: 1752-1791.

Weber B R, Dieter R S. Renal artery stenosis: epidemiology and treatment. Int J Nephrol Renovasc Dis, 2014, 13: 169-181.

70. 1例22岁的妇女投诉了急诊科关于使用对乙酰氨基酚缓解她过去2个月内的严重头痛。血压210/110mmHg，脉搏82次/分，没有HTN的个人和家族史。除了偶尔使用对乙酰氨基酚外，没有其他任何药物史。眼底检查显示2～3级高血压视网膜病变。电解质和动脉血气显示低钾代谢性碱中毒。患者的肌酐和葡萄糖正常，血脂也正常，尿甲肾上腺素水平正常，尿液毒理学呈阴性。以下哪一种诊断最有可能？

A. 初级（原发性）HTN

B.嗜铬细胞瘤

C.动脉粥样硬化性肾血管性高血压（aRVH）

D.纤维肌性发育不良

E.药物引起的HTN

答案：D

解析：该患者年龄太小，不考虑为原发性HTN合并视网膜病变。此外，aRVH不太可能，因为患者的年龄和正常的血清肌酐和脂质水平。嗜铬细胞瘤患者的肾上腺素和葡萄糖也不太可能在正常水平。药物诱导的HTN不会出现视网膜病变。因此，最有可能的诊断是纤维肌肉发育不良，并且一些患有这种疾病的患者具有本病例所描述的临床表现。

两种最常见的RVH类型是纤维肌肉发育不良和动脉粥样硬化。纤维肌肉发育不良是一种严重HTN的非动脉粥样硬化和非炎症状态，通常出现在儿童时期和生育年龄。最常见的是血管中膜肥大和狭窄，离肾动脉口很远。肾灌注随血清肌酐升高而降低。然而，一些患者在血清肌酐升高之前就出现HTN。

几乎所有的RVH影像学研究都可以应用；然而，多普勒超声是推荐的成像技术，纤维肌肉发育不良。肾血管在成像技术上表现为"串珠线"。

在纤维肌肉发育不良患者中，没有比较药物治疗和血运重建的研究。因此，治疗应个体化。治疗的目的是控制血压，保持肾脏的质量和功能，并预防心血管事件。如果有必要，许多临床医师选择球囊血管成形术和紧急支架置入，因为它是安全的，并且可以减少抗高血压药物的数量来维持血压目标。有节段性动脉和微动脉瘤的患者需要手术治疗。球囊血管成形术治疗HTN的治愈率在22%～59%，7%～30%的患者无效果。因此，许多患者即使在血运重建后也需要进行抗高血压治疗。

推荐阅读

Meuse M A, Turba U C, Sabri S S, et al. Treatment of renal artery fibromuscular dysplasia. Tech Vasc Intervent Radiol, 2010, 13: 126-133.

Slovut D P, Olin J W. Fibromuscular dysplasia. N Engl J Med, 2004, 350: 1862-1871.

Textor S C. Renovascular hypertension and ischemic nephropathy. //Taal M W, Chertow G M, Marsden P A, et al. Brenner & Rector's The Kidney 9th ed. Philadelphia: Elsevier Saunders, 2012: 1752-1791.

71. 68岁男性，发现有严重HTN和单侧动脉粥样硬化性肾动脉狭窄。以下哪个标准是血运重建（经皮肾腔内血管成形术）的适应证？

A.在诊断肾动脉狭窄前，血压迅速升高

B.肾功能不全进展

C.使用3种或3种以上不同类别的抗高血压药物也难以控制的HTN

D.急性肺水肿

E.以上均有

答案：E

解析：对于单侧肾动脉狭窄的患者，上述所有标准都有必要进行血运重建（选项E）。对于解剖结构复杂的病变，需要手术治疗。PTRA置入支架后，血压恢复正常的3%～68%，血压改善5%～61%，血压0～61%无影响，2年后血压再狭窄8%～30%。因此，对于满足上述所有标准的单侧狭窄患者，PTRA支架置入术是有益的。

推荐阅读

Ritchie J, Green D, Chryschou C, et al. High-risk clinical presentations in atherosclerotic renovascular disease: Prognosis and response to renal artery revascularization. Am J Kidney Dis, 2014, 63: 186-197.

Textor S. Treatment of unilateral atherosclerotic renal artery stenosis. Up ToDate, 2014.

Textor S C. Renal artery stenosis, renovascular hypertension, and ischemic nephropathy. //Coffman T M, Falk R J, Molitoris BA, et al. Schrier's Diseases of the kidney 9th ed. Philadelphia: Wolters Kluwer/Lippincott Williams& Wilkins, 2013: 1153-1196.

72. 64岁女性，患有2型糖尿病、HTN、CKD3期和冠心病，因呼吸急促入院。CXR显示肺水肿。血压164/98mmHg，心率82次/分。她的药物包括呋塞米40mg，每天2次，氨氯地平10mg，每天1次，奈比洛尔5mg，每天1次，螺内酯50mg，每天1次。HbA1c 7.7%。患者服用雷米普利后出现血管性水肿，服用ARB后出现AKI。托卡普利试验的肾图显示右肾功能下降比左肾正常大小更多。患者的血清肌酐逐渐升高，接近CKD4期。根据最近的临床研究药物治疗和血运重建，以下哪一个选项更适合该患者？

A. 继续目前的治疗

B. 经皮腔内肾血管成形术（PTRA）伴右肾支架置入

C. 双肾支架置入术

D. 右肾手术

E. 只有A和B

答案：C

解析：该患者的血压很高，肌酐也在进展。虽然RAAS抑制可以控制患者的血压，但鉴于严重的不良反应，使用血管紧张素抑制剂是不可取的，如前所述。急性肺水肿提示严重肾血管性狭窄。维持目前的管理和右肾支架是不合适的决定。卡托普利肾图显示双肾功能下降提示双肾动脉狭窄。因此，支架置双肾动脉是合适的。由此可见，选项C正确。

最近的一项研究表明，双侧肾动脉疾病和急性肺水肿的高危患者可从PTRA支架置入术中获益。他们还指出，HTN抵抗和肾功能下降的患者都可以从血运重建中获益。因此，该患者有必要进行双侧支架置入以改善其CV和肾脏预后。

推荐阅读

Ritchie J, Green D, Chryschou C, et al. High-risk clinical presentations in atherosclerotic renovascular disease: Prognosis and response to renal artery revascularization. Am J Kidney Dis, 2014, 63: 186-197.

Textor S C, Lerman L O. Reality and renovascular disease: When does renal artery stenosis warrant revascularization? Am J Kidney Dis, 2014, 63: 175-177.

73. 下列哪一项试验表明，肾血管重建术（经皮肾动脉血管成形术（PTRA）伴支架置入术在改善肾动脉狭窄患者的肾和心血管（CV）预后方面优于单独的药物治疗？

A.DRASTIC试验（荷兰肾动脉狭窄干预试验）

B.ASTRAL试验（肾动脉病变的血管成形术和支架治疗）

C.STAR试验（动脉粥样硬化性肾动脉狭窄患者支架置入）

D.CORAL试验（肾动脉粥样硬化病变的心血管结局）

E.以上都不是

答案：E

解析：一项排除了CORAL试验的6项研究的Meta分析显示，在肾动脉狭窄患者中，PTRA支架置入与单独药物治疗相比，血清肌酐或CV结果没有任何改善。此外，CORAL试验也没有显示PTRA比单独药物治疗有任何好处。因此，选项E正确。表6.6总结了上述4项研究的一些结果。

表6.6 比较PTRA加药物治疗和单独药物治疗的研究特点

项目	DRASTIC	ASTRAL	STAR	CORAL
患者例数	106	806	140	947
年龄（平均）	60	70.5	66.5	69
选择标准	抗HTN	HTN/CKD	CKD	HTN/CKD
随访F/U（月）	12	34（中位数）	24	48（中位数）
肌酐	1.3	2.0	1.7	58ml/min（eGFR）
血压下降（mmHg）				
单独药物治疗	17/1	8/4	8/3	15.6（SBP）
PTRA＋药物	19/11	6/3	9/6	16.6（SBP）
群体之间的结果	无差异	无差异	无差异	无差异

推荐阅读

Box L, Woittiez A J, Kouwenberg H J, et al. Stent placement in patients with atherosclerotic renal artery stenosis and impaired renal function: A randomized trial. Ann Intern Med, 2009, 150: 840-848.

Cooper C J, Murphy T P, Cutlip D E, et al. For the CORAL Investigators. Stenting and medical therapy for atherosclerotic renal-artery stenosis. N Engl J Med, 2014, 370: 13-22.

Kumbhani D J, Bavry A A, Harvey J E, et al. Clinical outcomes after percutaneous revascularization versus medical management in patients with significant renal artery stenosis: A meta-analysis of randomized controlled trials. Am Heart J, 2011, 161: 622-630.

The ASTRAL Investigators. Revascularization versus medical therapy for renal-artery stenosis. N Engl J Med, 2009, 361: 1953-1962.

van Jaarsveld B C, Krijnen P, Pieterman H, et al. The effect of balloon angioplasty on hypertension in atherosclerotic renal-artery stenosis: Dutch Renal Artery Stenosis Intervention Cooperative Study Group. N Engl J Med, 2000, 342: 1007-1014.

74. 68岁女性，患有严重右动脉粥样硬化性肾动脉狭窄（＞80%闭塞），接受血管成形术并置入支架。手术3个月后，以下哪一种生化指标和血流动力学可以改善？

A.GFR

B.炎症标志物

C.组织缺氧

D.肾血流量

E.C和D均有

答案：E

解析：在动物中，微血管改变发生在肾动脉狭窄的远端。这些微血管变化导致组织缺氧、血管稀疏、炎症和纤维形成。在人类身上尚缺乏这样的研究。最近Saad等的研究表明，在单条肾动脉闭塞＞60%的患者中，放置肾动脉支架可以改善缺氧和肾血流。然而，GFR和炎症介质（TNF-α，或单核细胞趋化蛋白-1）没有改善。此外，中性粒细胞明胶酶相关的脂质，一个小管间质疾病的标志，并不能通过支架的放置而逆转。还需要采取其他措施改善GFR和炎症细胞因子。因此，选项E正确。

推荐阅读

Saad A, Herrmann SMS, Crane J, et al. Stent revascularization restores cortical blood flow and reverses tissue hypoxia in atherosclerotic renal artery stenosis, but fails to reverse inflammatory pathways or glomerular filtration rate. CircCardiovasc Interv, 2013, 6: 428-435.

Textor S C, Lerman L O. Reality and renovascular disease: When does renal artery stenosis warrant revascularization?Am J Kidney Dis, 2014, 63: 175-177.

75. 1例56岁的非肥胖男子因严重头痛、震颤和出汗增加而被送到急诊室。血压220/140mmHg，心率128次/分。实验室数据正常，血糖160mg/dl。患者的女儿说患者在过去3个月里体重减掉了4.54～6.80kg。患者警觉性高且有方向感。下列哪一种诊断在该患者中最有可能？

A.高血压危象

B.原发性醛固酮增多症

C.肾血管性HTN

D.嗜铬细胞瘤

E.库欣综合征

答案：D

解析：患者表现为典型的嗜铬细胞瘤，是肾上腺嗜铬细胞分泌儿茶酚胺的肿瘤。约10%的嗜铬细胞瘤发生在肾上腺外，被称为副神经节瘤。头痛三联征、出汗和心动过速是嗜铬细胞瘤的常见表现，但一些患者也存在直立性低血压和头晕。由于没有电解质或肾脏异常，通常伴随原发性醛固酮增多症、肾血管HTN和库欣综合征，这些诊断可以排除。高血压危象不存在上述症状。因此，选项D是该患者最有可能的诊断。

推荐阅读

Adler J T, Meyer-Rochow G Y, Chen H, et al. Pheochromocytoma: Current approaches and future directions. The Oncologist, 2008, 13: 779-793.

Young W F Jr. Adrenal causes of hypertension: Pheochromocytoma and primary aldosteronism.

Rev Endocrinol Met Disord，2007，8：309-320.

76.嗜铬细胞瘤的诊断是通过适当的实验室检查和影像学检查做出的。手术切除肿瘤，术后病程平稳。未见残余肿瘤活性。对于长期随访，以下哪一种测试是合适的？

A.每年腹部CT

B.每年基因检测

C.每年查去甲肾上腺素

D.每年查去甲肾上腺素及腹部CT

E.没有进一步跟进

答案：C

解析：成功切除肿瘤并不能保证多年后不复发。事实上，据报道说肿瘤在多年后复发或在数年后进展为恶性疾病。因此，每年应进行血浆或尿液中去甲肾上腺素的检测。如果患者表现出复发性嗜铬细胞瘤的体征和症状，则需要行影像学和生化检查。遗传性疾病患者需要每年进行常规随访，而嗜铬细胞瘤的散发病例则需要不确定的随访。因此，选项C正确。

许多临床医师推荐将血浆去甲肾上腺素检测作为一线检测，因为它具有较高的敏感性（99%）和特异性（85%～90%）。然而，常规做法是测量血浆和24h尿儿茶酚胺（去甲肾上腺素、肾上腺素和多巴胺）、去甲肾上腺素和甲肾上腺素。年轻患者需要进行基因检测。

推荐阅读

Adler J T, Meyer-Rochow G Y, Chen H, et al. Pheochromocytoma: Current approaches and future directions. The Oncologist, 2008, 13: 779-793.

Plouin P F, Chatellier G, Fofol I, et al. Tumor recurrence and hypertension persistence after successful pheochromocytoma operation. Hypertension, 1997, 29: 1133-1139.

Young W F Jr. Adrenal causes of hypertension: Pheochromocytoma and primary aldosteronism. Rev Endocrinol Met Disord, 2007, 8: 309-320.

77.1例48岁非洲裔美国妇女需要你管理HTN。血压168/102mmHg，心率74次/分。服用硝苯地平90mg/d，拉贝洛尔300mg，每天2次，氯噻酮25mg/d。尽管服用了利尿剂，患者的体重逐步增加，而且患者也戴不进去结婚戒指了，患者认为她的体重是脂肪堆积造成的。渐渐地，患者的脸开始肿胀，2个月后体重增加了10kg。以下哪一项检查对该患者最具性价比？

A.血浆儿茶酚胺和甲肾上腺素

B.血浆肾素和醛固酮

C.腹部CT

D.24h尿皮质醇

E.腹部超声

答案：D

解析：根据病史和未控制的HTN，该患者有库欣综合征的临床表现。因此，测定24h尿皮质醇是一种合适且经济的检测方法。24h尿皮质醇反映每日循环血清皮质醇水平。一旦皮质醇水平高，下一步需要进行腹部CT来评估肾上腺肿块。因此，选项D正确。患者没有嗜铬细胞瘤的体征和症状，可能没有必要测量血浆儿茶酚胺和甲肾上腺素。原发性醛固酮增多症患者可表现为顽固性高血压，但体重增加的可能性不大。腹部超声多见非特异性表现。因此，选项A、B、C和E错误。

本例腹部CT阴性，但头部MRI显示垂体微腺瘤，切除肿瘤后血压恢复正常。因此，患者考虑诊断为库欣病。

推荐阅读

Singer E, Strohm S, G€obel U, et al. Cushing's disease, hypertension, and other sequels.Hypertension, 2008, 52: 1001-1005.

Singh Y, Kotwal N, Menon AS. Endocrine hypertension-Cushing's syndrome. Indian J Endocrinol Metab, 2011, 15（suppl）: S313-316.

78. 1例65岁CKD4期合并耐药HTN（≥3种降压药物，包括一种利尿剂）的女性患者行肾去神经支配术。肾脏去神经支配术影响该患者下列哪一种血流动力学改变？

A.血压下降

B.GFR稳定

C.蛋白尿减少

D.血红蛋白（HB）无显著增加

E.以上均有

答案：E

解析：肾去神经术已被证明能改善耐药高血压。肾脏失去神经支配后对降压药数量的需求也有所下降。虽然大多数研究包括肾功能正常的患者，但Schlaich小组的一项研究报道了15例CKD3～4期［平均eGFR 31ml/（min·1.73m²）］和耐药高血压患者的研究结果。在双侧去神经之前，他们尽管使用了4种以上降压药物，但平均血压仍是174/91mmHg。肾失神经术在1个月、3个月、6个月和12个月时血压分别降低了34/14mmHg、25/11mmHg、32/15mmHg和33/19mmHg。此外，夜间动态血压明显下降，提示恢复生理曲线。随访期间eGFR无变化。且在这些患者中，据报道在肾失神经术后3个月和6个月蛋白尿明显减少。此外，还注意到肾去神经支配术后血红蛋白有增加的趋势。在肾功能正常患者中，肾去神经后肾阻力指数下降。因此，选项E正确。

推荐阅读

Hering D，Mahfoud F，Walton A S，et al. Renal denervation in moderate to severe CKD. J Am Soc Nephrol，2012，23：1250-1257.

Xu J，Hering D，Sata Y，et al. Renal denervation：Current implications and future perspectives. Clin Sci，2014，126：41-53.

79.类似于去神经治疗，压力反射激活疗法（BAT）也已被证明可改善耐药HTN和充血性心力衰竭（CHF）患者下列哪一种血流动力学改变？

A.血压5年持续下降30/17mmHg

B.心率5年持续下降

C.CHF犬模型心排血量的增加

D.1年GFR没有变化

E.以上都有

答案：E

解析：压力感受器是一种牵张感受器，通过交感神经和副交感神经对血压的变化做出反应。因此，颈动脉压力反射是维持短期和长期血压的重要机制。在高耐药HTN患者中可以看到压力反射激活减弱。最近的几项实验表明，蝙蝠的血压和心率持续下降5年之久。在CHF犬模型中，BAT增加了射血分数和每搏容积。然而，在一项对12例患者的研究中，BAT在1年没有显示出GFR的任何变化。因此，选项E正确。

推荐阅读

Bakris G，Nadim M，Haller H，et al.

Baroreflex activation therapy safely reduces blood pressure for at least 5 years in a large hypertension cohort. J Am Soc Hypertens，2014，8：e10.

Bisognano J D，Bakris G，Nadim M K，et al. Baroreflex activation therapy lowers blood pressure in patients with resistant hypertension. Results from the double-blind，randomized，placebo-controlled Rheos pivotal trial. J Am Coll Cardiol，2011，58：765-773.

Taylor J C，Bisognano J D. Baroreflex stimulation in antihypertensive treatment. Curr Hypertens Rep，2010，12：176-181.

80.许多流行病学研究表明血清尿酸水平与HTN的发展有关。关于尿酸与HTN之间的联系，下列哪一种说法是正确的？

A.血清尿酸水平＞5.5mg/dl可使青少年血压升高2倍

B.早期HTN随着尿酸的降低是可逆的

C.早期HTN是由肾素分泌增加和血浆硝酸盐水平低引起的

D.血管改变引起的慢性HTN是不可逆的

E.以上均有

答案：E

解析：早在1972年，尿酸与HTN事件之间的联系就已被提出，而且这种联系已被许多流行病学研究证实。这种联系的可能机制包括肾素产生的增加和循环硝酸盐水平的降低，从而导致血管收缩。尿酸诱导的血管平滑肌细胞改变和细胞因子诱导引起的血管结构改变会导致慢性HTN。别嘌醇对早期HTN有改善血压和肾功能的作用。因此，选项E正确。

推荐阅读

Feig D I. Serum uric acid and the risk of hypertension and CKD. Curr Opin Rheumatol，2014，26：176-185.

Reynolds T M. Serum uric acid new-onset hypertension：a possible therapeutic avenue. J Hum Hypertes，2014，28：519-520.

81.肾素-血管紧张素-醛固酮系统（RAAS）的激活是导致慢性HTN的重要机制。ACEI抑制血管紧张素转换酶（ACE）可改善血压。目前发现了一种新酶ACE2。关于肾素-AⅡ系统的ACE2，下列哪一种说法是正确的?

A.ACE2转化AⅡ（8肽）为血管紧张素1～7肽

B.ACE2具有舒张血管的特性

C.ACE2不会将AⅠ转换为AⅡ

D.增强ACE2的活性可以降低血压

E.以上均有

答案：E

解析：AⅡ是由AⅠ在ACE的作用下形成的，它通过AT1受体发挥血管收缩作用。最近，一种内源性AⅡ拮抗剂被鉴定为血管紧张素1～7肽。这个肽是由AⅡ由ACE2酶形成的。血管紧张素1～7肽具有血管扩张作用，并拮抗AⅡ的升压、增殖和促纤维化作用，这种肽的作用是通过Mas受体作用的。ACEI和ARB可增加血浆血管紧张素1～7肽水平。ACE2缺乏可能导致HTN的进展。研究发现，增强ACE2活性的药物可以降低高血压大鼠的血压。咕吨酮类化合物，ACE2激活剂，在原发性高血压大鼠中可引起剂量依赖性血压下降，从而改善心肌重构和肾纤维化。因此，ACE2激活剂有望成为治疗HTN的新药物。但ACE2对ACE无影响；所以它不会将AⅠ转换为AⅡ。因此，选项E正确。

推荐阅读

Ferrario C M. ACE2: more of Ang-（1-7）or less AⅡ. Curr Opin Nephrol Hypertens，2011，20: 1-6.

Tikellis C，Bernardi S，Burns W C. Angiotensin-converting enzyme 2 is a key modulator of the renin-angiotensin system in cardiovascular and renal disease. Curr Opin Nephrol Hypertens，2011，20: 62-68.

（刘晓惠 张和平 杨世峰 陈 伟 译）

第7章

肾脏药理学

1.50岁男性，因水肿给予口服呋塞米80mg对症治疗。为了解该药物的药动学，下列关于药物分布容积（V_d）的陈述哪一项是正确的？

A.蛋白结合

B.药物分子量和溶解度

C.细胞外液（ECF）体积变化

D.药物的组织渗透与结合

E.以上都是

答案：E

解析：V_d，又称表观分布容积，简单地说，描述的是药物在身体的分布，包括血浆、水分、红细胞、与组织或器官结合。V_d不是一个真实的容积，而是一个理论容积。它被定义为体内药物总量与血浆中药物浓度的比值，或者表示为：

$$V_d = \frac{体内总药量}{血药浓度}$$

下面这个例子可以说明药物表观分布容积的概念：

某患者静脉注射某药物500mg，1h后血药浓度为20mg/L。则该药物的表观分布容积（V_d）为：

$$\frac{500}{20} = 25L$$

这意味着该药物的V_d为25L，或理解为该药物分布在25L的容积中（以70kg受试者为例，药物的表观分布容积为0.36L/kg）。

蛋白结合率高（主要与白蛋白结合）的药物在血浆中分布较多。水溶性药物多分布在细胞外液中，其V_d小。如果患者伴有水肿、腹水或感染等症状，药物的V_d会增加，血药浓度会降低。因此，按常规剂量给药将会导致血药浓度降低。当容量不足以导致体内水分减少，药物的血浆药物浓度增加，但V_d会减小。脂溶性药物因为其能透过细胞膜，在脂肪组织中蓄积，所以V_d值高。V_d的增加

会导致药物的血浆浓度降低。因此，V_d与血药浓度成反比。某些药物，如氯喹与肝脏DNA结合，四环素与骨骼结合。患者在使用这些药物或类似药物时，药物在组织中的浓度比在血液中高数倍，如果使用不恰当的剂量可能导致严重不良反应，因此，选项E正确。

推荐阅读

Varghese J M, Roberts J A, Lipman J. Pharmacokinetics and pharmacodynamics in critically ill patients. Curr Opin Anaesthesiol, 2010, 23：472-478.

2.46岁女性，患丙型肝炎、肝硬化伴腹水，给予呋塞米80mg，每日1次，螺内酯200mg，每日1次。其血清白蛋白为2.4g/dl。关于呋塞米的药物分布容积（V_d），下列哪一个选项是正确的？

A.降低

B.增加

C.无法衡量

D.与正常无腹水受试者相同

E.以上都是

答案：E

解析：呋塞米是高血浆蛋白结合率（90%～95%）的药物。在血清白蛋白浓度为4.2g/dl的正常个体中，呋塞米与白蛋白结合，只有不到5%～10%的药物是游离的。因此，呋塞米的V_d约为3.4L。在低白蛋白血症患者中，游离药物的量相当大，药物V_d也会变大。因此，选项B正确。

推荐阅读

Ellison D H, Hoorn E J, Wilcox C J. Diuretics. //Taal M W, Chertow G M, Marsden P A, et al. Brenner & Rector's The Kidney 9th

ed. Philadelphia：Elsevier Saunders，2012：1879-
1916.

3.许多药物都会与白蛋白结合。下列关于药物-白蛋白结合的描述哪一项是正确的？

A. 药物-白蛋白复合物的形成是一个可逆的过程，取决于药物和白蛋白的浓度

B. 只有游离药物才能产生药理作用

C. 只有游离药物才能分布到人体组织中，影响药物的分布容积（V_d）

D. 只有游离药物可从血管中清除

E. 以上都是

答案：E

解析：上述关于药物与白蛋白结合的相关描述都是正确的。药物与白蛋白的结合是一个可逆的过程，取决于药物和白蛋白的浓度。在药理学上，药物-白蛋白复合物有三个方面重要的意义：①游离药物才具有药理作用；②只有游离药物才能分布到人体的各个组织，并能影响药物的表观分布容积（V_d）；③结合型药物在血液中可作为药物储库，药物-白蛋白复合物解离后释放游离的药物，可进一步发挥作用并从体内清除。

推荐阅读

BurtonI L O，Benet L Z. Pharmacokinetics：The dynamics of drug absorption，distribution，metabolism，and elimination. //Brunton L L. Goodman and Gilman's The Pharmacologic Basis of Therapeutics 12th ed. New York：McGraw Hill，2011：17-37.

Ulldemolins M，Roberts J，Rello J，et al. The effects of hypoalbuminemia on optimizing antibacterial dosing in critically ill patients. Clin Pharmacokinet，2011，50：99-110.

4.40 岁肥胖女性，给予万古霉素治疗耐甲西林金黄色葡萄球菌感染。其血清白蛋白浓度是 21g/L。以下关于万古霉素在肥胖伴低白蛋白血症患者中的使用，哪一项描述是错误的？

A. 基于总体重的初始给药剂量能达到足够的治疗水平

B. 万古霉素的 V_d 在肥胖患者中会升高，与白蛋白水平无关

C. 只有患低白蛋白血症的肥胖患者服用万古霉素后 V_d 升高

D. 在肥胖患者中万古霉素的清除增加

E. 体重＞101kg 和（或）万古霉素剂量＞4g/d 的患者有肾毒性风险

答案：C

解析：肥胖与包括万古霉素在内的几种抗菌药物的药代动力学特性改变有关。研究表明，即使在正常白蛋白水平下，万古霉素由于其亲水性，在肥胖患者中的 V_d 也会增加。因此，选项 C 错误。肥胖会增加万古霉素的清除率。此外，肥胖患者中万古霉素与蛋白质结合增加，使游离药物的量减少。万古霉素的初始剂量应基于总体重，以达到足够的治疗水平，维持剂量取决于药物谷浓度水平。研究表明，体重＞100kg 的肥胖患者和用药剂量＞4g/d 的患者发生万古霉素相关肾损伤的风险增加。

推荐阅读

Grace E. Altered vancomycin pharmacokinetics in obese and morbidly obese patients：what we have learned over the past 30 years. Curr Opin Infect Dis，2012，25：634-649.

5.关于万古霉素的不良反应，下列哪一选项是正确的？

A. 急性肾损伤（acute kidney injury，AKI）

B. 与氨基糖苷类药物联用引起耳毒性

C. 红人综合征

D. 血小板减少症

E. 以上都是

答案：E

解析：在万古霉素的第一代和第二代制剂中已经明确了该药相关肾毒性。万古霉素诱导 AKI 的发生可能与多种因素有关，包括葡萄球菌流行、健康护理相关肺炎、假体相关骨髓炎、药物滥用、糖尿病等，以及耐甲氧西林金黄色葡萄球菌的产生。肾活检显示急性肾小管间质性肾炎是 AKI 的常见病因。万古霉素和氨基糖苷类药物联合使用对肾脏的毒性比单用任何一种更大。

红人综合征是一种特发性万古霉素输液反应。这是一种以上半身、颈部和面部的发红、红斑和瘙痒为特征的过敏反应。低血压、肌肉痉挛和胸闷也可能发生。

万古霉素引起的血小板减少相当罕见，但也存

在个别病例的报道。血小板减少是由于诱导了抗血小板抗体的生成，并且可能发生严重出血。因此，选项E正确。

推荐阅读

Sivagnanam S, Deleu D. Commentary: Red man syndrome. Crit Care, 2003, 7: 110-120.

von Drygalski A, Curtis B R, Bougie D W, et al. Vancomycin-induced immune thrombocytopenia. N Engl J Med, 2007, 356: 904-910.

6.46岁男性，患丙型肝炎肝硬化、慢性肾病CKD 3b期，因发热、白细胞计数升高和菌血症入院。患者3个月前因类似诊断入院，接受青霉素类抗生素治疗有效。目前患者开始使用高剂量的青霉素类药物，发热和白细胞计数得到改善。在计划出院时，护士注意到患者出现癫痫发作，时间持续3min。为控制患者癫痫发作，下一步要采取的适当措施是什么？

A. 申请肾病科会诊进行血液透析

B. 申请神经内科会诊进行脑电图监测

C. 减少青霉素的剂量 < 6g/d

D. 开始终身服用抗癫痫药物

E. 无须特殊处理

答案：C

解析：许多抗菌药物是低分子量水溶性物质，也较少与蛋白质结合。因此，它们多以原型经尿液排泄。当肾衰竭时，需要减少这些抗菌药物的剂量。约20%的青霉素也通过胆汁排出。青霉素类抗生素即使在正常个体中也可降低癫痫发作阈值。除癫痫发作外，还可能造成肌阵挛和昏迷等其他中枢神经系统（CNS）毒性。高剂量青霉素 > 8 ～ 12g/d（青霉素G > 2000万U/d）可使CKD和肝衰竭的患者发生癫痫。此外，局部中枢神经系统病变和低钠血症患者使用高剂量青霉素更易于出现癫痫发作。

对该患者，适当减少青霉素用量至 < 6g/d（选项C）是合适的。其他选项错误。

推荐阅读

Petri W A Jr. Penicillins, cephalosporins, and other β-lactam antibiotics. //Brunton LL. Goodman and Gilman's The Pharmacologic Basis of Therapeutics 12th ed. New York: McGraw Hill, 2011: 1477-1503.

Wallace K L. Antibiotic-induced convulsions. Crit Care Clin, 1997, 13: 741-762.

7.26岁女性，因复发性尿路感染急性肾盂肾炎入院。尿培养和药敏提示大肠埃希菌感染，只对庆大霉素敏感。患者肾功能正常。给予庆大霉素负荷剂量后，接受治疗剂量维持治疗，10d后，患者出现低钾血症、代谢性碱中毒、低镁血症和低钙血症，血压正常。下列哪种综合征可由使用庆大霉素所导致？

A. Gitelman综合征

B. Bartter综合征Ⅴ型

C. Liddle综合征

D. Gordon综合征

E. 实验室误差

答案：B

解析：大霉素和其他氨基糖苷类药物已被证明可诱发Bartter样综合征，其特征是低钾血症、代谢性碱中毒、低镁血症、低钙血症、正常血清肌酐水平和正常血压。庆大霉素是一种多价阳离子分子，被认为可以激活髓袢升支粗段的细胞外钙敏感受体（calcium sensing receptor, CaSR）。因此，氨基糖苷类药物治疗可导致类似于常染色体显性低钙血症患者出现的异常症状，这是由CaSR基因突变引起的。这种情况也称为Bartter综合征Ⅴ型（选项B）。拟钙药物可改善这种症状。

虽然Gitelman综合征也具有与Bartter综合征相同的生化特征，但与Bartter综合征的区别在于Gitelman综合征患者会出现低钙尿。Liddle综合征和Gordon综合征以高血压为特征。因此，选项B正确。

推荐阅读

Chen Y S, Fang H C, Chou K J, et al. Gentamicin-induced Bartter-like syndrome. Am J Kidney Dis, 2009, 54: 1158-1161.

Zietse R, Zoutendijk R, Hoorn E J. Fluid, electrolyte and acid-base disorders associated with antibiotic therapy. Nature Rev Nephrol, 2009, 5: 193-202.

8.60岁男性，患败血症，需行气管插管，因长期服用抗生素后出现白念珠菌感染。患者目前正在服用两性霉素 B。以下关于两性霉素 B 引起的不良反应哪一项是正确的？

　　A. 低钾血症

　　B. 尿液浓缩功能障碍

　　C. 肾性尿崩症（nephrogenic diabetes insipidus，NDI）

　　D. 远端肾小管性酸中毒（distal renal tubular acidosis，dRTA）

　　E. 以上都是

　　答案：E

　　解析：两性霉素 B 会破坏细胞膜的完整性，导致细胞内容物渗漏。从而导致电解质平衡紊乱（低钾血症和低镁血症）、酸碱平衡紊乱（由于远端小管细胞泌 H^+ 障碍而导致 dRTA）和肾小管功能异常（由于抑制血管升压素作用而导致 NDI）。因此，选项 E 正确。因为肾脏血管收缩和肾血流减少，急性肾小管坏死也很常见。充分的生理盐水水化可预防患者出现急性肾损伤。即使在两性霉素 B 停用后，电解质、酸碱平衡和肾小管功能紊乱也可能持续一段时间。

> **推荐阅读**
>
> De Broe M E. Antibiotic-and immunosuppression-related renal failure. //Coffman T M, Falk R J, Molitoris B A, et al. Schrier's Diseases of the kidney 9th ed. Philadelphia: Wolters Kluwer/ Lippincott Williams & Wilkins, 2013: 901-942.
>
> Zietse R, Zoutendijk R, Hoorn E J. Fluid, electrolyte and acid-base disorders associated with antibiotic therapy. Nature Rev Nephrol, 2009, 5: 193-202.

　　9. 患者因感染万古霉素耐药的粪肠球菌给予利奈唑立 600mg，每天 2 次进行抗感染治疗。下列哪一种酸的蓄积最有可能在利奈唑胺的药物治疗中发生？

　　A. 乙酰乙酸

　　B. 羟基丁酸

　　C. 乳酸

　　D. 焦谷氨酸

　　E. 以上都不是

　　答案：C

　　解析：许多病例报告显示接受利奈唑胺治疗的患者可由于乳酸的产生而发展为严重的高阴离子间隙代谢性酸中毒。虽然其机制尚不完全清楚，但线粒体毒性被认为是乳酸产生的潜在机制。因此，选项 C 正确。

> **推荐阅读**
>
> Apodaca A A, Rakita R M. Linezolid-induced lactic acidosis. N Engl J Med, 2003, 348: 86-87.
>
> Carlos J, Velez Q, Janech M G. A case of lactic acidosis induced by linezolid. Nature Rev Nephrol, 2010, 6: 236-242.

　　10. 食物摄入会影响药物的吸收。下列哪一种食物与药物的相互作用是错误的？

　　A. 食物的摄入增加了西那卡塞的吸收

　　B. 食物的摄入会减少铁的吸收

　　C. 高脂肪饮食会增加西罗莫司的吸收

　　D. 食物的摄入会增加他克莫司的吸收

　　E. 食物的摄入会减少他克莫司的吸收

　　答案：D

　　解析：食物的摄入可能对药物的吸收产生多种影响，称为药物-食物相互作用，可分为 5 类：①减少药物吸收；②增加药物吸收；③延迟药物吸收；④加速药物吸收；⑤不会发生相互作用或食物对药物吸收无影响。

　　胃排空、食物中的脂肪含量、食物的固态或液态性质及 pH 都可能影响药物的吸收。内脏血液循环也可影响药物的吸收。高蛋白餐能使内脏血流量增加 35%，而葡萄糖液体仅能增加 8%。显而易见的是内脏血管舒张功能会根据餐食的性质而变化，在不同程度上增加药物的吸收。

　　除了选项 D 外，其他选项都是正确的。众所周知，食物摄入和磷酸盐结合物会降低铁和他克莫司的吸收，而西那卡塞的吸收则会随着食物摄入而增加。高脂肪饮食已被证明能增加西罗莫司的吸收。

> **推荐阅读**
>
> Cervelli M J, Russ G R. Principles of drug therapy, dosing, and prescribing in chronic kidney disease and renal replacement therapy. //Floege J, Johnson R J, Feehally J. Comprehensive Clinical Nephrology 4th ed. Philadelphia: Saunders/Elsevier, 2010: 871-893.

Welling P G. Effects of food on drug absorption. Ann Rev Nutr, 1996, 16: 384-415.

11. 在许多慢性肾脏病（chronic kidney disease, CKD）和血液透析（hemodialysis, HD）患者的临床试验中，临床药师的参与对以下哪一项临床措施具有积极影响？

　　A. 住院率下降

　　B. 使CKD患者的血红蛋白达到目标水平

　　C. 使HD患者整体生活质量改善

　　D. 增加药物知识

　　E. 以上都是

　　答案：E

　　解析：目前仅有少数几项关于CKD和HD患者接受临床药学服务获益的研究发表。这些研究中的大多数都报道了临床药师的参与对降低住院率、提高CKD患者的血红蛋白水平、改善HD患者的整体生活质量及增加药物相关知识的积极作用。值得注意的是，以上研究都没有报道药师参与对患者护理的负面影响。

推荐阅读

Pandey S, Hiller J E, Nikansah N, et al. The effect of pharmacist-provided non-dispensing services on patient outcomes, health service utilization and costs in low-and middle-income countries. Cochrane Database of Systematic Reviews, Issue 2, 2013.

Stemer G, Lemmens-Gruber R. Clinical pharmacy activities in chronic kidney disease and end-stage renal disease patients: a systematic literature review. BMC Nephrology, 2011, 12: 35.

12. 36岁女性，肾髓质海绵肾，此次因尿路感染入院，病原学结果提示大肠埃希菌感染，仅对氨基糖苷类药物敏感。患者eGFR 49ml/min。在给予初始负荷剂量的庆大霉素后，下列哪一种方案可将其肾毒性降到最低？

　　A. 每天3次

　　B. 每天2次

　　C. 每天1次

　　D. 每天4次

　　E. 每3天1次

　　答案：C

　　解析：常用氨基糖苷类药物（庆大霉素、妥布霉素、阿米卡星）经肾小球过滤，并在近端小管重吸收。这些药物具有肾毒性和耳毒性，且由于这些副作用不经常使用。但是，它们具有较好的杀菌作用且价格较低。

　　与其他剂量方案相比，GFR较低（< 60ml/min）的患者接受每天1次的剂量已被证明可以使药物的肾毒性最小化。该患者CKD4期，每天给药1次是合适的。因此，选项C正确。

推荐阅读

De Broe M E. Antibiotic-and immunosuppression-related renal failure. //Coffman T M, Falk R J, Molitoris B A, et al. Schrier's Diseases of the kidney 9th ed. Philadelphia: Wolters Kluwer/Lippincott Williams & Wilkins, 2013: 901-942.

Nicolau D P, Freeman C D, Belliveau P P, et al. Experience with a once-daily aminoglycoside program administered to 2184 adult patients. Antimicrob Agents Chemother, 1995, 39: 650-655.

13. 18岁女性，患软组织肉瘤，因持续电解质异常、虚弱就诊咨询。患者目前正在服用异环磷酰胺。以下哪种电解质异常最有可能是导致患者虚弱的原因？

　　A. 低钠血症

　　B. 低钙血症

　　C. 低钾血症

　　D. 高钠血症

　　E. 高镁血症

　　答案：C

　　解析：异环磷酰胺是一种可用于治疗软组织肉瘤的烷化剂。它可引起近端肾小管酸中毒和Fanconi综合征。异磷酰胺诱导的低钾血症是最常见的电解质异常，并可导致肌无力。因此，选项C正确。

推荐阅读

Husband D J, Watkins S V V. Fatal hypokalaemia associated with ifosfamide/mesna chemotherapy. Lancet, 1988, 14（1）: 1116.

Skinner R, Pearson A D, English M W, et al. Risk factors for ifosfamide nephrotoxicity in children. Lancet，1996，348：578-580.

14. 以下哪一种药物与近端肾小管酸中毒（proximal renal tubular acidosis，pRTA）有关？

A. 碳酸酐酶抑制剂

B. 氨基糖苷类抗生素

C. 丙戊酸

D. 替诺福韦

E. 以上都是

答案：E

解析：上述药物均被证明可基于不同的机制引起pRTA。

推荐阅读

Mathew G，Knaus S J. Acquired Fanconi's syndrome associated with tenofovir therapy. J Gen Intern Med，2006，21：C3-C5.

Rodriguez-Soriano J. Renal tubular acidosis, the clinical entity. J Am Soc Nephrol，2002，13：2160-2170.

15. 1例HIV患者到首诊医师处就诊以管理疾病。患者eGFR ＜60ml/min。下列哪种抗反转录病毒药物在CKD3 ～ 5期患者中需要调整剂量？

A. 整合酶抑制剂（雷特格韦）

B. 蛋白酶抑制剂（茚地那韦）

C. 核苷类反转录酶抑制剂（齐多夫定）

D. 核苷酸类反转录酶抑制剂（替诺福韦）

E. C和D

答案：E

解析：除了核苷类和核苷酸类反转录酶抑制剂外，其他类别的抗反转录病毒药物在CKD3 ～ 5期患者中不需要调整剂量。

推荐阅读

Jao J，Wyatt C M. Antiretroviral medications：Adverse effects on the kidney. Adv Chronic Kidney Dis，2010，17：72-82.

Kalayjian R C. The treatment of HIV-associated nephropathy. Adv Chronic Kidney Dis，2010，17：59-71.

16. 1例患有CKD4期的42岁女性在例行随访期间抱怨由于肾脏疾病导致抑郁。患者开始服用选择性5-羟色胺再摄取抑制剂（selective serotonin reuptake inhibitor，SSRI）氟西汀。预期该患者会出现下列哪一种SSRI不良反应？

A. 高血压

B. 癫痫

C. 低钠血症

D. 上消化道出血增多

E. C和D

答案：E

解析：由于抗利尿激素分泌不当综合征（syndrome of inappropriate antidiuretic hormone，SIADH）和上消化道出血增加，SSRI会导致低钠血症。SSRIs在与非甾体抗炎药（nonsteroidal anti-inflammatory drugs，NSAID）联合使用时经常出现消化道出血增加。出血倾向与血小板血清素不足，导致血小板聚集减少有关。

血压和SIADH是由5-羟色胺－去甲肾上腺素再摄取抑制剂如度洛西汀引起的，而癫痫发作是由去甲肾上腺素－多巴胺再摄取抑制剂（安非他酮）引起的。建议CKD伴高血压患者避免使用度洛西汀。CKD 4 ～ 5期患者使用安非他酮需要减少剂量。

推荐阅读

Jacob S，Spinler S A. Hyponatremia associated with selective serotonin-reuptake inhibitors in older adults. Ann Pharmacother，2006，40：1618-1622.

Mort J R，Aparasu R R，Baer R K. Interaction between selective serotonin reuptake inhibitors and nonsteroidal anti-inflammatory drugs：Review of the literature. Pharmacotherapy，2006，26：1307-1313.

17. 下列哪一种抗利尿激素受体拮抗剂可作为静脉制剂使用？

A. 托伐普坦

B. 利希普坦

C. 考尼伐坦

D. 萨塔瓦坦

E. 莫扎伐普坦

答案：C

解析：在上述抗利尿激素受体拮抗剂中，只有考尼伐坦可作为静脉制剂使用。目前美国可用制剂只有考尼伐坦和托伐普坦。考尼伐坦是$V1_a$/V2

受体双重拮抗剂。$V1_a$受体存在于肝细胞和内脏循环中。肝硬化患者使用考尼伐坦可能会引起内脏血管舒张，并导致门静脉压力增加。因此，选项C正确。

推荐阅读

Lehrich R W, Ortiz-Melo D I, Patel M B, et al. Role of vaptans in the management of hyponatremia. Am J Kidney Dis, 2013, 62: 364-376.

Reddi A S. Fluid, Electrolyte, and Acid-Base Disorders. Clinical Evaluation and Management: New York, Springer, 2014.

18. 锂被广泛用于治疗双相情感障碍和抑郁症。锂的治疗剂量和毒性剂量之间差距较小。以下关于锂剂诱导的肾毒性哪项是正确的?

A. 多尿症

B. 尿液浓缩障碍

C. 高钠血症

D. 肾前性氮质血症

E. 以上都是

答案: E

解析: 锂经肾小球滤过，大部分在近端小管重新吸收，少部分在远端肾单位经上皮细胞钠通道 (epithelial Na^+ channel, ENaC) 被重吸收。锂会引起肾病性尿崩症，导致尿液浓缩障碍、多尿及高钠血症。肾前氮质血症也并不罕见。袢利尿剂、噻嗪类利尿剂、ACEI/ARB、非甾体抗炎药的使用会加重锂的毒性。初始生理盐水的水合作用可改善血压、容量状态和氮质血症。随后的液体管理依赖于血清钠。阿米洛利治疗可阻断ENaC对锂的重吸收，改善多尿症状和尿浓缩能力。透析被认为会提高锂的毒性。因此，选项E正确。

推荐阅读

Grüünfeld J P, Rossier B C. Lithium nephrotoxicity revisited. Nat Rev Nephrol, 2009, 5: 270-276.

Oliveira J P, Silva Junior G B, Abreu K L, et al. Lithium nephrotoxity. Rev Assoc Med Bras, 2010, 56: 600-606.

19. 55岁男性，患多发性骨髓瘤，因下肢轻瘫而入院。脊髓MRI正常。神经系统检查显示下肢肌肉无力，腱反射消失，无锥体综合征。入院时使用的药物包括地塞米松4mg，每6小时1次和沙利度胺200mg，每天1次。血压和脉搏正常。除血清K^+为8.4mmol/L外，其他实验室检查均正常。高钾血症和突发性轻瘫的最可能原因是什么?

A. 使用糖皮质激素所致的高钾血症

B. 多发性骨髓瘤缓解所致的高钾血症

C. 使用沙利度胺引起的高钾血症

D. 由于容量不足导致的高钾血症

E. 假性高钾血症

答案: C

解析: 沙利度胺被一些研究者用作多发性骨髓瘤的一线治疗药物。在透析和CKD患者中，沙利度胺已被证明会导致严重的高钾血症，这可能与细胞裂解或细胞迁移有关。因此，选项C正确。糖皮质激素的使用和多发性骨髓瘤的缓解都不太可能引起高钾血症。另外，关于沙利度胺也未报道过可引起假高钾血症。严重容量不足可能由于限制肾小球滤过液向远端肾单位的输送而引起高钾血症，但该患者既没有肾功能不全也没有容量不足。

推荐阅读

Izzedine H, Launay-Vacher V, Deray G. Thalidomide for the nephrologist. Nephrol Dial Transplant, 2005, 20: 2011-2012.

Lee C C, Wu Y H, Chung S H, et al. Acute tumor lysis syndrome after thalidomide therapy in advanced hepatocellular carcinoma. The Oncologist, 2006, 11: 87-88.

20. 1例患有肾小管间质疾病的32岁女性，血清钾5.1mmol/L，无任何心电图改变。患者正在接受K^+节食治疗。以下哪一项与患者血清钾恶化无关?

A. 甲氧苄啶

B. 阿米洛利

C. 戊烷脒

D. 萘莫司他 (丝氨酸蛋白酶抑制剂)

E. 甘草

答案: E

解析: 除了甘草 (引起低钾血症)，其他药物都可抑制ENaC，而导致高钾血症。萘莫司他是一种丝氨酸蛋白酶抑制剂，用于急性胰腺炎和弥散性血管内凝血。

推荐阅读

Reddi A S. Fluid, Electrolyte, and Acid-Base Disorders: Clinical Evaluation and Management. New York: Springer, 2014.

Segal A. Potassium and dyskalemias. //Mount D B, Sayegh M H, Singh A J. Core Concepts in the Disorders of Fluid, Electrolytes and Acid-Base Balance. New York: Springer, 2013: 49-102.

21. 46岁印度女性，患2型糖尿病12年，随访中发现血清钾为5.8mmol/L，HCO_3为24mmol/L，葡萄糖100mg/dl。1个月前，患者血清钾为4.2mmol/L。在过去1年内eGFR稳定在48ml/min左右。患者正在服用格列吡嗪（5mg/d）和西格列汀（50mg/d），否认服用过任何膳食补充剂或非甾体抗炎药。唯一的抱怨是疲倦。下列哪一项不是患者高钾血症的原因？

A. 诺尼果果汁

B. 生椰汁

C. COX-2抑制剂

D. 口服降糖药物

E. 苜蓿

答案：D

解析：除了口服降糖药，所有其他食物补充剂都会引起高钾血症。诺尼果果汁中K^+为56mmol/L，生椰汁中K^+为44.3mmol/L。COX-2抑制剂会导致低醛固酮血症，而苜蓿富含K^+。因此，选项D正确。

推荐阅读

Reddi A S. Fluid, Electrolyte, and Acid-Base Disorders: Clinical Evaluation and Management. New York: Springer, 2014.

Segal A. Potassium and dyskalemias. //Mount D B, Sayegh M H, Singh A J. Core Concepts in the Disorders of Fluid, Electrolytes and Acid-Base Balance. New York: Springer, 2013: 49-102.

22. 匹配以下引起高钾血症的药物及其作用机制（使用所有适用的答案）：

药物	作用机制
A. 洋地黄中毒	1. 转运K^+到细胞外
B. 精氨酸	2. 抑制Na^+-K^+-ATP酶的活性
C. 阿米洛利、甲氧苄啶、喷他脒	3. 减少醛固酮合成
D. 血管紧张素转换酶抑制剂	4. 降低肾素/醛固酮
E. 非甾体抗炎药	5. 抑制主细胞的Na^+通道
F. 盐替代品	6. 增加K^+摄入量
G. 肝素	7. 降低K^+通道的活性
H. 他克莫司和环孢素	
I. 蟾酥、蟾蜍皮、夹竹桃	

答案：A＝2；B＝1；C＝7；D＝3；E＝4；F＝6；G＝3；H＝2，3，7；I＝2

解析：很多药物已被证明可通过多种机制引起高钾血症。Na^+-K^+-ATP酶将3个Na^+转运至胞外，将2个K^+转运至胞内。抑制这种转运机制会导致血容量正常患者出现轻度高钾血症。精氨酸的输注导致K^+从细胞中移出。阿米洛利、甲氧苄啶和喷他脒可阻断集合管ENaC对Na^+的吸收，从而导致K^+通过K^+通道（ROMK）的分泌减少。ACEI和肝素可引起低醛固酮增多症和高钾血症。非甾体抗炎药可抑制肾素的产生，导致醛固酮水平下降和高钾血症。服用钠盐替代品的高血压患者可能由于K^+过量而发展为高钾血症。环孢素和他克莫司可通过多种机制引起高钾血症，包括Na^+-K^+-ATP酶活性降低、醛固酮合成减少，以及环孢素诱导的K_{ATP}通道活性抑制。中药如蟾酥、蟾蜍皮和夹竹桃可抑制Na^+-K^+-ATP酶活性，升高血清钾，特别是在CKD患者中。

推荐阅读

Reddi A S. Fluid, Electrolyte, and Acid-Base Disorders: Clinical Evaluation and Management. New York, Springer, 2014.

Segal A. Potassium and dyskalemias. //Mount D B, Sayegh M H, Singh A J. Core Concepts in the Disorders of Fluid, Electrolytes and Acid-Base Balance. New York: Springer, 2013: 49-102.

23. 30岁HIV/AIDS患者，考虑药物引起的高钙血症。下列哪一种药物与高钙血症无关？

A. 维生素A

B. 奥美拉唑

C. 硅树脂

D. 锂

E. 氯喹

答案：E

解析：除了氯喹外，其他所有药物均已被证明可引起高钙血症。维生素 A 中毒会导致骨吸收和血清钙升高。同样，用于皮肤病和恶性疾病的维生素 A 类似物也会引起高钙血症。

奥美拉唑是一种质子泵抑制剂（proton pump inhibitor，PPI），已被证明可引起急性肾小管间质肉芽肿和高钙血症，而 PTH 水平正常。PPI 也可引起低钙血症。

液态硅树脂用于增大软组织（乳房和臀部）已被证明会诱发肉芽肿和高钙血症。在某些患者中确实会因阻塞和高钙血症导致肾结石和肾衰竭。糖皮质激素醇可改善高钙血症。因为 TNF-α 可诱导肉芽肿的形成，TNF-α 抑制剂也已用于预防肉芽肿的形成。氯喹和地诺单抗可用于治疗高钙血症。

多年来，人们已经知道锂会通过刺激甲状旁腺素（PTH）分泌而导致高钙血症。这种作用可能是通过与 CaSR 相互作用，改变 PTH 分泌的血钙调定点有关。

氯喹通过减少 $1,25(OH)_2D_3$ 的生成而引起低钙血症。因此，选项 E 正确。

推荐阅读

Hariri A，Mount D B，Rastegar A. Disorders of calcium，phosphorus，and magnesium metabolism. //Mount D B，Sayegh M H，Singh A J. Core Concepts in the Disorders of Fluid，Electrolytes and Acid-Base Balance. New York：Springer，2013：103-146.

Reddi A S. Fluid，Electrolyte，and Acid-Base Disorders. Clinical Evaluation and Management. New York：Springer，2014.

24. 将下列引起高磷血症的药物与其可能的作用机制相匹配：

药物	作用机制
A. 过量维生素 D	1. 增加磷酸盐的胃肠道吸收
B. 双膦酸盐	2. 减少磷酸盐的排泄及细胞迁移
C. 生长激素	3. 增加近端小管重吸收
D. 两性霉素 B 脂质体	4. 含有磷脂酰胆碱和磷脂酰丝氨酸
E. 磷酸钠（口服）	5. 磷酸盐的胃肠道吸收

答案：A＝1；B＝2；C＝3；D＝4；E＝5

推荐阅读

Hariri A，Mount D B，Rastegar A. Disorders of calcium，phosphorus，and magnesium metabolism. //Mount D B，Sayegh M H，Singh A J. Core Concepts in the Disorders of Fluid，Electrolytes and Acid-Base Balance. New York：Springer，2013：103-146.

Reddi A S. Fluid，Electrolyte，and Acid-Base Disorders. Clinical Evaluation and Management. New York：Springer，2014.

25. 以下哪一种药物不会引起低镁血症？

A. 顺铂

B. 两性霉素 B（Amphotericin B，Amp B）

C. 质子泵抑制剂（Proton pump inhibitor，PPI）

D. 乙醇

E. 万古霉素

答案：E

解析：除了万古霉素外，其他所有药物都会引起低镁血症。顺铂和 Amp B 导致肾脏对 Mg^{2+} 的消耗增加。这两种药物也会导致低钙尿。PPI 已被证明可通过多种机制引起低镁血症。PPI 不仅引起低镁血症，还有低钾血症和低钙血症的相关报道。低钾血症是由于肾脏消耗 K^+ 引起的。慢性乙醇中毒患者可因多种机制导致低镁血症，包括饮食摄入不足、脂肪痢、腹泻、磷酸盐缺乏、脂肪酸或 ATP-Mg 复合物的形成，以及乙醇诱导的镁尿。迄今为止，尚未发现万古霉素会引起低镁血症。因此，选项 E 正确。

推荐阅读

Hariri A，Mount D B，Rastegar A. Disorders of calcium，phosphorus，and magnesium metabolism. //Mount D B，Sayegh M H，Singh A J. Core Concepts in the Disorders of Fluid，Electrolytes and Acid-Base Balance. New York：

Springer，2013：103-146.

Reddi A S. Fluid, Electrolyte, and Acid-Base Disorders. Clinical Evaluation and Management. New York：Springer，2014.

26. 1例55岁慢性乙醇中毒的男性到急诊科就诊，表现为躁动、视物模糊和眼睛疼痛等症状。血压和脉搏正常，无发热。患者有高AG代谢性酸中毒，渗透压间隙为26mOsm/L。以下哪种有毒物质的摄入最有可能导致患者的症状？

A. 乙醇

B. 乙二醇

C. 甲醇

D. 甲苯

E. 异丙醇

答案：C

解析：只有甲醇形成的甲酸是有视神经毒性的，会造成视力损伤、视物模糊、眼痛和失明。因此，为了抑制乙醇脱氢酶及甲醇向甲醛和甲酸的转化，建议尽早使用甲吡唑。

推荐阅读

Barceloux D G, Krenzelok E P, Olson K, et al. American Academy of Clinical Toxicology practice guidelines on the treatment of methanol poisoning. J Toxicol Clin Toxicol, 2002, 40：415-446.

Kraut J A, Kurtz I. Toxic alcohol ingestions：Clinical features, diagnosis, and management. Clin J Am Soc Nephrol, 2008, 3：208-225.

27. 对于上述患者，你会采取以下哪一种对症支持措施？

A. 生理盐水水合，用葡萄糖改善低血糖

B. 静脉使用NaHCO₃维持血液 pH > 7.2

C. 甲吡唑（4-甲基吡唑）

D. 在没有甲吡唑的情况下，使用乙醇

E. 以上都是

答案：E

解析：应立即采取的支持治疗包括：①生理盐水水合，用葡萄糖改善低血糖。②静脉使用NaHCO₃维持血液 pH > 7.2。③静脉使用亚叶酸（1mg/kg）1剂，然后补充叶酸以加速甲酸通过四氢叶酸合成酶代谢为 CO_2 和水的过程。这可能使某些

叶酸缺乏的酗酒者获益。④甲吡唑（4-甲基吡唑）在美国是首选药物。如果没有甲吡唑，乙醇也可作为药物选择。因此，选项E正确。

推荐阅读

Barceloux D G, Krenzelok E P, Olson K, et al. American Academy of Clinical Toxicology practice guidelines on the treatment of methanol poisoning. J Toxicol Clin Toxicol, 2002, 40：415-446.

Kraut J A, Xing S X. Approach to the evaluation of a patient with an increased serum osmolal gap and high-anion gap metabolic acidosis. Am J Kidney Dis, 2011, 58：480-484.

28. 将A列所示的药物对乳酸和焦谷氨酸形成的影响与B列所示的作用机制相匹配：

A列	B列
A. 二甲双胍	1. 氧化磷酸化的解耦
B. 丙泊酚	2. 抑制丙酮酸脱氢酶复合物
C. 氟氯西林	3. 抑制5-氧脯氨酸酶
D. 硫胺素缺乏症	4. 增加 $NADH/NAD^+$ 比值，抑制乳酸的糖异生，抑制线粒体的呼吸

答案：A＝4；B＝1；C＝3；D＝2

推荐阅读

Reddi A S. Fluid, Electrolyte, and Acid-Base Disorders. Clinical Evaluation and Management. New York：Springer，2014.

Vernon C, LeTourneau JL > Lactic acidosis：Recognition, kinetics, and associated prognosis. Crit Care Clin, 2010, 20：255-283.

29. 1例32岁女性癫痫发作伴偏头痛，因高氯血症代谢性酸中毒而就诊。HCO_3^- 19mmol/L。尿液 pH 为6.4。以下哪一种药物会导致这种酸碱紊乱？

A. 苯妥英钠

B. 托吡酯

C. 左乙拉西坦

D. 卡马西平

E. 加巴喷丁

答案：B

解析：除托吡酯外，上述其他药物均未发现可引起高氯代谢性酸中毒。托吡酯是碳酸酐酶抑制剂，可引起HCO_3^-经尿丢失。结果导致尿液pH呈碱性。它是一种神经调节剂，已被批准用于治疗癫痫发作的活动和预防偏头痛。最初，在儿童中观察到托吡酯会引起Ⅱ型肾小管性酸中毒（renal tubular acidosis，RTA）和高氯血症性代谢性酸中毒。后续出现了许多成人病例报道。停药可缓解RTA从而改善血清HCO_3^-。因此，选项B正确。

推荐阅读

Mathews K D, Stark J E. Hyperchloremic, normal anion-gap, metabolic acidosis due to topiramate. Am J Health SystPharm, 2008, 65: 1430-1434.

Mirza N, Marson A G, Pirmohamed M. Effect of topiramate on acid-base balance: extent, mechanism, and effects. Br J Clin Pharmacol, 2009, 68: 655-661.

30. 1例28岁的妇女因为激动和呼吸窘迫被送到急诊科就诊，需要插管治疗。同时使用芬太尼和劳拉西泮镇静。患者肾功能正常。2d后，患者血清HCO_3^-低，为12mmol/L，相比基线值下降了10mmol/L。ABG显示高阴离子间隙代谢性酸中毒。下列哪一种酸可能导致患者阴离子间隙代谢性酸中毒？

A. 乙酰乙酸盐

B. 甲醇

C. 乙二醇

D. 乳酸

E. 马尿酸

答案：D

解析：患者可能接受了高剂量的劳拉西泮进行镇静治疗。丙二醇（Propylene glycol，PG）是许多静脉和口服药物（包括劳拉西泮）稀释剂。PG可被乙醇脱氢酶和乙醛脱氢酶代谢成乳酸。每毫升劳拉西泮注射液含有828mg PG。因此，使用高剂量的劳拉西泮会导致循环中存在高水平的乳酸。PG是水溶性的，可通过血液透析和连续静脉血液滤过除去。因此，选项D正确。

推荐阅读

Zar T, Graeber C, Perazella M A. Recog-nition, treatment, and prevention of propylene glycol toxicity. Sem Dial, 2007, 20: 217-219.

Zosel A, Egelhoff E, Heard K. Severe lactic acidosis after an iatrogenic propylene glycol overdose. Pharmacotherapy, 2010, 30: 219.

31. 将下列引起低钙血症的药物与其可能的作用机制相匹配：

药物	机制
A. 抗惊厥药	1. 使25（OH）D_3代谢增强，骨钙释放减少，肠道对钙的吸收减少
B. 双膦酸盐类	2. 抑制骨吸收（↓破骨细胞活性）
C. 降钙素	3. 抑制骨吸收
D. 柠檬酸	4. 形成Ca^{2+}螯合物
E. 磷甲酸，氟化物	5. 形成Ca^{2+}螯合物
F. 抗生素	6. 低钙血症（低镁血症的后果）
G. 西那卡塞	7. 激活CaSR（钙敏感受体）抑制PTH分泌

答案：A＝1；B＝2；C＝3；D＝4；E＝5；F＝6；G＝7

推荐阅读

Hariri A, Mount D B, Rastegar A. Disorders of calcium, phosphorus, and magnesium metabolism. //Mount D B, Sayegh M H, Singh A J. Core Concepts in the Disorders of Fluid, Electrolytes and Acid-Base Balance. New York: Springer, 2013: 103-146.

Reddi A S. Fluid, Electrolyte, and Acid-Base Disorders. Clinical Evaluation and Management. New York: Springer, 2014.

32. 将下列引起高钙血症的药物与其可能的作用机制相匹配：

药物	机制
A. 锂	1. 增加PTH分泌
B. 维生素D	2. 增加胃肠道对Ca^{2+}的吸收
C. 维生素A	3. 使骨吸收增加
D. 雌激素/抗雌激素	4. 使骨吸收增加
E. 茶碱	5. ↓甲状旁腺对Ca^{2+}，β_2受体激动剂的敏感性

答案：A＝1；B＝2；C＝3；D＝4；E＝5

推荐阅读

Hariri A，Mount D B，Rastegar A. Disorders of calcium，phosphorus，and magnesium metabolism. //Mount D B，Sayegh M H，Singh A J. Core Concepts in the Disorders of Fluid，Electrolytes and Acid-Base Balance. New York：Springer，2013：103-146.

Reddi A S. Fluid，Electrolyte，and Acid-Base Disorders. Clinical Evaluation and Management. New York：Springer，2014.

33. 52岁男性，急性痛风发作，既往史：痛风、高血压。患者目前使用氢氯噻嗪，尿酸水平升高。血压154/88mmHg，脉搏90次/分。以下哪个降压药能促进尿酸排泄？

A. 依那普利

B. 赖诺普利

C. 氯沙坦

D. 替米沙坦

E. 坎地沙坦

答案：C

解析：上述药物中，氯沙坦是唯一被证明在正常血压和高血压患者中都可以促进尿酸盐排泄的血管紧张素受体拮抗剂（ARB）。氢氯噻嗪可降低尿酸盐的排泄。即使在使用氢氯噻嗪的患者中，氯沙坦也被证明可以通过促进肾脏排泄尿酸降低血清尿酸水平。氯沙坦的这个特点是其他ARB或血管紧张素转换酶抑制剂所没有的。

推荐阅读

Edwards R M，Trizna W，Stack E J，et al. Interaction of nonpeptide angiotensin Ⅱ receptor antagonists with the urate transporter in rat renal brush-border membranes. J Pharmacol Exp Ther，1996，276：125-129.

Shahinfar S，Simpson R L，Carides A D，et al. Safety of losartan in hypertensive patients with thiazide-induced hyperuricemia. Kidney Int，1999，56：1879-1885.

34. 72岁男性，患有双相情感障碍和高血压，正在接受锂剂治疗，同时按医师建议使用依那普利10mg/d以改善高血压和可能的充血性心力衰竭。2个月后，患者因锂剂中毒导致精神错乱而入院。下面哪个选项解释了锂剂中毒的原因？

A. 联合使用锂剂和ACEI增强了锂剂的毒性

B. 锂剂和ACEI之间没有相互作用

C. 联合使用ACEI和锂剂会增加估算肾小球滤过率（eGFR）

D. 联合使用ACEI和锂剂对eGFR没有影响

E. 以上都不是

答案：A

解析：患者同时使用锂剂和ACEI会出现药物相互作用，导致锂剂中毒。其机制似乎与钠和水消耗及相应的eGFR降低有关。这两种机制都会导致锂清除减少。加拿大的一项研究显示，因锂剂中毒入院的患者在入院前1个月曾有ACEI接触史。利尿剂和非甾体抗炎药也会增加锂剂中毒风险。因此，选项A正确。锂剂和ACEI联合使用会降低eGFR，因此选择C错误。

推荐阅读

Juurlink D N，Mamdani M M，Kopp A，et al. Drug-induced lithium toxicity in the elderly：A population-based study. J Am Geriatr Soc，2004，52：794-798.

Langford N J，Cox A. Interactions between antihypertensive drugs and other medications. //Lip GYH，Hall J E. Comprehensive Hypertension. Philadelphia，Mosby Elsevier，2007：1075-1086.

35. 降压药和食物之间的相互作用已有很多记录。利尿剂在临床应用广泛。下列利尿剂中，哪一种不受进食的影响？

A. 氢氯噻嗪（HCTZ）

B. 呋塞米

C. 吲达帕胺缓释制剂

D. 螺内酯

E. 托拉塞米

答案：C

解析：食物会影响多种利尿剂的生物利用度。食物摄入（同时摄入食物和药物）会增加氢氯噻嗪和螺内酯的吸收从而提高其生物利用度，相反呋塞米的生物利用度则大大降低。吲达帕胺缓释剂型的吸收不受食物摄入的影响。食物可使托拉塞米的达峰时间延长。因此，选项C正确。

推荐阅读

Jáuregui-Garrido B, Jáuregui-Lobera I. Interactions between antihypertensive drugs and food. Nutr Hosp, 2012, 22: 1866-1875.

Welling P G. Effects of food on drug absorption. Ann Rev Nutr, 1996, 16: 384-415.

36. 34岁女性，患急性白血病，因肿瘤溶解综合征伴急性肾损伤入院，血钾、血磷、血尿酸（16mg/dl）、血肌酐升高。除了使用生理盐水水化外，以下哪项干预措施是最适合该患者的？

A. 别嘌醇

B. 秋水仙碱

C. 氯沙坦

D. 拉布立海

E. 非布司他

答案：D

解析：化疗前应充分水化，并预防性使用别嘌醇。它可以抑制黄嘌呤氧化酶，阻止黄嘌呤转化为尿酸，从而减少尿酸生成，降低血尿酸水平。但别嘌醇对尿酸转化为可溶性尿囊素没有直接作用。所以这个患者使用别嘌醇并不能降低尿酸水平。因此选项A错误。

秋水仙碱能减轻痛风患者的炎症反应，但不能降低该患者的尿酸水平。此外，秋水仙碱并没有肿瘤溶解综合征的适应证。因此，选项B错误。氯沙坦是一种血管紧张素受体拮抗剂，且有促进尿酸排泄的特性。但这个患者血清肌酐水平升高（急性肾损伤），使用氯沙坦可能没有任何获益，所以也不适合该患者。因此，选项C错误。非布司他是一种新型非嘌呤黄嘌呤氧化酶抑制剂，推荐用于预防高尿酸血症和痛风，但到目前为止，尚无用于肿瘤溶解综合征的临床试验结果。因此，选项E错误。

拉布立海是一种重组尿酸氧化酶。尿酸氧化酶可将尿酸盐转化为尿囊素排泄出去，但人体缺乏这种酶。这个患者血尿酸水平高，拉布立海可将尿酸转化为尿囊素排泄出去，对该患者比较合适。在儿童、成人和老年人中，单次或连续5d每天使用拉布立海0.2mg/kg，都可以在数小时内降低尿酸水平。因此，选项D正确。但葡萄糖-6-磷酸脱氢酶缺乏症患者应避免使用拉布立海，因为它可能产生过氧化氢并引起溶血性贫血和高铁血红蛋白血症。

推荐阅读

Feng X, Dong K, Pence S, et al. Efficacy and cost of single-dose rasburicase in prevention and treatment of adult tumour lysis syndrome: a meta-analysis. J Clin Pharm Ther, 2013, 38: 301-308.

Howard S C, Jones D P, Pui C H. The tumor lysis syndrome. N Engl J Med, 2011, 364: 1844-1854.

Lopez-Olivo M A, Pratt G, Palla S L, et al. Rasburicase in tumor lysis syndrome of the adult: a systematic review and meta-analysis. Am J Kidney Dis, 2013, 62: 481-492.

Wilson I P, Berns J S. Onco-nephrology: Tumor lysis syndrome. Clin J Am Soc Nephrol, 2012, 7: 1730-1739.

37. 65岁男性，常规结肠镜检查中发现患有结肠直肠癌。患者有高血压病史和吸烟史，联合使用两种降压药后，他的血压控制在136/78mmHg。肿瘤科医师基于血管内皮生长因子（vascular endothelial growth factor，VEGF）抑制剂贝伐珠单抗的成功经验，决定为该患者开这种药物处方。以下哪一种药物不良反应可能在这个患者的随访中最常见？

A. 低血压

B. 高血压

C. 低钾血症

D. 低镁血症

E. 低钙血症

答案：B

解析：抗血管生成药物是转移性肾细胞癌和其他恶性肿瘤的一线治疗药物。这些药物最常见的副作用之一是新发高血压或使原有高血压加重。停药后血压会下降。启动VEGF抑制剂治疗的24h内可以看到血压升高。有证据显示内皮素-1是高血压发生的诱因。此外，一氧化氮合成减少可能也与血压升高有关。二氢吡啶类钙通道阻滞剂（氨氯地平、硝苯地平）和肾素-血管紧张素-醛固酮系统阻断剂似乎比其他降压药能更好地控制这种情况下的血压升高。硝苯地平似乎能诱导VEGF分泌。不推荐使用非二氢吡啶类钙通道阻滞剂（地尔硫䓬、维拉帕米），因为这些药物能抑制CYP3A4。因此，选项B正确。其他选项中列出的副作用，目前并没有一致的报道。

据报道，使用抗血管生成药物治疗过程中诱发高血压的患者似乎比那些没有发生高血压的患者会获得更好的抗肿瘤效应。

推荐阅读

Izzedine H, Ederhy S, Goldwasser F, et al. Management of hypertension in angiogenesis inhibitor-treated patients. Ann Oncol, 2009, 20: 807-815.

Robinson E S, Khankin E V, Karumanchi S A, et al. Hypertension induced by vascular endothelial growth factor signaling pathway inhibition: Mechanism and potential use as a biomarker. Sem Nephrol, 2010, 30: 591-601.

38. 62岁男性患者为评估蛋白尿（2.4g/d）被转诊给你。患者6年前因急性髓细胞白血病接受了非清髓性异基因造血细胞移植（hematopoietic cell transplantation，HCT）。目前患者的血压和血清补体正常，ANCA阴性。肾活检提示膜性肾病Ⅱ期，免疫荧光IgG1强阳性。关于膜性肾病和HCT，下列哪一个陈述是正确的？

A. HCT患者的膜性肾病与磷脂酶A2受体抗体的形成无关

B. 膜性肾病在非清髓性异基因HCT患者中很常见

C. 膜性肾病是HCT后移植物抗宿主病表现为肾脏受累的一种形式

D. HCT继发的膜性肾病免疫荧光显微镜检查以IgG1、IgG2或IgG3染色为主

E. 以上都是

答案：E

解析：肾病综合征是HCT常见的并发症。Srinivasan等的研究显示，147例HCT患者有7例出现肾病综合征。这7例患者中，4例经肾活检提示膜性肾病。微小病变在HCT患者中也很常见。膜性肾病继发于HCT。与继发性膜性肾病不同，特发性膜性肾病与足细胞表达的磷脂酶A2受体抗体有关。据报道膜性肾病是HCT后肾相关移植物抗宿主病的一种类型。

IgG4是特发性膜性肾病免疫荧光显微镜检查中观察到的主要免疫球蛋白，而IgG1、IgG2或IgG3是继发性膜性肾病中观察到的主要免疫球蛋白。因此，关于HCT和膜性肾病，选项E正确。

推荐阅读

Brukamp K, Doyle A M, Bloom R D, et al. Nephrotic syndrome after hematopoietic cell transplantation: Do glomerular lesions represent renal graft-versus-host disease. Clin J Am Soc Nephrol, 2006, 1: 685-694.

Srinivasan R, Balow J E, Sabnis S, et al. Nephrotic syndrome: An under-recognized immune-related complication of non-myeloablative allogenic hematopoietic cell transplantation. Br J Hematol, 2005, 131: 74-79.

39. 将以下肿瘤相关的特异低钾血症与其机制配对：

药物（肿瘤）	机制
A. 西妥昔单抗［抗表皮生长因子受体抗体（epidermal growth factor，EGF）］	1. 盐皮质激素分泌过多
B. 顺铂	2. 慢性腹泻
C. 轻链	3. 溶菌酶诱导的小管损伤
D. ACTH分泌瘤	4. 范科尼综合征
E. 绒毛状腺瘤	5. 低镁血症诱导的低钾血症
F. 慢性骨髓单核细胞性白血病	

答案：A＝5；B＝5；C＝4；D＝1；E＝2；F＝3

解析：EGF与远端小管上皮细胞基底外侧膜上的受体结合，引起瞬时受体电位M6通道转座，促进Mg^{2+}通过顶端膜的转运。抗EGF受体抗体抑制Mg^{2+}的重吸收并促进其排泄，导致低镁血症的发生。低钾血症是由低镁血症引起的。因此，选项5是正确的。

尽管顺铂可导致大量的镁尿，但机制不同。顺铂聚集在肾小管中，导致肾小管细胞死亡引发镁尿，低钾血症是低镁血症的结果。因此，选项5是正确的。

轻链的排泄可引起近端肾小管损伤，进而导致不完全性范科尼综合征及相应的低钾血症。因此，选项4是正确的。

ACTH分泌瘤可产生盐皮质激素，促进K^+排泄，引起低钾血症。因此，选项1是正确的。

绒毛状腺瘤患者可发生慢性腹泻，引起低钾血症。因此，选项2是正确的。

在慢性骨髓单核细胞性白血病患者中有肾衰竭

合并严重低钾血症报道，与溶菌酶诱导的肾小管损伤有关。因此，选项3正确。

推荐阅读

Perazella M A. Onco-nephrology：Renal toxicities of chemotherapeutic agents. Clin J Am Soc Nephrol，2012，7：1713-1721.

Sahni V，Choudhury D，Ahmed Z. Chemotherapy-associated renal dysfunction. Nature Rev Nephrol，2009，5：45-462.

40. 50岁男性肾细胞癌患者正在接受几种新疗法，包括抗血管生成药物贝伐珠单抗。在该患者身上可能会观察到贝伐珠单抗的下列哪一种不良反应？

A. 蛋白尿

B. 肾血栓性微血管病（renal thrombotic microangiopathy，TMA）

C. 急性肾损伤

D. 血尿

E. 以上所有

答案：E

解析：除了严重高血压外，上述不良反应均可在接受抗血管生成治疗的患者中出现。肾活检会提示TMA的典型特征，如系膜溶解、内皮细胞肿胀（内皮增生）、毛细血管基底膜"双轨样"改变明显。

推荐阅读

EreminaV，Jefferson J A，Kowalewska J，et al. VEGF inhibition and renal thrombotic microangiopathy. N Engl J Med，2008，358：1129-1136.

Perazella M A. Onco-nephrology：Renal toxicities of chemotherapeutic agents. Clin J Am Soc Nephrol，2012，7：1713-1721.

41. 51岁女性，因重度贫血、急性肾损伤入院（血肌酐12.3mg/dl），尽管肾功能严重受损，血钙10.6mg/dl，尿液分析正常，蛋白尿阴性，磺基水杨酸试验析出厚的白色沉淀物。经过充分水化，血肌酐和血钙依然没有改善。患者经肾活检证实为管型肾病，开始接受血液透析、血浆置换和化疗，但血钙依然升高。关于该患者使用双膦酸盐，以下哪项描述是正确的？

A. 所有的双膦酸盐均经肾脏排泄

B. 病例报告表明，帕米膦酸钠在CKD患者中每1～2个月减少剂量使用是安全的

C. 对于有严重肾功能损害的患者，建议比普通骨质疏松患者使用更慢的输注速度和更低的剂量治疗

D. 伊班膦酸钠可能对多发性骨髓瘤相关肾损害患者有益

E. 以上都是

答案：E

解析：双膦酸盐可抑制破骨细胞诱导的骨吸收，用于治疗恶性肿瘤患者的高钙血症。目前所有双膦酸盐都经肾脏排泄，因此对严重肾功能损害（eGFR ＜30ml/min）的患者不推荐使用。甚至美国临床肿瘤学会也更新了指南，建议eGFR为30～60ml/min的患者减少唑来膦酸钠的剂量，eGFR ＜ 30ml/min的患者避免使用该药物。尽管有这样的警告，文献中还是有一些关于使用帕米膦酸钠和伊班膦酸钠成功治疗透析患者高钙血症的病例报告。这两种药物都可以通过透析清除。目前尚无使用双膦酸盐的前瞻性试验。然而，对于eGFR ＜ 30ml/min的患者，帕米膦酸钠或伊班膦酸钠降低剂量和缓慢静脉输注似乎有效。因此，选项E正确。

值得注意的是，地诺单抗作为一种靶向核因子-κB受体活化因子配体的抗体，可抑制破骨细胞活性，且由于经肝代谢可用于肾功能损害的患者。但该药价格昂贵的，且没有批准用于高钙血症伴肾功能不全患者。

推荐阅读

Lameire N. Nephrotoxicity of recent anti-cancer drugs. Clin Kidney J，2014，7：11-22.

Sahni V，Choudhury D，Ahmed Z. Chemotherapy-associated renal dysfunction. Nature Rev Nephrol，2009，5：45-462.

Toussaint N D，Elder G J，Kerr P G. Bisphosphonates in chronic kidney disease；Balancing potential benefits and adverse effects on bone and soft tissue. Clin J Am Soc Nephrol，2009，4：221-233.

42. 患者要求为其处方含有伪麻黄碱的止咳药。但由于患者有结石病史，你建议患者避免使用伪麻

黄碱，因为该成分能促进结石的形成。除了伪麻黄碱外，下列哪一种药物与结石的形成有关？

A. 维生素 C

B. 氰尿酸三聚氰胺

C. 阿昔洛韦

D. 茚地那韦

E. 以上都是

答案：E

解析：大量的药物与晶体型肾病有关。长期使用伪麻黄碱与晶体结石形成有关。维生素 C 可代谢为草酸盐，有肾结石病史的患者应避免使用大剂量维生素 C。三聚氰胺是婴幼儿配方奶粉中的一种污染物，曾在中国生产并销往世界各地。氰尿酸是三聚氰胺的衍生物。氰尿酸三聚氰胺可沉淀在远端肾小管和肾乳头，引起结晶尿。众所周知，阿昔洛韦和茚地那韦可引起结晶尿和晶体型肾病。因此，选项 E 正确。

推荐阅读

Hau AK C, Kwan T H, Li PK t. Melamine toxicity and the kidney. J Am Soc Nephrol, 2009, 20: 245-250.

Perazella M A. Crystal-induced acute renal failure. Am J Med, 1999, 106: 459-465.

Smith C L, Gemar S K, Lewis M J. Pseudoephedrine urolithiasis associated with acute renal failure. Nephrol Dial Transplant, 2004, 19: 263-264.

43. 26 岁女性，患镰状细胞病，血清肌酐 1.4mg/dl（eGFR ＜ 30ml/dl），因癫痫发作入院治疗。首诊医师为其处方了哌替啶 50mg，每天 2 次治疗疼痛。近几周内疼痛控制良好，故患者不想更换药物。关于疼痛的治疗，以下哪一种药物在 CKD 3 ～ 5 期患者中最好避免使用？

A. 可待因

B. 芬太尼

C. 美沙酮

D. 哌替啶

E. 氢吗啡酮

答案：D

解析：疼痛是镰状细胞病患者的常见症状，也是透析患者的合并症之一。芬太尼和美沙酮等经肝代谢的药物，可安全用于非透析和透析患者。可待

因在肝脏代谢为可待因-6-葡萄糖醛酸、去甲可待因和吗啡，在肾衰竭患者中可以降低剂量使用。氢吗啡酮也在肝脏代谢，因此在 CKD 患者中降低剂量使用是安全的。然而，在 CKD 3 ～ 4 期和透析患者中应避免使用哌替啶，因为它可代谢为去甲哌替啶，这种代谢产物经肾脏排泄，会在肾衰竭患者体内蓄积。去甲哌替啶可引起神经兴奋和癫痫发作，且其毒性不能被纳洛酮逆转，但该药可以经血液透析清除。因此，选项 D 正确。

推荐阅读

Conway B R, Fogarty D G, Nelson W E, et al. Opiate toxicity in patients with renal failure. BMJ, 2006, 332: 345-346.

Dean M. Opioids in renal failure and dialysis patients. J Pain Symptom Manage, 2004, 28: 497-508.

44. 对 eGFR ＜ 40ml/min 的 2 型糖尿病患者，以下哪种降糖药不需要调整剂量？

A. 胰岛素

B. 格列本脲

C. 格列吡嗪

D. 二甲双胍

E. 西格列汀

答案：C

解析：CKD 患者的糖尿病管理相当困难，因为大多数降糖药需经肾脏排泄。因此，有必要进行剂量调整以预防低血糖。胰岛素部分经肾脏代谢。美国医师学会建议 eGFR 为 10 ～ 50ml/min 的糖尿病患者减少 25% 的胰岛素用量，eGFR ＜ 10ml/min 的患者减少 50% 的剂量。

格列本脲的代谢物也具有降糖作用，且这些代谢物经肾脏排泄。因此，对于 eGFR ＜ 50ml/min 的患者应避免使用这些药物。

对于合并 CKD（eGFR ＞ 45ml/min）的 2 型糖尿病患者，二甲双胍是一线首选药物。eGFR 为 30 ～ 45ml/min 的患者需评价风险与获益，eGFR ＜ 30ml/min 禁用二甲双胍。

西格列汀和艾塞那肽是增加葡萄糖诱导的胰岛素分泌的肠促胰岛素类药物。两者都经肾脏排泄。西格列汀在肾衰竭患者中需要减少剂量。常用剂量为 100mg/d，eGFR 30 ～ 50ml/min 的患者 50mg/d，eGFR ＜ 30ml/min 的患者 25mg/d。艾塞那肽应避免

用于eGFR＜30ml/min的患者。

格列吡嗪经肝脏代谢为无活性的代谢产物。因此，它是适合糖尿病合并肾衰竭患者的口服降糖药。选项C正确。

推荐阅读

Yale J F. Oral antihyperglycemic agents and renal disease: New agents, new concepts. J Am Soc Nephrol, 2005, 16: S7-S10.

Zanchi A, Lehmann R, Philippe J. Antidiabetic drugs and kidney disease. Recommendations of the Swiss Society for endocrinology and diabetology. Swiss Med Wkly, 2012, 142: 13629.

45. 许多药物在间歇性血液透析和持续肾脏替代治疗中可被清除。以下哪一种理化特性与药物在肾脏替代治疗中的清除有关？

A. 分子量

B. 与蛋白的结合

C. 表观分布容积（Volume of distribution，V_d）

D. 膜的性能

E. 以上所有

答案：E

解析：药物受透析影响的程度是由上述所有的药物理化特性和透析膜性能决定的。药物的分子量或大小是药物清除中的一个重要决定因素。一般来说，分子量小的药物比分子量大的药物更容易通过透析膜。当然，在高通量透析器中，由于透析膜孔径较大，药物的分子量可能不是那么重要。例如，许多抗生素的分子量低于膜孔径大小，因此这些抗生素很容易被透析清除。

另一个影响药物经透析清除的重要因素是与蛋白质的结合。与水溶性药物相比，与蛋白结合的药物不容易被透析清除。同样，V_d在药物的清除中也起着重要的作用。透析清除V_d大的药物比清除V_d小的药物效果差一些。如上所述，膜的性能如透析膜的孔径、表面积和几何结构对药物清除也很重要。此外，血流和透析流速也对药物清除有很大影响。因此，选项E正确。

推荐阅读

Pea F, Viale P, Pavan F, et al. Pharmacokinetic considerations for antimicrobial therapy in patients receiving renal replacement therapy. Clin Pharmacokinet, 2007, 46: 997-1038.

Ŝefer S, Degorïja V. About drug dialyzability. Acta Clin Croa, 2003, 42:257-267.

46. 肾脏替代治疗（renal replacement therapy，RRT）中，药物的清除主要通过弥散、对流的方式或两者均有。以下哪种类型的RRT同时通过扩散和对流两种机制清除药物？

A. 血液透析（HD）

B. 持续静脉-静脉血液滤过（CVVH）

C. 持续静脉-静脉血液透析滤过（CVVHDF）

D. 以上都是

E. 以上都不是

答案：C

解析：HD清除药物主要是通过弥散，其清除效率依赖于药物在血液和透析液之间的浓度差。CVVH优先通过对流（溶剂拖移）清除药物，而CVVHDF结合了弥散和对流两种方式。因此，选项C正确。表7.1对HD和CVVHDF两种方式做了一些比较。

表7.1　HD和CVVHDF清除药物的比较

特性	HD	CVVHDF
药物清除	弥散	弥散和对流
过程	被动	主动
达平衡时间	长	短
置换液	否	是（前稀释或后稀释）
药物清除效率	低	高

推荐阅读

Olyaei A J, Wahba I, Bennett W M. Prescribing drugs for dialysis patients. //Henrich WL. Principles and Practice of Dialysis 4th ed. Philadelphia: Wolters Kluwer/Lippincott Williams & Wilkins, 2009: 149-195.

Pea F, Viale P, Pavan F, et al. Pharmacokinetic considerations for antimicrobial therapy in patients receiving renal replacement therapy. Clin Pharmacokinet, 2007, 46: 997-1038.

47. 以下哪种药物在血液透析（HD）后不需要补充剂量？

A. 万古霉素

B. 庆大霉素

C. 哌拉西林/他唑巴坦

D. 美罗培南

E. 苯妥英钠

答案：E

解析：选项中除了苯妥英钠，其他药物在HD过程中都会被部分清除，所以需要补充。苯妥英钠在HD期间的清除几乎可以忽略不计，故不需要补充。因此，选项E正确。

推荐阅读

Olyaei A J, Wahba I, Bennett W M. Prescribing drugs for dialysis patients. //Henrich WL. Principles and Practice of Dialysis 4th ed. Philadelphia: Wolters Kluwer/Lippincott Williams & Wilkins, 2009: 149-195.

McIntyre C W, Shaw S, Eldehni M. Prescribing drugs in kidney disease. //Taal M W, Chertow G M, Marsden PA, et al. Brenner & Rector's The Kidney 9th ed. Philadelphia: Elsevier Saunders, 2012: 2259-2291.

48. 52岁女性，诊断为脓毒症和急性肾损伤，拟开始接受CVVHDF治疗。患者正在使用哌拉西林/他唑巴坦3.375g，每6小时1次。考虑到该药在CVVHDF期间的清除，以下哪一种选择是正确的？

A. 每6小时继续使用相同剂量

B. 减少剂量至2.25g，每12小时1次

C. 增加剂量至4.5g，每8小时1次

D. 由于在哌拉西林/他唑巴坦CVVHDF期间蓄积，换用另一种抗生素

E. 以上都不是

答案：A

解析：哌拉西林/他唑巴坦在CVVHDF期间会被充分清除。根据建议，该药的剂量维持在3.375g，每6小时1次才能达到理想的谷浓度。因此，继续使用相同剂量可以使谷浓度维持在高于MIC水平。因此，选项A正确。值得注意的是，他唑巴坦可能会在体内蓄积，但目前这种β-内酰胺酶抑制剂的毒性尚不明确。其他选项不适合该患者。

推荐阅读

Pea F, Viale P, Pavan F, et al. Pharmacoki-

netic considerations for antimicrobial therapy in patients receiving renal replacement therapy. Clin Pharmacokinet, 2007, 46: 997-1038.

Trotman R L, Williamson J C, Shoemaker DM, et al. Antibiotic dosing in critically ill adult patients receiving continuous renal replacement therapy. Clin Infect Dis, 2005, 41: 1159-1166.

49. 关于CVVHDF期间的万古霉素补充，以下哪一种说法是正确的？

A. 万古霉素不被CVVHDF清除，不需要补充

B. 万古霉素可被CVVHDF清除，需要补充

C. 在CVVHDF期间，应保持＞25mg/L的谷浓度

D. CVVHD期间，万古霉素维持剂量应＞2g/d

E. 以上都不是

答案：B

解析：万古霉素常用于肾脏替代治疗患者。在肾衰竭患者中万古霉素的半衰期增加，因此剂量调整是必要的。所有肾脏替代治疗，如高通量血液透析、CVVH、CVVHD、CVVHDF，都能有效去除万古霉素，因此建议补充。对接受CVVHD或CVVHDF的患者，万古霉素维持剂量波动在1～1.5g/24h，具体根据谷浓度来调整。对皮肤和软组织感染或单纯菌血症，谷浓度5～10mg/L是足够的，而对感染性心内膜炎、骨髓炎或脑膜炎等感染推荐谷浓度为10～15mg/L。治疗健康护理相关肺炎建议谷浓度为15～20mg/L。谷浓度＞25mg/L可能引起万古霉素中毒，肾衰竭患者如果万古霉素剂量超过2g/24h，谷浓度可能达到这个水平。因此，选项A、C、D和E错误。

推荐阅读

Pea F, Viale P, Pavan F, et al. Pharmacokinetic considerations for antimicrobial therapy in patients receiving renal replacement therapy. Clin Pharmacokinet, 2007, 46: 997-1038.

Trotman R L, Williamson J C, Shoemaker D M, et al. Antibiotic dosing in critically ill adult patients receiving continuous renal replacement therapy. Clin Infect Dis, 2005, 41: 1159-1166.

50. 64岁女性，患重症脓毒血症，因急性肾损伤请求会诊。患者正在使用万古霉素治疗金黄色葡

萄球菌感染。你开始为该患者进行CVVHDF治疗以改善液体负荷和血肌酐升高。1d后，血培养和药敏报告提示有必要使用氨基糖苷类药物。氨基糖苷类药物在CVVHDF期间应该怎样调整？

A. 所有常用的氨基糖苷类药物都可被CVVHDF清除，需要补充

B. 只有庆大霉素可被清除，妥布霉素和阿米卡星不受影响

C. 如果使用庆大霉素对革兰阳性菌发挥协同抗菌作用，目标峰浓度应＞10μg/ml

D. 妥布霉素在CVVHDF期间的负荷剂量为2mg/kg，每24～48小时1次

E. 以上各项均不适用

答案：A

解析：氨基糖苷类药物主要经肾脏排泄，在肾衰竭患者中有必要减少剂量或增加给药时间间隔。临床常用于治疗感染的氨基糖苷类药物（庆大霉素、妥布霉素、阿米卡星），可被CVVHD、CVVHDF和血液透析清除，清除速率与eGFR 10～40ml/min相当。因此，在肾脏替代治疗中这些药物有必要进行补充。此外，氨基糖苷类药物的血药浓度监测也很重要。如果峰浓度过高，给药时间间隔则需要增加。因此，选项A正确。在这三种氨基糖苷类药物中，只有庆大霉素对革兰阳性菌有协同作用，但目标峰浓度为3～4μg/ml，而不是10μg/ml。因此，选项C错误。妥布霉素的负荷剂量为3mg/kg，维持剂量为2mg/kg；因此选项D错误。表7.2列出了在危重患者CVVHDF期间氨基糖苷类药物的使用剂量建议。

表7.2 危重患者CVVHDF期间氨基糖苷类药物的使用剂量建议

药物	协同作用剂量	负荷剂量[a]	维持剂量[a]
庆大霉素	1mg/kg 每24～36小时1次	2.5～3mg/kg	2mg/kg 每24～48小时1次
妥布霉素	不可用	3mg/kg	2mg/kg 每24～48小时1次
阿米卡星	不可用	10mg/kg	7.5mg/kg 每24～48小时1次

[a]. 革兰阴性菌感染

推荐阅读

Churchwell M D, Mueller B A. Drug dosing during continuous renal replacement therapy. Sem Dialysis, 2009, 22: 185-188.

Trotman R L, Williamson J C, Shoemaker D M, et al. Antibiotic dosing in critically ill adult patients receiving continuous renal replacement therapy. Clin Infect Dis, 2005, 41: 1159-1166.

51. 60岁女性，患2型糖尿病。3个月前开始接受维持性血液透析治疗，长期导管血流良好。患者目前发热伴白细胞增多。血液培养提示革兰阳性球菌感染，对万古霉素和庆大霉素敏感。患者接受这两种药物联合治疗，谷浓度合适。以下哪一种药物已被证明可以降低透析患者这种情况下的耳毒性？

A. 甘露醇

B. 肉碱

C. N-乙酰半胱氨酸（NAC）

D. 25（OH）D_3

E. 碳酸酐酶抑制剂

答案：C

解析：万古霉素和庆大霉素联合使用会导致严重不可逆的耳毒性，尤其是在透析患者中。这种联用通常用于血液透析（HD）患者的导管相关性感染和慢性非卧床腹膜透析（chronic ambulatory peritoneal dialysis，CAPD）患者的腹膜炎。两项分别在HD和CAPD患者中的研究表明，与没有使用NAC的患者相比，NAC 600mg每日2次口服可降低耳毒性的发生率。NAC降低耳毒性的机制尚不清楚。目前已提出的耳毒性相关机制包括氧化应激增加、遗传易感性和氨基糖苷类药物诱导的内耳毛细胞凋亡。NAC可能会调节这些机制，降低耳毒性的发生率。因此，选项C正确。其他药物还没有经过相关试验验证。

推荐阅读

Feldman L, Efrati S, Eviatar E, et al. Gentamicin-induced ototoxicity in hemodialysis patients is ameliorated by N-acetylcysteine. Kidney Int, 2007, 72: 359-363.

Feldman L, Sherman R L, Weissgarten J. N-acetylcysteine use for amelioration of aminoglycoside-induced ototoxicity in dialysis patients. Sem Dialysis, 2012, 25: 491-494.

Tokgoz B, Ucar C, Kocyigit I, et al. Protective effect of N-acetylcysteine from drug-induced ototoxicity in uraemic patients with CAPD peritonitis. Nephrol Dial Transplant，2011，26：4073-4078.

52. 64岁女性，终末期肾病，维持性血液透析（HD）治疗期间发生透析中低血压。以下哪一种干预措施适合于该患者改善低血压？

A. 肉碱

B. 米多君

C. 低温透析

D. 透析期间避免进食

E. 以上所有

答案：E

解析：透析中低血压（intradialytic hypotension，IDH）在一些HD患者中是非常棘手的问题，包括糖尿病患者和老年人。此外，LVH、心肌休克或缺血的患者更容易发生IDH。IDH定义为收缩压下降≥20mmhg，或平均动脉血压下降≥10mmhg；通常伴有恶心、呕吐、眩晕、胃部不适。动静脉通路的凝血相当频繁。以上所有干预措施都已经证明可以改善IDH。因此，选项E正确。

推荐阅读

Agarwal R. How can we prevent intradialytic hypotension? Curr Opin Nephrol Hypertens，2012，21：593-599.

Reilly R F. Attending Rounds：A patient with intradialytic hypotension. Clin J Am Soc Nephrol，2014，9：798-803.

53. 50岁男性，血液透析（HD）期间发生肝素诱导的血小板减少（heparin-induced thrombocytopenia，HIT）。下列哪一种抗凝剂已经在HD并发HIT患者中尝试使用？

A. 伊诺肝素

B. 达那肝素

C. 来匹卢定

D. 枸橼酸

E. 以上都是

答案：E

解析：HIT是由于抗血小板因子4和肝素的抗体形成导致的严重不良反应。它在HD患者中发生率为0～12%。HIT分为Ⅰ型和Ⅱ型，后者临床表现更明显。Ⅱ型HIT通常在使用肝素后5～10d出现血小板计数减少，且同时发生动静脉血栓。停止使用普通肝素是HIT处理的首要措施。

对于HD患者，目前已经有可替代肝素的治疗药物，包括低分子肝素（依诺肝素）、硫酸化氨基葡聚糖混合物（达那肝素）、直接凝血酶抑制剂（来匹卢定、阿加曲班）和局部枸橼酸抗凝。每一种抗凝剂都可能导致多种不良事件，包括出血、诱导抗体生成和电解质紊乱。表7.3列出了这些备选抗凝剂的使用方案。

表7.3 透析期间可用抗凝剂的常用方案

类别	药物	剂量（透析前）	不良事件
低分子肝素	依诺肝素	100U/kg单剂量静脉注射	HIT和出血
	达肝素钠	70U/kg弹丸式静脉注射	
	亭扎肝素	4500U弹丸式静脉注射（根据具体指征调整）	
类肝素	达那肝素	35U/kg弹丸式静脉注射	出血（如果谨慎使用，罕见）
直接凝血酶抑制剂	来匹卢定	0.1～0.15mg/kg弹丸式静脉注射	出血和诱导抗体生成（同时）
	阿加曲班	一次250μg/kg弹丸式静脉注射，中间重复一剂，或以每分钟2μg/kg的速率持续静脉滴注（肝脏疾病患者中减少剂量）	
枸橼酸	枸橼酸（三钠盐）	60ml/h（62.1mmol/L）	高钠血症，代谢性碱中毒，低钙血症，继发性甲状旁腺功能亢进，手足抽搐

推荐阅读

Dahms W J, Jr. Anticoagulation strategies during hemodialysis procedures. //Henrich W L. Principles and Practice of Dialysis 4th ed. Philadelphia: Wolters Kluwer/Lippincott Williams & Wilkins, 2009: 65-72.

Fischer K G. Essentials of anticoagulation in hemodialysis. Hemodial Int, 2007, 11: 178-189.

54. 70岁女性，高血压导致终末期肾病，血液透析治疗中，此次因卒中入院。神经科医师想为其行磁共振造影检查。以下哪一种钆基造影剂对该患者是禁忌的？

A. 钆喷酸二甲葡胺（马根维显）

B. 钆弗塞胺（Optimark）

C. 钆双胺（Omniscan）

D. 以上所有

E. 只有A和C

答案：D

解析：目前，在美国和欧盟共有9种钆基造影剂（gadolinium-based contrast agents，GBCAs）被批准用于磁共振成像。在等摩尔浓度下，GBCAs比碘造影剂的肾毒性大。由于在MRI和其他检查中，GBCAs使用剂量较小，肾毒性的发生率比碘造影剂低得多。然而，在糖尿病、CKD4～5期非透析和透析患者中，GBCA容易引起肾源性系统纤维化（nephrogenic systemic fibrosis，NSF），即使在标准剂量下也是如此。

NSF在1997年首次被发现，随后在2000年首次在杂志上公开发表。它最初被认为是透析和肾移植失败患者在四肢和躯干上表现为硬化斑块和丘疹的皮肤病变。患者的皮肤像硬皮病一样增厚是最常见的特征。2006年发现了NSF与GBCAs之间的相关性。钆由于沉积在皮肤、肺、淋巴结、骨和其他器官中而具有剧毒性。它可刺激多种促进纤维化的细胞因子。关节挛缩和活动受限是常见的表现。深静脉血栓、肺栓塞、心房血栓、动静脉内瘘血栓在NSF患者中也有报道；这些患者似乎伴有抗磷脂抗体综合征。包括肺、肌肉和膈肌在内的多种器官均可发生纤维化，增加了发病率和死亡率。由于呼吸衰竭导致的突然死亡已有报道。

以上三种GBCAs由于会引起NSF，在HD患者中都是禁用的。因此，选项D正确。

推荐阅读

Cohan R，Chovke P，Cohen M，et al. Nephrogenic systemic fibrosis: American College of Radiology Manual on Contrast Media. Version, 2010, 7: 49-55.

Perazella MA. Current status of gadolinium toxicity in patients with kidney disease. Clin J Am Soc Nephrol, 2009, 4: 461-469.

55. 1例52岁的CKD3期2型糖尿病患者，因为高钾血症（6.9mmol/L）转诊到你这里。患者足部水肿伴偶有疼痛，空腹血糖310mg/dl。下列哪一组联合用药最有可能导致高钾血症？

A. 血管紧张素转换酶抑制剂（angiotensin converting enzyme inhibitor，ACEI），呋塞米和地尔硫䓬

B. ACEI，呋塞米和螺内酯

C. 血管紧张素受体阻滞剂（angiotensin receptor blocker，ARB），呋塞米和非甾体抗炎药（nonsteroidal anti-inflammatory agent，NSAID）

D. ACEI、螺内酯、高血糖和NSAID

E. ACEI、ARB和呋塞米

答案：D

解析：在ACEI、螺内酯、高血糖和NSAID共同作用下容易引起严重高钾血症，尤其是在糖尿病患者中。ACEI或ARB和NSAID通过降低醛固酮水平引起高钾血症，而螺内酯通过拮抗醛固酮的作用引起高钾血症。高血糖引起高钾血症与溶剂拖移有关。因此，选项D中的组合会导致严重高钾血症。其他选项中的组合可能会升高血清钾到正常范围的上限，但不会到这么高的程度，因为呋塞米会诱导血钾排泄。

推荐阅读

Juurlink D N, Mamdani M M, Lee D S, et al. Rate of hyperglycemia after publication of the Randomized Aldactone Evaluation Study. N Engl J Med, 2004, 351: 543-551.

Van Buren, P N. Adams-Huet B, Nguyen M, et al. Potassium handling with dual renin-angiotensin system inhibition in diabetic nephropathy. Clin J Am Soc Nephrol, 2014, 9: 295-301.

56. 32 岁女性，4 年前行肾移植术，此次因牙龈增生问题咨询主治医师。患者正在服用低剂量的环孢素和吗替麦考酚酯（mycophenolate mofetil，MMF）500mg，每日 2 次。患者的起始治疗方案是泼尼松、他克莫司和西罗莫司，后转换为环孢素和 MMF。体格检查提示牙龈增生，躯干和下肢毛发增多。下列哪一种药物导致了患者的牙龈增生和毛发增多？

A. MMF

B. 西罗莫司

C. 他克莫司

D. 环孢素

E. 泼尼松

答案：D

解析：在上述药物中，环孢素是导致牙龈增生和毛发增多最常见的原因。这在女性患者中尤其是一个影响容貌的很麻烦的问题。目前有许多关于接受环孢素治疗的患者出现牙龈增生和毛发增多的病例报道。因此，选项 D 正确。其他药物不太可能引起牙龈增生和毛发增多。

推荐阅读

Boratyriska M，Radvan-Oczko M，Falkiewicz K，et al. Gingival overgrowth in kidney recipients treated with cyclosporine and its relationship with chronic graft nephropathy. Transplant Proc，2003，35：2238-2240.

Lutz G. Cyclosporin A on hair growth. Skin Pharmacol，1994，7：1001-1104.

57. 34 岁女性，2 型糖尿病，eGFR 26ml/min，此次因精神状态改变入院。患者血糖 42mg/dl，在过去 3 个月内，患者曾 4 次因类似的低血糖发作而入院。目前服用格列本脲 5mg，西格列汀二甲双胍片（100mg/1000mg）。为了避免再次低血糖发作，此次推荐下列哪种治疗方案？

A. 将西格列汀二甲双胍复方制剂剂量降低至每天 50mg/500mg

B. 使用格列吡嗪 5mg，每天 1 次代替格列本脲

C. 开始使用二甲双胍 500mg，每天 1 次

D. 开始使用低剂量胰岛素

E. 继续目前降糖方案的同时增加糖类的摄入

答案：D

解析：对于糖尿病患者来说，不论是使用胰岛素还是口服降糖药，发生低血糖事件并不少见。当然，在肾功能减退患者中更为常见。对于该患者，最好的选择是开始使用胰岛素，仔细监测血糖水平并滴定剂量至维持糖化血红蛋白水平低于 7.5%。考虑到乳酸酸中毒风险，eGFR ＜ 30ml/min 的患者不应继续使用二甲双胍。虽然格列吡嗪用于 CKD 患者没有低血糖事件风险，但增加糖类饮食和换用格列吡嗪对该患者来说获益很小。因此，选项 D 正确。

推荐阅读

Reilly J B，Berns J S. Selection and dosing of medications for management of diabetes in patients with advanced kidney disease. Sem Dialysis，2010，23：163-168.

Zanchi A，Lehmann R，Philippe J. Antidiabetic drugs and kidney disease. Recommendations of the Swiss Society for endocrinology and diabetology. Swiss Med Wkly，2012，142：w13629.

58. 将下列药物与临床不良事件配对：

药物	临床表现
A. 伏立康唑	1. 高磷血症
B. 劳拉西泮	2. 眼睛闪光不伴疼痛
C. 丙泊酚	3. L- 和 D- 乳酸酸中毒
D. 脂质体两性霉素 B（L-AMP）	4. 乳酸酸中毒、横纹肌溶解、急性肾损伤

答案：A ＝ 2；B ＝ 3；C ＝ 4；D ＝ 1

解析：环糊精是伏立康唑的增溶剂，闪光幻觉（看到闪光或有色光）是环糊精的不良事件之一。劳拉西泮含有丙二醇作为稀释剂，可代谢成 L-乳酸和 D-乳酸。丙泊酚是一种会引起丙泊酚相关输注综合征（propofol-related infusion syndrome，PRIS）的麻醉药。PRIS 综合征主要表现为乳酸酸中毒、横纹肌溶解、急性肾损伤、高钾血症和心血管崩溃。L-AMP 由两性霉素 B 嵌入在单层脂质体磷脂双分子层膜中制成，该药的使用会导致假性高磷血症，虽然通过自动分析仪 SYNCHRON LX20 检测磷的水平很高但并无高磷血症症状。

推荐阅读

Mike L N. Propofol-related infusion syndrome. Pract Gastroenterol, 2010: 16-23.

Pea F, Viale P. Hallucinations during voriconazole therapy: Who is at high risk and could benefit from therapeutic drug monitoring? Ther Drug Monit, 2009, 31: 135-136.

59. 50岁女性，2型糖尿病伴肥胖，开始使用钠葡萄糖转运体-2（sodium glucose transporter-2，SGLT-2）抑制剂卡格列净治疗糖尿病。在该患者中预期会产生以下哪一种SGLT-2抑制剂的效应？

A. 血糖水平降低

B. 体重减轻

C. 血压降低

D. 尿路感染（Urinary tract infection，UTI）

E. 以上均是

答案：E

解析：卡格列净通过抑制钠葡萄糖转运体-2从而减少近端小管葡萄糖的吸收。相应，葡萄糖从患者尿液中排泄。对卡格列净的研究表明，这种药物不仅能降低血糖而且能降低血压，减轻体重，这提示卡格列净可以降低糖尿病患者的心血管风险。卡格列净及其同类药物的问题之一是泌尿生殖系统感染，以及膀胱肿瘤的发病率增加，且UTIs风险升高女性比男性更常见。所以E选项正确。推荐对使用SGLT-2抑制剂的患者常规随访UTIs。

推荐阅读

Schernthaner G, Gross J L, Rosenstock J, et al. Canagliflozin compared with sitagliptin for patients with type 2 diabetes who do not have adequate glycemic control with metformin plus sulfonylurea: a 52 week randomized trial. Diabetes Care, 2013, 36.2508-2515.

Stenlöf K, Cefalu W T, Kim K A, et al. Efficacy and safety of canagliflozin monotherapy in subjects with type 2 diabetes mellitus inadequately controlled with diet and exercise. Diabetes Obes Metab, 2013, 15: 372-382.

60. 18岁男性，因微小病变转诊到你这里评估肾病综合征。患者血压140/80mmHg，心率80次/分。目前每天使用激素40mg，呋塞米80mg每天2次，雷米普利10mg。患者Ⅲ度凹陷性水肿，血肌酐0.7mg/dl，尿蛋白6.5g/24h，饮食限盐88mmol（2g Na^+）。尽管患者蛋白尿从8.2g/24h降低到6.5g/24h，但水肿仍无改善。加用下列哪一种药物可能对患者有益？

A. 美托拉宗

B. 阿米洛利

C. 环磷酰胺

D. 氨氯地平

E. 氯沙坦

答案：B

解析：肾病综合征患者肾脏Na^+重吸收的主要部位是集合管。最近的理论认为，肾病综合征患者钠潴留与集合管上皮细胞钠通道（epithelial Na^+ channel，ENaC）过度活跃有关。ENaC可被阿米洛利抑制。经肾小球滤过的纤溶酶原局部转变为纤溶酶后，可以介导ENaC活性增强。纤溶酶原到达皮质集合管后，在尿激酶作用下转化为纤溶酶，纤溶酶可激活ENaC，使Na^+重吸收增加，排泄减少，因此肾病综合征时水肿加重。因为阿米洛利可抑制ENaC，所以该患者使用阿米洛利治疗水肿是合适的。此时加用其他选项中的药物都不合适。

推荐阅读

Rondon-Berrios H. New insights into the pathophysiology of oedema in nephrotic syndrome. Nefrologia, 2011, 31: 148-154.

Svenningsen P, Bistrup C, Friis U G, et al. Plasmin in nephrotic urine activates the epithelial sodium channel. J Am Soc Nephrol, 2009, 20: 299-310.

（杨　勇　刘心霞　谭　竞　译）

第8章

遗传病与妊娠

1. 35岁男性，有多囊肾家族史。因腹部轻微不适10d就诊，血压144/96mmHg，腹部彩超提示双侧肾脏增大（>13.6cm）。随后被转诊至肾内科医师，确诊为常染色体显性多囊肾病（ADPKD）。患者询问增大的肾脏（肾脏总体积）与ADPKD的并发症之间的关系。以下关于肾脏总体积（TKV）和病理生理改变的陈述哪一项是错误的？

A.与血压正常的ADPKD患者相比，ADPKD合并高血压（HTN）患者的肾脏体积更大

B.TKV增加与GFR降低呈负相关

C.与女性相比，男性的TKV更大，并且发展终末期肾衰竭（ESRD）的速度更快

D. *PKD1*基因型患者的肾脏比*PKD2*基因型患者大

E.肾脏在儿童时期不能增大，但当患者达到30岁时，肾脏开始增大

答案：E

解析：采用磁共振成像（MRI）检测TKV已成为影响ADPKD患者预后的重要因素。它与ESRD的发展密切相关。最初的研究表明，成年女性TKV约为600ml、成年男性TKV约为1100ml时，会发生GFR的下降，且男性比女性更快地进展至ESRD。与血压正常的患者相比，HTN患者的肾脏和TKV更大。同时，TKV增加与GFR降低呈负相关。

ADPKD由两个基因调控：*PKD1*和*PKD2*。约85%的患者为*PKD1*基因型，其余15%为*PKD2*基因型。*PKD1*基因型患者的TKV明显高于*PKD2*基因型患者。即使在儿童时期肾脏开始增大，但GFR在30～50年可保持在正常范围内。因此，选项E错误。

推荐阅读

Chapman A B, Bost J E, Torres V E, et al. Kidney volume and functional outcomes in autosomal polycystic kidney disease.Clin J Am Soc Nephrol, 2012, 7: 479-486.

Grantham J J, Chapman A B, Torres V E. Volume progression in autosomal dominant polycystic kidney disease：The major factor determining clinical outcomes. Clin J Am Soc Nephrol, 2006, 1: 148-157.

Grantham J J, Torres V E, Chapman A B, et al. Volume progression in polycystic kidney disease. N Engl J Med, 2006, 354: 2122-2130.

Schrier RW. Renal volume, renin-angiotensin-aldosterone system, hypertension, and left ventricular hypertrophy in patients with autosomal dominant polycystic kidney disease. J Am Soc Nephrol, 2009, 20: 1888-1893.

2.上述患者的腹痛与多种因素有关。以下哪一个因素最不可能引起疼痛？

A.囊肿出血

B.肾结石

C.尿路感染

D.肾细胞癌

E.除囊肿本身外无其他原因

答案：D

解析：约60%的ADPKD患者会发生腹痛。有时，囊肿破裂引起疼痛和血尿是相当常见的。ADPKD患者存在尿酸和草酸钙结石形成的风险。低的尿pH、低的柠檬酸盐和NH_4^+排泄及尿潴留是肾结石形成的易感因素。尿路感染也是引起腹痛的常见原因。部分患者由于囊肿的生长或者肾脏增大导致腹胀，产生慢性疼痛。这个年轻患者患肾细胞癌的可能性很小。然而，对于50岁以上的患者，肾癌应该被认为是引起腹痛的原因之一。因此，选项D不太可能引起患者疼痛。

推荐阅读

Chapman A B, Rahbari-Oskoui F F. Renal cystic disorders. //Wilcox CS. Therapy in Nephrology and Hypertension, Philadelphia, Saunders/Elsevier, 2008: 539-546.

Torres V E, Grantham J J. Cystic diseases of the kidney. //Taal M W, Chertow G M, Marsden P A, et al. Brenner &Rector's The Kidney 9th ed. Philadelphia: Elsevier Saunders, 2012: 1626-1667.

3. 以下关于ADPKD患者高血压（HTN）的陈述哪一项是错误的？

A. 与年龄匹配的对照组相比，血压正常ADPKD患者的左心室肥大（LVH）和左心室重量指数（LVMI）增加

B. 短期内应用血管紧张素转换酶抑制剂（ACEI）治疗改善肾血浆流量，降低滤过分数（FF）

C. 与年龄匹配的血压正常者相比，肾功能正常的高血压ADPKD患者的肾脏体积更大

D. 合并HTN但肾功能正常、无蛋白尿的ADPKD患者，血压应维持在130/80mmHg以下

E. 用利尿剂治疗HTN比用ACEI治疗更快进展为ESRD

答案：D

解析：大多数（60%）ADPKD患者会发生高血压，除年龄和肾脏体积外，高血压是肾脏疾病进展的危险因素之一。生活方式的改变是高血压管理的一个重要组成部分。然而，许多患者需要药物干预。心血管死亡事件在ADPKD患者中很常见。即使在肾功能和血压正常的ADPKD患者中，LVH和LVMI也高于其年龄匹配的对照组。相较于血压正常者，高血压患者的肾脏体积更大。

高血压的治疗对预防ADPKD肾脏并发症及肾外并发症非常有益。长期使用ACEI治疗可以减少蛋白尿，改善左心室肥厚，减少左心室梗死的发生。ACEI的血流动力学效应包括增加肾血流量、减少滤过分数，从而降低肾脏对Na^+的吸收。因此，ACEI或血管紧张素受体拮抗剂似乎是无论有无靶器官损害ADPKD患者的首选药物。合并LVH、肾功能不全或蛋白尿患者的目标血压为130/80mmHg以下。对于只有HTN且无并发症的患者，血压目标为140/80mmHg以下。因此，选项D错误。

通过ADPKD患者的对照研究表明，与ACEI相比，利尿剂的使用与肾功能的快速下降有关。然而，ACEI和β受体阻滞剂对肾脏疾病进展的影响相似。当调整生活方式改变无效时，建议谨慎使用利尿剂来控制肾脏体积。

值得注意的是，在MDRD研究中，纳入了大量ADPKD患者，发现严格控制血压（MAP＜93mmHg）比适度控制血压（MAP 100～107mmHg）表现出更加显著的LVMI的降低，这与所使用的抗高血压药物类型无关。

推荐阅读

Jafar T H, Stork P C, Schmid C H, et al. The effect of angiotensin-converting enzyme inhibitors on progression of advancedpolycystic kidney disease. Kidney Int, 2005, 67: 265-271.

Schrier R W. Optimal care of autosomal polycystic kidney disease patients. Nephrology, 2006, 11: 124-130.

Torres V E, Grantham J J. Cystic diseases of the kidney. //Taal M W, Chertow G M, Marsden P A, et al. Brenner &Rector's The Kidney 9th ed. Philadelphia: Elsevier Saunders, 2012: 1626-1667.

4. 除了肾脏总体积（TKV）外，以下哪一个可调节的预测因子与ADPKD患者肾功能恶化相关？

A.体表面积

B.24h尿渗透压

C.24h尿Na^+排泄量

D.低密度脂蛋白胆固醇

E.以上都是

答案：E

解析：美国国立卫生研究院赞助了一个多囊肾疾病（CRISP）放射学影像学研究联合会，开发成像技术来分析和跟踪ADPKD患者的疾病进展。在CRISP Ⅰ研究中，较高的TKV和囊肿体积与GFR快速下降相关。研究对象随访3年。随访时间延长至6年。在这项随访中，较高的体表面积、24h尿渗透压（血管升压素对肾脏作用的替代标志物）、24h Na^{2+}排泄量（食盐摄入的替代标志物）和低HDL胆固醇（血管疾病的可能替代标志物）被发

现是肾功能下降的危险因素。纠正这些异常对预防
ADPKD患者肾脏疾病的进展可能很重要。

推荐阅读

Grantham J J, Torres V E, Chapman A R et al. Volume progression in polycystic kidney disease. N Engl J Med, 2006, 354: 2122-2130.

Torres V E, Grantham J J, Chapman A B, et al. Potentially modifiable factors affecting the progression of autosomal dominant polycystic kidney disease. Clin J Am Soc Nephrol, 2012, 6: 640-647.

5. 有几种可以抑制常染色体多囊肾病
（ADPKD）患者囊肿生长的药物正在被研究。以下
哪一种药物已经在美国的大量患者中试用过，但没
有被批准用于临床？

A. 长效生长抑素类似物

B. 托伐普坦（血管加压素V2受体拮抗剂）

C. 依维莫司［雷帕霉素（mTOR）抑制剂的哺乳动物靶点］

D. Roscovitine（凋亡抑制剂）

E. 酪氨酸激酶抑制剂

答案：B

解析：一项为期3年的托伐普坦试验表明，与安慰剂组相比，该药延缓了ADPKD患者肾脏总体积（TKV）的增加和肾功能的下降。然而，托伐普坦组的肝酶和胆红素升高高于安慰剂组。尽管有这些有益的作用，美国食品药品监督管理局并没有批准托伐普坦用于ADPKD患者。因此，选项B正确。

一项来自意大利的研究评估了长效生长抑素类似物（奥曲肽长效释放）对38例ADPKD患者TKV的影响。在1年时，安慰剂组37例患者的TKV进展明显减少。3年时，奥曲肽长效释放组的TKV比安慰剂组更小，但差异无统计学意义。两组的不良反应无显著差异。因此，奥曲肽长效释放似乎对降低TKV有益。

mTOR的过度激活与细胞增殖和生长有关。因此，mTOR抑制剂已在ADPKD患者中试用。尽管mTOR抑制剂已经减缓了TKV的进展，但减缓GFR下降的结果尚不清楚。一项Meta分析显示在ADPKD患者中使用mTOR没有长期益处。

细胞凋亡的调控可能受到内源性细胞周期蛋白激酶抑制剂P21的调控，并且在ADPKD中P21蛋白水平降低。细胞周期蛋白激酶抑制剂Roscovitine对小鼠PKD有治疗作用。这种药在美国没有被批准。

酪氨酸激酶抑制剂也有抗增殖作用，目前正在ADPKD的动物模型中进行研究，但尚未批准用于人类。

推荐阅读

Aguiari G, Catizone L, Senno L D. Multidrug therapy for polycystic kidney disease: A review and perspective. Am J Nephrol, 2013, 37: 175-185.

He Q, Lin C, Ji S, et al. Efficacy and safety of mTOR inhibitor therapy in patients with early-stage autosomal polycystic kidney disease: A meta-analysis of randomized controlled studies. A J Med Sci, 2012, 344: 491-497.

Perico N, Antiga L, Caroli A, et al. Sirolimus therapy to halt the progression of ADPKD. J Am Soc Nephrol, 2010, 21: 1031-1040.

Torres V E, Chapman A B, Devuyst O, et al. Tolvaptan in patients with autosomal dominant polycystic kidney disease for the TEMPO 3: 4 Trial Investigators. N Engl J Med, 2012, 367: 2407-2418.

6. 1例34岁的常染色体多囊肾病（ADPKD）女性患者被转诊到肾病科以评估和治疗HTN。患者询问，是否需要头颅CT检查以确定有无动脉瘤。关于ADPKD患者是否存在颅内动脉瘤（ICA）的筛查，以下哪一项选择是错误的？

A. 有ICA阳性家族史的患者

B. 飞行员和潜水驾驶员

C. 对于动脉瘤的检测，磁共振血管造影（MRA）比CT血管造影更敏感

D. 对于了解阳性或阴性检测患者来说，他们的生活质量会提高

E. 所有ADPKD患者一生中至少应接受一次筛查检查

答案：E

解析：与普通人群相比，携带*PKD1*和*PKD2*基因的ADPKD患者发生ICA的风险更高。这些患者中未破裂ICA的患病率为8%（比一般人群高

5倍），但在有ICA家族史或蛛网膜下腔出血患者中，患病率增加到21%。检测动脉瘤最敏感的成像技术是MRA，而不是CT血管造影，后者需要碘造影剂，存在潜在的AKI风险。对于以下患者，应考虑进行ICA筛查：①有ICA阳性家族史或蛛网膜下腔出血史；②高危职业（飞行员或潜水驾驶员）；③在重大择期手术前；④出于安慰目的而要求筛查的患者。因此，对所有ADPKD患者进行ICA常规筛查是不必要的。除选项E外，其他选项均适用于ADPKD患者。

关于ICA的另一个关注点是无症状ICA破裂的风险及其处理。有学者认为直径＜7mm的动脉瘤生长或破裂的风险很小。对于动脉瘤直径≥10mm或后循环动脉瘤的患者，血管内治疗可能是50岁以上患者的首选治疗方法。控制高血压和高脂血症及戒烟可降低动脉瘤破裂风险。

推荐阅读

Chapman A B，Rahbari-Oskoui F F. Renal cystic disorders. //Wilcox CS. Therapy in Nephrology and Hypertension，Philadelphia，Saunders/Elsevier，2008：539-546.

Torres V E，Grantham J J. Cystic diseases of the kidney. //Taal MW，Chertow GM，Marsden PA，et al. Brenner & Rector's The Kidney 9th ed. Philadelphia：Elsevier Saunders，2012：1626-1667.

7. 50岁男性，维持性血液透析（HD）超过10年，出现肉眼血尿、发热、腰腹疼痛、血细胞比容升高。体格检查显示腰腹疼痛，可触及肿块。初步诊断为获得性囊性疾病（ACKD）。以下哪一项对ACKD患者的描述是错误的？

A. ACKD不仅在HD患者中发生，在腹膜透析（PD）和非透析患者中也会发生

B. ACKD患者是肾细胞癌的高危人群

C. 肾移植成功后，ACKD可能不会消退

D. 有或无造影剂的CT扫描是诊断ACKD的首选方法

E. 对于合并腹膜后出血和不能排除肾细胞癌的患者，建议行肾切除术

答案：C

解析：90%以上超过8年的HD患者的残肾中会发生ACKD。ACKD是长期HD和PD治疗的临床常

见并发症。HD超过8年，ACKD发病率接近90%。在没有透析的CKD患者中也会发生ACKD。临床表现包括肉眼血尿、少腹疼痛、发热、可触及的肾脏肿块和血细胞比容升高。

ACKD的一个重要并发症是肾细胞癌的发生，这是由于囊肿周围明显的上皮增生引起的。加或不加造影的CT扫描是可疑肾癌患者的首选技术。CT可区分单纯性囊肿和多发性囊肿。超声或MRI可用于CKD患者，以防止造影剂引起的肾功能进一步恶化。

持续出血可能需要肾切除术。另外，腹膜后出血可能是未被发现的肾癌的潜在原因。在不能排除癌症的情况下，推荐采用肾切除术。

肾移植成功后，ACKD已被证明会退化。因此，选项C错误。

推荐阅读

Lafayette R A，Meyer K B，Levey A S. Acquired cystic kidney disease. //Henrich WL. Principles and Practice of Dialysis 2nd ed. Philadelphia：Lippincott Williams & Wilkins，1999：448-459.

Torres V E，Grantham J J. Cystic diseases of the kidney. //Taal M W，Chertow G M，Marsden PA，et al. Brenner & Rector's The Kidney 9th ed. Philadelphia：Elsevier Saunders，2012：1626-1667.

8.1例18岁的非洲裔美国女学生，因"虚弱、头晕、食欲缺乏"就诊于急诊科。体格检查：体型瘦小，发育正常，呼吸急促，有遗尿、多饮的病史，仰卧位血压100/60mmHg，脉搏102次/分；站立位血压80/40mmHg，脉搏120次/分；体重52kg。除了心包摩擦音外，其他体格检查无显著异常。实验室检查如下：

Na^+ 132mmol/L，K^+ 5.8mmol/L，Cl^- 100mmol/L，HCO_3^- 10mmol/L，血肌酐9.6mg/dl，BUN 110mg/dl，Glu 90mg/dl，HB 80g/L，FE_{Na} 15%。

以下哪一项是最有可能的诊断？

A.常染色体隐性多囊肾

B.常染色体隐性髓质囊性肾病（MCD）

C.常染色体显性MCD

D.髓质海绵肾

E.需经皮肾活检确诊

答案：C

解析：临床病史和实验室数据与常染色体显性MCD的诊断一致。MCD表现为常染色体隐性遗传病和显性遗传病。常染色体隐性遗传病发生在婴儿和儿童中，这种疾病被称为肾结节病（NPH）。患有NPH的儿童在很小的时候（12～13岁）会发展成ESRD。此外，NPH与视网膜变性、视神经萎缩和色素性视网膜炎有关。因此，NPH也被称为肾性视网膜发育不良。

常染色体显性遗传性MCD是一种进行性疾病，通常在第二和第三个十岁时发生ESRD。尽管有肾衰竭，但由于盐的消耗和容量消耗，患者仍会出现相对低血压。早期会出现无法收集尿液，腰痛、血尿、肾结石和HTN在MCD中并不常见，可与多囊肾和髓质海绵肾区别开来。在MCD患者中，肾脏体积往往偏小，需要进行肾活检才能确诊。且双肾受累，肾表面呈颗粒状，囊肿多位于皮、髓质交界处，且囊肿不存在于肾脏以外的器官。

推荐阅读

Benzing T, Walz G. Pathogenesis of nephronophthisis and medullary cystic kidney disease. //Mount DB, Pollack MR. Molecular and Genetic Basis of Renal Disease. Philadelphia：Saunders，2008：131-140.

Torres V E, Grantham J J. Cystic diseases of the kidney. //Taal M W, Chertow G M, Marsden P A, et al. Brenner & Rector's The Kidney 9th ed. Philadelphia：Elsevier Saunders，2012：1626-1667.

9. 35岁女性，因反复泌尿道感染（UTIs）、血尿、肾结石就诊于肾病科，无体重下降。体格检查无显著异常。实验室检查如下：

血钠138mmol/L，血钾3.4mmol/L，血氯112mmol/L，HCO_3^- 18mmol/L，血肌酐1.1mg/dl，BUN 16mg/dl，血糖100mg/dl，HB 13.6%，尿pH 7.1。

IVP显示所有肾乳头都有明显的管状扩张。以下哪项描述了患者的状况？

A. 进展为ESRD是罕见的

B. 肾结石由于复发性尿路感染

C. 肾结核（TB）

D. 原发性甲状旁腺功能亢进

E. 髓质海绵肾和尿路感染的常规预防措施是不必要的

答案：E

解析：根据病史和排泄性尿路造影结果，最有可能的诊断是髓质海绵肾（MSK）。MSK通常通过排泄性尿路造影进行诊断，结果显示病变乳头内存在放射状条纹或造影剂囊性聚集。一般不需要腹部超声和CT检查，但CT有助于鉴别MSK与肾肿瘤、肾脓肿、乳头状坏死或多囊肾疾病。

有很多术语被用来描述放射学检查结果，包括受累乳头的"条纹"或"刷子状"图案，或扩张损伤部位的"花束"或"葡萄串"征象，表现为充满造影剂的球形或囊性图像。

MSK是一种良性疾病，进展为ESRD并不常见。在这种情况下，仅在髓锥体中发现集合管的管状扩张和多个囊肿的形成。

临床上，MSK患者仅表现为镜下或肉眼血尿，或伴有尿路感染、肾结石或肾钙质沉着症。尿路感染和肾结石是MSK的常见并发症。无尿路感染的MSK患者偶尔会出现无菌性脓尿。女性尿路感染的发病率高于男性。

肾结石主要由草酸钙和磷酸钙组成。肾绞痛是一种常见临床表现。结石形成的危险因素包括扩张小管内的尿潴留、吸收性高钙尿症、低柠檬酸血症及由于RTA远端形式而导致的尿酸化缺陷。因此，复发性尿路感染不是肾结石形成的原因。肾小管扩张导致异常的尿液浑浊，也见于肾结核、肾乳头坏死、原发性甲状旁腺功能亢进的髓质肾钙质沉着。这些疾病应纳入MSK的鉴别诊断，并可根据相关的临床症状和病因学条件予以排除。

推荐阅读

Ecder T, Fick-Brosnahan G M, Schrier R W. Polycystic kidney disease. //Schrier. Diseases of the Kidney & UrinaryTract 8th ed. Philadelphia：Lippincott Williams & Wilkins，2007：502-539.

Torres V E, Grantham J J. Cystic diseases of the kidney. //Taal M W, Chertow G M, Marsden P A, et al. Brenner & ector's The Kidney 9th ed. Philadelphia：Elsevier Saunders，2012：1626-1667.

10. 将以下分子缺陷患者的临床病史进行匹配：

A. 1例18岁男性，低肾素-醛固酮，低钾血症，严重HTN，对阿米洛利有反应，但对螺内酯无反应

B. 1例儿童，低肾素-醛固酮、低钾血症、严重HTN、发育不良、身材矮小和肾钙质沉着症

C. 1例16岁男性，轻度HTN，血钾浓度3.4mmol/L，碳酸氢根离子浓度29mmol/L，患有高血压，使用血管紧张素转换酶抑制剂（ACEI）和β受体阻滞剂无效，但对糖皮质激素有反应

D. 1例20岁孕妇，在妊娠晚期出现严重HTN，不伴蛋白尿。她的17岁弟弟也患有高血压，血压因螺内酯而升高

E. 1例儿童，患有HTN、低钠血症、低钾血症、代谢性酸中毒，血浆肾素和醛固酮水平升高

F. 1例22岁男性，患有HTN、高钾血症、代谢性酸中毒、高钙尿、血浆肾素低，醛固酮水平正常、降低或升高

1. 上皮细胞钠通道（ENaC）β-和γ-亚单位的胞质COOH末端发生突变

2. 11β-羟糖皮质激素脱氢酶2型（11β-HSD2）酶基因的功能缺失突变

3. 11β-羟化酶（CYP11B1）与醛固酮合成酶（CYP11B2）基因不等距杂交的嵌合体基因复制

4. 盐皮质激素受体的错义突变

5. ENaC的α、β或γ亚单位的失活突变

6. WNK1和WNK4激酶的突变

答案：A＝1；B＝2；C＝3；D＝4；E＝5；F＝6

解析：选项A中描述的患者患有Liddle综合征，这是一种常染色体显性遗传病，是由ENaC的β-和γ-亚单位的胞质COOH末端突变引起的。该通道的激活导致钠离子重吸收增加，钠离子排泄减慢，低钾血症和低肾素-醛固酮性HTN。然而，HTN对氨苯蝶啶或阿米洛利有反应，而对螺内酯没有反应。受影响者患脑血管和心血管疾病的风险增加。

选项B中描述的儿童患有明显的盐皮质激素过多综合征（AME），这是一种罕见的常染色体隐性遗传病，是由编码11β-羟糖皮质激素脱氢酶2型（11β-HSD2）的基因功能缺失突变所致。这种酶将皮质醇转化为不活跃的皮质酮。由于突变，11β-HSD2酶活性降低，从而导致皮质醇的累积。皮质醇的作用类似于盐皮质激素，通过占据其受体，引起钠离子重吸收、低钾性代谢性碱中毒和低

肾素-醛固酮性高血压。由于钠离子和水潴留引起的容量增加，导致肾素和醛固酮受到抑制。AME患儿表现为低出生体重和肾钙质沉着症，后者是由低钾肾病性引起的。HTN对限盐、阿米洛利或氨苯蝶啶有反应，但对常规剂量的螺内酯无反应。服用甘草引起类似的表现。该病的并发症包括心脏事件、卒中和肾衰竭。

选项C中描述的临床病史与糖皮质激素可治性醛固酮增多症（GRA）的诊断一致。这种疾病也被称为1型家族性醛固酮增多症，是由11β-羟化酶和醛固酮合成酶之间不等距杂交的嵌合体基因复制引起的。部分GRA患者可能有严重的高血压、低钾血症和代谢性碱中毒。其他部分患者可能有轻度HTN，血钾浓度正常至偏低，血清碳酸氢根离子浓度轻度升高。血浆肾素受到抑制，但醛固酮水平升高。醛固酮分泌受促肾上腺皮质激素刺激，而不是血管紧张素Ⅱ。因此，糖皮质激素的应用抑制了醛固酮的过度分泌，改善了高血压。

选项D中的患者可能诊断为早发性HTN并在妊娠期间严重恶化。这种疾病是由盐皮质激素受体（MR）基因的杂合子错义突变（也被称为S810L突变）的激活引起的。临床上，这类患者在20岁以前就表现为高血压，血清钾、肾素和醛固酮水平较低。妊娠可加重高血压，不伴有蛋白尿、水肿或神经系统病变。孕期升高的醛固酮水平在MR基因突变中极低。MR拮抗剂如螺内酯，是MR基因突变患者的激动剂，并且可升高血压。因此，螺内酯禁用于这些患者。孕酮也会升高MR基因突变患者的血压，因为这些患者体内的激素水平非常高。应该记住的是，MR基因（NR3C2位点）的杂合性功能缺失突变可导致Ⅰ型假性醛固酮增多症（PHA Ⅰ），这是一种常染色体疾病，可导致盐的消耗和低血压。该疾病可随着年龄的增长而缓解。

选项E的临床病史与PHA Ⅰ相似，但它是一种常染色体隐性遗传疾病，是由于ENaC的α、β、γ亚基中的任何一个亚基发生突变引起的。这种常染色体隐性遗传病可表现为新生儿或儿童期的发育不良，是一种罕见的疾病。其特点是盐消耗、低血压、高钾血症和代谢性酸中毒。其他生化异常包括低钠血症、血浆和尿液醛固酮水平高以及血浆肾素活性增高。治疗上，包括长期的高盐补充〔至少50mmol/（kg·d）〕和限制K⁺摄入及应用阳离子交换树脂（聚苯乙烯磺酸钙）。

选项F的病例属于Ⅱ型假性醛固酮增多症

（PHA Ⅱ）。它被称为家族性高钾血症和高血压或Gordon综合征。这种疾病是由编码丝氨酸-苏氨酸激酶WNK家族的*WNK1*和*WNK4*基因突变引起的。这两种突变的激酶都存在于远端肾单位，并促进跨细胞或细胞间的氯离子的电导。因此，更多的盐被吸收，导致血管内容量增加。血管内容量的扩张抑制肾素活性，升高血压。同时，K⁺和H⁺分泌减少，导致高钾血症和代谢性酸中毒。醛固酮水平根据高钾血症的严重程度从低浓度到高浓度不等。因此，PHA Ⅱ紊乱的患者，可能存在于新生儿或成人，其特点是高钾血症、代谢性酸中毒、低肾素和低至高醛固酮水平和容量依赖性高血压。噻嗪类利尿剂可以纠正代谢异常和高血压。

推荐阅读

Bonnardeaux A，Bichet D G. Inherited disorders of the renal tubule. //Taal M W，Chertow G M，Marsden P A，et al. Brenner & Rector's The Kidney 9th ed. Philadelphia: Elsevier Saunders，2012：1584-1625.

Williams S S. Advances in genetic hypertension. Curr Opin Pediatr，2007，19：192-198.

11. 将以下疾病条件与分子缺陷相匹配：

A. 胱氨酸贮积病

B. A型胱氨酸尿症

C. 登特病

D. 原发性高草酸尿症（1型）

E. 家族性低镁血症伴高钙尿症和肾钙质沉着症

F. X连锁低磷血症性佝偻病

1. SLC3A1（溶质载体家族3，成员1）基因突变，该基因编码近端小管和肠道二元酸转运体

2. 编码胱氨酸蛋白质的CTNS失活突变，该蛋白负责从溶酶体输出胱氨酸

3. 编码肾脏特异性氯离子通道的CLCN5失活突变

4. 基因AGTX（丙氨酸-甘氨酸转氨酶）完全或功能缺陷

5. PHEX基因突变

6. 副细胞蛋白-1的突变

答案：A＝2；B＝1；C＝3；D＝4；E＝6；F＝5

解析：胱氨酸贮积症是儿童范科尼综合征的一个重要原因。它由于CTNS失活突变引起的，CTNS可编码一种叫作胱氨酸的溶酶体膜蛋白。该蛋白是一种膜转运蛋白，负责从溶酶体输出胱氨酸。由于这种突变，胱氨酸的转运受损，导致胱氨酸在肾小管和其他器官中积聚。肾病性囊腺炎在1岁时表现为发育不全、口渴加剧、多尿和低磷血症性佝偻病。胱氨酸病患者尿Na⁺、Ca²⁺和Mg²⁺丢失增加。10岁时进展为终末期肾病，移植肾不会复发胱氨酸病。

胱氨酸尿症是一种常染色体隐性遗传病，在肾小管和胃肠道中存在胱氨酸和二元酸（赖氨酸、鸟氨酸和精氨酸）的运输缺陷。有3种类型的胱氨酸尿症：A型、B型和AB型。这3种类型是根据胱氨酸的排泄量进行分类的。A型胱氨酸尿症是由于*SLC3A1*基因突变引起的，该基因编码近端小管S3段和肠道二元酸转运体。胱氨酸尿症通常在婴儿出生后3年出现肾结石，但也可能发生在婴儿身上。尿液分析显示沉积物中有胱氨酸（六角形）晶体。B型胱氨酸尿症继发于*LC7A9*基因突变，而AB型胱氨酸尿症是*SLC3A*和*SLC7A9*基因突变导致的。

登特病是一种伴有范科尼综合征的X连锁隐性疾病。它是由编码肾脏氯离子通道CLC-5的*CLCN5*基因失活突变引起的。该病的特点是不同程度的低分子量蛋白尿、高钙尿、肾结石、高磷酸盐尿和佝偻病。登特病患者肾功能逐渐衰竭。肾活检显示慢性肾小管间质疾病伴钙沉积，肾小球正常。登特病的治疗在很大程度上是支持性的。

原发性1型高草酸尿症是原发性高草酸尿症中最常见和最严重的类型，是由于AGTX基因的完全或功能缺陷所致。该基因编码肝脏特异性酶AGT（丙氨酸乙醛酸氨基转移酶）。AGT是一种吡哆醛-PO4依赖性酶，它催化乙醛酸转化为甘氨酸，甘氨酸沉积在肾脏和其他器官中。这种酶的缺乏会导致乙醇酸盐和草酸盐的积累。草酸盐生成过多表现为草酸钙肾结石和进行性肾衰竭。80%的患者在30岁时可能发生终末期肾病。在没有这种酶的情况下，其结果是高水平的乙醇酸和草酸，它们很容易转化为草酸盐。

家族性低镁血症伴高钙尿症和肾钙质沉着症是一种常染色体隐性疾病，是由副细胞蛋白-1突变引起的，副细胞蛋白-1是一种存在于Henle环升支粗段紧密连接处的蛋白。本病以肾性Mg²⁺消耗和低镁血症为特征。高钙尿症也存在，导致双侧肾钙质沉着和进行性肾衰竭。血清甲状旁腺素水平异常升

高与正常的血清钙、磷酸盐和血钾浓度。低镁血症应用口服或静脉注射镁剂无效。肾移植使肾小管对 Mg^{2+} 和 Ca^{2+} 的处理正常化。

X连锁低磷血症性佝偻病是一种显性遗传性疾病，由 *PHEX* 基因突变引起。该基因编码一种与中性内肽酶相似的蛋白质。该病患者的特点是身材矮小、股骨或胫骨弯曲，并有佝偻病和骨软化症的表现。生化方面，这些患者有低磷血症、磷酸盐尿，血浆钙离子和甲状旁腺素正常，碱性磷酸酶水平升高。最重要的血清学指标异常是低磷血症（<2.5mg/dl）合并1,25（OH）$_2D_3$ 水平异常。男性受影响比女性严重。治疗包括骨化三醇和磷酸盐治疗。

推荐阅读

Bonnardeaux A，Bichet D G. Inherited disorders of the renal tubule. //Taal M W, Chertow G M, Marsden P A, et al. Brenner & Rector's The Kidney 9th ed. Philadelphia: Elsevier Saunders，2012: 1584-1625.

Monico C G, Rumbsy G, Milliner D S. The primary hyperoxlurias: Molecular and clinical insights. //Mount D B, Pollack M R. Molecular and Genetic Basis of Renal Disease. Philadelphia: Saunders，2008: 179-193.

12. 以下哪一项最不可能在法布里病患者中出现？

A. 突变导致血清或白细胞α-半乳糖苷酶A活性缺失，导致酰基鞘鞍醇三己糖（神经酰胺三己糖苷）的积累

B. 皮肤血管角化瘤、掌部红斑、周围神经和自主神经病变、角膜混浊、肥厚性心肌病和卒中早期发病常见于男性半合子

C. 男性会出现血尿、肾病范围蛋白尿和进行性肾衰竭

D. 肾活检的电镜表现包括足细胞胞质内的"髓鞘样"或"斑马体"

E. 肾病范围蛋白尿是由于裂孔膜的nephrin和podocin蛋白的缺乏而不是足细胞中鞘糖脂的积累

答案：E

解析：法布里病是一种X染色体连锁的鞘糖脂代谢异常疾病。它是由于溶酶体α-半乳糖苷酶A活性不足，导致酰基鞘鞍醇三己糖在肾脏、皮肤、大脑和血管组织等多个器官中积聚。男性半合子比女性杂合子病情更加严重，其临床表现从无症状到严重表现不等。

男性半合子的临床表现可能始于儿童期，伴有四肢疼痛和肢端感觉异常。LVH、冠状动脉疾病和卒中可能发生在较年轻的年龄。酰基鞘鞍醇三己糖在足细胞中的积聚会导致蛋白尿和肾衰竭，而不是因为nephrin蛋白和podocin蛋白的缺乏。因此，选项E错误。

Fabry病通常要通过测量受累男性血浆或白细胞α-半乳糖苷酶活性水平来进行诊断。产前诊断也可以通过测量羊水中的酶活性来进行。

该病的治疗包括重组人α-半乳糖苷酶（fabrazyme）的替代治疗。研究表明该治疗可改善本病的临床表现。

推荐阅读

Appel G B, Radhakrishnan J, D'Agati V D: Secondary glomerular disease. //Taal M W, Chertow G M, Marsden P A, et al. Brenner & Rector's The Kidney 9th ed. Philadelphia: Elsevier Saunders，2012: 1192-1277.

Shayman J A, Killen P D. Fabry disease. // Mount D B, Pollack M R. Molecular and Genetic Basis of Renal Disease. Philadelphia: Saunders，2008: 195-199.

13. 30岁女性，因蛋白尿、血尿和血清肌酐水平升高转诊至肾脏科。患者诉眼痛、跛行。有青光眼和蛋白尿家族史，无透析史。患者血清肌酐为3.6mg/dl，血清ANA阴性，血清补体水平正常，24h尿蛋白定量3.6g。肾脏活检结果如下：

LM：系膜基质轻度增加

IF：无显著异常

EM：增厚的BMs，有不规则的透明区域和虫蛀的外观

根据以上信息，以下哪一项是最有可能的诊断？

A. 微小病变

B. 膜性肾病

C. 指甲-髌骨综合征

D. Fabry病

E. 狼疮性肾炎

答案：C

解析：该患者有指甲-髌骨综合征的临床和形态学证据，其特征是髌骨发育不全或缺失，手指和足趾指甲营养不良，以及其他骨骼异常。虹膜异色和青光眼是眼部的相关表现。指甲-髌骨综合征是一种常染色体显性遗传病，由 LIM 同源域转录因子 LMXIB 的杂合子突变引起。该转录因子调节 GBM 中 COL4A3 和 COL4A4 链的表达，以及足细胞中 podocin 和 CD2AP 蛋白的表达。

受累患者表现为微量蛋白尿和大量蛋白尿。部分患者出现肾病综合征和高血压。5% ～ 10% 的患者发生进行性肾衰竭。光镜检查结果通常是非特异性的。然而，在电子显微镜下，GBM 表现出典型的虫蛀现象。根据这些发现，可以排除微小病变、膜性肾病和法布里病。基于正常补体水平和 AHA 的阴性，狼疮性肾炎也不太可能，并且肾脏病理与狼疮性肾炎不一致。

推荐阅读

Appel G B，Radhakrishnan J，D'Agati V D：Secondary glomerular disease. //Taal M W，Chertow G M，Marsden P A，et al. Brenner & Rector's The Kidney 9th ed. Philadelphia：Elsevier Saunders，2012：1192-1277.

Witzgall R. Nail-patella syndrome. //Mount DB，Pollack MR. Molecular and Genetic Basis of Renal Disease. Philadelphia：Saunders，2008：173-178.

14. 40 岁男性，需要做 HTN 和血尿的评估，既往无癫痫病史。体检发现视网膜血管瘤。肾脏 MRA 显示有多个囊肿，部分囊肿可能有肿瘤生长，无肾血管平滑肌脂肪瘤。根据以上信息，以下哪一项是最有可能的诊断？

A. 结节性硬化综合征

B. Von Hippel-Lindau（VHL）疾病

C. ADPKD

D. 遗传性乳头状肾细胞癌

E. 乳头状囊腺瘤

答案：B

解析：患者的临床病史与 VHL 疾病的诊断一致，VHL 是一种常染色体显性遗传病。其特点是视网膜和小脑血管瘤、透明细胞肾细胞癌、嗜铬细胞瘤、胰腺肿瘤和附睾囊性囊肿。基因分析显示 VHL 基因突变，该基因与一个可能参与肾细胞癌的自然发展的癌基因位点有关。高血压通常是由于嗜铬细胞瘤所致，而血尿则归因于囊肿和肿瘤的发展。由于存在大量且较大的囊肿，VHL 病可能与 ADPKD 相似，应将此疾病纳入鉴别诊断。

结节性硬化综合征也是一种常染色体显性遗传病，其特点是皮肤、视网膜、脑、骨、肾、肝和肺错构瘤。受累患者会出现癫痫发作和智力低下。典型的面部病变和皮脂腺腺瘤是其特征性特征。肾血管平滑肌脂肪瘤合并囊肿是结节性硬化症的病理学表现。这种疾病是由两个基因中的一个突变引起的：TSC1 和 TSC2。TSC1 编码一种叫作 hamartin 的蛋白质，而 TSC2 编码一种叫作 tuberin 的蛋白。正常情况下，这两种蛋白质相互作用，起到肿瘤抑制基因的作用。这些蛋白质功能异常可能导致肾脏肿瘤。

遗传性乳头状肾细胞癌（HPRCC）是由编码肝细胞生长因子/分散因子酪氨酸激酶受体的 *c-Met* 基因的激活突变引起的。肝细胞生长因子/Met 信号转导导致许多细胞事件，包括生长、侵袭、肿瘤转移、组织再生和伤口愈合。这种肿瘤患者在 7 号和 17 号染色体上有三体性。本病例中的检查结果并不在 HPRCC 患者中出现。

乳头状囊腺瘤，又称良性囊性肾瘤，起源于后肾胚芽。镜下检查可见肾瘤或肿块由许多囊肿组成。这些肿块是良性的，不需要特殊治疗。然而，有时肿块可能含有肉瘤或肾细胞癌，这可能需要部分肾切除术。

推荐阅读

Rini B I，Ward J F，Vogelzang N J. Primary neoplasms of the kidney and renal pelvis. //Schrier. Diseases of the Kidney & Urinary Tract 8th ed. Philadelphia：Lippincott Williams & Wilkins，2007：759-776.

Wood，CG，Jonasch E，Atkins M B. Renal neoplasia. //Brenner. Brenner and Rector's The Kidney 8th ed. Philadelphia：Saunders，2008：1350-1378.

15. 关于特发性肾结石的遗传性，以下哪一项陈述是错误的？

A. 严重吸收性高草酸尿症的系谱研究已被定位到 1 号染色体上的一个基因上

B. 特发性钙肾结石患者红细胞膜草酸流量明显

高于对照组

C. 结石形成者的一级亲属患肾结石的风险是普通人群的3倍

D. 大多数研究表明，结石病的遗传方式是复杂的、多基因的

E. 有力的证据表明，特发性高草酸尿症的遗传基础是单基因而不是多基因

答案：E

解析：早在1894年，人们就开始研究特发性肾结石的遗传基础，当时有人记录到尿路结石的家族聚集。此外，结石形成者的一级亲属患肾结石的风险是普通人群的3倍。其他研究也提出了这个问题，认为该病的遗传方式可以是单基因遗传、常染色体显性遗传或多基因遗传。然而，强有力的证据只支持多基因遗传模式；有钙尿症、草酸尿症和柠檬酸症的三种模式分布，归因于三个基因共显性等位基因。

尽管有部分证据表明特发性高草酸尿症有单基因遗传的基础，但证据不如多基因遗传有力。因此，选项E并不完全正确。

1号染色体上的基因序列变异可能是导致某些特发性结石患者出现吸收性高钙尿症的原因。

采用红细胞研究显示，与对照组相比，特发性钙肾结石患者的跨膜草酸流量增加，这种缺陷可以通过利尿剂纠正。

推荐阅读

Devuyst O，Pirson Y. Genetics of hypercalciuric stone forming diseases. Kidney Int，2007，72：1065-1072.

Sayer J A. The genetics of nephrolithiasis. Nephron Exp Nephrol，2008，110：e37-e43.

Stechman M J，Loh N Y，Thakker R V. Genetic causes of hypercalciuric nephrolithiasis. Pediatr Nephrol，2009，24：2321-2332.

16. 将肾小球疾病与如下所示的相关基因进行匹配：

A. 局灶性节段性肾小球硬化症（FSGS），塌陷性病变

B. 特发性FSGS

C. 局灶性全局GS

D. C1q肾病

E. 糖尿病性肾小球硬化症

F. 常染色体显性FSGS

1. 载脂蛋白L1基因

2. Formin基因（INF2）

3. 促红细胞生成素与超氧化物基因

答案：A＝1；B＝1；C＝1；D＝1；E＝3；F＝2

解析：单核苷酸多态性（SNPs）、混合连锁不平衡（MALD）和全基因组关联研究（GWAS）等技术的发展使得检测整个基因组来发现CKD和肾小球疾病成为可能。初步研究表明，43%非洲裔美国人ESRD患者非肌肉肌球蛋白重链9基因（MYH9）阳性，可导致特发性FSGS、HIV患者塌陷型FSGS和局灶性全肾小球硬化（以前被称为"高血压ESRD"）。

非肌肉肌球蛋白重链9基因（MYH9）占非洲裔美国人ESRD的43%，同时也导致了特发性FSGS、HIV患者FSGS塌陷变体和局灶性全球硬化症（以前被称为"高血压性ESRD"）。然而，最近的MALD研究已经发现了一个接近MYH9基因的APOL1基因。在非洲裔美国人、西班牙裔美国人、欧洲裔美国人和欧洲人中，已发现APOL1基因变异与大多数特发性FSGS、HIV相关的塌陷型FSGS、局灶性全肾小球GS和高血压相关性肾病密切相关。

最近，Reeves Daniel等报道了两名非HIV的非洲裔美国患者，患有塌陷型C1q肾病，合并肾功能迅速丧失，在患者的MYH9基因中存在SNPs。这表明，非洲裔美国人的C1q肾病似乎存在于MYH9或APOL1相关的肾小球疾病中。

在已经发现的糖尿病GS相关基因中，有促红细胞生成素和超氧化物歧化酶基因。促红细胞生成素基因启动子区的多态性和超氧物基因的变异已被发现与糖尿病GS有关。

Brown等在11个不相关的家系中发现了formin基因（INF2）的错义突变，导致常染色体显性FSGS。Formins是一组加速肌动蛋白丝组装的蛋白质，定位于足细胞。一种称为透明formins的亚型由透明结构域的自我抑制和自我调节调节功能进行调控。上述家族的突变局限于INF2基因的透明抑制区域。因此，特发性FSGS可由INF2基因突变引起。

推荐阅读

Brown E J，Schl€ ondorff J S，Becker D J，et al. Mutations in the forming gene INF2 cause focal segmental glomerulo-sclerosis. Nature Genet, 2010, 42: 72-76.

Freedman B I, Langefeld C D. The new era of APOL1-associated glomerulosclerosis. Nephrol Dial Transplant, 2012, 27: 1288-1291.

Genetic Diseases and Pregnancy Reeves-Daniel A M, Iskandar S S, Bowden D W, et al. Is collapsing C1q nephropathy another MYH9-associated kidney disease? A case report. Am J Kid Dis, 2010, 55: e21-e24.

Kopp J B, Nelson G W, Sampath K, et al. APOL1 genetic variants in focal segmental glomerulosclerosis and HIV-associated nephropathy. J Am Soc Nephrol, 2011, 22: 2129-2137.

17. 妊娠晚期的孕妇首先发现尿频（多尿）、口渴和多饮，尿渗透压为100mOsm/（kg·H₂O），但尽管频繁服用血管升压素，但未能维持最大渗透压。血清钠为142mmol/L。以下哪种治疗方法适合这位妇女？

A. 血管升压素剂量增加至50U，每天1次

B. 限制液体入量以改善多尿

C. 调节出入量以维持液体平衡

D. 应用dDAVP改善多尿

E. 在分娩前无须治疗

答案：D

解析：妊娠晚期的孕妇很少出现多尿、口渴和多饮症。尿液变稀，服用血管升压素会暂时增加渗透压；然而，由于加压素酶的降解作用，血管升压素水平在30min内降低。这种酶是由胎盘产生的，多尿的妇女循环中有高水平的血管升压酶。多尿，被称为妊娠期短暂性尿崩症，分娩后消失。升压素酶降解血管升压素，但不能降解其合成类似物dDAVP（去氨加压素）。因此，妊娠期短暂性尿崩症的妇女对dDAVP治疗有反应。因此，选项D正确，其他选项不适合该患者。

推荐阅读

Durr A, Hoggard J G, Hunt J M, et al. Diabetes insipidus in pregnancy associated with abnormally high circulating vasopressinase activity. N Engl J Med, 1987, 316: 1070-1074.

Lindheimer M D, Conrad K P, Umans J G. The normal and diseased kidney in pregnancy. // Schrier. Diseases of the Kidney & Urinary Tract 8th ed. Philadelphia: Lippincott Williams & Wilkins, 2007: 1909-1940.

18. 以下哪一项实验室检查结果是无肾脏疾病和高血压病史的妇女在妊娠中期的主要关注点？

A. Na⁺ = 130mmol/L

B. 血细胞比容 = 33g/L

C. 尿酸 = 5mg/dl

D. 肾小球滤过率 = 134ml/min

E. 滤过分数（FF）＜20%

答案：C

解析：除C外，所有其他实验室检查结果在无并发症的孕妇中都是正常的。在妊娠早期和中期，尿酸的排泄量和清除率都增加了。因此，血清尿酸水平降低了25%。妊娠早期和中期血清尿酸水平范围为2.5～4.0mg/dl，足月时接近正常值。血清尿酸水平具有种族差异性，也会跟随一天的时间发生变化，早晨最高，晚上最低。多胞胎孕妇通常有较高的尿酸水平。

一般认为，在肾功能和血压正常的孕妇中，血尿酸水平处于偏高的正常范围是不正常的。这个偏高的正常值可能是先兆子痫的一个危险因素，也是一个比血压敏感的预测胎儿风险的指标，尽管一些研究表明尿酸没有预后意义。Roberts等研究了972例妊娠合并高血压、蛋白尿和高尿酸血症的胎儿风险。在患有高血压的女性中，高尿酸血症与较短的妊娠期、小于胎龄的婴儿和增加早产的风险有关。高尿酸血症增加了在有或无蛋白尿的情况下发生这些并发症的风险。因此，高尿酸血症应被认为是胎儿预后不良的一个危险因素。

FF是肾小球滤过的血浆分数，通过以下公式进行计算：

$$FF = \frac{GFR}{RPF} \times 100$$

例如，如果GFR为120ml/min，RPF为600ml/min，则FF为：

$$\frac{120}{600} \times 100 = 20\%$$

这个计算表明，进入肾小球的血浆只有20%被过滤，剩下的80%血浆通过出球小动脉离开肾小球毛细血管进入管周毛细血管网，随后进入系统循

环。在某些生理和病理条件下，FF可能是观察肾功能变化的一个有用指标。当FF增加时，肾小球的血浆滤过率增加（＞20%）。结果导致离开出球小动脉的血浆中的蛋白质浓度会增加。因此，管周毛细血管内的压力比正常情况下增加。由于压力的增加，近端小管中溶质的重吸收增加。

在妊娠早期，GFR的增加小于RPF的增加，导致低FF。然而，在妊娠晚期，RPF相对于GFR略有下降，导致FF升高。表8.1显示了正常孕妇的一些重要实验室值：

表8.1　妊娠的一些重要实验室指标

实验室指标	妊娠	参考值
血清学		
Na^+（mmol/L）	130 ～ 135	140
K^+（mmol/L）	3.0 ～ 4.0	4.5
HCO_3^-（mmol/L）	18 ～ 22	24
BUN（mg/dl）	7 ～ 10	12
Scr（mg/dl）	0.4 ～ 0.6	0.8 ～ 1.2
Alb（g/dl）	3.0 ～ 4.0	3.5 ～ 4.5
UA（mg/dl）	2.5 ～ 4.0	4.5
Hct（g/dl）	30 ～ 33	40
尿液学指标		
Glu	高	-
氨基酸	高	正常
蛋白质	正常	正常（＜150mg/d）
钙	高	正常
其他		
ABG	pH = 7.43；PCO_2 = 31；HCO_3^- = 19	pH = 7.40；PCO_2 = 40；HCO_3^- = 24
BP	105/60mmHg	115/70mmHg

推荐阅读

Roberts J M, Bodner L M, Lain K Y, et al. Uric acid is as important as proteinuria in identifying fetal risk in women with gestational hypertension. Hypertension, 2005, 46: 1263-1269.

Lindheimer M D, Conrad K P, Umans J G. The normal and diseased kidney in pregnancy. // Schrier. Diseases of the Kidney & Urinary Tract 8th ed. Philadelphia: Lippincott Williams &

Wilkins, 2007: 1909-1940.

Maynard S E, Karumanchi S A, Thadani R. Hypertension and kidney disease in pregnancy. // Brenner. Brenner and Rector's The Kidney 8th ed. Philadelphia: Saunders, 2008: 1567-1595.

19. 24岁女性，患1型糖尿病、血肌酐1.8mg/dl，正在考虑怀孕。蛋白尿2.5g/d。以下哪项建议不合适？

A. 孕期母婴不良结局常见

B. 妊娠前微量白蛋白尿易患子痫前期

C. 早产相当普遍

D. 分娩后进展为终末期肾病并不常见

E. 推迟妊娠直到肾移植成功

答案：D

解析：与非糖尿病女性相比，合并糖尿病的妊娠女性在妊娠期的母婴结局更差。此外，糖尿病女性比非糖尿病女性患子痫前期的风险更高。此外，妊娠前出现微量白蛋白尿是先兆子痫和早产的风险因素。因此，糖尿病合并肾病的女性最好推迟妊娠，直到肾移植成功。

Purdy等研究了11名妊娠前合并蛋白尿和血肌酐＞123.76mg/dl的1型糖尿病女性，发现7名患者在分娩后6 ～ 57个月进入透析。在这7名患者中，有5个在妊娠期肾脏疾病的加速是透析依赖的原因。只有27%患者的肾功能维持稳定。蛋白尿增加79%，高血压或子痫前期加重占73%。妊娠期间，血肌酐平均值从1.8mg/dl上升到妊娠晚期的2.5mg/dl。因此，1型糖尿病合并肾病患者妊娠可导致肾脏疾病的进展。因此，选项D错误。

推荐阅读

Ekbom P, Damm P, Feldt-Rasmussen B, et al. Pregnancy outcome in type 1 diabetic women with microalbuminuria. Diabetes Care, 2001, 24: 1739-1744.

Maynard S E, Karumanchi S A, Thadani R. Hypertension and kidney disease in pregnancy. // Brenner. Brenner and Rector's The Kidney 8th ed. Philadelphia: Saunders, 2008: 1567-1595.

Purdy L S, Hantsch C E, Molitch M E, et al. Effect of pregnancy on renal function in patients with moderate-to-severe diabetic renal insufficiency. Diabetes Care, 1996, 19: 1067-1074.

20. 在原发性肾小球肾炎（GN）和血肌酐<1.4mg/dl 患者中，在妊娠期间以下哪一项是错误的？

A. 部分患者的血肌酐升高

B. 在某些患者中，可出现新发高血压

C. 蛋白尿增多常见

D. 与患有相同原发性肾小球疾病的非妊娠女性相比，产后肾功能下降更快

E. 与血肌酐<1.4mg/dl 的女性相比，血肌酐>1.4mg/dl 女性的母婴并发症更高

答案：D

解析：妊娠前肾脏损害程度与妊娠结局有一定关系。根据血肌酐水平，CKD 患者可分为三类：轻度（肌酐<1.4mg/dl）；中度（肌酐 1.5～2.0mg/dl）；重度（肌酐>2.4mg/dl）。如果血肌酐<1.4mg/dl，妊娠期间肾功能几乎没有下降。合并中度肾功能损害的女性，肾功能下降 40%，但大多数患者在分娩后肾功能恢复到基线水平。然而，合并严重肾功能不全的女性，肾功能下降超过 50%，并且分娩后需要进行肾脏替代治疗。

1980 年，Katz 等分析了 89 例合并不同肾脏疾病、肌酐<1.4mg/dl 女性的 121 例妊娠结局和妊娠对基础疾病的影响。他们观察到 16% 孕妇血肌酐升高，28% 孕妇出现高血压加重或新发高血压，50% 孕妇蛋白质排泄增加。68%（57 例中有 39 例）患者的蛋白尿超过 3.0g。所有上述病变在生产后得到好转。对这些患者的长期随访显示，肾功能的下降与基础疾病的预期相似。这项研究表明，大多数肾功能正常或接近正常及原发性肾小球疾病的女性在分娩后出现基础疾病发生进展的风险并不比患有相同原发性肾病的非妊娠女性更高。因此，选项 D 错误。20%的患者出现早产（<37 周），而普通人群为 11%。

如果血肌酐>1.4mg/dl，妊娠结局不同。Hou 等收集了 23 名在妊娠前或妊娠开始时血肌酐≥1.4mg/dl 女性的 25 次妊娠的数据。其中，12 名女性患有原发性肾脏疾病。在 5 名血肌酐为 1.7～2.7mg/dl 的女性中，妊娠导致肾功能迅速下降，这被认为比疾病自然病程的预期更快。在 14 名女性中，肾功能保持稳定或下降，与疾病的自然病程相似。在 14 例妊娠女性中，高血压出现恶化加重，其中 9 例出现早产。25 例妊娠中有 23 例活产，23 例中有 14 例早产，23 名胎儿中有 2 名死亡，表明胎儿存活率很高。因此，在中度肾功能不全女性中，妊娠与肾功能下降有关。Jones 和 Hayslett 在中度或重度肾功能不全患者中也发现有类似的并发症。

推荐阅读

Hayslett J P. Renal disease in pregnancy. // Burrow G N, Duffy T P, Copel J A. Medical Complications During Pregnancy 6th ed. Philadelphia: Elsevier Saunders, 2004: 247-258.

Hou S H, Gossman S D, Madias N E. Pregnancy in women with renal disease and moderate renal insufficiency. Am J Med, 1985, 78: 185-194.

Jones D C, Hayslett J P. Outcome of pregnancy in women with moderate or severe renal insufficiency. N Engl J Med, 1996, 335: 226-232.

Katz A I, Davison J M. Hayslett J P, et al. Pregnancy in women with kidney disease. Kidney Int, 1980, 18: 192-206.

21. 1 例 18 岁的非洲裔美国女性，近期被诊断为系统性红斑狼疮，正在服用泼尼松 10mg/d。肾活检提示 Ⅱ 级狼疮性肾炎，750mg 的蛋白尿。她的病情目前正在缓解，抗磷脂抗体阴性。她在考虑妊娠，寻求建议。以下哪项陈述不正确？

A. 狼疮的恶化是妊娠期可能的并发症

B. 如果尿沉渣显示红细胞管型，可能需要肾活检

C. 妊娠前有非活动性疾病，胎儿存活率>90%

D. 妊娠期间蛋白尿可能增加

E. 预防狼疮和子痫前期可能需要预防性使用大剂量泼尼松

答案：E

解析：对于患有系统性红斑狼疮的妇女来说，寻求有关其成功妊娠的咨询意见并不少见。在妊娠前，医生应考虑妊娠对 SLE 的影响及 SLE 对母婴安全的影响。狼疮的恶化在大多数系列报道中都有，血清学和尿液分析对区分先兆子痫和潜在肾脏疾病发作十分有用。如果尿检显示红细胞和红细胞管型，则在妊娠 30 周前需要肾活检。如果在妊娠 32 周后发作，在分娩前必须进行细致的随访。预防性使用糖皮质激素似乎不能预防妊娠期狼疮发作。因此，选项 E 错误。在良好的产前护理条件下，胎儿存活率>90%。蛋白尿可能会因高滤过而增加，但因为容易出现子痫前期，蛋白尿的增加在新发高血压的情况下及在第 20 周之前不应该被忽视。

Gladman 等的一项研究结果表明，与无肾脏疾病的狼疮患者相比，合并肾脏疾病的狼疮患者出现妊娠高血压和狼疮发作的概率更高。

推荐阅读

Gladman D D，Tandon A，Iban ˘ez D，et al. The effect of lupus nephritis on pregnancy outcome and fetal and maternal complications. J Rheumatol，2010，37：754-758.

Hayslett J P. Renal disease in pregnancy. // Burrow G N，Duffy T P，Copel J A. Medical Complications During Pregnancy 6th ed. Philadelphia：Elsevier Saunders，2004：247-258.

Lindheimer M D，Conrad K P，Umans J G. The normal and diseased kidney in pregnancy. // Schrier. Diseases of the Kidney & Urinary Tract 8th ed. Philadelphia：Lippincott Williams & Wilkins，2007：1909-1940.

Maynard S E，Karumanchi S A，Thadani R. Hypertension and kidney disease in pregnancy. //Brenner. Brenner and Rector's The Kidney，8th ed，Philadelphia，Saunders，2008：1567-1595.

22. 关于肾移植患者的妊娠，以下哪一个选项不正确？

A. 如果女性在移植后 1 年内病情稳定，肾功能正常，服用低剂量免疫抑制剂，且无排异反应，则可考虑妊娠

B. 约 22% 的妊娠在妊娠前 3 个月结束

C. 低出生体重和早产是常见的

D. 妊娠对妊娠前中度肾功能不全（肌酐＞1.5mg/dl）女性的肾功能无影响

E. 尿路感染（UTI）发生率远高于非移植个体

答案：D

解析：成功的肾移植可使 90% 育龄期女性在 6 个月内恢复生育能力。目前的共识认为，如果女性使用低剂量的免疫抑制药物，移植肾功能正常（肌酐＜1.5mg/dl），蛋白尿＜500mg/d，而且没有排异反应，在移植后 1 年可以考虑妊娠。约 22% 的妊娠在妊娠前 3 个月结束。此外，低出生体重儿和早产的风险很高。由于免疫抑制的使用，与无肾移植的女性相比，这类患者的尿路感染比率更高。根据欧洲经验，妊娠前血肌酐超过 2.3mg/dl，被认为是妊娠禁忌证，因为所有处于该肌酐水平的妊娠女性会

出现肾功能不全发现进展，需要在分娩后 2 年内进行肾脏替代治疗。因此，选项 D 错误。

推荐阅读

Maynard S E，Karumanchi S A，Thadani R. Hypertension and kidney disease in pregnancy. // Brenner. Brenner and Rector's The Kidney 8th ed. Philadelphia：Saunders，2008：1567-1595.

McKay D B，Josephson M A. Pregnancy in recipients of solid organs-Effects on mother and child. N Engl J Med，2006，354：1281-1293.

Vidaeff A C，Yeomans E R，Ramin S M. Pregnancy in women with renal disease. Part I：General principles. Am J Perinatol，2008，25：385-398.

23. 以下哪一种免疫抑制药物禁用于妊娠期？

A. 泼尼松

B. 环孢素

C. 他克莫司

D. 硫唑嘌呤

E. 西罗莫司和霉酚酸酯

答案：E

解析：在妊娠期间需要继续进行免疫抑制治疗。因此，胎儿在整个发育过程中都会接触到具有潜在致畸性和胎儿毒性的药物。表 8.2 总结了移植受者妊娠期间的药物及其安全性。

表 8.2　移植中常用的免疫抑制药物

药物	FDA 分类[a]	安全性
泼尼松	B	低剂量安全（5～10mg/d）
环孢素	C	低至中剂量安全
他克莫司	C	低至中剂量安全
硫唑嘌呤[b]	D	剂量＜2mg/（kg·d）时安全
雷帕霉素	C	禁忌证，动物致畸性
霉酚酸酯	C	禁忌证，对动物和人类均有致畸性
OKT-3	C	安全，但数据有限
抗胸腺细胞球蛋白	C	无数据
巴利昔单抗	B	无数据

[a]FDA 分类：A（无人体风险）；B（在动物实验中有风险，但无人体风险的证据）；C（人体风险没有排除）；D（有人体风险的证据）；X（完全禁忌）

[b]高剂量会导致先天性畸形和生长迟缓。如果可以，硫唑嘌呤应避免使用

推荐阅读

Maynard S E，Karumanchi S A，Thadani R. Hypertension and kidney disease in pregnancy. // Brenner. Brenner and Rector's The Kidney 8th ed. Philadelphia：Saunders，2008：1567-1595.

McKay D B，Josephson M A. Pregnancy in recipients of solid organs-Effects on mother and child. N Engl J Med，2006，354：1281-1293.

24. 1例32岁的女性，在妊娠早期因膜性肾病而出现肾病综合征，她想知道孕前肾病综合征对母婴并发症的影响。患者血肌酐＜1.4mg/dl，轻度水肿。以下哪项是不正确的？

　　A. 这位母亲有血栓栓塞的危险

　　B. 常规使用利尿剂治疗水肿

　　C. 低出生体重是常见的

　　D. 早产很常见

　　E. 原发性肾病综合征预后优于子痫前期肾病综合征

　　答案：B

　　解析：过去认为，除低出生体重外，肾病综合征对母体和胎儿是良性影响。然而，一些研究表明，妊娠前肾病综合征可能导致母体血栓栓塞、胎儿生长迟缓和早产。妊娠20周后发生的肾病综合征和高血压预示着先兆子痫，对母亲和胎儿的预后不好。

　　水肿是正常妊娠和子痫前期的一种常见症状，由于血容量减少、低血压、胎儿血流量减少、AKI和母体血栓栓塞的倾向，不需要常规使用利尿剂治疗。因此，选项B错误。

　　值得注意的是，与膜性肾病引起的肾病综合征相比，由膜增生性肾小球肾炎引起的肾病综合征的母婴预后较差。在一例病案报道中，在妊娠第17周新发的肾病综合征，尽管使用激素治疗，仍然导致胎儿生长迟缓和死亡。在肾病综合征发病时行肾活检提示为局灶节段性肾小球硬化。

推荐阅读

Basgul A，Kavak Z N，Sezen D，et al. A rare case of early onset nephrotic syndrome in pregnancy. Clin Exp Obstet Gynecol，2006，33：127-128.

Williams D. Pregnancy with pre-existing kidney disease. //Feehally J，Floege J，Johnson RJ. Comprehensive Clinical Nephrology 3rd ed. Philadelphia：Mosby，2007：485-504.

25. 28岁女性，维持性血液透析4年，发现妊娠。尿量约100ml/d，血压通过ACEI或ARB以外的降压药物得到很好的控制。在下列因素中，哪一个会导致不良的胎儿结局？

　　A. 尿量＞50ml/d

　　B. 维持低血容量以控制妊娠期血容量的增加

　　C. 每日低流量血液透析至少4h

　　D. 每周透析＞36h

　　E. 维持透析前BUN＜50mg/dl

　　答案：B

　　解析：据报道，20世纪80年代接受透析的女性妊娠率＜1%，但最近的妊娠率是1%～7%，因为透析和贫血得到改善。然而，早产、宫内发育迟缓和母体高血压仍然是透析孕妇的重要并发症。由于这些并发症，婴儿存活的比率保持在50%左右。

　　有一些因素可以改善胎儿结局。Nakabayashi等报道，与进行血液透析＞9年且无残余肾功能的女性无胎儿存活相比，透析＜6年且尿量＞50ml/d的女性的胎儿存活率更高。每天低流量透析至少4h以避免低血压或每周透析＞20h比每周透析＜20h的预后更好。最近的一项研究表明，血液透析＞36h/周的婴儿出生率较高（85%），而血液透析≤20h/周的婴儿出生率为48%。此外，维持分析前BUN＜50mg/dl可避免宫内尿毒症环境，提高胎儿存活率。维持低血尿素氮可能有助于日常和长期透析。此外，每天透析可允许孕妇摄入至少1.8g/（kg·d）的高蛋白摄入量，此外还可维持约1kg的透析间体重增加。

　　避免低血容量和低血压有助于维持胎儿的正常血流，从而使胎儿缺氧和生长迟缓的风险降至最低。因此，选项B错误。

　　表8.3总结了孕妇透析管理的建议：

表8.3　孕妇的血液透析管理

治疗因素	建议
透析器	选择表面积小的生物相容性透析器，避免过度超滤
持续时间和频率	每日或6次/周，＞4h/周或＞20h/周（最近的研究建议＞36h/周比20h/周更好）
肝素	谨慎使用以避免出血
透析液成分	HCO_3^-：25mmol/L；K^+：3～4mmol/L，根据血生化指标调整。血pH≈7.40

续表

治疗因素	建议
透析前BUN	＜50mg/dl
血红蛋白	使用促红细胞生成素和静脉注射铁，血红蛋白维持在10～11g/dl。注意：妊娠期对促红细胞生成素的需求可能会增加
饮食	蛋白质：1～108g/（kg·d）；叶酸：2g/d；继续摄入水溶性维生素
透析间体重增加	约1kg
超滤量	避免低血压
母体高血压	舒张压80～90mmHg
由产科医师进行胎儿监护	频繁

推荐阅读

Hou S. Pregnancy in dialysis patients: Where do we go from here? Sem Dial, 2003, 16: 376-378.

Holley J L, Reddy S S. Pregnancy in dialysis patients: A review of outcomes, complications, and management. Sem Dial, 2003, 16: 384-387.

Hladunewich M A, Hou S, Odutayo A, et al. Intensive hemodialysis associates with improved pregnancy outcomes: A Canadian and United States cohort comparison. J Am Soc Nephrol, 2014, 25: 1103-1109.

Shemin D. Dialysis in pregnant women with chronic kidney disease. Sem Dial, 2003, 16: 379-383.

Williams D. Pregnancy with pre-existing kidney disease. //Feehally J, Floege J, Johnson R J. Comprehensive Clinical Nephrology, 3rd ed, Philadelphia, Mosby, 2007: 485-504.

26. 1例24岁的非洲裔美国妇女，孕2产1，妊娠14周时血压142/98mmHg，没有体位性变化。她有1年没有进行随访，既往无心脏病病史，未服用任何药物，否认恶心呕吐，唯一阳性病史是她在前一次妊娠期间出现子痫前期。然而，她顺利分娩。体格检查除动静脉狭窄及眼底检查变窄外，无明显异常。实验室指标：

Na^+ = 135mmol/L

K^+ = 4.2mmol/L

Cl^- = 92mmol/L

HCO_3^- = 20mmol/L

血肌酐 = 0.9mg/dl

尿素氮 = 16mg/dl

血糖 = 80mg/dl

尿酸 = 5.2mg/dl

白蛋白 = 3.1g/dl

AST/ALT = 20/15U/L

尿液分析：pH 5.8；比重1012；隐血阴性；红细胞2/μl；白细胞2/μl；蛋白（＋）；葡萄糖微量；少量颗粒管型。

24h尿蛋白：259mg。

以下哪项是最可能的诊断？

A.子痫前期

B.妊娠高血压

C.因血容量减少导致急性肾损伤（AKI）

D.慢性肾脏病（CKD）

E.以上都不是

答案：D

解析：子痫前期是很有可能发生的，但最常发生在20周以后。在有肾脏疾病的女性中，先兆子痫可能在20周前发生；然而，正常蛋白尿可以排除这种可能性。孕妇蛋白尿达到300mg/d是正常的。高血压发生在妊娠20周以后，并且眼部检查正常。由于容量减少引起的AKI也不太可能，因为尿液分析和血压没有显示出任何容量减少的证据。

动静脉狭窄表明患者至少有5年的高血压病史。虽然她的血肌酐是0.9mg/dl，但对孕妇来说是很高的。而且，对该患者而言，5.2mg/dl的尿酸是很高的。最有可能的诊断似乎是由高血压引起的CKD。因此，选项D正确。

推荐阅读

Maynard S E, Karumanchi S A, Thadani R. Hypertension and kidney disease in pregnancy. //Brenner. Brenner and Rector's The Kidney 8th ed. Philadelphia: Saunders, 2008: 1567-1595.

Williams D. Pregnancy with pre-existing kidney disease. //Feehally J, Floege J, Johnson R J. Comprehensive Clinical Nephrology 3rd ed. Philadelphia: Mosby, 2007: 485-504.

27. 上述患者在36周时因严重高血压而进行引产，需要服用几种降压药物。产后4周随访，血肌酐升至1.2mg/dl。在6个月的随访中，血肌酐稳定在 1.4mg/dl。1 年后，她和丈夫讨论他们打算再次怀孕。你怎么给这对夫妇提建议？

A.可能出现子痫前期

B.可能出现高血压急症

C.可以考虑早产

D.肾功能可能快速恶化

E.以上全是

答案：E

解析：患者在前两次妊娠期间有并发症，有中度肾功能不全和肾硬化。她可能出现上述所有并发症。而且，产后肾功能可能恶化，需要肾脏替代治疗。

推荐阅读

Maynard S E, Karumanchi S A, Thadani R. Hypertension and kidney disease in pregnancy. // Brenner. Brenner and Rector's The Kidney 8th ed. Philadelphia: Saunders, 2008: 1567-1595.

Williams D. Pregnancy with pre-existing kidney disease. //Feehally J, Floege J, Johnson R J. Comprehensive Clinical Nephrology, 3rd ed, Philadelphia, Mosby, 2007: 485-504.

28. 1 例 24 岁的初产孕妇，妊娠 31 周，因恶心、呕吐和上腹部疼痛入院。体格检查示血压 150/110mmHg，周围水肿，基底节段性小动脉狭窄。余检查正常。实验室检查：HCT 40%；血小板 70 000；血肌酐 1.7mg/dl；尿素氮 15mg/dl；胆红素 2.4mg/dl；AST 500U/L；ALT 300U/L；LDH 500U/L；葡萄糖 100mg/dl PT 正常。

尿液分析：蛋白质（＋＋）；无红细胞或白细胞

外周涂片：分裂细胞和头盔细胞

最有可能的诊断是哪一个？

A. 高血压急症

B. 妊娠期急性脂肪肝

C.血栓性血小板减少性紫癜（TTP）

D. 溶血性尿毒综合征（HUS）

E. 子痫前期

答案：E

解析：体格检查和血压水平不支持高血压急症的诊断。此外，高血压急症发生在合并慢性高血压和不合规或不适当服用降压药物患者中。妊娠合并急性脂肪肝是有可能的，但肝衰竭的程度并不支持这一诊断。尤其是妊娠期急性脂肪肝时，总胆红素极为升高。妊娠期急性脂肪肝常见低血糖和 PT 延长。TTP 可发生在妊娠的任何时候，但在妊娠晚期相当常见。外周血涂片和低血小板计数的结果与 TTP 一致，但因为血细胞溶解，这些发现也存在于 HUS 和溶血性子痫前期。更重要的是，TTP 患者抗凝血酶 Ⅲ 水平正常。通常在产后 1 周至 3 ～ 6 个月发生。再次，抗凝血酶 Ⅲ 的水平在 HUS 中是正常的。HUS 通常发生在产后 1 周到 3 ～ 6 个月发生。再者，抗凝血酶 Ⅲ 水平在 HUS 中是正常的。TTP 和 HUS 的肝功能检查均轻微异常或正常。因此，选项 A ～ D 错误。

子痫前期在正常没有肾脏疾病或高血压的女性中，通常发生在妊娠 20 周后。子痫前期的女性通常会出现恶心、呕吐和上腹部疼痛等症状。上腹部疼痛或右上腹部疼痛可能是由于肝脏缺血甚至肝破裂引起的。节段性动脉狭窄可见于子痫前期。实验室检查结果和肝功能异常与子痫前期一致。高的血细胞比容与血容量浓缩有关。如果有大量溶血，血细胞比容可能较低。因此，选项 E 正确。HEELP 综合征（溶血、肝酶升高、血小板计数减少）是重度子痫前期的一种变异情况，主要表现为显著的肝脏和血小板异常。正常的血糖水平和相对正常的 PT 可区分 HEELP 综合征和妊娠期急性脂肪肝。患者似乎有子痫前期合并 HEELP 综合征。表 8.4 展示了子痫前期、妊娠期急性脂肪肝、TTP 和 HUS 的临床和实验室检查结果。

表8.4　妊娠并发症的临床和实验室特点

临床/实验室	子痫前期（HEELP）	妊娠期急性脂肪肝	TTP	HUS
发病	妊娠晚期	妊娠晚期	任何时间	产后
高血压	是	是	否/是	是/否
血肌酐	升高	升高	正常/升高	升高
蛋白尿	是	多变	多变	是/多变
CNS综合征	是/否	是/否	是	是
贫血	是	是/否	是	是
血小板计数	低	低	低	低
NH₃	正常	低	低	低
肝酶	高	非常高	正常	正常
胆红素	高	非常高	正常	正常
PTT	正常/高	非常高	正常	正常
抗凝血酶Ⅲ	低	低	正常	正常
ADMITS 13	正常	正常	低	正常
ADMITS 13抗体	阴性	阴性	阳性	阴性
分娩的影响	分娩	分娩	无影响	无影响
治疗	支持治疗/分娩	支持治疗/分娩	血浆置换	血浆置换

推荐阅读

Joshi D，James A，Quaglia A，et al. Liver disease in pregnancy. Lancet，2010，375：594-605.

Lindheimer M D，Conrad K P，Umans J G. The normal and diseased kidney in pregnancy. // Schrier. Diseases of the Kidney & Urinary Tract 8th ed. Philadelphia：Lippincott Williams & Wilkins，2007：1909-1940.

Maynard S E，Karumanchi S A，Thadani R. Hypertension and kidney disease in pregnancy. // Brenner. Brenner and Rector's The Kidney，8th ed，Philadelphia，Saunders，2008：1567-1595.

29. 上述患者用液体和拉贝洛尔治疗，血压130/88mmHg。然而，患者的肝功能没有改善，血小板计数是50 000。患者很机敏，有方向感，但有轻微的头痛。患者的下一步管理是什么？

A. 跟踪观察到第37周，然后准备分娩

B. 将血压降至120/70mmHg

C. 为分娩做好准备

D. 高剂量糖皮质激素治疗

E. 猜测她的头痛与血压降低有关

答案：C

解析：虽然血压达标，但患者仍有肝功能异常并出现症状。在所有选项中，分娩可能是该患者的最佳选择。这可以预防母婴并发症。分娩指征包括：

• 进行性母体器官功能障碍，如肾衰竭、肝衰竭、血小板减少症恶化；或出现神经症状或症状。

• 胎儿发育不足。

• 血压控制不足。

• 上腹部疼痛。

美国妇产科医师学会的共识声明建议，无论孕龄如何，患有HEELP综合征的女性都应该分娩。在美国，先兆子痫/子痫占所有与妊娠相关的产妇死亡的20%。非洲裔美国妇女、没有产前护理的妇女、35岁以上的妇女和早发性子痫前期的患者死亡风险很高。对于胎儿肺成熟的HEELP综合征及改善其他母婴并发症，糖皮质激素的使用一直受到提倡；然而，最近的研究表明糖皮质激素的临床价值不确定。

推荐阅读

Brown M A，Bowyer L. Complications in the normal pregnancy. //Johnson RJ，Feehally J. Comprehensive Clinical Nephrology 2nd ed.

Philadelphia: Mosby, 2003: 567-581.

Maynard S E, Karumanchi S A, Thadani R. Hypertension and kidney disease in pregnancy. // Brenner. Brenner and Rector's The Kidney 8th ed. Philadelphia: Saunders, 2008: 1567-1595.

30. 1 例 20 岁的非洲裔美国孕妇, 在妊娠 16 周时被发现蛋白尿＞500mg/d。她以前没有接受过医生的随访。血压 118/80mmHg。以下哪一项可能提示子痫前期合并慢性 HTN 的诊断?

A.非少尿

B.血尿

C.高血压和蛋白尿突然增加

D.肝酶正常

E.以上都不是

答案: C

解析: 许多年轻的黑人女性在妊娠前并不知道高血压的存在, 而在妊娠 20 周之前, 高血压会变得更加明显。由于血管扩张, 她们在妊娠早期几周的血压是正常的。以下特征无论是单独的还是结合在一起, 均提示妊娠 20 周前慢性高血压合并子痫前期: ①高血压突然升高; ②蛋白尿突然增加; ③转氨酶异常; ④血小板减少症。因此, 选项 C 正确。

通常子痫前期时有无少尿; 然而在妊娠初期可能出现少尿。血尿在正常妊娠中很常见, 但必须由有经验的医生对其尿液进行显微镜检查, 以排除潜在的原发性肾病的可能性。子痫前期肝酶轻度升高常见。

推荐阅读

ACOG practice guidelines. Diagnosis and management of preeclampsia and eclampsia. Int J Gynaecol Obstest, 2002, 77: 67-75.

31. 经反复测量, 上述患者的血压为 170/110mmHg。患者未出现相应高血压症状。可建议患者使用以下哪种静脉 (IV) 药物?

A. 硝普钠

B. 肼屈嗪

C. 拉贝洛尔

D. 呋塞米

E. 硫酸镁

答案: C

解析: 当血压达到 160/100mmHg 时, 应进行抗高血压治疗, 以防治母体发生卒中和心血管并发症。虽然有多种降压药物可用, 但只有静脉注射拉贝洛尔和尼卡地平被推荐用于严重的 HTN, 并且这两种药物都有良好的安全性数据作为支撑。静脉注射肼屈嗪也被推荐作为一线药物用于先兆子痫期间高血压; 然而, 21 项比较静脉注射肼屈嗪与静脉注射拉贝洛尔或口服硝苯地平治疗 HTN 的临床试验 Meta 分析显示, 肼屈嗪会导致母体低血压、母体少尿、Apgar 评分低和胎盘早剥。因此, 肼屈嗪不推荐作为急性 HTN 治疗的一线药物。

硝普钠是一种很好的降压药物, 但如果使用时间＞4h, 会导致胎儿氰化物中毒, 因此应避免使用。由于先兆子痫体重减轻, 呋塞米或任何其他利尿剂应谨慎使用, 若患者发生肺水肿, 建议静脉注射呋塞米。硫酸镁通常用于预防癫痫发作 (预防先兆子痫到子痫期的癫痫发作), 它也能降低血压, 但对于重度 HTN 患者, 单用硫酸镁达不到治疗目的。因此, 选项 A、B、D 和 E 错误。表 8.5 为妊娠期抗高血压药物的选择。

表 8.5 妊娠期抗高血压药物的选择

药品	用法用量	评价
口服一线药物		
甲基多巴	1 ～ 4g/d, 分次服用	大量安全数据
拉贝洛尔	100mg 口服, 每日 1 次; 每日最大剂量 2400mg	安全
硝苯地平控释片	30 ～ 120mg/d	安全
静脉注射一线药物		
注射用拉贝洛尔	静脉注射, 初始剂量 20mg, 10min 后予以 40mg; 后每 10 分钟予以 80mg, 共 3 剂 (每日最大量 300mg)	安全
尼卡地平	静脉滴注, 5mg/h, 按需可至 15mg/h	安全
慎用		
利尿剂		体重消耗
阿替洛尔		降低新生儿体重
硝普钠		致胎儿氰化物中毒
禁用		
ACEI/ARB		致胎儿畸形

推荐阅读

ACOG practice guidelines. Diagnosis and management of preeclampsia and eclampsia. Int J Gynaecol Obstest, 2002, 77: 67-75.

Magee L A, Cham C, Waterman E J, et al. Hydralazine for treatment of severe hypertension in pregnancy: Meta-analysis. BMJ, 2003, 327: 955-960.

Maynard S E, Karumanchi S A, Thadani R. Hypertension and kidney disease in pregnancy. //Brenner. Brenner and Rector's The Kidney 8th ed. Philadelphia: Saunders, 2008: 1567-1595.

32. 1例32岁妇女产后1周出现无尿，HTN，肌酐为5.5mg/dl。怀孕3次，生育2次。第一次为自然流产，第二次妊娠合并先兆子痫，在第36周经阴道分娩。除了妊娠合并HTN之外，她有正常的第三个孕期。否认腹泻症状。体格检查：血压150/100mmHg，无立位高血压，无脉搏异常，肺部、心血管及神经系统查体无异常，无外周水肿。家族史：她的一个堂妹患有产后急性肾损伤（AKI），需血液透析。

实验室检查结果如下：

Na⁺: 138mmol/L

K⁺: 4.2mmol/L

Cl⁻: 90mmol/L

HCO₃⁻: 18mmol/L

Crea: 5.5mg/dl

BUN: 60mg/dl

Glu: 100mg/dl

UA: 6.0mg/dl

Bil: 1.8mg/dl

AST/ALT: 20/18U/L

HCT: 30g%

Plt: 100 000

ADAMTS 13: 正常

ADAMTS 抗体滴度：阴性

PT/PTT: 正常

补体：正常

外周血涂片：破裂红细胞

尿常规：隐血±，RBC: 1～2/μl，未见红细胞管型

肾脏彩超：双肾轻度增大伴实质回声增强

下列哪一项最有可能是导致该患者急性肾损伤（AKI）的原因？

A. 肾前性氮质血症

B. 腹泻相关溶血性尿毒症综合征（D＋HUS）

C. 血栓性血小板减少性紫癜（TTP）

D. 非典型溶血性尿毒症综合征（aHUS）

E. 弥散性血管内凝血（DIC）

答案：D

解析：该患者有典型TTP或HUS的临床表现。根据实验室检查：ADAMTS 13正常，ADAMTS抗体滴度阴性，患者否认腹泻，可排除TTP和D＋HUS；随后的进一步的实验室检查表明，未查见志贺菌素，证实没有D＋HUS。根据患者正常的PT/PTT水平，可以排除DIC。肾前氮质血症是可能的，但结合病史和体格检查表明该患者所患AKI并不是由于容量不足导致。因此，选项A、B、C和E错误。

aHUS是一种在儿童和成人中广为人知的血栓性微血管病。妊娠相关性aHUS已经得到广泛认可，发生在产后几天到几个月之间，偶发性和家族性发病都有描述。与TTP或D＋HUS一样，aHUS表现为非免疫性溶血性贫血、血小板减少和肾衰竭；与D＋HUS不同的是，aHUS多有急性呼吸窘迫综合征并且预后不良，要么发展为ESRD，要么有50%～80%的可能性导致死亡。

妊娠相关性aHUS的发病率为1/25 000，由此可见，妊娠可能是疾病发生的诱因。研究发现，该病潜在的发病机制可能是补体系统的异常激活，尤其是补体因子H（CFH）、补体因子I（CFI）和膜辅蛋白（MCP）的激活，这些激活会导致内皮细胞功能丧失，从而刺激促凝途径和血栓性微血管疾病的发展。

目前已总结了80多种CFH相关的突变。在此基础上发现，6%～10%的急性肝衰竭患者检测出有补体因子H（CFH）自身抗体；4%～10%的急性心力衰竭患者受补体因子I（CFI）突变的影响；10%～15%的急性白血病患者是由于膜辅蛋白（MCP）基因突变导致。表8.6总结了补体因子及其突变的各个方面。

Fakhouri等的研究发现，100例孕妇中有21例孕妇出现了妊娠相关性aHUS，在这21例患者中有18例患者因补体基因突变导致：CFH突变占45%，CFI突变占9%，MCP突变占4%。并且有14%的患者合并多个补体突变，79%的aHUS发生在产后。主要治疗方式为血浆置换，某些特定情况下仅

表8.6 补体因子突变和临床结果

补体因子	突变率（%）	治疗方式和缓解率	终点事件	肾移植
补体因子H（CFH）	20～30	血浆置换；60%缓解	ESRD或死亡（60%～80%）	复发率80%～90%
补体因子I（CFI）	4～10	血浆置换；30%～40%缓解	ESRD或死亡（60%～70%）	复发率70%～80%
膜辅蛋白（MCP）	10～15	血浆置换指针不明确	ESRD或死亡（＜20%）	复发率15%～20%

包括血浆输注治疗。结局发现76%的患者进展至ESRD，约在6年或更长时间内进入血液透析或肾移植治疗。

既往有aHUS病史的复发患者对依库丽单抗的反应性较好，在这例病案中，患者的一个表亲患有AKI，因此该患者需要进行基因检测以预测疾病的发生率。

推荐阅读

Fakhouri F，Roumenina L，Provot F，et al. Pregnancy-associated hemolytic-uremic syndrome revisited in the era of complement gene mutations. J Am Soc Nephrol，2010，21：859-867.

Fang C J，Richards A，Liszewski M K，et al. Advances in understanding of pathogenesis of aHUS and HEELP. Br J Hematol，2008，143：336-348.

Noris M，Remuzzi G. Atypical hemolytic-uremic syndrome. N Engl J Med，2009，361：1676-1687.

33.关于非典型HUS（aHUS）和它的治疗，以下哪一项陈述是错误的？

A. CFH和CFI突变患者应在诊断后24h内开始血浆置换，血浆量为CFH和CFI突变患者的1.5倍。此外，在CFH突变患者中，单靠长期血浆输注不足以诱导疾病缓解。

B. 在仅有MCP突变的患者中，血浆置换或血浆输注与CFH和CFI突变患者的效果相同。

C. 血浆置换的持续时间取决于个体反应及血液系统异常的完全恢复。血小板计数和血清乳酸脱氢酶是反映血浆交换反应性的最敏感指标。

D. 依库丽单抗是诱导和治疗aHUS的首选药物。

E. 由于较高的复发率，aHUS患者禁用活体肾移植。

答案：B

解析：除了选项B之外，其余选项均正确。根据aHUS治疗指南推荐，在确诊aHUS后24h内开始血浆置换，置换量为血浆体积的1～2倍。新鲜冷冻血浆（FFP）提供了缺陷的CFH和CFI，而血浆交换不仅能去除CFH的自身抗体，还消除功能失调的CFH，这是FFP本身无法实现的。此外，长期治疗后，单用FFP不足以清除CFH。因此，对于CFH突变患者，血浆置换优于输注FFP。对于已知仅有MCP突变且无其他补体突变的患者，80%的患者在未进行血浆置换或FFP治疗的情况下将自发缓解。因此，选项B错误。

治疗的持续时间取决于患者的个体情况，最敏感的血清标志物是血小板计数和乳酸脱氢酶活性。依库丽单抗（一种人类抗C5单克隆抗体）已被证明能缓解aHUS和该病引起的相关并发症，如肾功能的改善。

一些aHUS患者已经进行了肾移植，疾病的复发取决于补体突变的性质，50%的患者中有80%～90%的复发患者肾移植失败。由于较高的复发率，禁用活体肾移植。此外，携带突变基因的活体肾捐赠者也有单个肾脏患病的风险。一份病例报告显示，携带有突变基因的父亲将其中一个肾脏捐给孩子后，导致疾病复发。因此，在寻找活体供肾的个体中进行补体基因的遗传评估是很有必要的。

推荐阅读

Ariceta G，Besbas N，Johnson S，et al. Guideline for the investigation and initial therapy of diarrhea-negative hemolytic uremic syndrome. Pediat Nephrol，2009，24：687-696.

Noris M，Remuzzi G. Atypical hemolytic-uremic syndrome. N Engl J Med，2009，361：1676-1687.

34. 妊娠期慢性HTN的发生相当普遍。然而，先兆子痫的发病很难与慢性HTN区分开来。关于妊娠期慢性HTN，以下哪一项是错误的？

A. HTN在妊娠前20周发病

B. 24h尿蛋白＜300mg

C. 在13～20周收缩压下降＞10mmHg

D. 在13～20周舒张压下降＞10mmHg

E. 妊娠晚期血压升高至孕前水平

答案：C

解析：在妊娠前20周出现血压≥140/90mmHg并且24h尿蛋白＜300mg即被诊断为慢性HTN，通常情况下，血压在妊娠早期有所下降，但收缩压变化不明显。相反，舒张压在妊娠10～20周下降超过10mmHg，在24周降至最低点（lowest），然后在28～40周（妊娠晚期）升至孕前水平。这种生理上的下降在患有慢性HTN的女性中更为突出。当慢性高血压妇女在妊娠中期第一次被看到，并错误地将其标记为血压正常时，这种过度下降的可能会造成误诊。当血压在妊娠晚期恢复到孕前水平时，这些妇女可能会被标记为患有妊娠期高血压综合征或新发先兆子痫。因此，在妊娠13～20周时，观察舒张压比收缩压下降更为重要的。因此，选项C错误。

妊娠前20周有慢性HTN的患者若合并24h尿蛋白＞300mg，可诊断为先兆子痫。此外，若妊娠其合并蛋白尿和高血压，且有HEELP综合征表现，可考虑诊断先兆子痫。

推荐阅读

Padymon T, August P. Hypertension in pregnancy. //Black H R, Elliot W J. Hypertension. A Companion to Braunwald's Heart Disease. Philadelphia: Saunders, 2007: 429-439.

Seely E M, Ecker J. Chronic hypertension in pregnancy. N Engl J Med, 2011, 365: 439-446.

Umans SJG. Hypertension in pregnancy. //Lip GYH, Hall Je. Comprehensive Hypertension. Philadelphia: Mosby, 2007: 669-680.

35. 多种药物可用于预防先兆子痫，以下哪一类药物被证实对先兆子痫有预防作用？

A. ACEI类

B. 维生素C和维生素E

C. 阿司匹林

D. 钙剂

E. 钠盐

答案：C

解析：先兆子痫会引起母婴并发症，因此预防其发病至关重要。预防措施需要在妊娠早期开始，在妊娠12～14周。ACEI或ARB类有致畸作用（表现为胎儿肾发育不良、少尿、肺发育不全、生长迟缓和新生儿AKI），故被禁止使用。

先兆子痫与氧化应激有关，因此，维生素C和维生素E被应用于治疗先兆子痫。尽管一些研究表明维生素C和维生素E对于控制疾病有一些益处，但更多大型研究发现运用维生素C和维生素E治疗先兆子痫没有显示出任何益处。因此，不建议常规使用维生素C和维生素E。在对VIP（先兆子痫的维生素）的研究中发现，补充维生素C和维生素E与更严重和更早发的先兆子痫、HTN、新生儿低出生体重及增加新生儿发病率有关。此外，最近发表的一项研究表明，在妊娠第16周给10 154名低风险未产妇补充维生素C和维生素E并不能降低与妊娠相关的孕产妇或围生期不良结局的发生率。

妊娠会导致高钙尿症。患有先兆子痫时，钙排泄减少，因此建议补钙以预防先兆子痫；但随机对照研究未能证实补钙的益处。仅建议每日钙摄入量＜600mg/d的女性补充钙剂。限制钠盐摄入曾经被认为有助于预防先兆子痫，但被证实在减少妊娠HTN或预防先兆子痫方面无明显疗效。

先兆子痫由于血栓素活性增加，导致血小板活化、消耗和聚集，因此妊娠期间推荐常规使用阿司匹林等抗血小板药物抑制血栓素活性。然而，一些研究显示了有限的结果，小剂量阿司匹林应作为预防剂使用，尤其是在患有先兆子痫的高危妇女中（阿司匹林治疗：RR 0.81～0.90）。因此，选项C正确。

推荐阅读

Maynard S E, Karumanchi S A, Thadani R. Hypertension and kidney disease in pregnancy. //Brenner. Brenner and Rector's The Kidney 8th ed. Philadelphia: Saunders, 2008: 1567-1595.

Roberts J M, Myatt L, Spong C Y, et al. Vitamin C and E to prevent complications of pregnancy-associated hypertension. N Engl J Med, 2010, 362: 1282-1291.

Umans SJG. Hypertension in pregnancy. //Lip GYH, Hall Je. Comprehensive Hypertension. Philadelphia: Mosby, 2007: 669-680.

36. 血管生成失衡被认为是先兆子痫发生的主要机制之一。以下哪一项是抗血管生成因子？

A. 可溶性血管内皮生长因子受体 -1（sFlt-1）

B. 可溶性内切蛋白酶

C. 胎盘生长因子

D. 血管内皮生长因子

E. 仅有 A 和 B

答案：E

解析：血管生成因子与抗血管生成因子的失衡在先兆子痫的发病机制中起着重要作用。血管生成因子为 VEGF 和 PlGF。VEGF 和 PlGF 均可诱导内皮细胞合成 NO 和前列腺素，引起血管扩张。抗血管生成因子为 sFlt-1 和可溶性内皮胶蛋白。

sFlt-1 由胎盘合成，其循环水平在患有先兆子痫时期升高。它是 VEGF 受体 Flt-1 的剪接变体，缺乏膜结合受体的跨膜细胞质结构域。因此，sFlt-1 拮抗 VEGF 和 PlGF 的血管生成潜能，导致血管收缩、HTN、缺氧和蛋白尿。在实际情况下，给怀孕的和未孕的大鼠服用 sFlt-1 会产生 HTN、蛋白尿和肾小球内皮增生，这些表现在人类患先兆子痫疾病时也是可见的。

可溶性内切蛋白酶是内切蛋白酶的截短形式，是 TGF-β 的细胞表面受体。它结合并拮抗细胞外环境中的 TGF-β。也是胎盘产生的。可溶性内切蛋白酶可能与 sFlt-1 一起导致重度先兆子痫和 HEELP 综合征。

为了验证抗血管生成因子在先兆子痫发病机制中的作用，有研究测定了在先兆子痫发病前血清 sFlt-1 和可溶性内切蛋白酶的水平发现临床上严重的先兆子痫，sFlt-1 的水平较平时可高出 2 ～ 4 倍。因此，这两种抗血管生成因子可作为检测先兆子痫的血清标志物。因此，选项 E 正确。但值得注意的是，吸烟妇女的 sFlt-1 水平降低，这已被证明对先兆子痫的发病有保护作用。

推荐阅读

Karumanchi S A, Maynard S E, Stillman I E, et al. Preeclampsia: a renal perspective. Kidney Int, 2005, 67: 2101-2113.

Maynard S E, Karumanchi S A, Thadani R. Hypertension and kidney disease in pregnancy. // Brenner. Brenner and Rector's The Kidney 8th ed. Philadelphia: Saunders, 2008: 1567-1595.

Noris M, Perico N, Remuzzi G. Mechanism of disease: Pre-eclampsia. Nature Clin Pract Nephrol, 2005, 1: 98-114.

Steinberg G, Khankin E V, Karumanch S A. Angiogenic factors and preeclampsia. Throm Res, 2009, 123（suppl 2）: S93-S99.

37. 1 例 2 年前第一次妊娠时患有先兆子痫的 28 岁妇女，在妊娠 30 周时发现有 HTN 且合并 24h 尿蛋白 750mg/24h。查可溶性血管内皮生长因子受体 -1（sFlt-1）水平升高。以下哪种处理方法对去除 sFlt-1 有益？

A. 血液透析（HD）

B. 连续性静脉静脉血液滤过（CVVH）

C. 血浆置换

D. 葡聚糖硫酸纤维素分离术

E. 以上都不是

答案：D

解析：如前一个问题所述，sFlt-1 是一种抗血管生成因子，可导致先兆子痫。在先兆子痫中，sFlt-1 含量会升高。因此，观察 sFlt-1 水平降低对先兆子痫患者是否有益，是很有意义的。最近，Thadhani 等在一项初步研究中观察到，在先兆子痫疾病妇女中，用葡聚糖硫酸纤维素分离术去除 sFlt-1，可以延长妊娠期，降低蛋白尿和稳定血压。这种手术对母亲和胎儿是安全的，并且所有患者都能很好地耐受。因此，选项 D 正确。到目前为止，HD、CVVH 或血浆置换都没有进行过尝试。

推荐阅读

Thadhani R, Kisner T, Hagmann H, et al. Pilot study of extracorporeal removal of soluble Fms-like tyrosine kinase 1 in preeclampsia. Circulation, 2011, 124: 940-950.

38. 1 例 30 岁的妇女在妊娠期间患有先兆子痫。在生产后她的 HTN 和蛋白尿消失。尽管病情有所改善，但仍有长期心血管和肾脏并发症的风险。以下哪一项不是先兆子痫妇女的长期并发症？

A. 高血压（HTN）

B. 卒中

C. 微量白蛋白尿

D. 慢性肾衰竭（CKD）

E. 痴呆

答案：E

解析：有先兆子痫/子痫病史的妇女在以后的生活中，发生心血管和脑血管并发症的风险较常人增加。一项Meta分析显示，与无先兆子痫/子痫病史的患者相比，置信区间为95%的优势比（OR）为高血压3.1（CI：2.51～3.89）、心血管疾病2.28（CI：1.87～2.78）和脑血管疾病1.77（CI：1.43～2.21）。另一项关于肾脏疾病和先兆子痫的Meta分析显示，有先兆子痫病史的妇女患有微量白蛋白尿的可能性为31%，而没有先兆子痫病史的妇女只有7%（增加了4倍）。然而，本研究并未显示出先兆子痫孕妇与正常孕妇血清肌酐水平或肾小球滤过率（eGFR）有任何差异。Vikse等的一项研究报告称，妊娠1次或2次但在第一次妊娠期间患有先兆子痫的妇女患ESRD病的相对风险为4.7（CI：3.6～6.1），但患ESRD的绝对风险很低。这项研究表明，有先兆子痫病史的妇女患慢性肾病和ESRD病的风险增加。痴呆症可能是由脑血管疾病引起的，但是先兆子痫和痴呆症之间的直接因果关系还没有报道。因此，选项E错误。

推荐阅读

Brown M C, Best K E, Pearce M S, et al. Cardiovascular disease risk in women with pre-eclampsia: systematic review and meta-analysis. Eur J Epidemiol, 2013, 28: 1-9.

McDonald S D, Han Z, Walsh M W, et al. Kidney disease after preeclampsia: A systematic review and meta-analysis. Am J Kidney Dis, 2010, 55: 1026-1039.

Vikse B E, Irgens L M, Leivestad T, et al. Preeclampsia and the risk of end-stage renal disease. N Engl J Med, 2008, 359: 800-809.

39. 1例29岁的初产妇在妊娠第34周时出现严重头痛、心悸伴发汗。血压180/110mmHg，脉率120次/分。除了基底裂外，体检正常。甲基多巴和肼屈嗪对其血压无效。拉贝洛尔可降低心率，对血压略有改善。该患者血清肌酐正常，血糖120mg/dl。尿检提示有微量蛋白尿。夜间，患者血压恢复正常（血压130/84mmHg，脉搏92次/分），头痛好转。下一步需做哪项实验室检查？

A. 血浆肾素和醛固酮水平测定

B. 血浆胰岛素水平测定

C. 血浆和尿儿茶酚胺水平测定

D. 血浆T3、T4和TSH水平测定

E. 血浆甲状旁腺素水平测定

答案：C

解析：根据HTN和蛋白尿可考虑诊断为先兆子痫。但该患者有典型的头痛、心悸和发汗三联征提示可能为嗜铬细胞瘤（Pheo）。这种Pheo三联征是由于儿茶酚胺（去甲肾上腺素、肾上腺素，以及一定程度上的多巴胺）的过量释放所致的。妊娠期Pheo的发病率为每10 000例妊娠妇女发病率＜0.2%。尽管很罕见，但未经治疗的Pheo对母亲和胎儿的死亡率都高达58%。其临床表现为突然开始的头痛、心悸与发汗三联征，呈阵发性发作，持续数分钟至数小时，然后消退，在间歇期血压恢复正常。Pheo患者的血压表现为直立性低血压。Pheo的主要实验室检查为：血浆和尿儿茶酚胺，尤其是24h尿后肾素是诊断Pheo的主要实验室检查。该患者有典型的Pheo症状，需要进一步检测儿茶酚胺及其代谢物，特别是24h尿后肾素。因此，选项C正确。

在临床诊疗过程中，若发现不稳定性高血压及常规抗高血压药物治疗无效，需进一步考虑与Pheo进行鉴别诊断。此外，需考虑引发Pheo的几个因素，包括腹压增高、宫体收缩及异常胎动。手术和麻醉可诱发Pheo发病，苯氧苄胺是治疗Pheo的首选药物，手术是Pheo的最终治疗方法。Pheo患者代谢异常，可出现胰岛素抵抗和高血糖症状，因此导致胰岛素水平增高，但不具有诊断意义。

肾性高血压（HTN）的发生可能与低钾血症和代谢性碱中毒有关，该患者血钾正常，因此测定肾素和醛固酮的意义不大。

甲亢是需要考虑的一个因素，然而，该患者舒张压较高可排除这一诊断。MEN 2A（Sipple综合征）主要包括甲状腺髓样癌、嗜铬细胞瘤及甲状旁腺功能亢进症。因此，PTH的测定是有根据的，但该患者没有MEN 2A综合征（Sipple综合征）的临床表现。

推荐阅读

Desai A S, Chutkow W A, Edelman E, et al. A crisis in late pregnancy. N Engl J Med, 2009, 361: 2271-2277.

Oliva R, Angelos P, Kaplan E, et al. Pheochromocytoma in pregnancy. A case series and review. Hypertension，2010，55：600-606.

Rao F，Friese R. Weu G，et al. Catecholamines，pheochromocytoma and hypertension：Genomic insights. //Lip GYH，Hall Je.

Comprehensive Hypertension. Philadelphia：Mosby，2007：895-911.

（李明权　赵良斌　译）

第9章

血液透析

1. 62岁男性，因为高血压进入了CKD5期（eGFR 11ml/min），来门诊进行常规随访，无恶心、呕吐、疲劳或食欲缺乏等症状。1年前，当eGFR为12ml/min时患者进行了动静脉内瘘手术，目前内瘘已可以使用。患者的血压是134/80mmHg。患者每天步行3km不会感到呼吸急促、胸痛、疲劳。相关实验室检查：Na^+ 139mmol/L，K^+ 4.4mmol/L，HCO_3^- 22mmol/L，尿素氮68mg/dl，钙离子8.8mg/dl，磷酸盐4.2mg/dl，白蛋白4.1g/dl。患者选择血液透析作为肾脏替代治疗（RRT）的手段。根据KDIGO指南，以下哪一项是该患者最合适的治疗策略？

A. 2周后在门诊透析室开始血液透析

B. 4周后开始腹膜透析（PD）

C. 说服患者优先进行肾移植

D. 当出现肾衰竭的症状和体征时开始血液透析治疗

E. 如果患者的非手术治疗效果较好，那么任何时候都不建议进行肾脏替代治疗

答案：D

解析：在所有的选择中，选择D是合适的。根据KDIGO指南，当肾衰竭的症状和体征出现时，如浆膜炎、酸碱或电解质异常、瘙痒等，应该考虑血液透析治疗。此外，当容量状态和血压无法控制时，也应开始透析。因此，选项D正确。目前，患者需要适当的血液透析，此时说服患者进行肾移植是不明智的。患者的意愿更希望选择血液透析而不是腹膜透析。因此，让患者进行腹膜透析或建议非手术治疗，都不合适。

推荐阅读

Kidney Disease Improving Global Outcomes. KIDIGO 2012 Clinical Practice Guideline for the Evaluation and Management of Chronic Kidney Disease. Kidney Int，2013（Suppl 3），1-150.

2. CKD5期患者早期（eGFR 10 ～ 14ml/min）启动血液透析与晚期（eGFR 5 ～ 7ml/min）启动血液透析的比较，哪项是正确的？

A. 早期启动血液透析可增加患者的死亡率和发病率

B. 晚期启动血液透析可增加患者的死亡率和发病率

C. 早期和晚期启动血液透析在生存率，住院率，生活质量等指标上没有区别

D. 与早期启动相比，晚期启动仅在控制死亡率方面更好

E. 以上都不是

答案：C

解析：目前仅有一项大型的研究，在比较早期启动透析和晚期启动透析患者的临床差别。Cooper等将澳大利亚和新西兰的32个透析中心的828名成年患者（平均年龄60.4岁）随机分配到开始早期启动血液透析和晚期启动血液透析治疗组。随访3.59年（中位数），早期组死亡率37%，晚期组死亡率36.6%。两组在心血管事件、感染或透析并发症发生率方面没有差异。早期启动组，从发现到启动透析的中位时间为1.8个月，晚期启动组的中位时间为7.4个月。因此，正确答案是C。

应该注意，这项研究不能外推到所有族群，因为研究患者由肾病科医师随访（早期组约32.5个月，晚期组患者约29.4个月），这样的随访可能不适用于大多数其他患者。另外，70% ～ 73%的患者是白人。肾脏替代治疗（RRT）的启动应该是个体化的。

推荐阅读

Cooper B A, Branley P, Bulfone L, et al. For the IDEAL Study. A randomized, controlled trial of early versus late initiation of dialysis. N Engl J Med, 2010, 363: 609-619.

Rivara M B, Mehrotra R. Is early initiation of dialysis harmful? Sem Dial, 2014, 27: 250-252.

3.以下哪个因素对终末期肾脏病（ESRD）患者选择非手术治疗很重要？

A.患者的选择

B.严重合并症

C.患者的功能状态

D.严重血管性痴呆

E.以上都是

答案：E

解析：对于一些ESRD患者，提供非手术（姑息）治疗可能是除肾脏替代治疗以外一个较好的方案。在一个对来自11个欧洲国家的肾病科医师的调查，2009年保守方案占15%（其中，肾病科医师提出的占10%，患者提出的占5%）。患者偏好（93%），临床条件（93%）、血管性痴呆（84%）和低生理功能状态（75%）是考虑不启动RRT的最主要原因。

在另一项来自澳大利亚的研究中，约14%的CKD5期患者选择非手术治疗作为治疗方案。这些患者的中位年龄是80岁。有趣的是，这些患者拥有私人医疗保险却不愿意选择更积极的治疗方案。因此，非手术治疗的建议应该作为一个选项，提供给血液透析治疗不能带来获益的患者。

推荐阅读

Morton R L, Turner R M, Howard K, et al. Patients who plan for conservative care rather than dialysis: A national observational study in Australia. Am J Kidney Dis, 2012, 59: 419-427.

van de Luijtgaarden M W, Noordzi M, van Biesen W, et al. Conservative care in Europe-nephrologists' experience with the decision not to start renal replacement therapy. Nephrol Dial Transplant, 2013, 28: 2604-2612.

4.1例56岁的妇女开始使用1年前建立的内瘘进行血液透析治疗。她患有糖尿病合并高血压。下列哪一种透析处方可以改善该患者的透析效果？

A.透析每周至少进行3次，总持续时间至少为每周12h，除非有显著的残余肾功能支持

B.在每周治疗3次的无尿患者中，规定的目标eKt/V应至少为1.2，对于妇女和有合并症的患者eKt/v可提高至1.4。

C.透析剂量应每月评估1次

D.在尽可能减轻患者容量负荷后仍存在高血压的患者可考虑增加透析时间和（或）频次

E.以上都是

答案：E

解析：当前欧洲透析策略的最佳实践指南建议：要改善透析结果的处方策略包括以上所有内容（选项E正确）。

此外，指南建议使用高通量合成膜来延迟或减少长期血液透析治疗的并发症，如透析相关淀粉样变性，并改善高磷血症，减少心血管风险，改善贫血状况。

推荐阅读

Kuhlmann M K, Kotanko P, Levine NW. Hemodialysis: Outcomes and adequacy. //Johnson RJ, Feehally J, Floege J. Comprehensive Clinical Nephrology, 5th ed, Philadelphia, Saunders/Elsevier, 2014: 1075-1083.

Tattersall J, Martin-Malo A, Pedrini L, et al. EBPG guideline on dialysis strategies. Nephrol Dial Transplant, 2007, 22（suppl 2）: ii5-ii21.

5. 1例50岁的男子，eGFR 7ml/min，因食欲缺乏开始每周3次的血液透析治疗。他有一个9个月前建立的功能良好的动静脉内瘘。患者希望增加在透析中心治疗的频次，为以后的居家透析做准备。他想知道频繁透析治疗的好处和风险。下列哪一项关于频繁血液透析风险和好处的选择是正确的？

A.改善死亡结局

B.改善左心室功能指数

C.改善血压控制和血磷控制

D.更多血管通路并发症

E.以上都是

答案：E

解析：一些小的研究表明，在频繁接受HD治疗的患者中，效果更好。相较于这些小研究，一项发表于2010年的更大型研究，纳入了245例经常在

血液透析中心治疗的患者，该研究称为频繁血液透析协作（FHN）试验，125例患者被分配到常规血液透析组（每周3次），120例患者每周透析6次。研究持续12个月。FHN研究的设计、特点、时间、超滤情况和Kt/V数据见表9.1。

表9.1　FHN试验结果

透析模式	人数	透析时间（周）	超滤量（周）	Kt/V（周）
常规组（3次/周）	125	10.4	8.99L	2.49
频繁组（6次/周）	120	12.7	10.58L	3.54

频繁透析组观察到以下的结局改善：

（1）主要结局：死亡和左室质量指数下降。

（2）抗高血压药物用量更少。

（3）更好的血磷控制。

（4）身体健康综合评分。

在两组中，几乎没有人死亡，FHN试验的作者认为，这项研究还不能得出关于生存率的结论。

频繁透析组的不良事件：更多的动静脉通路血栓和其他血管通路并发症，很可能与频繁的穿刺有关。

频繁透析组与常规透析组相比，未观察到以下方面的变化：

（1）认知功能

（2）贫血与促红细胞生成素（ESA）的使用

（3）血浆白蛋白

因此，选项E正确。然而，FHN试验中常规透析与夜间透析对比试验仅纳入了87例患者（45例常规HD及42例夜间HD），两组在上述项目观察中未发现任何差异。

推荐阅读

Diaz-Buxo J A, White S A, Himmele R. Frequent hemodialysis: A critical review. Sem Dial, 2013, 26: 578-589.

Rocco M V, Lockridge R S, Beck G J, et al. The effects of frequent nocturnal home hemodialysis: the Frequent Hemodialysis Network Nocturnal trial. Kidney Int, 2011, 80: 1080-1091.

6. 治疗6个月以后，上述患者对居家血液透析开始感兴趣。下列关于居家透析与中心透析治疗相比较，哪项是正确的?

A. 对于未控制的癫痫发作患者，居家血液透析是最好的方式

B. 低血糖患者应该推荐做居家血液透析

C. 有研究报告称，居家血液透析可以改善患者的生存率

D. 小于4h的中心血液透析在改善细胞外液容量方面优于居家血液透析

E. 中心透析相较于居家血液透析，是改善心血管并发症的最佳方法

答案：C

解析：对于终末期肾脏病患者（ESRD）选择何种肾脏替代治疗方式，目前没有专门的指南；很多肾脏病学专家给ESRD患者提供了一些意见，包括提前性肾移植、保守疗法和一些其他透析模式。如果患者倾向于选择透析，无论是腹膜透析或居家血液透析都可以被推荐。虽然中心透析的患者更多，但是对居家透析的偏好也在不断增加。居家透析的占比从5%到15%不等，居家透析最重要的先决条件是患者的意愿和能安全实现透析的同伴，然后要评估其家庭环境是否适合进行居家透析。不受控制的癫痫发作，反复发作的低血糖，不遵守医疗护理规范和容量控制差，且需要频繁护理干预是居家透析的相对禁忌证。因此，除选项C外的所有选项都是不正确的。Weinhandl和他的同事回顾了每日居家透析和每周3次的中心透析患者的存活率，其得出结论：两组死亡风险分别为13%和18%，并且在接受医疗干预意向和接受医疗干预程度的分析中日间居家透析组得分更低。他们认为这是居家透析减少了患者心血管和其他未知因素的死亡率，使患者在日常生活中处在较低的死亡风险。同时，在另一项研究中Stack和其同事发现，与中心血液透析患者相比，居家透析患者的死亡率要低26%。因此，以上这些研究表明居家血液透析治疗对患者的生存率是有好处的（选项C正确）。

推荐阅读

Nesrallah G E, Suri R S, Lindsay R M, et al. Home and intensive hemodialysis. //Daugirdas J T, Blake P G, Ing TS. Handbook of Dialysis 5th ed. Philadelphia: Wolters Kluwer, 2015: 305-320.

Stack A G, Mohammed W, Elsayled M, et al. Survival difference between home dialysis therapies and in-center haemodialysis: A national cohort study. J Am Soc Nephrol SA-PO957, 2014.

Weinhandl E D, Liu J, Gilbertson D T, et al. Survival in daily home dialysis and matched thrice-weekly in-center hemodialysis patients. J Am Soc Nephrol, 2012, 23: 895-904.

7. 1例60岁,身材瘦小的女性患者,接受每周3次,每次4h的血液透析治疗,患者要求将她的透析时间缩短到3.5h,她的eKt/V值为1.4。透析后血压为150/86mmHg,透析间期体重增加3kg。以下关于缩短透析时间哪个选项是正确的?

A.缩短透析时间与患者收缩压升高相关

B.缩短透析时间与溶质清除不充分相关

C.缩短透析时间与透析中低血压发生相关

D.与不规律的血液透析治疗一样,缩短透析时间与患者死亡率增加相关

E.以上全部

答案:E

解析:研究表明,较短的血液透析治疗时间与收缩压升高、溶质清除不充分、透析相关性低血压的发生相关,同时也与更高的死亡率相关联。因此,选项E正确。与缩短透析时间类似,不规律的透析与患者全因死亡率升高也有关系。研究发现每减少一次透析治疗可能增加死亡率10%;1个月内缩短3次或更多的透析治疗时间可能增加20%的死亡率。HEMO研究显示,对于这个瘦小的患者,仍然建议延长透析时间并保持Kt/V在1.4。

推荐阅读

Hakim R M, Saha S. Dialysis frequency versus dialysis time, that is the question. Kidney Int, 2014, 85: 1024-1029.

Tandon T, Sinha A D, Agarwal R. Shorter delivered dialysis times associated with a higher and more difficult to treat blood pressure. Nephrol Dial Transplant, 2013, 28: 1562-1568.

8.透析间期的体液增加是全因死亡率和心血管(CV)死亡率的危险因素。你的一位充血性心力衰竭(CHF)患者,体重80kg,两次透析之间体重增加5kg。以下哪一个超滤率是患者需要并适合的?

A. 在4h内移除全部的5kg

B. 超滤率25ml/(h·kg)

C. 超滤率10ml/(h·kg)

D. 超滤率10 ~ 13ml/(h·kg)

E. 超滤率5ml/(h·kg)

答案:C

解析:在血液透析患者中,透析间期体液增加是最常见的现象。体液过多的患者其高血压、左心室肥厚、充血性心力衰竭和心血管相关死亡率的风险也更高。在开始透析治疗时,每个患者都要进行一个干体重评估(EDW),定义为"透析后患者能耐受的最低重量,此时患者容量负荷高或者低的症状最小。"尽管这个定义不全面,但大多数肾脏病学家都试图在患者中实现干体重(EDW)。这需要经常调整干体重(EDW),因为液体摄入、钠摄入及患者营养的改善都可能导致干体重(EDW)变化。尽管接受了充分的教育,有些患者在透析间期体重增加仍超过2.5L。HEMO研究的数据显示,超滤率＞13ml/(h·kg)与全因死亡率或心血管死亡率增加相关。超滤率在10 ~ 13ml/(h·kg)的速率与全因死亡率或心血管死亡率无关,但是在充血性心力衰竭患者中,该超滤率仍然使患者的全因和心血管的死亡率都明显升高。数据分析表明,充血性心力衰竭患者在超滤率＞10ml/(h·kg)时,全因死亡率和心血管死亡率均陡然上升。因此,超滤率10ml/(h·kg)似乎是合适的(选项C正确),而其他超滤率或水分完全清除对此患者都不合适。增加透析频次或延长透析时间才有可能利于该患者达到干体重(EDW)。

推荐阅读

Flythe J E, Kimmel S E, Brunelli S M. Rapid flfluid removal during dialysis is associated with cardiovascular morbidity and mortality. Kidney Int, 2011, 79: 250-257.

Huand S H S, Filler G, Lindsay R, et al. Euvolemia in hemodialysis patients: A potentially dangerous goal? Sem Dial, 2015, 28: 1-5.

9.上述患者接受了几次额外的血液透析治疗,超滤率为10ml/(h·kg)。eKt/V是1.3,血清白蛋白4.1g/dl。在控制液体和钠摄入的情况下,他的透析间期体重增加了1.6kg。透析上机血压为144/82mmHg。在一次治疗中,患者在没有进行超滤的情况下开始出现低血压。回输500ml生理盐水

后，低血压有所好转。而在接下来的血液透析治疗中，患者可能再次出现透析中的低血压。以下哪一种方法似乎可以改善患者的低血压？

A. 降压药物减量

B. 调整Na⁺处方

C. 每次治疗中途输注生理盐水

D. 评估患者干体重（EDW）

E. 透析前1h内口服米多君10mg

答案：D

解析：改善透析低血压的恰当选择是重新评估他的干体重（EDW）（选项D正确）。调整干体重（EDW）可预防低血压的发生。减量降压药物会升高患者的透析前血压，调整钠离子处方可能增加患者的血清钠离子浓度并加重口渴症状。未达到患者的干体重时，生理盐水不应继续输注，该患者的透析前血压是合适的，米多君不宜使用。

推荐阅读

Hecking M, Karaboyas A, Antlanger M, Significance of interdialytic weight gain versus chronic volume overload: Consensus opinion. Am J Nephrol, 2013, 38: 78-90.

Huand S H S, Filler G, Lindsay R, et al. Euvolemia in hemodialysis patients: A potentially dangerous goal? Sem Dial, 2015, 28: 1-5.

10. 1例52岁的男性患者每周行高通量透析3次，超滤率10ml/（h·kg），透析间期体重增加4kg。尽管有营养专家、医师提供了足够的健康教育并增加了透析频次，患者的透析间期体重增加过多的情况仍未改善。患者表示因为家庭问题而感到抑郁，并明确表示不想服用任何抗抑郁药。除限制饮食中的Na⁺，以下哪一项措施能改善患者透析间期体重增加过多的情况？

A. 限制液体摄入量为600ml/d

B. 提高超滤率到15ml/（h·kg）

C. 专科认知行为治疗

D. 转为腹膜透析（PD）

E. 转为居家血液透析

答案：C

解析：抑郁症在透析患者中很常见。20%～44%的终末期肾脏病（ESRD）患者有抑郁症。美国人精神病协会的指南建议使用心理治疗（特别是认知行为疗法）以及选择性5-羟色胺再摄取抑制剂（SSRIs），如氟西汀、舍曲林来帮助那些非精神病的严重抑郁症患者。在终末期肾脏病（ESRD）和腹膜透析（PD）患者中使用SSRIs可以改善抑郁评分。Cukor等的研究，对比专科的认知行为治疗对透析患者在抑郁程度、生活质量和液体控制三方的影响，共纳入33例血液透析伴抑郁患者与26名对照组人员，治疗持续3个月，分别在3个月和6个月进行疗效评估，并用3种不同的方法测量抑郁程度。总的来说，该研究显示认知行为疗法在改善抑郁评分、液体控制的依从性和生活质量方面是有效的（选项C正确）。然而，这种积极的作用在6个月后并没有持续，这表明需要持续性的认知行为疗法。其他选项，如限制液体摄入，转为腹膜透析或居家透析都不适合该患者。众所周知，超滤率UF＞15ml/（h·kg）与心血管病发病率增加有关，不适用于任何容量负荷过高的患者。

推荐阅读

Cukor D, Ver Halen N, Asher D R, et al. Psychosocial intervention improves depression, quality of life, and flfluid adherence in hemodialysis. J Am Soc Nephrol, 2014, 25: 196-206.

Kimmel P L. Psychosocial factors in dialysis patients. Kidney Int, 2001, 59: 1599-1613.

11. 血液透析滤过（HDF）结合了弥散和对流两种溶质清除原理。虽然HDF在美国应用很少，但它在欧洲被广泛使用。关于HDF的临床获益以下哪一个说法是错误的？

A. HDF比高效高通量透析能更有效地去除中分子物质

B. 磷清除远高于高效高通量透析

C. HDF对炎症细胞因子的清除方式和效率均优于高效高通量透析

D. HDF比高效高通量透析更能保护残余肾功能

E. HDF在白蛋白和其他营养指标的改善上优于高效高通量透析

答案：E

解析：HDF是一种结合了弥散和对流的治疗模式。这种技术需要大量超纯置换液。这种液体的注入可以采取前、后或混合稀释的模式。因为对流作用，很多分子量高达40 000Da的尿毒症毒素都可以被清除。因此，很多与终末期肾病（ESRD）或尿毒症相关的生化指标异常可以得到改善。在清除以 β_2 微球蛋白为代表的中分子物质上，HDF比高通量透析清除率高30%～40%。类似地，HDF在磷酸盐的清除上也比其他透析方式高15%～20%。已有研究表明，HDF在细胞因子的清除上要高很多，同时也能维持更长时间的残余肾功能。然而，大多数研究都没有发现HDF在改善营养方面有任何显著的好处，无论是白蛋白还是前白蛋白的水平。因此，选项E错误。HDF可改善 β_2 微球蛋白相关性淀粉样变和腕管综合征。还有一些研究显示HDF使透析相关性低血压的发生率降低。然而，大多数研究表明HDF对促红细胞生成素的使用及贫血没有影响。

推荐阅读

Canaud B, Bowry S, Stuard S. Hemodiafifiltration. //Daugirdas JT, Blake PG, Ing TS. Handbook of Dialysis 5th ed. Philadelphia: Wolters Kluwer, 2015: 321-332.

Susantitaphong P, Siribamrungwong M, Jaber B L. Convective therapies versus low-flflux hemodialysis for chronic kidney failure: A meta-analysis of randomized controlled trials. Nephrol Dial Transplant, 2013, 28: 2859-2874.

Tattersall J E, Ward R A, on behalf of the EUDIAL group. Online hemodiafifiltration: defifinition, dose quantification and safety revisited. Nephrol Dial Transplant, 2013, 28: 542-550.

12. HDF在患者生存方面的优势，下面哪项选择是正确的？

A. Gooteman等的初步研究发现与低通量血液透析相比，未发现生存获益

B. Ok等的第二项研究，与低通量透析相比，也没有发现生存获益

C. 以上两项研究的事后分析发现HDF对患者生存有好处

D. Moduell等的第三项ESHOL研究发现置换（对流）量＞23L/次，可降低全因死亡率40%

E. 以上都是

答案：E

解析：有3个大型随机试验评估了HDF对血液透析患者在全因死亡率、心血管死亡率和住院率上面的影响。第一项是Grooteman等的CONSTRAST研究（CONvective TRAnsport Study），第二项是Ok等的土耳其OL-HDF研究，上述两项研究显示，HDF在全因死亡率、心血管死亡率、非致死性不良事件及住院率上面没什么不同。但是，对这些研究的后续数据分析发现，在接受高容量置换HDF的患者中，生存率有提高的趋势。来自西班牙的Maduell等的第三项研究，显示后稀释HDF置换液量在23～25L/次和＞25L/次，可分别降低40%和45%的死亡率风险。此外，接受高置换量HDF的患者在其他结果，如心血管死亡率、住院率和透析相关性低血压发生率也低很多。这项研究证实了第1和第2项的事后分析结果，后稀释置换量＞23L/次的HDF可以改善患者的生存率和其他方面的不良事件。因此，选项E正确。

推荐阅读

Grooteman MPC, van den Dorpel M A, Bots ML, et al. Effect of online hemodiafifiltration on all-cause mortality and cardiovascular outcomes. J Am Soc Nephrol, 2012, 23: 1087-1096.

Maduell F, Moreso F, Pons M, et al. High-efficiency postdilution online hemodiafifiltration reduces all-cause mortality in hemodialysis patients. J Am Soc Nephrol, 2013, 24: 487-497.

Mostovaya I M, Blankestijn P J, Bots M L, et al. Clinical evidence on hemodiafifiltration: A systematic review and a metaanalysis. Sem Dial, 2014, 27: 119-127.

Ok E, Asci G, Toz H, et al. Mortality and cardiovascular events in online haemodiafiltration (OL-HDF) compared with high-flflux dialysis: results from the Turkish OL-HDF Study. Nephrol Dial Transplant, 2013, 28: 192-202.

13. 在血液透析滤过（HDF）中，通常使用超纯透析液和无致热原性置换液。一些透析患者在超纯透析中出现的并发症已被确定是由细菌和内毒素这样的污染物引起的。关于超纯透析液，以下哪一项是错误的？

A. 超纯透析液是指菌落计数＜0.1CFU/ml，内毒素＜0.03EU/ml的透析液

B. 根据定义，标准透析菌落计数＜200CFU/ml和内毒素＜2EU/ml

C. 铜卟啉和聚丙烯腈透析膜对内毒素的通透性更强，并且相较于聚砜和聚酰胺透析膜会增加炎症细胞因子的产生

D. 大量证据表明，超纯透析液在减少炎症细胞因子方面优于标准透析液

E. 针对透析患者血液中炎症细胞因子的产生，内毒素水平和透析膜材质的影响比超纯透析液的影响更大

答案：D

解析：除了选项D外，其他所有选项都是正确的。医疗器械进步协会将细菌数和内毒素的目标限值分别降低到：超纯透析液＜0.1CFU/ml和0.03EU/ml；标准透析液＜200CFU/ml和2EU/ml。因此，选项A和B正确。铜卟啉和聚丙烯腈透析膜对内毒素的通透性更强，并且相较于聚砜和聚酰胺透析膜会增加炎症细胞因子的产生（选项C正确）。由于某些透析膜对内毒素的高通透性，所以在这些透析患者的血浆中炎症细胞因子也更高。此外，这些细胞因子的水平取决于通过透析膜进入血液的内毒素水平（选项E正确）。然而，目前没有随机试验来证实超纯透析液在降低细胞因子水平和相关并发症方面优于标准透析液。因此，选项D错误。然而，有报道指出超纯透析液在改善贫血、改善透析相关性淀粉样变性，以及改善患者营养状况方面有好处。此外，一些研究报道超纯透析液可以降低患者死亡率。

推荐阅读

Bommer J, Jaber B L. Ultrapure dialysate: Facts and myths. Sem Dial, 2006, 19: 115-119.

Glorieux G, Neirynck N, Veys N, et al. Dialysis water and flfluid purity: more than endotoxin. Nephrol Dial Transplant, 2012, 27: 4010-4021.

14. 51岁女性，多发性骨髓瘤（肾活检证实为"管型肾病"）入院时血清肌酐为10.6mg/dl，血清钙离子11.8mg/dl。她开始服用沙利度胺和硼替佐米并进行血液透析（HD）。最初化疗对她有效果，但到了第二个周期，她对化疗药物产生了耐药性。透析治疗仍在继续。她向你咨询高截流量透析（HCO-HD）。以下哪项关于HCO-HD的陈述是错误的？

A. 对自由轻链（FLC）的清除上，高截流量透析（HCO-HD）比高通量透析效果更好

B. 血浆分离法清除FLC比高截流量透析（HCO-HD）更有效

C. 一些临床试验表明，超过50%的高截流量透析（HCO-HD）患者对化疗有反应

D. 无论其对化疗的反应如何，高截流量透析（HCO-HD）应该应用于所有多发性骨髓瘤患者

E. 到目前为止，所以高截流量透析（HCO-HD）的临床试验都没有设置对照组去评价该治疗方法的疗效

答案：D

解析：多发性骨髓瘤患者出现急性肾损伤（AKI）最常见的原因是管型肾病。多发性骨髓瘤肾病的肾小管形成大量的管型，该管型由单克隆自由轻链和Tomm-Horsfall蛋白组成，这些蛋白在远曲小管和集合管形成，随着炎症细胞因子的释放，引起肾小管梗阻和萎缩，其结果就是导致肾间质损伤和纤维化。

轻链分为两类：k链和λ链，分子量分别为22 500Da和45 000Da。这些自由轻链（FLC）在肾小球处自由滤过，被近端小管重新吸收。近端小管不能重吸收多发性骨髓瘤产生的大量FLC，导致管型形成和肾小管阻塞。因此，除了化疗外，体外治疗可应用于清除过多的自由轻链。已证明轻链的快速清除能改善肾脏功能。

血浆置换术可以清除自由轻链，因为这些物质分布在细胞外。2h的治疗仅可以移除25%的自由轻链（FLC），且在停止后，血浆内的自由轻链水平（FLC）会出现明显的回弹。一项纳入104例AKI患者的大型研究结果显示，血浆置换术对患者肾功能恢复的影响不大，上述机制可能是原因之一。同样，高通量血液透析无法有效清除这些自由轻链（FLC），除非应用血液透析滤过。

为了更好地去除自由轻链，本文介绍了高截流量透析（HCO-HD）。在这项技术中，血液滤过器的孔径大，可以滤过分子量为45 000～65 000Da的蛋白质，大膜面积（1.1～2.1m²）的滤器效果更佳。一些使用这种血滤器，分别纳入了5例、19例和67例患者的临床试验结果显示：超过50%的患者在未经透析的情况下改善了肾功能。然而，这些肾功能的改善仅见于对化疗有反应的患者。对化疗无反应的患者，没有肾功能的改善。因此，高截流量透析（HCO-HD）并不适用于所有患者（选项D

错误）。这些临床试验都有一个主要问题就是缺乏合适的对照组。因此，50%以上的患者的肾功能改善不能仅仅归因于高截流量透析（HCO-HD）的作用。目前，两个随机试验正在进行，以研究高截流量透析（HCO-HD）的疗效，在其结果发布以前，我们可能都只能回答患者：高截流量透析（HCO-HD）可能对她是没有帮助的。

推荐阅读

Cockwell P, Cook M. The rationale and evidence base for the direct removal of serum-free light chains in the management of myeloma kidney. Adv Chronic Kidney Dis, 2012, 19: 324-332.

Finkel K W. Is high cut-off hemodialysis effective in myeloma kidney? Sem Dial, 2014, 27: 234-236.

15. 对于CKD4期的患者（eGFR 22ml/min），你计划为其建立一个自体动-静脉内瘘（AVF）。以下哪一个是你最倾向于为你的患者选择的内瘘建立方式？

A. 头静脉-桡动脉内瘘

B. 头静脉-上臂动脉内瘘

C. 贵要静脉-肱动脉转位瘘

D. 移植血管

E. 以上任何一个

答案：A

解析：目前有几种方法可以在人体的不同解剖位置建立血管通路。一般来说，首选的起始部位是非优势臂的手腕。因此，头静脉-桡动脉的动静脉内瘘是任何患者首选的通路（选项A正确）。一旦肢体远端的血管资源耗尽，应考虑在上臂建通路，可以考虑建立头静脉-上臂动脉内瘘或贵要静脉-肱动脉转位瘘。与人工动静脉内瘘相比，血管移植术术后血管存活率更低，不是大多数患者的首选通路。内瘘优先（FISTULA FIRST）概念被提出，就是基于动静脉内瘘与移植血管的比较中所体现出的优势。

推荐阅读

Agarwal A K. Vascular access for hemodialysis: Types, characteristics, and epidemiology. // Asif A, Agarwal A K, Yevzlin A S, et al, Interventional Nephrology, New York, McGraw Hill, 2012: 101-120.

Fistula First: National Vascular Access Improvement Initiative. Available at http://www.fifistulafifirst.org.

16. 上述患者进行了头静脉-桡动脉内瘘手术，术后4周他来到你的门诊。以下哪一个测量结果表明内瘘功能正常，3个月内就可以进行穿刺？

A. 静脉直径2mm，血液流速300ml/min

B. 静脉直径3mm，血液流速400ml/min

C. 静脉直径4mm，血液流速450ml/min

D. 静脉直径6mm，血液流速600ml/min

E. 静脉直径2.8mm，血液流速350ml/min

答案：D

解析：一般来说，28%～53%的动-静脉内瘘不能成熟以应用到血液透析治疗中。内瘘成熟的时长，中位数为98d。KDOQI指南将"6s原则"作为内瘘成熟的标准，包括：①静脉直径达到6mm；②内瘘血液流速达到600ml/min；③静脉深度在皮下6mm。Robbin等的研究显示，静脉直径>4mm和内瘘血液流速>500ml/min就提示内瘘成熟，并适宜穿刺。根据这些标准，D选项的数据表明内瘘已经成熟，因此选择D正确。其他选择都不正确。

推荐阅读

Huber T S. Hemodialysis access: General considerations. //Cronenwett J L. Rutherford's Vascular Surgery 8th ed. Philadelphia: Elsevier Saunders, 2012: 1082-1098.

Robbin M L, Chamberlain N E, Lockhart M E, et al. Hemodialysis arteriovenous fifistula maturity. US evaluation. Radiology, 2002, 225: 59-64.

17. 4周前，为1例患糖尿病的60岁非洲裔美国妇女建立了一个头静脉-桡动脉血管内瘘，内瘘到目前为止没有成熟。以下哪个因素与内瘘未成熟（首次造瘘失败）相关？

A. 年龄≥65岁

B. 冠心病

C. 周围血管病

D. 高脂血症

E. 以上都是

答案：E

解析：加拿大Lok等的一项研究中发现，经过单因素分析后上述所有变量都与内瘘一期成熟率相关（选项E正确）。虽然单因素分析发现糖尿病被与首次造瘘失败相关，但是多因素分析未见明显关联。然而，其他研究发现糖尿病是导致内瘘无法成熟的独立危险因素。在Lok等的研究中，男性与白人这两个因素可以降低内瘘无法成熟的风险。通过使用年龄、冠心病和外周血管疾病等变量，Lok等开发了一个预测内瘘无法成熟的风险评分系统来评估每位患者，从而选择最合适的血管通路类型。他们把风险等级分为低风险（得分＜2分）、中风险（2～3分）、高风险（3.1～7.9分）和极高风险（8分）。低风险的患者有24%的内瘘不成熟的概率，中风险患者为34%，高风险为50%，极高风险为69%。所以，因为成熟率不高，高风险的患者更适合做人工血管移植而不是自体内瘘。然而，一项研究得出结论，Lok模型不能预测首次造瘘的失败率。通过Lok的模型，我们知道建立动静脉内瘘应根据患者意愿、合并症情况和其他一些相关因素综合考虑。

推荐阅读

Lok C E, Allon M, Moist L, et al. Risk equation determining unsuccessful cannulation events and failure to maturation in arteriovenous fifistula（REDUCE FTM I）. J Am Soc Nephrol, 2006, 17: 3204-3212.

Smith G E, Gohil R, Chetter I C. Factors affecting the patency of arteriovenous fifistulas for dialysis access. J Vasc Surg, 2012, 55: 849-855.

Zangan SM, Falk A. Optimizing arteriovenous fifistula maturation. Sem Intervent Radiol, 2009, 26: 144-150.

18. 1例人工移植血管的患者在你这里进行了6个月的透析，透析中血流量为400～500ml/min，未出现任何并发症。有一天你接到护士的电话，说患者的静脉压升高，她需要减少血液流速到300ml/min，并猜测患者的移植血管内可能出现了血栓。以下哪种血管通路血流动力学的监测方法有利于预防移植血管的血栓形成？

A. 每月测量通路的血液流量

B. 每月1次透析中的静态静脉压力测量

C. 每月1次超声检查

D. 每月1次专业人员的体格检查

E. 以上都不是

答案：D

解析：在以上所有选择中，每月1次的体检和临床评估是通路维护的关键。虽然最常见的筛查测试是通路流量和透析中的静脉压监测，一项针对血管通路监测的回顾性研究发现：进行体格检查和临床评估比血流动力学的监测应该更优先。因此，选项D正确。后续出现的测量措施在移植血管功能改善上未显示出任何明显的优势。并且，目前能证明血流动力学监测可以减少自体内瘘血栓形成的证据非常有限。

推荐阅读

KDOQI: Clinical practice guidelines for vascular access. Am J Kidney Dis, 2006, 48（suppl 1）: S176-S247.

Navuluri R, Regalado S. The KDOQI 2006 vascular access update and fifistula fifirst program synopsis. Sem Intervent Radiol, 2009, 26: 122-124.

（黄正懿　译）

19. 在对新造桡动脉-头静脉内瘘查体时未发现杂音或震颤，疑似通路功能紊乱。以下关于血管成形术的说法，正确的一项是

A. 狭窄＞20%，应行血管成形术

B. 狭窄＞30%，应行血管成形术

C. 狭窄＞40%，应行血管成形术

D. 狭窄＞50%，应行血管成形术

E. 狭窄＞60%，应行血管成形术

答案：D

解析：2006年，由肾病学家、血管外科医师、器官移植外科医师和介入放射科医师组成的协作组制定并出版了肾脏病预后质量倡议，以指导透析患者管理所需的内瘘优先计划。上述指导方针建议对内瘘和移植的并发症（包括狭窄、动脉瘤和低血流量）进行评估，每月1次。根据上述指导方针，如果肢体动脉或静脉内的狭窄超过50%，那么应进行血管成形术。若要成功治疗损伤，残余狭窄应当小于30%。因此，选项D正确。

推荐阅读

KDOQI: Clinical practice guidelines for vascular access. Am J Kidney Dis, 2006, 48（suppl

1）：S176-S247.

Navuluri R，Regalado S. The KDOQI 2006 vascular access update and fistula first program synopsis.SemInterventRadiol，2009，26：122-124.

20.以下关于血液透析通路类型和临床结局的描述，错误的是

A.相比内瘘，患者采用中心静脉置管的全因死亡率、感染率、重大心血管事件和住院风险更高

B.相比移植，患者采用中心静脉置管的全因死亡率、非致命感染率、重大心血管事件和住院风险更高

C.相比移植，患者采用内瘘的全因死亡率、非致命感染率和住院风险更高

D.相比内瘘，患者采用移植的全因死亡率、非致命感染率、重大心血管事件和住院风险更高

E.相比导管或移植，患者采用自体内瘘的全因死亡率、感染率及住院率更低

答案：C

解析：除了选项C，其他所有选项均正确。Ravani等回顾发现，相较于采用移植或导管的患者，采用内瘘的患者全因死亡率、感染率和住院率较低。此外，该回顾得出如下结论：相较于采用其他血管通路类型的患者，采用中心静脉置管的患者所承担的死亡、感染和心血管事件风险最高。值得注意的是，通过观察发现采用内瘘的患者和采用移植的患者心血管事件无差别。

推荐阅读

Ravani P，Palmer S C，Oliver M J，et al. Associations between hemodialysis access type and clinical outcomes：A systematic review. J Am SocNephrol，2013，24：465-473.

21.患者具有血液透析用中心静脉置管，并且感染率远远高于动静脉移植。以下关于导致导管感染的污染源，正确的一项是

A.导管接头

B.透析期间的导管内腔

C.注射溶液

D.患者的皮肤菌群转移到插管部位

E.以上都是

答案：E

解析：尽管遵循了疾病控制中心和肾脏病预后

质量倡议所述的最佳实践指南，但是静脉置管仍然会通过上述几种来源感染。此外，导管可聚集因近期治疗菌血症产生的感染菌。

推荐阅读

KDOQI：Clinical practice guidelines for vascular access. Am J Kidney Dis，2006，48（suppl 1）：S176-S247.

Salman L，Asif A，Allon M. Venous catheter infections and other complications. // Daugirdas J T，Blake P G，Ing T S. Handbook of Dialysis 5th ed：Philadelphia：Wolters Kluwer，2015：155-171.

22.常规检查中，在静脉置管出口部位发现了红斑、分泌物和触痛，但未发现沿导管隧道的触痛或化脓。以下关于导管管理的步骤，正确的一项是

A.精心护理出口部位

B.将抗生素涂抹在出口部位，并开始口服抗生素以治疗革兰阳性菌

C.使用鼻拭子检测葡萄球菌的定植

D.一旦血培养阳性或患者发热且白细胞增多，则拔除导管

E.以上都是

答案：E

解析：在管理出口部位或系统性感染方面，上述所有选项均正确。精心护理出口部位始终是有益的。通常，感染凝固酶阴性葡萄球菌较为常见。将莫匹罗星霜剂或软膏涂抹在出口部位并口服抗生素，例如：克林霉素（300～600mg，每天2次）、复方新诺明（800/150mg，每天1次），时间为7～10d，即可治疗表面感染。但是，如果红斑或触痛并未改善，那么部分患者可能需要肠外给药治疗。部分患者需要鼻拭子培养物来诊断鼻腔是否携带金黄色葡萄球菌，并使用莫匹罗星治疗（半管插入每个鼻孔，每天2次，共5d）。对于系统性感染，需要拔除导管和静脉注射抗生素（单独使用万古霉素或配合氨基糖苷类抗生素或第三代头孢菌素、治疗耐甲氧西林金黄色葡萄球菌的利奈唑胺或达托霉素一起使用）。

应当注意的是，在接受抗生素治疗及发热改善后的48～72h通过导丝更换导管，比单独使用抗生素更有效。此类治疗与拔除导管的效果相同。但是，尚未进行随机抽样研究来证实这一观察。

推荐阅读

Langer J M, Cohen R M, Berns J S, et al. Staphylococcus-infected tunneled dialysis catheters: Is over-the-wire exchange an appropriate management option? CardiovascInterventCardiol, 2011, 34: 1230-1234.

Salman L, Asif A, Allon M. Venous catheter infections and other complications. // Daugirdas J T, Blake P G, Ing T S. Handbook of Dialysis 5th ed. Philadelphia: Wolters Kluwer, 2015: 155-171.

23.除了全身性抗生素外,一种防治导管所致感染的方式是抗生素封管。以下细菌中,哪一种对抗生素封管最敏感?

A.金黄色葡萄球菌

B.表皮葡萄球菌

C.革兰阴性菌

D.肠球菌

E.以上都是

答案:C

解析:抗生素封管作为全身性抗生素治疗的一种辅助治疗,用以治疗导管相关血源性感染。因此,不应单独使用。抗生素封管采用浓度极高的抗生素,将其滴注至导管内腔中。抗生素通常与肝素(1000～5000U/ml)或4%柠檬酸钠混合使用。该抗生素封管可在不取出导管的情况下对2/3患者的导管生物膜进行消毒且有效,其余1/3患者因持续感染则需要拔除导管。

抗生素封管对微生物的有效治愈率如下:

革兰阴性菌:87%～100%。

表皮葡萄球菌:75%～84%。

肠球菌:61%。

金黄色葡萄球菌:40%～55%。

故选项C正确。很明显,抗生素封管不适用于金黄色葡萄球菌感染。

需要注意的是,与肝素(5000U)封管液相比,柠檬酸钠用作封管液时可降低导管故障率和溶栓药物使用率。此外,柠檬酸钠与肝素相比更具有成本优势。

推荐阅读

Allon M. Treatment guidelines for dialysis catheter-related bacteremia: An update. Am J Kidney Dis, 2009, 54: 13-17.

Nassar G M, Ayus J C. Infectious complications of the hemodialysis access. Kidney Int, 2001, 60: 1-13.

Salman L, Asif A, Allon M. Venous catheter infections and other complications. // Daugirdas J T, Blake P G, Ing T S. Handbook of Dialysis 5th ed. Philadelphia: Wolters Kluwer, 2015: 155-171.

24.你给一个血液透析男性患者做动-静脉内瘘手术,他想让你给他做扣眼(固定位置)穿刺。相比于传统的绳梯技术或旋转套管位置,下列关于扣眼穿刺的说法,正确的一项是

A.增加血肿形成

B.提高通畅率

C.增加感染率

D.增加疼痛感

E.增加穿刺点

答案:C

解析:对于新造瘘管或穿刺部位受限的患者而言,扣眼穿刺是一种很好的治疗方法。该技术不仅可以减少浸润和血肿形成,而且造成的疼痛较少(一项研究显示扣眼穿刺的疼痛评分无差异),穿刺点也较少。但相比传统技术,扣眼技术会引发更多的感染并发症。故选项C正确。一项研究表明,扣眼技术在提高主通畅率方面,并不优于绳梯技术(选项B不正确)。绳梯技术中会常见血肿增加。

推荐阅读

Ball L K. The buttonhole technique for arteriovenous fistula cannulation.NephrolNurs J, 2006, 33: 299-305.

Chan M R, Shobande O, Vats H, et al. The effect of buttonhole cannulation vs. rope-ladder technique on hemodialysis access patency.Sem Dial, 2014, 27: 210-216.

MacRae J M, Ahmed S B, Atkar R, et al. A randomized trial comparing buttonhole with rope ladder needling in conventional hemodialysis patients.Clin J Am SocNephrol, 2012, 7: 1632-1638.

25.血钙在多种生物功能中具有重要作用,但

也会导致钙化。在世界各地的透析中心，透析液钙浓度为≤2mmol/L至≥3mmol/L不等。从最近的临床研究来看，下列哪一项看起来是理想的透析液钙浓度?

A.1.75～2.1mmol/L

B.2.2～2.5mmol/L

C.2.5～2.75mmol/L

D.2.8～3.2mmol/L

E.3.3～3.6mmol/L

答案：C

解析：透析液中钙浓度低（<2.5mmol/L）会引起慢性低血压、心律失常、心搏骤停和甲状旁腺素分泌增加。另一方面，透析液中钙浓度高（>3mEq/L）可导致维持性血液透析患者中出现钙化。因此，很难找到一种理想的钙浓度透析液浴，实际操作中总有变化。Basile等及其他研究表明透析液理想的钙浓度应为2.5～2.75mmol/L（选项C正确）。

推荐阅读

Basile C，Libutti P，Di Turo A L，et al. Effect of dialysate calcium concentrations on parathyroid hormone and calcium balance during a single dialysis session during bicarbonate hemodialysis：A crossover clinical trial. Am J Kidney Dis，2012，59：92-101.

Pun P H，Horton J R，Middleton J P. Dialysate calcium concentration and the risk of sudden cardiac arrest in hemodialysis patients.Clin J Am SocNephrol，2013，8：797-803.

26.以下关于透析液钠浓度的陈述，正确的一项是

A.透析液钠浓度高于患者本身钠浓度可减轻失衡和透析中低血压症状

B.与高钠浓度透析液（比血钠浓度高5mmol）相比，低钠浓度透析液（比血钠浓度低5mmol）可降低收缩压，改善透析中高血压

C.DOPPS（透析预后与实践模式研究）表明，血钠浓度<137mmol/L且透析液钠浓度>142mmol/L的患者死亡率最低

D.高钠浓度透析液仅在透析前血钠浓度高的人群中才导致高死亡率

E.以上都是

答案：E

解析：透析液钠浓度通常介于135～145mmol/L。但目前尚不清楚理想的透析液钠浓度。透析前血钠水平低（<135mmol/L）与低血压和抽筋有关，而血钠水平高于138mmol/L会导致口渴、体重增加和高血压。透析液钠浓度高于患者血钠水平能够减轻平衡失调和传统低血压的症状（选项A正确）。Inrig等最近的研究表明，与高钠浓度透析液（比血钠浓度高5mmol）相比，低钠浓度透析液（比血钠浓度低5mmol）显著降低了收缩压，并使透析中高血压得到好转。故选项B正确。

透析预后与实践模式研究表明，透析前血钠水平低于137mmol/L的透析患者使用高于142mmol/L的透析液钠浓度透析时死亡率较低（选项C正确）。因此，本研究表明，高透析液钠浓度可改善与低血钠水平相关的风险。但是，使用钠浓度较高的透析液对透析前血钠水平较高的患者进行透析时，会导致一些不良事件，包括死亡（选项D正确）。除透析前血钠水平外，透析前体重增加和血压对于透析患者管理极其重要。

需要注意的是，透析患者可能有属于自己的钠离子"设定点"，而且透析前低血钠水平并不一定反映液体过剩。如果一名患者因低"设定点"而出现血钠水平低，那么可以采用低钠浓度的透析液进行透析。

推荐阅读

Causland F R，Waikar S S. Optimal dialysate sodium-What is the evidence. Sem Dial，2014，27：128-134.

Hecking M，Karaboyas A，Saran R，et al. Predialysis serum sodium level，dialysate sodium，and mortality in maintenance hemodialysis patients：The Dialysis Outcomes and Practice Patterns Study（DOPPS）. Am J Kidney Dis，2012，59：238-248.

Inrig J K，Molina C，D'silva K，et al. Effect of low versus high dialysate sodium concentration on blood pressure and endothelial-derived vasoregulators during hemodialysis：A randomized crossover study. Am J Kidney Dis，2015，65：464-473.

27.代谢性酸中毒在血液透析（HD）患者中相

当常见。每当采用钠离子建模时，HCO_3^- 的传递也会发生改变，而且酸碱平衡也会受到影响。低血清 HCO_3^- 浓度与高死亡率相关。以下关于透析患者血清 HCO_3^- 浓度的陈述，错误的一项是

A. 与参照组 HCO_3^- 浓度（24 ～ 25mmol/L）相比，血液透析和腹膜透析患者的血清 HCO_3^- 浓度（＜22mmol/L）与更高的全因死亡率相关

B. 腹膜透析患者的血清 HCO_3^- 浓度高于血液透析患者

C. 在透析预后与实践模式研究中，透析液 HCO_3^- 浓度与死亡率呈正相关关系

D. 血清 HCO_3^- 浓度均低于 19mmol/L 时，腹膜透析在透患者的死亡率高于血液透析在透患者

E. 生存数据表明腹膜透析患者和血液透析患者的血清 HCO_3^- 浓度均可维持在 22mmol/L 以上

答案：D

解析：在腹膜透析患者和血液透析患者中代谢性酸中毒和代谢性碱中毒均与高死亡率相关。因此，维持血清 HCO_3^- 浓度在 24 ～ 25mmol/L 是合适的，但在临床实践中，很难在所有患者中维持这些参考值。最近的研究表明，在腹膜透析患者和血液透析患者中 22mmol/L 的血清 HCO_3^- 浓度与较高的全因死亡率相关（选项 A 正确）。然而，在相同的透析液 HCO_3^- 浓度下，腹膜透析患者相比血液透析患者似乎可以维持更高的血清 HCO_3^- 水平（选项 B 正确）。

在最近的透析预后与实践模式研究中，透析液 HCO_3^- 浓度与死亡率呈正相关，其调整风险比（HR）为每 4mmol/L 1.08（较高），而当透析液 HCO_3^- 浓度介于 ≥38mmol 和 33 ～ 37mmol/L 时，HR 相似（1.07）。故选项 C 正确。

Vashistha 等的研究表明血清 HCO_3^- 维持在 22mmol/L 以上的腹膜透析患者和血液透析患者均具有生存优势（选项 E 正确）。作者在同一项研究中还报道，平均时间内血清 HCO_3^- 浓度低于 19mmol/L 与腹膜透析患者 18% 的全因和心血管死亡率相关，而血液透析患者为 25%。故选项 D 错误。

推荐阅读

Tentori F, Karaboyas A, Robinson B M, et al. Association of dialysis bicarbonate concentration with mortality in the Dialysis Outcomes and Practice Patterns Study（DOPPS）. Am J Kidney Dis, 2013, 62: 738-746.

Vasistha T, Kalantar-Zadeh K, Molnar M Z, et al. Dialysis modality and correction of uremic metabolic acidosis: Relationship with all-cause and cause-specific mortality. Clin J Am SocNephrol, 2013, 8: 254-264.

Wu D Y, Shinaberger C S, Regidor D L, et al. Association between serum bicarbonate and death in hemodialysis patients: Is it better to be acidotic or alkalotic? Clin J Am SocNephrol, 2006, 1: 70-78.

28. 你的透析护士打电话告诉你，你有一个患者的血压比在超滤后 2h（透析前）的初始血压升高。她还说，在过去的 6 次血液透析中，已观察到透析中高血压。以下关于透析中高血压的病理生理机制，正确的一项是

A. 容量过载

B. 肾素 - 血管紧张素 - 醛固酮系统激活

C. 心排血量和全身血管阻力增加

D. 去除抗高血压药物浓度

E. 以上各项都是

答案：E

解析：以上所有机制均与透析中高血压的发展有关（选项 E 正确）。虽然没有前瞻性研究对透析中高血压进行定义，但平均动脉压（MAP）较起始平均动脉压增加 15mmHg 的迹象则被认为出现透析中高血压。同样，虽然透析中高血压的准确患病率尚不清楚，但据报道为 5% ～ 15%。

除了上述机制外，未能达到预计的干体重、血钾过少、透析液中钠离子和钙离子含量高、内皮功能障碍、血细胞比容高及红细胞生成素的使用也会导致透析期间血压升高。

透析期间体重增加过多和超滤量大的患者最常出现透析中高血压。此外，透析液中钠离子浓度高，透析会导致钠离子从透析液扩散到血浆中，从而引起高血压。

已证明，透析中高血压与全因死亡率、不良心血管结果和住院的增加独立相关。

表 9.2 为降压药的透析清除情况。

表9.2 常用降压药的透析清除情况

药物类别	大量清除	部分清除
β受体阻滞剂	美托洛尔、阿替洛尔、纳多洛尔	卡维地洛、吲哚洛尔、普萘洛尔
α受体阻滞剂、β受体阻滞剂		拉贝洛尔、哌唑嗪、特拉唑嗪
交感神经阻滞剂	甲基多巴	可乐定、胍那苄
血管紧张素转换酶抑制剂	卡托普利、依那普利、赖诺普利、雷米普利、培哚普利	福辛普利
血管紧张素受体阻滞剂		无
钙通道阻滞剂	无	氨氯地平、硝苯地平、伊拉地平、非洛地平、地尔硫䓬、维拉帕米
血管舒张药		肼屈嗪、米诺地尔（部分）

推荐阅读

Chen J, Gul, ASarnak M J. Management of intradialytic hypertension: The ongoing challenge. Sem Dial, 2006, 19: 141-145.

Inrig J K. Antihypertensive agents in hemodialysis patients: a current perspective. Sem Dial, 2010, 23: 290-297.

Santos S F, Peixoto A J, Perazella M A. How should we manage adverse intradialytic blood pressure changes? Adv Chronic Kidney Dis, 2012, 19: 158-165.

29.治疗上述患者的透析中高血压时，你会采取以下哪一项措施？

A.调整干体重

B.避免透析液中钠离子和钙离子浓度高

C.避免液体过载

D.考虑卡维地洛治疗高血压

E.以上都是

答案：E

解析：以上所有措施都是改善透析中高血压的必要措施（选项E正确）。Inrig等的研究表明，卡维地洛（每天2次，最多50mg）可以改善血液透析患者的血液透析前血压、血液透析中血压及44h动态血压。此外，血液透析中高血压发作频率也降低了。这些变化均与卡维地洛引起内皮功能障碍和血管舒张的改善有关。

推荐阅读

Inrig J K, Van Buren P, Kim C, et al. Probing the mechanisms of intradialytic hypertension: a pilot study targeting endothelial cell dysfunction. Clinical journal of the American Society of Nephrology. CJASN, 2012, 7 (8), 1300-1309.

Santos S F, Peixoto A J, Perazella M A. How should we manage adverse intradialytic blood pressure changes? Adv Chronic Kidney Dis, 2012, 19: 158-165.

30.你的一位患者透析中体重持续增加5kg，血压为194/102mmHg。患者的体重为100kg。你指定超滤速率为10ml/（h·kg）。随着液体移出，他的血压下降。5h透析后，患者的透析后血压为144/90mmHg。流行病学研究表明，血液透析（HD）期间的血压和死亡率之间呈U形关系。而且，血液透析后收缩压的变化具有预后意义。根据现有证据，血液透析患者血透后收缩压出现以下哪一种变化（血液透析后收缩压－血液透析前收缩压）时，生存优势最大？

A.降低0～50mmHg

B.降低0～40mmHg

C.降低0～35mmHg

D.降低0～14mmHg

E.升高20mmHg

答案：D

解析：血液透析患者的最佳血压目标值尚不清楚。然而，收缩压与死亡率呈U形曲线。发现透析前收缩压在130～150mmHg时，死亡率高。然而，另一项113 255例血液透析患者的大型回顾性研究表明，透析期间收缩压下降较少（-30～0mmHg）时，生存率最大。则收缩压降低14mmHg时，生存率最大（选项D正确）。同理，舒张压降低6mmHg时，生存率最大。收缩压降低40～50mmHg和升高10～30mmHg时呈U形曲线。因此，研究表明，对于血液透析患者而言，重要的是监测收缩压的变化情况，而不是透析前血压。

推荐阅读

Inrig J K. Peri-dialytic hypertension and hypotension: another U-shaped BP-outcome association. Kidney Int，2013，84：641-644.

Park J，Rhee C M，Sim J J，et al. Comparative effectiveness research study of the change in blood pressure during hemodialysis treatment and survival. Kidney Int，2013，84：795-802.

Robers M A，Pilmore H L，Tonkin A M，et al. on behalf of the Beta-Blocker to Lower Cardiovascular Dialysis Events（BLOCADE）Feasibility Trial Management Committee. Challenges in blood pressure management in patients treated with maintenance hemodialysis. Am J Kidney Dis，2012，60：463-472.

31. 64岁女性，患有因糖尿病引起的终末期肾脏病，正在进行血液透析（HD），由于新发心动过速130次/分而入院。12导联心电图显示心房颤动（AF）。她的血压得到良好控制。以下关于该患者抗凝的表述，正确的一项是

A.与普通人群相比，她出现血栓栓塞的风险没有增加

B.她服用华法林后有高脑卒中和出血风险

C.根据美国心脏协会指南，她不应服用华法林进行治疗

D.服用华法林后，她的国际标准化比值会有所变化

E.她应降低血细胞比容（＜27%），以防止血栓栓塞

答案：D

解析：对于肾功能正常和下降的患者而言，心房颤动都是血栓栓塞的危险因素。因此，心房颤动患者需要抗凝（选项A错误）。早期研究和Shah等最近的一项研究表明，华法林治疗增加了血液透析患者的脑卒中发生率。而且，这些患者服用华法林后出血率也增加了。然而，一项丹麦的研究（Olesen等）表明华法林可安全用于治疗血液透析患者。在该研究中，华法林没有增加血液透析患者的脑卒中发生率，但增加了出血率。（选项B不正确）。一项瑞典的心肌梗死和心房颤动患者研究（Carrero等）表明，对于估计肾小球滤过率＜15ml/min的患者，华法林没有增加脑卒中或出血的发生率。因此，这两项研究均未表明华法林引起脑卒中的风险增加。

根据2014年美国心脏协会/美国心脏病学会/指南，华法林适用于非瓣膜性心房颤动且CHADS2

（充血性心力衰竭、年龄、糖尿病和既往卒中）评分为2分及2分以上的血液透析患者（选项C不正确）。目前，尚无研究表明低血细胞比容可预防血栓栓塞（E选项不正确）。

唯一合适答案为选项D，即服用华法林会使国际标准化比值出现变化。因此，血液透析患者服用华法林时应密切监测其INR值。

应注意，华法林还会引起瓣膜钙化和钙化防御。因此，应采用个体化华法林治疗。

推荐阅读

Carrero J J，Evans M，Szummer K，et al. Warfarin，kidney dysfunction，and outcomes following acute myocardial infarction in patients with atrial fibrillation. JAMA，2014，311：919-928.

Olesen J B，Lip C Y，Kamper A L，et al. Stroke and bleeding in atrial fibrillation with chronic kidney disease. N Engl J Med，2012，367：625-637.

Shah M，AvgilTsadok M，Jackevicius CA，et al. Warfarin use and the risk for stroke and bleeding in patients with atrial fibrillation undergoing dialysis. Circulation，2014，129：1196-1203.

32. 25%～33%血液透析患者的死亡原因为心搏骤停或心律失常。以下哪一种预测因子会导致血液透析患者出现心搏骤停？

A.年龄＞60岁

B.糖尿病

C.缺血性心脏病（ISH）

D.外周血管病（PVD）

E.以上都是

答案：E

解析：心血管病是血液透析患者发病和死亡的主要原因，其中最主要的原因为心搏骤停或心律失常。Shastri及其同事对1745例血液透析患者进行了为期2.5年（平均时长）的随访，分析了其心搏骤停的预测因子。研究显示，年龄增长、糖尿病、缺血性心脏病和外周血管病是心搏骤停的预测因子（E选项正确）。此外，研究显示，血肌酐水平降低与碱性磷酸酶水平升高与心搏骤停独立相关。大多数这些危险因素与其他研究者之前所报道的

相似。还需注意，若透析患者钾水平（＜2mmol）和钙水平（＜2.5mmol）较低，也会导致心搏骤停。

值得注意的是，传统的危险因素（如吸烟和胆固醇）与心搏骤停无关。需注意，血液透析本身就是心搏骤停的一个危险因素。

透析预后与实践模式研究（DOPPS）显示，美国和瑞典透析患者心搏骤停的发生率分别为33.4%和6.8%。透析时间较短、Kt/V较低、大量超滤、透析液钾离子水平较低和胺碘酮使用均有可能导致死亡率升高。

推荐阅读

Bleyer A J, Hartman J, Brannon P C, et al. Characteristics of sudden death in hemodialysis patients. Kidney Int, 2006, 69: 2268-2273.

Jadoul M, Thumma J, Fuller D S, et al. Modifiable practices associated with sudden death among hemodialysis patients in the Dialysis Outcomes and Practice Patterns Study. Clin J Am SocNephrol, 2012, 7: 765-774.

Pun P H, Middleton J P. Sudden cardiac death in hemodialysis patients: A comprehensive care approach to reduce risk. Blood Purif, 2012, 33: 183-189.

Shastri S, Tangri N, Tighiourt H, et al. Predictors of sudden cardiac death: A competing risk approach in the hemodialysis study. Clin J Am SocNephrol, 2012, 7: 123-130.

33.矿物质和骨代谢紊乱（钙、磷和甲状旁腺素）（CKD-MBD）可能会导致血液透析（HD）患者心血管疾病（CV）发病和死亡，原因为组织钙化。以下关于血液透析患者CKD-MBD与心血管住院的表述，正确的一项是

A.甲状旁腺素水平（范围：150～600pg/ml）、钙水平（8.4～10.2mg/dl）、磷水平（范围：3.5～5.5mg/dl）正常的患者具有心血管住院的风险

B.甲状旁腺素水平正常、钙水平正常、磷水平较高的患者具有心血管住院的风险

C.甲状旁腺素水平＞300pg/ml、钙水平较高和磷水平正常的患者具有心血管住院的风险

D.甲状旁腺素水平正常且钙磷水平较高的患者

具有心血管住院的风险

E.甲状旁腺素水平正常且钙磷水平较低的患者具有心血管住院的风险

答案：C

解析：一些研究已经分析了CKD-MBD的某些组成部分对心血管结果的影响。此类分析可能在解释结果时引入偏差。为了克服这些障碍，Block等分析了来自美国肾脏病数据系统（USRDS）和Davita中心的数据，以评估CKD-MBD对26 221例血液透析患者心血管住院或死亡的影响。Block等将血钙、血磷和甲状旁腺素组合为单一复合变量，将该变量作为目标参照组与不同表型（根据甲状旁腺素、血钙和血磷水平将患者分为不同小组）进行比较，每个表型至少纳入100例患者。据其分析，甲状旁腺素水平较高（＞300pg/ml）、血钙水平较高、血磷水平处于正常到较高范围的患者具有死亡的风险或复合终点为死亡或心血管住院。因此，选项C表述正确。值得注意的是，甲状旁腺素水平较高、血磷水平较高、血钙水平正常的患者也具有心血管住院的风险。因此，甲状旁腺素在CKD-MBD和心血管疾病中起着重要作用。

推荐阅读

Block G A, Kilpatrick R D, Lowe K A, et al. CKD-mineral and bone disorder and risk of death and cardiovascular hospitalization in patients on hemodialysis. Clin J Am SocNephrol, 2013, 8: 2132-2140.

Palmer SC, Hayen A, Macaskill P, et al. Serum levels of phosphorus, parathyroid hormone, and calcium and risk of death and cardiovascular disease in individuals with chronic kidney disease: A systematic review and meta-analysis. JAMA, 2011, 305: 1119-1127.

34. 1例54岁患有2型糖尿病的非洲裔美国女性患者开始接受血液透析（HD），该患者成功建立动-静脉内瘘。患者自透析前护理一直使用胰岛素、氨氯地平、赖诺普利和阿托伐他汀（20mg/d）。该患者胆固醇水平和低密度脂蛋白（LDL）胆固醇水平分别为132mg/dl和89mg/ml。在以下关于血液透析患者他汀类药物使用的表述中，正确的一项是

A.剂量减至10mg，因其患有横纹肌溶解症的

风险可能增加

B.开始服用辅酶Q10以预防横纹肌溶解症

C.继续服用他汀类药物以降低心血管疾病（CV）死亡率

D.继续按每天20mg的剂量服用他汀类药物，因其已服用此类药物较长时间

E.所有关于他汀类药物使用的研究显示其对血液透析患者心血管有益

答案：D

解析：研究显示，他汀类药物可降低肾功能正常个体的全因死亡率和心血管相关死亡率。但是，关于此类药物对血液透析患者的作用仍存在争议。初始研究显示，此类药物并未给血液透析患者带来心血管方面的益处。针对1255例2型糖尿病血液透析患者开展的4D研究（德国糖尿病患者透析研究）显示，在平均4年的心血管事故随访过程中，阿托伐他汀（20mg）未能给患者带来益处。尽管阿托伐他汀降低了低密度脂蛋白胆固醇水平，却增加了脑卒中的风险。同样，针对2776例透析患者进行的AURORA研究（瑞舒伐他汀用于常规透析患者的疗效评估研究）也未显示此药物在3.8年的随访期间给患者带来了任何心血管益处。在SHARP（心脏和肾脏保护研究）中，使用辛伐他汀（20mg）和依泽替米贝（10mg）长达4.9年的2527例血液透析患者和496例帕金森病患者也未获得任何有关心血管方面的益处。改善全球肾脏病预后组织不推荐使用低密度脂蛋白胆固醇来评估慢性肾脏病患者的冠状动脉风险。

基于以上大型研究，常规情况下并不建议透析患者通过服用他汀类药物来帮助预防心血管事故。但如果患者已经开始服用他汀类药物，若未出现肌肉病变，则患者应继续服药，且不添加辅酶Q10。故D选项正确。

值得注意的是，一项针对31项研究的Meta分析表明，慢性肾脏病患者的心血管事故发生率降低了28%。

推荐阅读

Baigent C, Landray M J, Reith C, et al. SHARP Investigators. The effects of lowering LDL cholesterol with simvastatin plus ezetimibe in patients with chronic kidney disease（Study of Heart and Renal Protection）: A randomized controlled placebo trial. Lancet, 2011, 377: 2181-2192.

Hou W, Lv J, Perkovic V, et al. Effect of statin therapy on cardiovascular and renal outcomes in patients with chronic kidney disease: A systematic review and meta-analysis. Eur Heart J, 2013, 34: 1807-1817.

Wanner C, Krane V, März W, et al. German Diabetes and Dialysis Study Investigators. Atorvastatin in patients with type 2 diabetes mellitus undergoing hemodialysis. N Engl J Med, 2005, 353: 238-248.

35.在治疗血液透析（HD）患者的贫血症时，静脉注射（IV）铁剂对维持目标血红蛋白（HB）水平起着重要作用。铁剂治疗可在连续数次血液透析过程中（最多3周内）补充3～10剂300～1000mg的丸剂；也可每周、每双周或每月静脉注射25～100mg的维持剂量。第一种方法为大剂量（丸剂）疗法，第二种为小剂量（维持剂量）疗法。以下针对与铁治疗有关的不良反应的描述，正确的一项是

A.低剂量铁治疗与低血红蛋白水平有关

B.低剂量铁治疗与高铁蛋白铁蛋白有关

C.与低剂量铁治疗相比，高剂量铁治疗与感染和感染相关住院的风险增加有关

D.高剂量和低剂量铁治疗的感染率相似

E.铁和感染无关

答案：C

解析：铁能促进细菌生长。因此，当透析患者发生感染时应停止补铁。然而，对于大剂量和维持剂量铁剂治疗与感染率之间的关系，目前所知甚少。在Brookhart等开展的一项回顾性研究中，117 050例血液透析患者接受了776 203次铁剂治疗。研究报告，接受丸剂铁剂治疗的患者因感染住院的概率有所增加。故选项C正确。

值得注意的是，在776 203例铁剂治疗案例中，仅13%采用大剂量，而49%则采用了维持剂量。因此，分析中存在治疗偏差。

推荐阅读

Brookhart M A, Freburger J K, Ellis A R, et al. Infection risk with bolus versus maintenance iron supplementation in hemodialysis patients. J Am SocNephrol, 2013, 24: 1151-1158.

Rhee CM, Kalantar-Zadeh K. Is iron maintenance therapy better than load and hold? J Am SocNephrol, 2013, 24: 1028-1031.

36. 74岁女性，接受血液透析长达5年后出现腹水。经观察，所述腹水为一种渗出液。患者主诉为食欲缺乏。强烈怀疑其患有结核病（TB）。以下哪一种结核病检测方法适用于透析患者？

A.结核菌素皮试（TST）

B.胸部X线

C.QuantiFERON检测

D.通常体检时就能发现结核病

E.以上均不正确

答案：C

解析：关于透析患者的结核病检测，目前并没有得到一致公认的专用指南。由于血液透析患者的免疫功能受损，通过结核菌素皮试来检测潜伏性结核时可能得到阴性结果（选项A错误）。结核病患者并不总是有胸部X线片表现。因此，胸部X线片可能延迟结核病的检测（选项B错误）。体检可以为结核病的诊断提供线索，但也并不完全可靠（选项D错误）。干扰素γ释放测定法，例如QuantiFERON检测和T-SPOT.TB检测（酶联免疫斑点）可以检测到潜伏性结核病，因此，C选项正确。Rogerson等进行的Meta分析认为，通过酶联免疫吸附测定法（ELISA）进行判定的quantiFERON和T-SPOT.TB检测与结核病史的放射性证据及与严重结核病的事先接触密切相关。

推荐阅读

Rogerson T E, Chen S, Kok J, et al. Tests for latent tuberculosis in people with ESRD: A systematic review. Am J Kidney Dis, 2013, 61: 33-43.

37. 1例患有周围神经病变的糖尿病血液透析（HD）患者主诉休息时下肢感觉不适，活动后得以缓解。你诊断患者为不安腿综合征（RLS）。除了周围神经病变，以下哪一种病理生理机制涉及不宁腿综合征？

A.缺铁性贫血

B.多巴胺系统功能障碍

C.交感神经系统激活

D.矿物质代谢紊乱

E.以上各项都是

答案：E

解析：血液透析患者中，不宁腿综合征的发病率从7%到45%不等。以上所有机制均与不宁腿综合征的发病机制有关。此外高同型半胱氨酸血症也与之相关。一些多巴胺能药物（罗比尼罗、普拉克索、培高利特、卡麦角林）和加巴喷丁等已应用于临床，可减轻60%～75%的RLS症状。在所有这些药物中，非麦角多巴胺能激动剂罗匹尼罗和普鲁米索是RLS的首选药物。

推荐阅读

Gade K, Blaschke S, Rodenbeck A, et al. Uremic rest leg syndrome（RLS）and sleep quality in patients with end-stage renal disease on hemodialysis: Potential role of homocystein and parathyroid hormone. Kidney Blood Press Res, 2013, 37: 458-463.

Giannaki CD, Hadjigeorgiou G M, Karatzaferi C, et al. Epidemiology, impact, and treatment options of rest leg syndrome in end-stage renal disease patients; An evidence-based review. Kidney Int, 2014, 85: 1275-1282.

（贺 欣 译）

38. 56岁男性，血液透析患者抱怨尽管血钙、血磷、甲状旁腺激素等控制尚可，也在应用乳液。但是瘙痒症状仍然存在，他的eKt/V是1.2。以下哪一种药物有助于改善他的瘙痒？

A.纳氟拉芬

B.加巴喷丁

C.普瑞巴林

D.抗组胺药

E.以上所有

答案：E

解析：虽然瘙痒的病理生理学尚不清楚，但可能与免疫和阿片作用机制有关。根据免疫假说，尿毒症瘙痒的原因是全身性炎症而非局部皮肤炎症。因此，有研究表明免疫调节疗法如沙利度胺、钙调神经磷酸酶抑制剂和窄谱中波紫外线光疗（VVB光疗）是指波长为311nm左右的窄谱中波紫外线（NB-VVB），对银屑病等的治疗效果最佳，红斑效应相对较小，可改善瘙痒症。

阿片类药物假说提出μ和κ-阿片受体引起瘙

痒。激活μ受体会增加血液透析和腹膜透析患者常见的瘙痒。DOPPS研究表明有42%的受调查血液透析患者有瘙痒症。腹膜透析患者的患病率相似，而κ受体刺激可减少瘙痒。因此，使用κ受体激动剂氟尿烷持续2周可有效改善瘙痒。同样发现，加巴喷丁、普瑞巴林和抗组胺药可有效改善尿毒症性瘙痒症（E答案正确）。此外，增加透析剂量以达到eKt/V为1.4～1.5可能会改善瘙痒。

> **推荐阅读**
>
> Patel T S, Freedman B I, Yosipovitch G. An update on pruritus associated with CKD. Am J Kidney Dis, 2007, 50: 11-20.

39.透析护士告诉您，患者在开始血液透析后2h出现严重抽筋。血液透析患者以下哪一个因素容易导致肌肉痉挛？

　　A.低估计体重（EDW）和血容量不足

　　B.低血压

　　C.提高超滤率和脱水量

　　D.透析液Na^+浓度低

　　E.以上所有

　　答案：E

　　解析：所有上述因素都容易引起患者肌肉痉挛，原因是引起血管收缩和流向肌肉的血流量减少（选项E正确）。治疗方法包括给低血容量和低血压患者使用生理盐水扩容。但尽量避免给予过多剂量生理盐水。因此，可使用高渗溶液，例如浓盐水（1.5%～3%）、葡萄糖（10%或50%）、甘露醇（12.5～25g），可舒张肌肉血管并改善血供。

　　其他药物，例如辅酶（1mg）、肉碱（330mg，每日2次或3次）、奥沙西泮和维生素E（400U）可改善肌肉痉挛。用于治疗抽筋的奎宁已不再使用，因其可导致TTP/HUS。

> **推荐阅读**
>
> Sherman R A, Daugirdas J T, Ing T S. Complications during hemodialysis. //Daugirdas JT, Blake PG, Ing T S. Handbook of Dialysis, 5th ed, Philadelphia, Wolters Kluwer, 2015: 215-236.

40. 50岁女性，因高血压肾硬化而进行血液透析，尽管在治疗前1h服用米多君10mg，但经常会发生透析中低血压（IDH）。透析间期体重增加1kg，透析前血压为110/70mmHg。透析治疗90min后，血压降至88/68mmHg，心率增加。她的评估干体重已适当调整。测量她的血管内有效血容量不足，但补充生理盐水1L的情况下，低血压仍无法改善。以下哪一项是造成IDH的最重要原因？

　　A.亚临床感染

　　B.心肌缺血

　　C.透析间期体重增长过多

　　D.低温透析液

　　E.透析液Na^+浓度大于血浆Na^+浓度

　　答案：B

　　解析：在透析前血压低的患者中，IDH相当普遍（10%～30%）。通常收缩压＜90mmHg被认为是IDH。急性败血症而非亚临床感染可能会导致IDH（A错误）。与容量相关的因素，例如透析间期过度体重增长而导致的脱水量过多会导致IDH（选项C错误）。透析液温度通常维持患者的动脉血温度。当透析液温度高时，血液温度也高，这引起皮肤血管舒张并导致低血压。低温透析液可改善IDH（选项D错误）。

　　当透析液的Na^+浓度小于患者的Na^+浓度时，从透析器返回的血液对周围组织是低渗的。这会导致水从血液流到其他隔室，从而导致相对血容量不足和低血压（选项E错误）。

　　血液透析诱发心脏应激，并导致与血液透析相关的心肌病和局部缺血。反复的缺血性发作会导致心搏骤停和冬眠，从而导致心肌重塑和瘢痕形成及不可逆的收缩功能下降。该患者的透析前血压低是间接提示心肌收缩力异常的指标，米多君在血液透析期间未能改善血压。因此，选项B似乎是IHD的最佳答案。

　　在血管内容量减少期间，尽管心率增加，但心排血量下降。在血液透析期间静脉血容量可能增加，而服用米多君仅增加心率，对增加心排血量没有任何作用。此外，米多君可能会增加心脏缺血。因此，将患者从血液透析转到腹膜透析可以预防IHD。

> **推荐阅读**
>
> McIntyre C W, Odudu A. Hemodialysis-associated cardiomyopathy: a new defined disease entity. Sem Dial, 2014, 27: 87-97.
>
> Sherman R A, Daugirdas J T, Ing T S.

Complications during hemodialysis. //Daugirdas JT, Blake PG, Ing TS. Handbook of Dialysis 5th ed. Philadelphia: Wolters Kluwer, 2015: 215-236.

41.作为透析中心的医疗主管，您注意到某位同事所管理的患者eKt/V始终较低，尽管使用高通量透析器并且动静脉内瘘功能良好，每周透析3次，每次透析4h，但eKt/V仍为1.1左右。因此以下哪个因素会实际影响eKt/V？

A.动-静脉内瘘再循环

B.血液和透析液流量

C.治疗时间

D.超滤系数

E.以上所有

答案：E

解析：以上所有因素都会影响Kt/V（E）。每当未达到目标Kt/V时，应首先通过查体，然后通过系列检查手段评估内瘘功能。如果血流量为350ml/min，而透析液流量为500ml/min，则增加透析液流量至800ml/min，可使Kt/V增加10%～15%。同样，血液流量达到400～450ml/min可能会增加Kt/V。在不减少任何时间的情况下增加治疗时间会增加Kt/V。事实证明，这种方法在改善HD相关结果方面非常有效。KoA代表透析器的效率，相当于肾小球滤系数，KoA值越高，溶质清除越多。因此，使用具有较高KoA的过滤器有时会提高Kt/V。但是应该记住，使用超大面积透析器时几乎没有获益。

推荐阅读

McIntyre C W, Ododu A. Hemodialysis-associated cardiomyopathy: a new defined disease entity. Sem Dial, 2014, 27: 87-97.

Sherman R A, Daugirdas J T, Ing T S. Complications during hemodialysis. //Daugirdas JT, Blake PG, Ing TS. Handbook of Dialysis 5th ed. Philadelphia: Wolters Kluwer, 2015: 215-236.

42.在血液透析（HD）患者中，血清磷酸盐通常升高至5.5mg/dl以上，且高通量透析器可以去除磷酸盐。关于透析时磷酸盐动力学变化以下哪个陈述是正确的？

A.在整个透析过程中去除磷酸盐

B. HD前后的磷酸盐水平相似

C.磷酸盐水平在最初的90～120min下降，然后稳定下来

D.一些患者的磷酸盐水平没有变化，因为他们在HD疗程之前进食

E.与服用醋酸钙的人相比，服用司维拉姆的人的磷酸盐水平更低

答案：C

解析：一些研究人员研究了患者透析过程中的磷酸盐动力学，结果发现，在透析的前90～120min，血清中的磷酸盐水平通过透析液置换而显著降低，然后稳定下来（选项A错误），稳定是由于磷酸盐以类似于其去除的速率从其他物质中动员，从而使磷酸盐的血浆浓度保持较低（处于稳定水平），因此B错误，而选项C是正确的。食物摄入量或磷酸盐螯合剂不会改变磷酸盐动力学（选项D和E错误）。

推荐阅读

Koolenga L. Phosphorus balance with daily dialysis. Sem Dial, 2007, 20: 342-345.

43.接受血液透析（HD）或腹膜透析（PD）的患者，如果他们有一些残留的肾功能（RRF），他们会受益，甚至2～3ml/min的RRF将改善容量控制，尿毒症毒性和LV肥大。同样，PD患者的营养不良归因于RRF的丧失。因此每位临床医师都应尝试在透析患者中保留RRF。故以下哪个因素会导致RRF丢失？

A.透析中低血压

B.放射性造影剂

C.氨基糖苷类药物的使用

D.充血性心力衰竭

E.以上所有

答案：E

解析：RRF在透析患者中极为重要。早期研究表明：HD和PD患者RRF与生存率增加相关。据估计透析患者每增加1ml/min的GFR可使死亡风险降低40%。同时研究人员观察到PD的死亡风险远低于HD患者。随后显示PD具有更好的血流动力学稳定性和较低的氧化应激，因此其RRF的保存性优于HD。以上所有因素均已证明可导致RRF的丧失（E是正确的）。此外，发现使用ACEI和NSAID可以降低RRF。保留RRF的策略包括维持血流动力学

稳定性，避免肾毒素和预防PD患者的腹膜炎。

推荐阅读

Brener Z Z, Kotanko P, Thijssen S, et al. Clinical benefit of preserving residual renal function in dialysis patients: An update for clinicians. Am J Med Sci, 2010, 339: 453-456.

Wang A M, Lai K N. The importance of residual renal function in dialysis patients. Kidney Int, 2006, 69: 1726-1732.

44. 48岁女性，在移植肾衰竭后接受血液透析（HD）治疗。她在2年前进行了肾脏移植手术。她服用免疫抑制药物是他克莫司、霉酚酸酯和泼尼松。患者同种异体移植肾活检显示抗体介导的排斥反应。她的血压控制得很好，而且看起来很健康。患者的eGFR为10ml/min。她的食欲和运动耐力都很好。关于肾移植失败后重新开始透析，以下哪一项是正确的？

A. 在较高eGFR＞10ml/min时开始HD比早期（＜10ml/min）开始HD更能提高死亡率

B. 与等待肾脏移植的维持HD的患者相比，HD开始后与感染相关的住院大大减少

C. 移植肾切除术比不做肾切除术有生存优势

D. 突然停止免疫治疗可防止感染相关的住院

E. 与维持性HD患者相比，再次移植可能没有生存益处

答案：C

解析：近年来，移植肾衰竭后开始透析的患者人数已大大增加（该人数从1988年的2463人增加到2010年的5588人）。在美国，肾脏移植失功患者占所有透析患者的5%。在eGFR＞10ml/min时重新开始透析与那些在eGFR＜10ml/min时开始透析的患者相比，其死亡率更高（选项A错误）。据估计重新开始透析时，每增加1ml/min的eGFR会增加1%～6%的死亡风险。因此，以较低的eGFR重新开始透析具有生存优势。

DOPPS研究显示，与接受移植的透析患者相比，肾移植失败的患者住院风险高17%，死亡风险高32%。与感染有关的住院风险比为1.4（RI：1.12～1.76）因此选项B错误。突然终止免疫治疗与感染率高风险有关，因为停用免疫抑制药物可能会导致慢性炎症状态，并由于促红细胞生成素抵抗而导致贫血。因此，建议逐渐减少免疫抑制剂的剂

量（选项D错误）。研究表明，与HD相比，第二次移植具有生存优势。因此，选项E错误。移植肾切除术通常为移植肾感染，临床表现为腹痛、发热、血尿或对促红细胞生成素有抵抗力的贫血。同时，如果出现手术并发症，如血栓形成或急性排斥反应时也需进行移植肾切除。USRDS数据显示，在移植后12个月内移植肾衰竭的患者，肾切除术导致死亡风险增加13%。另一方面，当移植后＞12个月进行肾切除术时，死亡风险降低了11%。另一项研究表明，在平均2.9年的随访中，肾切除术可使死亡率降低32%。因此，肾切除术在肾移植失败的透析患者中具有生存优势（选项C正确）。应该注意的是，在肾脏移植失功患者中开始PD具有与HD相似的结果，PD应该被视为这些患者的肾脏替代治疗的另一种方式。

推荐阅读

Molnar M Z, Ichii H, Lineen J, et al. Timing of return to dialysis in patients with failing kidney transplants. Sem Dial, 2013, 26: 667-674.

Perl J, Hasan O, Bargman J M, et al. Impact of dialysis modality on survival after kidney transplant failure. Clin J Am Soc Nephrol, 2011, 6: 582-590.

Perl J, Zhang J, Gillespie B, et al. Reduced survival and quality of life following return to dialysis after transplant failure: The Dialysis Outcomes and Practice Patterns. Nephrol Dial Transplant, 1212, 27: 4464-4472.

45. 营养不良在某些透析患者中相当普遍，血清白蛋白被认为是透析患者营养状况的标志，在每次血液透析（HD）期间，通过口服营养补充剂对血清白蛋白水平为3.5g/dl或＜3.8g/dl的患者进行补充。关于口服蛋白质补充剂，以下哪种说法是正确的？

A. 口服蛋白质补充剂可将白蛋白提高至4.5g/dl以上

B. 口服蛋白质补充剂可使存活率提高50%

C. 口服蛋白质补充剂可降低1年住院率

D. 口服蛋白质补充剂可改善所有患者的握力

E. 口服蛋白质补充剂改善认知功能

答案：C

解析：北美的费森尤斯医疗保健公司推出了一

项选择性的口服营养补充计划（ONS），在他们的透析中心内治疗的HD患者中做了两项研究。一项回顾性研究涉及血清蛋白水平为3.5g/dl的患者，并且ONS持续了1年，直到血清白蛋白达到4g/dl（选项A错误）。这项研究发现，与对照组相比，接受ONS治疗2年患者的死亡率更低，存活率更高。根据统计评估，存活率的增加范围为9%～34%，因此选项B错误。第二项研究包括470例患者。其中276例患者接受了ONS，194例未接受ONS（对照）。确保使用Plus(非糖尿病患者)和Glucerna(糖尿病患者)。蛋白质含量为10～13g。基线白蛋白水平＜3.8g/dl。继续进行ONS直至白蛋白达到3.8g/dl。ONS使白蛋白增加0.058g/dl，但这种增加在研究的12个月时消失。分析表明，ONS降低了1年的住院率（ONS组为68.4%，对照组为88.7%；$P<0.01$）。因此，选项C正确。但是与第一个研究不同，该研究未显示ONS的任何生存益处。上述研究均未评估握力或认知功能（选项D和E错误）。一项小型研究显示，合成代谢糖皮质激素（羟甲烯龙）使用24周显示：握力、身体功能和无脂肪肌肉质量都有改善。

推荐阅读

Cheu C, Pearson J, Dahlerus C, et al. Association between oral nutritional supplementation and clinical outcomes among patients with ESRD. Clin J Am Soc Nephrol, 2013, 8: 100-107.

Lacson E Jr, Wang W, Zebrowski B, et al. Outcomes associated with intradialytic oral nutritional supplements in patients undergoing maintenance hemodialysis: a quality improvement report. Am J Kidney Dis, 2012, 60: 591-560.

Supasyndh O, Satirapoj B, Aramwit P, et al. Effect of oral anabolic steroid on muscle strength in hemodialysis patients. Clin J Am Soc Nephrol, 2013, 8: 271-279.

46.标准蛋白质氮呈现率（nPNA）是计算得出的数字，代表透析患者的每日蛋白质摄入量。对于稳定的患者，nPNA 1.0～1.2g/（kg·d），表明蛋白质摄入足够。以下哪一种情况改变了nPNA，可能反映了每日蛋白质摄入量的充足或不足？

A.蛋白质合成代谢状况

B.蛋白质分解代谢状况

C.残余肾功能（RRF）

D. A、B和C

E.以上都不是

答案：D

解析：如上所述，nPNA是从蛋白质中尿素氮的呈现率算出的数字。nPNA每天1.0～1.2g/（kg·d）是正常的，而＜1.0g/（kg·d），则表明蛋白质摄入量低。应该注意的是，低数量并不总是代表蛋白质摄入不足，例如具有足够的Kt/V和血流动力学稳定的患者每天吃1.0～1.2g/（kg·d）的蛋白质，产生很少的尿素氮，因为大部分尿素氮被用于蛋白质的产生。在这种情况下nPNA＜1.0g/（kg·d）（选项A正确）。另一方面，如果患者由于并发疾病而具有很高的分解代谢能力，则将产生更多的BUN，nPNA将＞1.0g/（kg·d）（选项B正确）。因此临床检查血清白蛋白水平将有助于临床医师评估nPNA。有RRF的患者可能会丢失尿中的尿素氮，但稳定的患者可能具有低nPNA。因此在评估nPNA时应考虑RRF（选项C正确）。基于以上讨论，不能说nPNA是临床结果的最佳标志之一。但是研究表明，血清白蛋白和nPNA与死亡率和住院结局均相关。

推荐阅读

Daugirdas J T. Physiologic principles and urea kinetic modeling. //Daugirdas J T, Blake P G, Ing T S. Handbook of Dialysis, 5th ed, Philadelphia, Wolters Kluwer, 2015: 34-65.

Kalantar Zadeh K, Supasyndh O, Lehn R S, et al. Normalized protein nitrogen appearance is correlated with hospitali-zation and mortality in hemodialysis patients with Kt/V greater than 1.20. J Renal Nutr, 2003, 13: 13-25.

47. 62岁女性，糖尿病，接受血液透析4年。主诉在HD期间偶尔出现胸痛，评估心脏功能的ECHO显示左心室肥厚，射血分数62%。拒绝行冠状动脉造影检查。心内科专家认为她患有无症状冠状动脉疾病（CAD）。建议该患者进行以下哪种CAD筛查测试？

A.心肌肌钙蛋白的常规测定

B.冠状动脉钙化的量化Ca^{2+}结果

C. CT冠状动脉造影

D.心脏磁共振

E.双嘧达莫心肌灌注显像（MPS）

答案：E

解析：无症状的CAD在HD患者中相当普遍。在糖尿病患者中，与非糖尿病HD患者相比，无症状CAD的患病率很高（约83%）。在一项研究中，患有冠心病狭窄的HD糖尿病患者中有75%没有症状。因此，无症状的CAD在HD患者中很常见，无论其病因是什么，有几种筛选测试可记录无症状的CAD。肌钙蛋白T和I升高是心肌损伤的敏感标志物。然而肌钙蛋白T水平升高通常不伴有急性冠脉综合征，并且归因于LV肥大、LV重塑，无症状的心肌缺血和充血性心力衰竭。因此，仅心肌肌钙蛋白可能并不表示无症状CAD（选项A错误）。

多层计算机断层扫描和电子束计算机断层扫描是记录和量化Ca^{2+}在冠状动脉存在的敏感方法，冠状动脉Ca^{2+}评分可预测透析患者的死亡率，这些评分与管腔狭窄之间没有相关性（选项B错误）。当有中等可能性的CAD时使用CT冠状动脉造影。但是，由于造影剂可导致残余肾功能下降及冠状动脉钙化的干扰，C并不常用于透析患者（选项C错误）。透析患者通常不建议进行心脏MRI检查，因为要接触钆，并且担心会发生肾源性系统性硬化症（选项D错误）。

正确答案是E。尽管MPS与冠状动脉血管造影相比敏感性较低，但建议将双嘧达莫作为透析患者的首选心脏应激源进行测试。MPS-双嘧达莫测试仅能测量冠状动脉血流量，而冠状动脉血管造影可提供诸如狭窄的解剖信息。研究表明，发现异常MPS和糖尿病是死亡的独立预测因子。同样在评估肾移植的患者中，MPS在预测全因死亡率方面优于冠状动脉造影。因此，含双嘧达莫的MPS是无症状CAD患者进行透析的筛查试验。

推荐阅读

De Vriese A S, Vandecasteele S J, Van Den Berg B, et al. Should we screen for coronary artery disease in asymptomatic chronic dialysis patients? Kidney Int, 2012, 81: 143-151.

Venkataraman R, Hage F G, Dorfman T, et al. Role of myocardial perfusion imaging in patients with end-stage renal disease undergoing coronary angiography. Am J Cardiol, 2008, 102: 1451-1456.

48.透析患者住院频率非常高，不仅涉及纳税人的金钱负担，还涉及这些患者的发病率。另外，出院后30d内的住院治疗率也很高。因此下列哪种策略可以改善住院治疗？

A.医师或卫生保健工作者经常面对面拜访

B.经常与患者通话

C.医师每月1次的长期拜访

D.关于健康问题的咨询

E.患者本人照料可以防止再次住院

答案：A

解析：医疗保健改革的目标之一是预防或减少30d的再次住院率。2004年，计划外医疗费用的医疗保险费用为174亿美元。对于ESRD患者，30d的再次住院非常普遍。一项观察性研究表明，出院后1周内检查血红蛋白，然后调整促红细胞生成素的剂量，可显著减少再次住院。另外发现，1周内服用维生素D与减少住院治疗有关。最近的一项研究表明，出院后经常去看医生可以减少HD患者的住院治疗（选项A正确）。其他选项错误。

推荐阅读

Chan K E, Lazarus J M, Wingard R L, et al. Association between repeat hospitalization and early intervention in dialysis patients following hospital discharge. Kidney Int, 2009, 76: 331-341.

Erickson K F, Winkelmayer W C, Chertow G M, et al. Physician visits and 30-day hospital readmission in patients receiving hemodialysis. J Am Soc Nephrol, 2014, 25: 2079-2087.

（段志强　贺　欣　黄正懿　译）

第10章

腹膜透析

1.腹膜透析（PD）相较于血液透析（HD）有更多的优势，在进行维持性肾脏替代治疗的前2～3年。以下关于PD的叙述中，哪一项是错误的？

A.PD比HD能更好地维持血流动力学稳定性

B.腹膜比透析膜具有更好的生物相容性

C.PD比HD能更好地保存残存肾功能

D.与HD患者相比，PD患者肾移植后移植肾功能延迟恢复的发生率和严重程度大大降低

E.在短期透析过程中，PD和HD的小溶质清除率（Na$^+$、K$^+$、肌酐、尿素）相似

答案：E

解析：除选项E外，所有其他叙述都是正确的。此外，PD患者可独立旅行，并有灵活的透析时间。PD治疗还允许更多的液体和饮食摄入。然而，在较短的透析疗程中，PD患者的溶质清除率远低于HD患者。因此，PD的充分性是按周计算的。

透析治疗的前2年中，PD患者显示比HD患者有更好的存活率。PD的费用比HD低得多，而且，在过去的10年里，PD患者感染相关并发症的发生率一直低于HD患者。因此，许多肾病学家将PD作为肾脏替代治疗的首选。

推荐阅读

Blake P G, Daugirdas J T. Physiology of peritoneal dialysis. //Daugirdas J T, Blake P G, Ing T S. Handbook of Dialysis 5th ed. Philadelphia: Wolters Kluwer, 2015: 392-407.

Chaudhary K, Sangha H, Khanna R. Peritoneal dialysis first: Rationale. Clin J Am Soc Nephrol, 2012, 6: 447-456.

Rippe B. Peritoneal dialysis. Principles, techniques, and adequacy. //Johnson RJ, Feehally J, Floege J. Comprehensive Clinical Nephrology 5th ed. Philadelphia: Saunders/Elsevier, 2014: 1097-1105.

2. 52岁女性，eGFR 12ml/min，本次就诊原因是疲劳和最近两年由于口中的金属味导致的食欲缺乏。患者没有胸痛或高钾血症，血压130/80mmHg，血清HCO$_3^-$ 20mmol/L。在3个月前的就诊中，讨论了关于患者未来肾脏替代疗法的选择，包括肾移植。经过长时间的讨论，患者觉得考虑到需要继续学校的日间工作，PD是一个更合理的选择。根据患者的临床病史，关于管理症状和选择透析方式，以下哪项是最合适的？

A.入院并安置中心静脉导管（CVC）启动HD，然后再启动PD

B.告诉患者可在开始紧急HD后，继续在HD中心接受治疗

C.入院后放置腹膜透析导管，开始持续非卧床腹膜透析（CAPD）治疗培训，并开始透析治疗

D.改变饮食，将NaHCO$_3$增加至1350mg，每8小时1次

E.告诉患者eGFR降至7ml/min之前，可以不需要任何肾脏替代疗法（HD或PD）

答案：C

解析：该患者既没有PD导管，也没有动静脉瘘或移植肾；因此，使用CVC或股静脉导管的HD是启动透析的默认方式。这通常是急性非计划透析治疗模式下的做法。然而，这位患者选择的透析方式是PD。如果患者同意PD，可以放置PD导管，开始紧急PD治疗以改善她的症状。然后她就可以为CAPD培训。因此，选项C正确。方案A是肾病专科医师为没有随访的患者的常规治疗方案；然而，该患者更喜欢PD。此外，PD导管的感染率比CVCS低。科赫等的一项研究显示非计划透

析置入PD导管后12h内开始PD的感染率低于使用HD导管的感染率。美国的一项研究还表明，非计划PD是非计划启动HD的安全、有效和可行的替代方案。因此，选项A错误。其他选项也是不合适的。

推荐阅读

Ghaffari A. Urgent-start peritoneal dialysis: A quality improvement report. Am J Kidney Dis, 2012, 59: 400-408.

Koch M, Kohnle M, Trapp R, et al. Comparable outcome of acute unplanned peritoneal dialysis and hemodialysis.Nephrol Dial Transplant, 2012, 27: 375-380.

3. 1例65岁的糖尿病肾病妇女首选PD，她的孙女接受PD培训，方案为自动腹膜透析（APD），夜间进行4次液体交换，而不需要白天干腹。患者因发热和寒战而被送往急诊科。入院实验室：Na^+ 130mmol/L，K^+ 4.1mmol/L，HCO_3^- 17mmol/L，肌酐12.6mg/dl，尿素氮72mg/dl，葡萄糖172mg/dl。下列哪种因素可以最大限度地增加溶质的PD溶质清除？

A.无干腹

B.增加交换频率

C.延长留腹时间

D.最大液体清除量

E.以上所有

答案：E

解析：在PD，溶质和液体的清除有3种方式：扩散、对流和液体重吸收。目前三孔模型是最为大家接受的PD转运模型理论。在这个模型中，腹膜毛细血管是腹膜转运的唯一屏障，由三种大小不同的孔组成。超小孔（＜0.5nm）代表水通道蛋白-1通道，只允许水通过，不能传输溶质。下图显示了毛细血管转运的三孔模型，水和溶质从毛细管腔到间质，最后进入透析液的过程（图10.1）。

以上因素均与APD过程中增加小溶质的腹膜清除率有关。增加透析液停留时间（无干腹状态）、频繁交换、增大浓度梯度，都会增加溶质清除率。

此外，较大的留腹容量增加了腹膜表面积，4.25%葡萄糖透析液通过增加渗透梯度可以提高液体清除率和溶质清除率。因此，选项E正确。

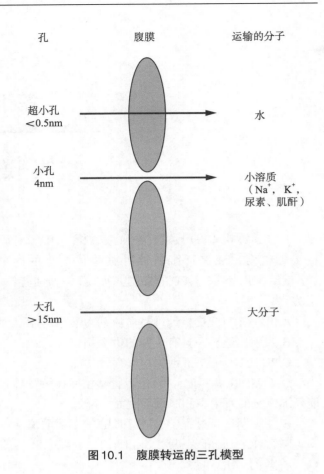

图10.1　腹膜转运的三孔模型

推荐阅读

Blake P G, Daugirdas J T. Physiology of peritoneal dialysis. //Daugirdas J T, Blake P G, Ing T S. Handbook of Dialysis, 5th ed, Philadelphia, Wolters Kluwer, 2015: 392-407.

Devuyst O, Rippe B. Water transport across the peritoneal membrane. Kidney Int, 2014, 85: 750-758.

Rippe B. Peritoneal dialysis. Principles, techniques, and adequacy. //Johnson RJ, Feehally J, Floege J. Comprehensive Clinical Nephrology 5th ed. Philadelphia, Saunders/ Elsevier, 2014: 1097-1105.

4. 50岁男性，CKD 5期，患者正在考虑将PD作为肾脏替代治疗的选择之一。患者向你咨询PD的适应证和禁忌证。以下哪种选择是PD的禁忌证？

A.不能经外科手术修复的腹部疝

B.既往手术造成的粘连

C.严重炎症性肠病

D.横膈膜液体渗漏

E.以上所有

答案：E

解析：以上所有选择均为 PD 的禁忌证（选项 E 正确）。禁忌证包括绝对禁忌证和相对禁忌证。表 10.1 总结了 PD 的这些禁忌证。

应该指出的是，一些绝对禁忌证可能被部分肾病学家认为是相对禁忌证。

PD 的部分适应证，如表 10.2 所示。

表 10.1 PD 的禁忌证

绝对禁忌证	相对禁忌证
（1）腹腔粘连、纤维化或恶性肿瘤	（1）近期进行的带有主动脉血管内假体的腹部手术（可能导致假体感染）
（2）无法修复的腹疝	（2）严重营养不良
（3）腹膜功能丧失	（3）腹壁蜂窝织炎（可能导致腹膜炎）
（4）造口（结肠造口、回肠造口等）	（4）严重呼吸衰竭
（5）妊娠晚期	（5）病态肥胖
（6）严重的活动性精神疾病	（6）重症糖尿病性胃轻瘫
（7）家中缺乏照顾者	（7）存在脑室腹腔分流
（8）未经手术矫正的胸腹膜瘘	（8）严重肾病综合征

表 10.2 PD 的适应证

适应证	绝对适应证	相对适应证
年龄	0～5 岁	6～16 岁
医疗问题	（1）患者选择	（1）出血性疾病
	（2）独立性	（2）寻求肾移植
	（3）严重的血管疾病和创建血管通路的困难	（3）输血反应
	（4）难治性重度充血性心力衰竭	（4）心血管不稳定
	（5）经常出现低血压发作，不能耐受血液透析	（5）持续性容量相关高血压
	（6）距离血液透析单元较远	（6）乙肝抗原阳性患者无血透中心接纳
社会心理		（1）灵活饮食
		（2）经常出差
		（3）透析时间灵活

推荐阅读

Reynar H C, Imai E. Approach to renal replacement therapy. //Johnson R J, Feehally J, Floege J. Comprehensive Clinical Nephrology, 5th ed, Philadelphia, Saunders/Elsevier, 2014: 1032-1044.

Shahab T, Khanna R, Nolph K D. Peritoneal dialysis or hemodialysis? A dilemma for the nephrologist. Adv Perit Dial, 2006, 22: 180-185.

5. 50 岁糖尿病妇女，接受 PD 治疗 1 年。患者腹膜内灌入 2L 4.25% 葡萄糖透析液后 1h 的超滤液钠离子浓度为 128mmol/L，同时测定血浆 Na^+ 浓度为 144mmol/L，下列关于血浆和超滤液之间 Na^+ 浓度差异的说法中哪一项是正确的？

A.钠离子的筛分

B.透析与血浆 Na^+ 比值（D/PNA）在第 1 个小时内＜1，然后在停留几个小时后趋于一致

C.血浆和超滤液中 Na^+ 水平（Na＋DIP）的差异表明水通道蛋白 -1 功能正常

D.使用葡聚糖透析液不会发生 Na^+ 下降

E.以上所有

答案：E

解析：以上所有陈述都是正确的（E）。在 2.5% 和 4.5% 葡萄糖等高渗透析液停留的第 1 个小时内，腹膜渗透压高于腹膜毛细血管渗透压。这种渗透梯度导致水从血液进入腹膜，稀释 Na^+ 浓度。这种水的运动是通过水通道蛋白 -1 完成的扩散过程。这些通道受到透析液渗透压的刺激。Na^+ 不随水通道蛋白引起的水分子运动而转移。因此，由于水进入透析液，血液中的 Na^+ 浓度增加。这个过程被称为 Na^+ 的筛分（选项 A 正确）。

由于血浆 Na^+ 的增加和透析液 Na^+ 的减少，D/P 比值在留腹的第 1 个小时内下降。如果留腹时间增加到 4h 或更长时间，则会出现平衡，跨细胞孔隙的水运动减少，而通过其他孔隙的对流增加。结果，Na^+ 和其他溶质及水进入腹膜腔，D/P 比值达到统一（选项 B 正确）。

当出现 Na^+ 筛选时（Na^+ 下降），表明水通道蛋白功能正常。另一方面，在停留的第 1 个小时内透析液（超滤液）中的 Na^+ 浓度没有降低是水通道蛋白缺乏的迹象。这种现象会导致超滤失败。

Icodextrin是一种从淀粉中提取的葡萄糖聚合物，是等渗的。与葡萄糖不同的是，在三孔转运模型中，Icodextrin不会刺激水通道。因此，不会发生钠离子的筛分。Icodextrin产生胶体渗透压（类似于白蛋白），由此产生的水和溶质在小孔和大孔间移动。使用Icodextrin，D/P比值不会改变，也不会发生Na^+下降（选项D正确）。

应该注意的是，钠离子筛分会导致高钠血症、口渴和高血压，这些都可以在高渗透析液中观察到。

临床上常用的渗透剂是含葡萄糖的溶液，通常为葡萄糖溶液。因此，对肾病学家来说，熟悉这些不同葡萄糖溶液的浓度、渗透压和预期的超滤率很重要（表10.3）。

表10.3 不同浓度的葡萄糖溶液

葡萄糖（g/dl）[a]	葡萄糖（g/dl）	渗透压（mOsm/L）	超滤液（ML）/2L交换/60min停留
1.5	1.36	346	40～150
2.5	2.27	396	100～300
4.25	3.86	486	300～400

[a]. 葡萄糖，重量比无水葡萄糖高10%

推荐阅读

Devuyst O，Goffin E. Water and solute transport in peritoneal dialysis: models and clinical applications. Nephrol Dial Transplant，2008，23：2120-2123.

Rusthoven E，Krediet R T，Willems H L，et al. Sodium sieving in children. Perit Dial Int，2005，25（S3）：S141-S142.

6. 54岁男性，在6周前开始进行持续不卧床腹膜透析（CAPD）。你要求PD护士进行测试以评估腹膜转运特性，从而为患者开出合适的PD治疗处方。以下哪一项是该事件患者最常用的检测方法？

A.传统腹膜平衡试验（PET）

B.快速PET

C.改良PET

D.透析充分性和转运试验（DATT）

E.以上所有

答案：A

解析：没有足够的证据表明评估腹膜特性的检测哪一种更具优势。然而，传统的测试是由

Twardowski等介绍的。1987年，是临床上应用最广泛的一种检测方法。本试验使用2L 2.5%葡萄糖溶液，在灌腹完成后立即取第一个透析液样本，然后在2h和4h取一份透析液样本。样品被送去测定尿素、肌酐、葡萄糖和钠离子。在第2个小时内采集血样，并送去化验尿素、肌酐、葡萄糖和钠离子。在4h结束时，排出透析液，并记录排出量。血中肌酐也被采集。计算透析液与血浆（D/P）的比值。分别于灌腹后即刻（0h）、2h和4h抽取腹透液葡萄糖样本，计算D/D0比值。

根据肌酐和葡萄糖的4h D/P比值，患者被分为4种转运状态，如表10.4所示。其他比例也被用来评价膜的特性。

表10.4 转运类型

转运类型	D/PCr	D/D0（葡萄糖）
高（快）转运	0.82～1.03	0.092～0.25
高平均转运	0.66～0.81	0.26～0.37
低平均转运	0.5～0.65	0.39～0.48
低（慢）转运	0.34～0.49	0.49～0.61

上述传统试验没有对超滤率进行量化，因为它不涉及钠离子筛分。因此，推荐使用4.25%葡萄糖。用这个试验可以计算超滤（UF）。PET通常在PD开始后4～6周进行。

快速PET是对传统PET的简化测试。在试验中，仅测定2.5%葡萄糖腹透液留腹4h的透析液、血肌酐和透析液的血糖。同时测量排出的透析液的总量。表10.5显示了快速PET的测值。快速PET的缺点是没有内部控制标准，而且在糖尿病患者中的数据也不可靠。

在一些UF失败的患者中引入了一种改良的PET。在本试验中，使用2L 4.25%的葡萄糖透析液，停留4h后，透析液被排出。UF衰竭定义为UF体积<400ml。这表明腹膜已经失去了超滤能力，可以决定改用HD进行容量控制。本例患者尚未表现出任何UF衰竭。

DATT被一些中心用来评估腹膜的通透性。这项测试要求CAPD患者保留24h引流，并在引流当天采集血样测定肌酐，以计算D/PC肌酐比值。多个研究表明PET和DATT之间的相关性较好。

在所有上述检查中，传统PET在PD发病患者中是首选的，因此，正确的答案是A。

表 10.5　快速 PET 结果[a]

转运类型	D/PCr	透析液葡萄糖（mg）	UF（ml）
高（快）转运	0.82～1.03	230～501	1580～2084
高平均转运	0.66～0.81	502～722	2085～2367
低平均转运	0.5～0.65	724～944	2369～2650
低（慢）转运	0.34～0.49	945～1214	2651～3326

[a].Twardowski（1990）

推荐阅读

Tawardowski Z J. The fast peritoneal equilibration test. Sem Dial，1990，3：141-142.

Twardowski Z J，Nolph K D，Khanna R，et al. Peritoneal equilibration test. Perit Dial Bull，1987，7：138-147.

van Biesen W，Heimburger O，Krediet R，et al. Evaluation of peritoneal membrane characteristics：A clinical advice for prescription management by the ERBP working group. Nephrol Dial Transplant，2010，25：2052-2062.

7.上述 CAPD 患者中使用 2L 2.5% 葡萄糖透析液，停留时间为 4h。患者在 PD 开始后 5 周进行了传统 PET 检查，结果如下：D/PCr 0.91 和 D/D0 糖 0.2。

以下哪一种 PD 处方适合他？

A.2L 1.5% 葡萄糖透析液的 CAPD，停留时间 4h

B.2L 2.5% 葡萄糖透析液的 CAPD，停留时间为 4h

C.2L 4.25% 葡萄糖透析液的 APD，停留时间为 1.5h

D.2L 2.5% 葡萄糖透析液的 APD，停留时间为 1.5h

E.继续他目前的 PD 处方疗法

答案：D

解析：根据上述比率，患者是一个快速（高）转运者。约 15% 的患者在 PD 开始时是快速转运者。快速转运型对小溶质的扩散传输率很高，例如尿素、肌酐和葡萄糖。因此，这些患者重新吸收葡萄糖也很快，导致透析液和血液之间的渗透梯度降低。这会导致水和溶质的扩散和对流减慢。最终结果是减少了超滤（UF）和由此产生的体内液体体积

累。总体来说，这些患者会出现容量依赖性的高血压和左室肥厚。这种心脏应激会导致很高的死亡率。据估计，肌酐的 D/P 比值每增加 0.1，死亡的相对风险就增加 1.15（CI：1.07～1.23）。在低运输量的人群中，这种风险就会降低。

这位快速转运类型的患者将受益于留腹时间较短（1.5h 或更短）的 APD。因此，选项 D 正确。

由于渗透梯度的降低和低超滤，长留腹的 CAPD 不适用于快速转运者。对于低转运者，选择留腹时间较长的 CAPD，或 CCPD 并无夜间留腹 PD 可能是合适的。因此，除选项 D 之外的其他选项不适合此患者。

应该注意的是，PET 不提供有关透析充分性的信息，这些信息是从 Kt/VUrea 获得的。这需要适当调整透析交换的容量。

推荐阅读

Chung S H，Heimbürger O，Lindholm B. Poor outcomes for fast transporters on PD：The rise and fall of a clinical concern.Sem Dial，2008，21：7-10.

Burkart J M. Rapid transporters on maintenance peritoneal dialysis. UpToDate，2014.

8.你的患者选择 PD 作为肾脏替代疗法。他从网络上了解有 CAPD 和 APD 两种方式，但他不能完全了解哪种方式更有生存优势。关于 CAPD 和 APD 之间的生存风险，你会做以下哪一项陈述？

A.与 APD 相比，接受 CAPD 治疗的患者生存风险更低

B.与 CAPD 相比，接受 APD 治疗的患者生存风险更低

C. CAPD 和 APD 的生存风险相似

D.目前还没有关于不同类型 PD 生存率的对比研究

E.有一些随机对照研究，但它们的数据不具有决定性

答案：C

解析：大多数关于 CAPD 和 APD 患者死亡率的研究都是观察性的。这些研究表明，这两种方式的死亡率没有差异。此外，一项小型随机研究没有发现死亡率方面的任何差异，这表明 CAPD 患者和 APD 患者的存活率相似。因此，选择 C 正确。同样，也没观察到这两种模式在腹膜炎、容量管理和

技术失败方面的差异。需要更大规模的随机研究来证实观察性研究的结果。

推荐阅读

Bieber S D, Burkart J, Gilper T A, et al. Comparative outcomes between continuous ambulatory and automated peritoneal dialysis: A narrative summary. Am J Kidney Dis, 2014, 63: 1027-1037.

9.在选择PD模式时，以下哪一项主要考虑因素是重要的?

A.患者喜好

B.生活方式和社会活动

C.就业和家庭环境

D.费用

E.以上所有

答案: E

解析: CAPD或APD的选择主要取决于患者的喜好。这些偏好可能包括生活方式、社会活动时间、就业、在有或没有支持的情况下进行PD的能力、不愿睡觉时使用腹膜透析机及愿意使用腹膜透析机。虽然腹膜特性是选择腹膜透析的重要考虑因素，但重点还是放在患者的喜好上。最后，成本是一个重要的考虑因素。CAPD比APD便宜，而且患者经常不得不承担额外的费用。因此，上述所有选择都是正确的。

推荐阅读

Blake P G, Daugirdas J T. Adequacy of peritoneal dialysis and chronic peritoneal dialysis prescription. //Daugirdas JT, Blake PG, Ing TS. Handbook of Dialysis 5th ed. Philadelphia: Wolters Kluwer, 2015: 464-482.

10. PD充分性用Kt/VUrea表示，它是单位时间（T）内清除的尿素（K）与其分配体积或全身水分（V）之间的关系。关于Kt/V，以下哪一项选择是正确的?

A.以前的目标Kt/V为2

B.当前的目标Kt/V为1.7

C.Kt/V为1.7反映的是每周尿素清除率，而不是每天尿素清除率

D.Kt/V中的V由Watson公式计算，使用实际

体重

E.以上所有

答案: E

解析: PD的清除率可以用Kt/VUrea计算，也可以用肌酐清除率来测量。Kt/V包括腹膜和残余肾功能成分。以前的指南建议每周Kt/V为2或更高；然而，最近的研究表明，Kt/V为1.7足以改善长期结果。每天的Kt/V值是不够的；因此，每天的值乘以7来表示PD的充分性。V（尿素分布体积）按沃森公式计算，其中年龄、身高和体重都包括在计算中，如下所示:

男: $V = 2.447 - 0.09516 \times$ 年龄（年）$+ 0.1704 \times$ 身高（cm）$+ 0.3362 \times$ 体重（kg）

女: $V = 2.097 + 0.1069 \times$ 身高（cm）$+ 0.2466 \times$ 体重（kg）

因此，所有的选项都是正确的。

推荐阅读

Blake P G, Bargaman J M, Brimble S N, et al. the Canadian Society of Nephrology Work Group on Adequacy of Peritoneal Dialysis. Clinical practice guidelines and recommendations on peritoneal dialysis adequacy 2011. Perit Dial Int, 2011, 31: 218-239.

Lo W K, Bargaman J M, Krediet R T, et al. for the ISPD Adequacy of Peritoneal Dialysis Working Group. Guideline on targets for solute and fluid removal in adult patients on chronic peritoneal dialysis. Perit Dial Int, 2006, 26: 520-522.

11.下列关于总（残肾清除率和腹膜清除率）Kt/V的陈述中哪一项是错误的?

A.残肾清除率和腹膜清除率对患者存活率的影响是不同的。

B.通过增加透析治疗使总Kt/V达到2以上对生存率没有好处

C.总Kt/V<1.7会增加促红细胞生成素需求量

D.几项研究已经确定了与死亡率相关的Kt/V（1.4）下限

E.小分子溶质清除率取决于透析液的频率和体积，而中分子清除率取决于透析液停留的时间。

答案: D

解析: PD充分性由总Kt/V或肌酐清除率决定。

包括残余清除和腹膜清除率。一旦患者无尿，只计算腹膜清除率。残余肾功能（RRF）对CAPD患者的重要性最初由加拿大-美国（CANUSA）研究所普及，在该研究中，Kt/V为2～2.25且具有RRF患者有更好的生存。对原始数据的重新分析表明，每5ml/min的残留GFR，可降低12%死亡风险。此外，每250ml的尿量，可降低36%的相对死亡风险。因此，与没有RRF的患者相比，RRF与提高存活率有关（A选项是正确的）。

两项前瞻性随机研究（墨西哥PD的充分性，ADMEX和Lo等）。HEMO研究也没有显示Kt/V高于2对患者的生存有任何好处（B选项是正确的）。

在Lo等的研究中，Kt/V在1.5及以下（1.0）的患者与Kt/V在1.7～2的患者相比，有更多的临床问题，需要更多的促红细胞生成素（选项C正确）。然而，尚无前瞻性随机研究探讨靶清除下限（Kt/V）与死亡率的关系（选项D错误）。

小分子溶质清除率与中分子清除率之间存在显著差异。为了更好地清除尿素和肌酐等小溶质，建议增加每天的交换次数和更多留腹容量。对于中间分子，如β_2微球蛋白，建议延长停留时间（E选项为正确）。

推荐阅读

Blake P G, Bargaman J M, Brimble S N, et al. The Canadian Society of Nephrology Work Group on Adequacy of Peritoneal Dialysis. Clinical practice guidelines and recommendations on peritoneal dialysis adequacy 2011. Perit Dial Int, 2011, 31: 218-239.

Burkart J M. Adequacy of peritoneal dialysis. //Henrich WL. Principles and Practice of Dialysis 4th ed. Philadelphia: Wolters Kluwer/Lippincott Williams & Wilkins, 2009: 241-265.

Kim D J, Do J H, Huh W, et al. Dissociation between clearances of small and middle molecules in incremental peritoneal dialysis. Perit Dial Int, 2001, 21: 462-466.

Lo W K, Bargaman J M, Krediet R T, et al. For the ISPD Adequacy of Peritoneal Dialysis Working Group. Guideline on targets for solute and fluid removal in adult patients on chronic peritoneal dialysis. Perit Dial Int, 2006, 26: 520-522.

12. 1例48岁的非糖尿病男性在6周前开始CAPD，他的总Kt/V为1.4。患者正在进行4×2L（2.5%葡萄糖）交换。患者体重72kg，每天尿量为100ml。1周后重复Kt/V为1.42。推荐以下哪种策略来提高患者的Kt/V？

A.增加日常交流的频率

B.将驻留体积从2L增加到2.5L

C.将透析液改为4.25%葡萄糖直到达到目标Kt/V

D.将2.5%的葡萄糖腹透液改为icodextrin

E. A、B和C

答案：E

解析：接受CAPD治疗的患者如果没有达到1.7的目标Kt/V，需要调整治疗处方。可以采用不同的策略，包括将每日更换次数从4次增加到5次，将滞留量从2L增加到2.5L，从而增加腹膜表面积，增加透析液对毒素的清除。因此，选项E正确。

在这名非糖尿病患者中，不知道转运类型的情况下，将2.5%葡萄糖腹透液改为葡聚糖腹透液是不合适的。而且，葡聚糖腹透液很昂贵。只有在选项A，B和C中指定的策略失败，并且患者坚持进行CAPD（选项D错误），才能使用它。

将每日交换频率从4次增加到5次，并且停留时间至少为4h，可能会增加小溶质清除率。但是这种策略会导致频繁的透析液交换。

增加留腹容积可提高Kt/V，透析液体积从2L增加到2.5L，Kt/V提高20%。此外，增加停留时间可能会增加Kt/V。体重＞75kg的无尿患者可以从2.5L的停留容量中获益，以达到充分性。背痛、腹胀和呼吸短促可能是大容量透析液的一些并发症。

增加葡萄糖浓度可以增加超滤和充分性。然而，高血糖、高脂血症和肥胖等代谢并发症也可能发生。另外，长期使用高强度溶液可能会损害腹膜完整性。

因此，上述除选项D外的每一种选择都可以用来增加该患者的Kt/V。但是，对于该患者而言，增加留腹量似乎是合适的选择。

推荐阅读

Burkart J M. Adequacy of peritoneal dialysis. // Henrich WL. Principles and Practice of Dialysis 4th ed. Philadelphia: Wolters Kluwer/Lippincott Williams & Wilkins, 2009: 241-265.

Blake P G, Daugirdas J T. Adequacy of

peritoneal dialysis and chronic peritoneal dialysis prescription. //Daugirdas J T, Blake P G, Ing TS. Handbook of Dialysis 5th ed. Philadelphia：Wolters Kluwer，2015：464-482.

13.尽管开了合适的处方，上述患者仍未达到充分的治疗效果。以下哪种情况可能导致该患者透析不足？

A.不遵守处方

B.错误评估患者总体水分

C.技术问题

D.透析液渗漏至腹膜邻近组织

E.以上所有

答案：E

解析：以上所有情况均可导致PD患者透析不足。不遵守处方，例如没有完成增加的交换，没有按推荐量留腹，缩短停留时间可能会导致透析不足（选项A正确）。

在脱水或容量超负荷的情况下，估计总体水分是不准确的，V值就不具有代表性，可能会导致V值减少或增加。这些误差通常是由人体测量公式引起的（选项B正确）。

技术问题可能导致引流不充分，透析液渗漏到腹膜腔附近的组织可能导致透析不足（选项C和D正确）。

此外，葡萄糖在体内的吸收可能会导致液体超负荷和腹膜溶质清除减少。这也是快速转运的证据。

在这位患者中，上述任何一个问题都可能是他透析不足的原因，正确的评估显然是有必要的。

推荐阅读

Tzamaloukas A H, Raj DSC, Onime A, et al. The prescription of peritoneal dialysis. Sem Dial, 2008, 21: 250-257.

14. 1例52岁2型糖尿病妇女持续了4年APD，病程稳定，每周Kt/V为1.7，血清白蛋白为4.1g/dl。患者的糖化血红蛋白是7.4%。患者没有残肾功能也没有尿液。在过去的3个月中，患者的体重随着收缩压的增加而增加。在每月的随访检查中，你注意到轻度凹陷性水肿（＋），然后建议患者每天摄入6g（102mmol）的盐。4周后她再次复诊，此时体重增加1.5kg，水肿仍在。对于此患者的液体超载，你需要考虑以下哪一个因素？

A.不遵守食盐和水的摄入量建议

B.不遵守PD处方

C.不恰当的处方

D.超滤（UF）衰竭的快速转运类型

E.以上所有

答案：E

解析：这位患者需要考虑以上所有因素（选项E正确）。无尿患者对盐和水摄取建议的不依从性会导致液体超负荷。此外，在不了解她的转运特点的情况下，不遵守处方和不适当的处方可能会导致液体超载。如果患者一直遵守饮食原则，并在充分控制血糖的情况下遵守她的治疗处方，则需要考虑是由于腹膜快速转运或水通道功能不足而导致的UF衰竭。因此，需要进行含4.25%葡萄糖的PET检查。

由于粘连和瘢痕造成的腹膜表面积减少，导致UF衰竭的慢转运类型很少见。此外，腹透液的淋巴吸收增加会导致超滤失败。体格检查很容易诊断出腹部液体渗漏。如果患者出现充血性心力衰竭，可能会导致液体超载。体检和超声可以帮助判断心力衰竭的性质。

推荐阅读

Boudville N, Blake P G. Volume status and fluid overload in peritoneal dialysis. //Daugirdas J T, Blake P G, Ing T S. Handbook of Dialysis 5th ed. Philadelphia：Wolters Kluwer，2015：483-489.

Burkart J M. Evaluation of hypervolemia in peritoneal dialysis patients. UpToDate，2015.

15.上述患者接受了4.25%葡萄糖的PET试验。获得了1h和4h的肌酐、Na^+和葡萄糖的D/P比（D/D0）：

时间（h）	D/P$_{cr}$	D/P$_{Na}$	D/DQ$_{Glu}$
1	0.36	0.93	0.36
4	0.82	0.92	0.22

以下哪一种机制是导致该患者UF衰竭的原因？

A.伴有UF衰竭的慢速转运类型

B.水通道蛋白缺乏症

C.伴有 UF 衰竭的快速转运类型

D. A 和 B

E. B 和 C

答案：E

解析：在 1h 时，D/P_{Na} 的比值是 0.93。腹膜的特性之一是 Na^+ 筛分。在透析液停留的第 1 个小时内，4.25% 葡萄糖的高渗透压刺激水通道蛋白-1 通道，水通过超微孔进入透析液。结果，透析液 Na^+ 浓度降低 5 ~ 10mmol，血浆 Na^+ 浓度略有增加。腹膜水通道蛋白完整时，D/P 比值应在 0.89 左右（假设透析液 Na^+ 从 132 ~ 124mmol/L 降至 124mmol/L，血清 Na^+ 从 138 ~ 140mmol/L 升高，D/P 比值为 0.89）。在透析停留的第 1 个小时内的这种 Na^+ 下降称为 Na^+ 筛分。在 4h 时，达到平衡透析液和血浆中的 Na^+ 浓度均恢复到基础水平。在该患者中，D/PNa 在第 1 个小时为 0.93，在 4h 时保持不变，提示水通道蛋白缺乏。

D/P、肌酐和 D/D0 血糖值表明该患者腹膜是高转运类型。因此，水通道蛋白缺乏和高转运腹膜功能都是 UF 失败的原因（选项 E 正确）。这意味着可由 PD 转换到 HD 治疗。

推荐阅读

Boudville N，Blake P G. Volume status and fluid overload in peritoneal dialysis. //Daugirdas J T，Blake P G，Ing T S. Handbook of Dialysis 5th ed. Philadelphia: Wolters Kluwer，2015：483-489.

Smit W，Struijk D G，Ho-dac-Pannekeet MM，et al. Quantification of free water transport in peritoneal dialysis. Kidney Int，2004，66：849-854.

16. 1 例接受 CAPD 治疗 6 个月的 42 岁女性在每月例行检查时主诉下肢无力。体格检查证实了患者的症状，唯一的电解质异常是 3.2mmol/L 的 K^+ 浓度，补充 KCl 改善了患者的乏力症状。下列关于 PD 患者血清 K^+ 浓度的说法中哪一项是正确的？

A.与 HD 患者相比，PD 患者的低钾血症（< 3.5mmol/L）没有任何心血管（CV）风险

B.时间平均血清 K^+ 浓度 4.5 ~ 5.0mmol/L 的 PD 患者具有较高的 CV 死亡率

C.时间平均血清 K^+ 浓度 < 3.5mmol/L 或 ≥

5.5mmol/L 的 PD 患者具有较高的 CV 死亡率

D. PD 患者时间平均血清 K^+ 浓度 4.5 ~ 5.0mmol/L 与高 CV 死亡率无关

E. C 和 D

答案：E

解析：Torle'n 等在对 10 468 名 PD 患者的回顾性分析研究中发现，时均血清 K^+ 浓度和 CV 与全因死亡率呈 U 型关系。时间平均血清 K^+ 浓度 < 3.5mmol/L 或 ≥ 5.5mmol/L 的 PD 患者与高 CV 和全因死亡率相关。另一方面，时间平均血清 K^+ 浓度 4.5 ~ 5.0mmol/L 与 CV 或全因死亡率无关。因此，E 选项正确。

这个研究指出，当血清 K^+ 浓度 < 3.5mmol/L 或 > 5.5mmol/L 时，PD 患者与 HD 患者的心血管死亡风险或全因死亡风险相似。因此，PD 患者应维持血清 K^+ 浓度在 4.5 ~ 5.0mmol/L。

推荐阅读

Torle'n K，Kalantar-Zadeh K，Molnar M Z，et al. Serum potassium and cause-specific mortality in a large peritoneal dialysis cohort. Clin J Am Soc Nephrol，2012，7：1272-1284.

17. 1 例 CAPD 患者每天的尿量为 250ml，他听说过生物相容性透析液，想了解更多关于这方面的信息。以下关于生物相容性透析液与标准葡萄糖溶液的陈述中，哪一项是正确的？

A.使用生物相容性溶液可以延缓无尿发生的时间

B.使用生物相容性溶液可降低腹膜炎发生率

C.最初，在使用生物相容性溶液的研究中，腹膜转运速率较高，并且在两年的时间里保持稳定

D.关于用生物相容性溶液保存残余肾功能（RRF）或尿量的研究利弊还不得而知

E.以上所有

答案：E

解析：标准的葡萄糖溶液在热灭菌过程中会产生葡萄糖降解产物（GDPs）。这些 GDPs 通过产生糖基化终末产物而具有全身性和膜毒性效应。因此，这与标准葡萄糖溶液中的 pH 5.5 不同，已开发出含有低 GDPs 和中性 pH（7.40）的腹透液。这些新的腹透液被称为生物相容性腹透液。有几项研究使用了这些生物相容性腹透液。Cho 等最近的一项综述评估了 24 项研究，这些研究使用乳酸盐 / 碳酸

氢盐缓冲的中性pH和低GDPs腹透液，在使用12个月后仍有更多的尿量和更高的RRF。他们得出结论，"使用这些生物相容的腹透液产生了临床相关的益处，而没有增加副作用。"这个结论包括12项使用葡聚糖腹透液的研究。

然而，Johnson等的balANZ试验显示生物相容性腹透液"平衡"尽管对保护RRF没有益处，但它延缓了无尿发生并降低了腹膜炎的发生率。因此，关于腹膜炎的数据是相互矛盾的。balANZ试验还表明，接受"平衡"腹透液治疗的患者最初的腹膜转运率较高，并在2年的观察中保持稳定。另一方面，用标准腹膜透析液治疗的患者，其腹膜转运逐渐增加。基于所有的研究，E选项正确。

正如Blake等指出的那样，需要对新开始PD的患者进行大规模研究来收集更多的证据，但可行性不高。因此，生物相容性腹透液在美国的广泛使用是有待商榷的。

推荐阅读

Blake P G, Jain A K, Yohanna S. Biocompatible PD solutions: many questions but few answers. Kidney Int, 2013, 84: 864-866.

Cho Y, Johnson D W, Craiq J C, et al. Biocompatible dialysis fluids for peritoneal dialysis. Cochrane Database Syst Rev, 2014, 3: CD007554.

Johnson D W, Brown F G, Clark M, et al. balANZ Trial Investigators: Effects of biocompatible versus standard fluid in peritoneal dialysis outcomes. J Am Soc Nephrol, 2012, 23: 1097-1107.

Johnson D W, Brown F G, Clark M, et al. balANZ Trial Investigators: The effect of low glucose degradation product, neutral pH versus standard peritoneal dialysis solutions on peritoneal membrane function. The balANZ trial. Nephrol Dial Transplant, 2013, 27: 4445-4453.

18.下列关于icodextrin的陈述哪一项是错误的？

A.Icodextrin是一种来源于淀粉的葡萄糖聚合物，具有等渗性，通过其膨胀效应而非晶体效应诱导超滤

B.它通常被用作CAPD和APD超滤衰竭患者的单一交换

C.Icodextrin已被证明在不降低血压的情况下改善血糖控制和血脂异常

D.不良反应包括高血糖、皮疹、低钠血症和无菌性腹膜炎

E.推荐给所有的糖尿病患者，因为它的费用很低

答案：E

解析：Icodextrin是由许多葡萄糖分子结合在一起的玉米淀粉制成的。在腹膜腔中，Icodextrin被分解成较小的单位，并被保留很长一段时间。这些小单位不会被腹膜吸收。它是一种等渗溶液，可提供类似于白蛋白的胶体压力。持续的超滤是通过小孔及长时间留腹达成的。水的运输不是通过水通道进行的，因为这些通道不受等渗刺激。Icodextrin在引起超滤的快速转运类型中特别有用。CAPD患者可以在夜间使用Icodextrin，APD患者可以在白天使用Icodextrin，以实现充分的液体清除。

除选项E外，以上所有陈述都是正确的。关于高血糖，Icodextrin被代谢成麦芽糖，麦芽糖被解读为含有非葡萄糖氧化酶的葡萄糖。这种假性的高血糖可能导致不必要的胰岛素和口服降糖药的使用。

一些患者（10%）可能会因淀粉诱导的过敏反应在躯干和四肢出现广泛性黄斑皮疹。低钠血症是由于液体从组织转移到血管内，导致低钠血症。一些患者可能还会发展成无菌性腹膜炎。

在糖尿病患者中使用Icodextrin的缺点是成本高。它比标准的葡萄糖腹透液更贵。所以，选项E错误。

Icodextrin已被证明具有良好的降血糖和降血脂作用。此外，也有一些证据表明，Icodextrin可以持续保存腹膜功能。

推荐阅读

Cho J, Johnson D W, Badve S, et al. Impact of icodextrin on clinical outcomes in peritoneal dialysis: A systematic review of randomized controlled trials. Nephrol Dial Transplant, 2013, 28: 1899-1907.

Cho Y, Johnson DW, Craig J C, et al. Biocompatible dialysis fluids for peritoneal dialysis. Cochrane Database Syst Rev, 2014, 3: CD007554.

Heimbürger O，Blake P G. Apparatus for peritoneal dialysis. //Daugirdas J T，Blake P G，Ing T S. Handbook of Dialysis 5th ed. Philadelphia：Wolters Kluwer，2015：408-424.

19. 1例31岁的女性因高血压肾病开始HD治疗。治疗6个月后，为了生活方便，患者要求换成PD。关于腹腔镜置管（外科）和透视下置管1年的并发症（机械和感染性）发生率，以下哪一项陈述是正确的？

A.透视下置管比外科置管具有更高的并发症发生率

B.外科置管比透视下置管更具成本效益

C.导管1年无并发症技术存活率透视下置管明显高于外科置管

D.导管1年无并发症技术存活率外科置管明显高于透视下置管

E.透视下置管和外科置管的并发症发生率没有差异

答案：C

解析：慢性PD导管放置需要专业知识和经验。导管插入的方法包括开放手术、腹腔镜和经皮穿刺置管术。虽然开放手术是最好的方法，但它需要全身麻醉及需要住院。腹腔镜置管术也需要全身麻醉；然而，经皮穿刺置管术只需要局部麻醉，并且可以在透视下完成。在这些手术中，腹腔镜检查是相当流行的。比较腹腔镜检查和透视检查技术的随机试验很少见。

沃斯和他的同事进行了一项这样的随机研究。在这项研究中，研究人员比较了在透视下置管或腹腔镜下进行首次安置PD导管患者的1年内因机械故障和感染并发症发生率。1年后，透析下置管组的无并发症导管存活率为42.5%，显著高于腹腔镜组的18.1%（选项C正确）。此外，腹腔镜组并发症更多，如腹膜炎、腹膜透析液渗漏和脐疝。此外，腹腔镜组的住院费用增加了1倍。然而，两组患者之间的1年总导管和患者存活率并无差异。作者得出结论，首次置入PD导管时采用透视下置管的方法在临床上是一种非劣势且经济有效的可替代手术腹腔镜置入的方法。

推荐阅读

Crabtree J H，Jain A. Peritoneal dialysis catheters，placement，and care. //Daugirdas J T，

Blake P G，Ing T S. Handbook of Dialysis 5th ed. Philadelphia：Wolters Kluwer，2015：425-450.

Guest S. Catheters and placement techniques. // Guest S. Handbook of Peritoneal Dialysis，2012：55-70.

Voss D，Hawkins S，Poole G，et al. Radiological versus surgical implantation of first catheter for peritoneal dialysis：A randomized non-inferiority trial. Nephrol Dial Transplant，2012，27：4196-4204.

20. PD导管有不同的形状和型号。然而，人们对这些导管的结果和寿命知之甚少。关于PD导管中袖带的类型和数量，下列哪一项陈述是正确的？

A.在直管和卷曲管之间没有观察到出口部位或腹膜感染的差异

B.在直管和鹅颈管之间没有观察到出口部位或腹膜感染的差异

C.单cuff导管和双cuff导管在出口部位或腹膜感染方面没有观察到差异

D.直管在1年和2年的存活率优于卷曲管

E.以上所有

答案：E

解析：腹膜导管功能障碍或失败是PD转为HD的重要原因。这种失败可能与导管类型有关。然而，没有明确的证据表明一种类型的导管在功能上优于另一种类型的导管。为了澄清这个问题，Hagen等对682项已确定的研究进行了回顾，并对11项随机对照研究进行了荟萃分析。考量的指标是出口部位感染、腹膜炎、导管存活、引流功能障碍、导管移位、渗漏和拔除导管。所有的导管都是通过手术置入的。结果显示，直管和鹅颈管之间以及单cuff和双cuff导管之间的结果没有任何差异。同样，除了存活率外，使用直管时，1年和2年的存活率显著提高（选项E正确）。因此，Meta分析认为带有双cuff的直管是更适合PD患者。

推荐阅读

Hagen S M，Lafranca J A，Ijermans JNM，et al. A systematic review and meta-analysis of the influence of peritoneal dialysis catheter type on complication rate and catheter survival. Kidney Int，2014，85：920-932.

Stylianou K G，Daphnis E K. Selecting the

optimal peritoneal dialysis catheter. Kidney Int，2014，85：741-743.

21.下列关于在腹膜透析置管准备（围手术期）期间预防性使用抗生素的陈述中，哪一项是错误的？

　　A.围手术期静脉（IV）应用抗生素可减少置管后腹膜炎

　　B.建议围手术期单剂量服用第一代或第二代头孢菌素以防止出口部位感染

　　C.由于万古霉素耐药肠球菌（Vre），通常不推荐常规使用单剂量万古霉素进行预防

　　D.围手术期预防性使用抗生素的选择应采用中心特异性药敏结果和以社区为基础的药敏结果

　　E.所有患者围手术期均应考虑万古霉素预防

　　答案：E

　　解析：已经表明，在放置腹膜透析导管之前使用抗生素可以预防伤口感染、导管相关感染，包括腹膜炎。因此，建议在PD导管置入前60min内静脉注射抗生素。虽然抗生素的选择并不是确定的，但通常推荐使用第一代或第二代头孢菌素。此外，抗生素的使用取决于中心特定的药敏结果，因为同一细菌的药敏结果在不同的中心和社区可能会有所不同。

　　虽然单剂量万古霉素优于单剂量头孢菌素，但由于VRE在儿童和成人患者中的存在定植，不推荐将万古霉素预防用药。因此，E选项是错的。

推荐阅读

Warady B A，Bakkaloglu S，Newaland J，et al. Consensus guidelines for the prevention and treatment of catheter-related infections and peritonitis in pediatric patients receiving peritoneal dialysis：2012 update. Perit Dial Int，2012，32：S29-S86.

22. 2年前，1例60岁的2型糖尿病妇女选择了APD方式，在每月的检查中，注意到出口处周围有直径10mm的红斑。患者没有疼痛或发热的症状。此外，导管皮下隧道也没有疼痛或发红。不确定这是出口部位感染（ESI），但你希望预防ESI。根据上述发现，以下哪种措施适合预防ESI？

　　A.口服头孢氨苄500mg，每天2次

　　B.每日使用2%莫匹罗星软膏和庆大霉素乳膏

　　C.庆大霉素乳膏，每天2次

　　D.多黏菌素软膏，每天2次

　　E. 2%莫匹罗星软膏，每天2次

　　答案：E

　　解析：ESI是腹膜炎的重要危险因素。最近的一项研究表明，即使在ESI得到适当治疗后，患有ESI的患者也会在30d内发生腹膜炎。因此，预防ESI是PD管理的一个重要方面。

　　ESI最常见的致病菌是金黄色葡萄球菌和铜绿假单胞菌。当出口处周围有红斑（直径＞13mm）、脓性分泌物、水肿或疼痛时，通常诊断为出口部位感染。红斑直径＜13mm可能代表感染，也可能不代表感染。然而，在这位糖尿病患者中，我们需要预防ESI。

　　该患者不建议口服头孢氨苄，因为并未有确诊ESI（选项A不正确）。莫匹罗星软膏、庆大霉素乳膏和多黏菌素软膏都可被用于预防ESI和继发出现的腹膜炎。庆大霉素乳膏的使用可以覆盖革兰阴性菌。然而，正如许多研究人员所报道的那样，常规使用庆大霉素乳膏已经造成了耐药性（选项C错误）。多黏菌素软膏的使用与真菌感染率的增加有关，故不推荐使用多孢菌素（选项D错误）。如徐等在一项系统综述（选项E正确）中所建议的那样，在金黄色葡萄球菌导致的ESI和腹膜炎的预防中，最好的预防用药是莫匹罗星。在没有充分证据的情况下，莫匹罗星和庆大霉素联合使用也是不合适的（选项B错误）。

推荐阅读

Warady B A，Bakkaloglu S，Newaland J，et al. Consensus guidelines for the prevention and treatment of catheter-related infections and peritonitis in pediatric patients receiving peritoneal dialysis：2012 update. Perit Dial Int，2012，32：S29-S86.

Xu G，Tu W，Xu C. Mupirocin for preventing exit-site infection and peritonitis in patients undergoing peritoneal dialysis. Nephrol Dial Transplant，2010，25：587-592.

23.上述患者的方案是使用莫匹罗星软膏，患者在2周内来复查出口部位。然而，由于她外出旅行，直到6周后她才来复查，并且她的莫匹罗星用完了。检查时发现出口部位出现了直径＞16mm的

红斑，少量脓性分泌物，触诊时伴有疼痛。导管隧道上的皮肤没有疼痛或红斑。患者的尿量是175ml。关于出口感染（ESI），以下哪种治疗策略是正确的？

A.继续使用莫匹罗星软膏

B.用盐水和过氧化氢溶液清洁出口部位

C.口服头孢氨苄

D.腹腔注射庆大霉素

E.腹腔注射氟康唑

答案：C

解析：该患者因红斑直径＞13mm并伴有脓性分泌物而诊断为ESI。患者出现ESI原因并不是莫匹罗星治疗无效，因为患者没有继续治疗。由于这是她的第一次出现ESI，在脓性分泌物的培养和药敏结果出来之前，建议每天2次口服头孢氨苄500mg以覆盖革兰阳性菌的经验性治疗方案可能是合理的。如果培养结果显示金黄色葡萄球菌，应继续治疗2周，直到出口部位恢复正常。因此，选项C是正确的。继续使用莫匹罗星并用双氧水清洁患处皮肤可能最终导致这名糖尿病患者出现导管相关性感染和腹膜炎。因此，选项A和B不正确。

该患者还有残余的肾功能。腹腔注射庆大霉素可导致残余的肾功能进一步减退（也可能导致耳毒性），选项D错误。真菌感染的可能性不大，因此选项E不正确。

如果头孢氨苄起效慢，应考虑使用利福平600mg/d。尽管克林霉素和多西环素可以覆盖社区获得性MRSA，但万古霉素也应该被用于治疗MRSA。

如果培养结果是假单胞菌，则需要两种药物：口服氟喹诺酮类药物是首选药物，其他抗假单胞菌药物如腹腔注射头孢他啶、头孢吡肟、哌拉西林或美罗培南也可以使用。在没有联用第二种抗假单胞菌药物的情况下，口服氟喹诺酮类药物会很快产生耐药性，这种双联抗生素的治疗方案应持续3周。

推荐阅读

Li PK T, Szeto CC, Piriano B, et al. Peritoneal dialysis-related infections recommendations: 2010 update. Perit Dial Int, 2010, 30: 393-423.

Szeto C C, Li PK T, Leehey D J. Peritonitis and exit-site infection. //Daugirdas J T, Blake P G, Ing TS. Handbook of Dialysis 5th ed. Philadelphia:

Wolters Kluwer, 2015: 490-512.

24. 1例PD患者因为导管出口部位有脓性分泌物并伴有疼痛前来就诊。然而，由于导管周围阵发性疼痛并不能确诊导管相关感染。挤压导管时也没有明显分泌物。下一步应该如何处理？

A.预约导管及导管出口部分进行超声检查

B.预约PET检查

C.预约血白细胞检查

D.仅限A

E.仅限C

答案：D

解析：出口部位和导管的物理检查可能无法发现隐匿性或未知的感染。超声检查不仅可以检测导管感染，还可以了解感染的程度。目前已有大量研究通过超声对导管感染进行了初步评估。导管和外cuff周围出现透声区则提示感染。一些人进行了血白细胞和PET检查，以评估导管感染。与超声相比，PET检查费用很高。连续超声评估可用于跟踪治疗效果、调整抗生素和拔除导管。由于成本和检查时间的原因，这些连续评估是其他检查难以达到的。因此，选项D正确。

这表明在抗生素治疗后，外cuff周围仍有厚度大于1mm的透声区和内cuff受累与不良临床结果有关。在铜绿假单胞菌感染中，不管超声结果如何，临床结果都很差。

推荐阅读

Karahan O I, Taskapan H, Yikilmaz A, et al. Ultrasound evaluation of peritoneal catheter tunnel in catheter related infections in CAPD. Int J Urol Nephrol, 2005, 37: 363-366.

Kwan T H, Tong M K H, Sue Y P, et al. Ultrasonography in the management of exit site infections in peritoneal dialysis patients. Nephrology, 2004, 9: 348-352.

Li PK T, Szeto C C, Piriano B, et al. Peritoneal dialysis-related infections recommendations: 2010 update. Perit Dial Int, 2010, 30: 393-423.

25. 1例60岁的糖尿病妇女接受自动腹膜透析（APD）治疗，夜间出现轻度腹痛。她否认发热。护士从导管中排出一些腹腔液，液体颜色是浑浊的。医师诊断为腹膜炎。下列关于腹膜炎的叙述中，哪一项是正确的？

A.白细胞计数＞100/μl，中性粒细胞计数＞50%提示腹膜炎

B.在APD患者中，由于停留时间短，尽管白细胞计数＜100/μl，但中性粒细胞计数＞50%提示腹膜炎

C.一旦怀疑腹膜炎，应进行经验性抗生素治疗

D.在透析液中添加肝素（500U/L）以防止纤维蛋白堵塞导管，对腹膜炎患者是有益的

E.以上所有

答案：E

解析：腹膜炎患者通常表现为轻到重度腹痛，并伴有浑浊的流出液。腹痛的程度因致病菌而异。与那些由于革兰阴性杆菌、金黄色葡萄球菌或链球菌导致严重腹痛的患者相比，感染凝固酶阴性病原体的患者出现的疼痛可能较轻。

以上所有陈述都是正确的（选项E）。一旦怀疑腹膜炎，应将流出液送去做细胞计数、革兰染色和培养。腹膜液一般不含白细胞。白细胞计数＞100/μl，中性粒细胞计数＞50%，即为腹膜炎。另一方面，如果白细胞计数＞100/μl且均为单核细胞，则很难诊断为腹膜炎。

在APD患者中，白天有留腹的患者的细胞计数可能与CAPD患者相似，在解释结果方面不会造成任何困难。然而，对于那些没有日间留腹（干腹）的APD患者，可灌入1L腹膜透析液，留腹1～2h后放出，并将流出液送去进行细胞计数。在这些患者中，中性粒细胞计数的百分比值比白细胞计数更重要。建议一旦怀疑腹膜炎，应立即开始经验性抗生素治疗，因为治疗不及时的腹膜炎会导致严重后果，如拔管、复发、改HD或死亡。

结果表明，在透析液中加入肝素可以防止纤维蛋白堵塞导管，从而避免导管失功。

即使在没有细菌的情况下，革兰染色也很有帮助，因为它可以检测出真菌。流出物培养物通常在70%～90%的情况下呈阳性，结果取决于培养技术。培养阴性腹膜炎不应超过20%。

推荐阅读

Li PK-T, Szeto C C, Piriano B, et al. Peritoneal dialysis-related infections recommendations: 2010 update. Perit Dial Int, 2010, 30: 393-423.

Szeto C C, Li PK T, Leehey D J. Peritonitis and exit-site infection. //Daugirdas J T, Blake P G, Ing TS. Handbook of Dialysis 5th ed. Philadelphia: Wolters Kluwer, 2015: 490-512.

26.肾病科医师想要对上述患者进行经验性抗生素治疗。下列关于腹膜炎治疗的叙述中，哪一项是正确的？

A.经验性治疗应包括革兰阳性菌和革兰阴性菌

B.应选择使用具有中心特异性的抗生素

C.对于革兰阴性菌，除非培养出MRSA，否则第一代头孢菌素如头孢唑林优于万古霉素

D.对于革兰阴性菌，第三代头孢菌素（头孢他啶）或氨基糖苷类药物（如果患者无尿）是首选药物。

E.以上所有

答案：E

解析：以上所有说法都是正确的（选项E）。腹膜炎的治疗通常首选腹腔内（IP）给药，而不是静脉注射和口服。重症患者需要静脉注射抗生素。CAPD和APD患者通常给予负荷剂量。在上述患者中，如果考虑腹腔给药，留腹时间应至少为4～6h。在她身上，负荷量也可以静脉注射。间歇或连续剂量的抗生素同样有效。

推荐阅读

Li PK T, Szeto C C, Piriano B, et al. Peritoneal dialysis-related infections recommendations: 2010 update. Perit Dial Int, 2010, 30: 393-423.

Szeto C C, Li PK T, Leehey D J. Peritonitis and exit-site infection. //Daugirdas J T, Blake P G, Ing TS. Handbook of Dialysis, 5th ed, Philadelphia, Wolters Kluwer, 2015: 490-512.

27.以下哪个感染相关的拔管适应证是正确的？

A.难治性腹膜炎

B.复发性腹膜炎

C.真菌性腹膜炎

D.难治性出口部位和隧道感染

E.以上所有

答案：E

解析：一般情况下，大多数腹膜炎患者在抗生素治疗后48h内表现出临床好转。然而，有几种情

况需要拔除导管，以便为将来的PD治疗保留腹膜功能。以上所有情况都需要拔除导管（E选项是正确的）。

难治性腹膜炎的定义是腹透液在使用敏感抗生素治疗5d后仍无改善。难治性腹膜炎的长期治疗可能导致腹膜损伤、机会性真菌感染、抗生素引起的不良反应、住院时间延长，甚至死亡。应立即拔除导管。

复发性腹膜炎被定义为在前一次发作结束后4周内同一种微生物引发发生的腹膜炎，或无菌腹膜炎。应立即拔除导管。

长期使用抗生素后，真菌感染很常见。诊断真菌性腹膜炎后立即拔除导管。

出口部位和隧道感染对抗生素和其他操作无效，需要拔除导管。

其他可以考虑拔除导管的适应证包括反复腹膜炎，以及由多种肠道细菌和分枝杆菌引起的腹膜炎。

推荐阅读

Li PK-T, Szeto C C, Piriano B, et al. Peritoneal dialysis-related infections recommendations: 2010 update. Perit Dial Int, 2010, 30: 393-423.

Szeto C C, Li PK T, Leehey D J. Peritonitis and exit-site infection. //Daugirdas J T, Blake P G, Ing T S. Handbook of Dialysis 5th ed. Philadelphia: Wolters Kluwer, 2015: 490-512.

28.下列哪种疾病状态会导致PD患者发生疝气的风险更高？

A.高血压

B.糖尿病

C.膜性肾病

D.成人显性多囊肾病（ADPKD）

E.局灶节段性肾小球硬化

答案：D

解析：疝气是长期PD的非感染性并发症之一。在上述所有疾病中，ADPKD是接受PD治疗时发生疝气的危险因素（选项D正确）。疝气的形成是由于留腹透析液容量大、坐姿和其他几种情况导致腹部压力增加所致。由于囊肿和透析液的负担，腹壁可能变薄，导致疝的形成。对于ADPKD患者，可通过白天干腹或白天短时留腹的APD预防疝形成。其他疾病可能不会导致疝气的形成。

推荐阅读

Kumar S, Fan SL-S, Raftery M J, et al. Long term outcome of patients with adult dominant polycystic kidney diseases receiving peritoneal dialysis. Kidney Int, 2008, 74: 746-751.

Guest S. Non-infectious complications. // Guest S. Handbook of Peritoneal Dialysis, 2012: 119-141.

29.44岁女性，使用2.5%葡萄糖2L交换剂进行CAPD治疗，以新发的呼吸短促和呼吸疼痛为主诉前来就诊。胸部X线显示右侧胸腔积液。诊断明确。以下哪项检查提示该患者存在腹膜-胸膜渗漏？

A.胸腔积液中乳酸脱氢酶水平高于血清水平

B.胸腔积液中的蛋白质水平高于血清水平

C.胸腔积液中的葡萄糖水平高于血清水平

D.胸腔积液和血清的血糖水平无差异

E.典型的胸腔积液是一种渗出液

答案：C

解析：胸腔积液，尤其是右侧的胸腔积液，是PD的并发症。原因可能是先天的，也可能是后天的。先天性膈肌缺损在透析1～2次后立即发生胸腔积液，而获得性缺损会导致晚期并发症。胸腔积液通常是漏出液而不是渗出液。

胸腔积液葡萄糖高于血清葡萄糖，这是提示腹膜-胸膜瘘或渗漏的最具诊断性的特征（选项C正确）。上述其他检查不能诊断PD治疗所致的胸腔积液。

推荐阅读

Bargman J M. Hernias, leaks, and encapsulating peritoneal sclerosis. //Daugirdas J T, Blake P G, Ing T S. Handbook of Dialysis 5th ed. Philadelphia: Wolters Kluwer, 2015: 513-520.

Guest S. Non-infectious complications. // Guest S. Handbook of Peritoneal Dialysis, 2012: 119-141.

30.1例56岁的糖尿病患者出现了恶心、呕吐、腹痛、腹胀、食欲缺乏和体重减轻的症状。患者已经维持CAPD治疗了12年，直到最近一般情况良好。患者的血红蛋白是111g/L，没有便血或腹泻的病史。虽然食欲缺乏已经出现有一段时间了，但其他的主诉症状是在2周前开始的。患者每天服用氯化钾20mmol治疗持续性低钾血症。其他药物包括胰岛素、赖诺普利、乳果糖和醋酸钙。腹部X线片显示肠管扩张，可能有梗阻，需要外科协助诊治。外科医师开了腹部增强CT检查。患者有3次腹膜炎发作。患者的超滤一直在缓慢下降。根据病史，以下哪一项是最有可能的诊断？

  A.糖尿病胃轻瘫

  B.结肠癌梗阻

  C.肠梗阻

  D.包裹性腹膜硬化（EPS）

  E.便秘

  答案：D

  解析：糖尿病胃轻瘫是一种可能，但患者没有服用任何促进胃肠动力的药物。此外，患者直到最近都很好（选项A错误）。

  结肠癌引起的梗阻可以解释一些体征和症状，没有腹泻或便血可以排除这种诊断（选项B错误）。

  低钾血症可引起肠梗阻，但症状的程度不支持这种诊断（选项C错误）。应该注意的是，低钾血症相当常见，因为透析液不含 K^+，并且患者还会通过透析液丢失 K^+。在该患者中，低钾血症不仅与透析损失有关，而且与胰岛素诱导的跨细胞移位有关。

  便秘，虽然在PD患者中很常见，但也不太可能，因为患者在服用乳果糖，而且他没有便秘症状（选项E错误）。

  根据患者的病史、腹膜透析时间、超滤缓慢丧失，以及腹膜炎发作，最有可能的诊断是EPS。在PD患者中，EPS是一种罕见但危及生命的长期并发症。最常见的危险因素是长时间PD。腹膜炎增加了EPS的风险。超滤失败表明EPS处于快速转运状态，这是伴随EPS而来的。其发病机制包括腹膜长期暴露在高糖环境，逐步进展的炎症。影像技术上可以通过腹部CT来诊断。

  EPS的临床表现可分为几个阶段，如表10.6所示。

  EPS发生后PD患者应考虑转为HD治疗，那些接受肾移植后的患者发生EPS的症状和体征与当前患者相似。

表10.6 EPS各阶段

临床分期	临床分类	临床表现
1	EPS前期	超滤失败、快速转运、蛋白水平、腹水、血性腹水、腹膜钙化
2	炎症期	发热、腹水、体重减轻、高水平的C反应蛋白
3	进展期或硬化期	恶心、呕吐、腹痛、便秘、腹部肿块
4	梗阻期	厌食、体重减轻、营养不良、腹部肿块

推荐阅读

Goodlad C, Brown E A. Encapsulating peritoneal sclerosis: What have we learned? Sem Nephrol, 2011, 31: 183-198.

Korte M R, Sampimon D E, Beties M G, et al. Encapsulating peritoneal sclerosis: State of affairs. Nat Rev Nephrol, 2011, 7: 528-538.

  31.腹部CT检查结果可靠。以下哪一种影像学表现提示EPS？

  A.壁腹膜和脏层腹膜增厚

  B.腹膜钙化

  C.肠管扩张和腹腔分离

  D.肠壁增厚和茧腹

  E.以上所有

  答案：E

  解析：以上腹部CT表现均已在EPS患者中描述。因此，选项E正确。结果表明，这些影像学的敏感性为100%，特异性为94%。

  无症状患者腹部CT扫描可能未发现任何异常。目前尚无的生物标志物来检测无症状患者的EPS。随着时间的推移，影像学检查可发现证据。当小肠被增厚的内脏腹膜包裹时，可观察到蚕茧样外观。

推荐阅读

de Sousa E, del Peso-Gilsanz G, Baso-Rubio M A, et al. Encapsulating peritoneal sclerosis in peritoneal dialysis. A review and European initiative for approaching a serious and rare disease. Nefrologia, 2012, 32: 707-714.

Goodlad C, Brown E A. Encapsulating peritoneal sclerosis: What have we learned? Sem Nephrol, 2011, 31: 183-198.

Korte M R, Sampimon D E, Beties M G, et al. Encapsulating peritoneal sclerosis: State of affairs. Nat Rev Nephrol, 2011, 7: 528-538.

32.关于EPS的治疗，以下哪一种治疗方式被采用过，并取得了一定的成功？

A.营养支持

B.三苯氧胺

C.激素

D.外科手术

E.以上所有

答案：E

解析：上述所有策略都已尝试过，并取得了不同程度的成功。一旦确诊，应开始肠内或全胃肠外营养（TPN）支持。需要充足的食物供应来改善所有患者的营养不良和低蛋白血症。TPN易感染，因此，仔细监测生命体征很重要。通常情况下，如果患者能耐受少量的食物，肠内营养比TPN更好。

三苯氧胺是雌激素受体的选择性抑制剂。它有潜在的抗纤维化作用，可能通过抑制TGF-β的产生。单独使用三苯氧胺或与糖皮质激素联合使用产生了令人满意的结果，但经验仅限于病例报告和小型队列研究。值得注意的是，三苯氧胺在长期PD患者和那些具有快速转运特性的患者中的使用产生了有希望的结果。然而，仍需要随机研究来证实在这些患者中预防性使用三苯氧胺是否有效。

除此之外，我们还应注意到三苯氧胺的不良反应，比如会增加血栓栓塞事件和子宫内膜癌的风险。

像三苯氧胺一样，糖皮质激素已经单独使用或与三苯氧胺联合使用，效果各不相同。

手术似乎是治疗晚期EPS最成功的干预手段。经验丰富的外科医师可降低死亡率，治愈率为70%～80%。外科手术包括粘连松解和腹膜切除，同时避免切开肠段。

应该注意的是，EPS是一种严重的并发症，早期临床的诊断是非常必要的，以防止疾病的进展。

推荐阅读

de Sousa E, del Peso-Gilsanz G, Baso-Rubio M A, et al. Encapsulating peritoneal sclerosis in peritoneal dialysis. A review and European initiative for approaching a serious and rare disease. Nefrologia, 2012, 32: 707-714.

Goodlad C, Brown E A. Encapsulating peritoneal sclerosis: What have we learned? Sem Nephrol, 2011, 31: 183-198.

Korte M R, Sampimon D E, Beties M G, et al. Encapsulating peritoneal sclerosis: State of affairs. Nat Rev Nephrol, 2011, 7: 528-538.

（陈　瑾　吕理哲　译）

第11章

肾 移 植

1. 1例26岁的乙二醇中毒男子出现不可逆的脑损伤和急性肾损伤。患者连续1周进行静脉-静脉血液透析滤过，脑功能没有改善。家人决定捐献患者的器官，患者被宣布脑死亡。在采集供体时，供体肾脏预计会发生以下哪一种免疫事件？

A.损伤激活的分子模式（DAMPs）溢出到组织环境中

B.DAMPs激活间质树突状细胞

C.死亡供体的脑死亡导致血压波动，导致肾脏缺血/缺氧

D.脑死亡伴随着激活免疫细胞、内皮细胞和小管上皮细胞的细胞因子的大量释放

E.上述全部

答案：E

解析：供肾不仅包括肾小球、系膜、肾小管细胞和内皮，还包括具有吞噬功能的免疫细胞，如间质中的树突状细胞。这些细胞通常处于休眠状态，并在脑死亡后由流向肾脏的低血流量激活。由于缺血，供体肾脏中的细胞死亡并释放出诸如DAMPs的分子。例如尿酸、三磷酸腺苷、热休克蛋白、脱氧核糖核酸、核糖核酸和糖胺聚糖等都属于DAMPs。DAMPs通过与供肾上皮细胞、内皮细胞和间充质细胞上的受体结合来激活树突状细胞。这些受体包括toll样受体和核苷酸结合寡聚化结构域样受体。DAMPs及其受体之间的相互作用引发炎症细胞因子，吸引受体炎症细胞。因此，甚至在移植到受体之前，供体肾脏就已经被免疫激活。

常驻树突状细胞被激活的方式之一是通过供体肾血流量低引起的肾缺血/缺氧。脑死亡最初导致高血压，然后是低血压。血压的这些波动最终导致缺血，从而在供肾中引发免疫事件。因此，选项E正确。

推荐阅读

John R, Nelson P J. Dendritic cells in the kidney. J Am Soc Nephrol, 2007, 18: 2628-2635.

McKay D B, Park K, Perkins. What is transplant immunology and why are allografts rejected?//McKay D B, Steinberg S M. Kidney Transplantation. A Guide to the Care of Kidney Transplant Recipients. New York: Springer: 25-39.

Reis e Sousa C. Activation of dendritic cells: translating innate into adaptive immunity. Curr Opin Immunol, 2004, 16: 21-25.

2.在移植免疫生物学中，人类主要组织相容性复合物（MHC）在先天（天然）和适应性免疫系统中都起着重要作用。关于MHC和肾移植，以下哪一项陈述是正确的？

A.MHC包含一组位于6号染色体短臂上的基因

B.MHC基因高度多态（多样），每个个体从每个父母那里继承一套基因

C.在人类中，MHC抗原和主要人类白细胞抗原可以互换使用

D.在三类人类白细胞抗原基因中，只有一类和二类人类白细胞抗原基因对肾移植是重要的

E.上述全部

答案：E

解析：很明显，所有的表述都是正确的。成功的器官移植依赖于由人类白细胞抗原（MHC）基因编码的供体和受体人类白细胞抗原。这些抗原被称为同种抗原（一种细胞或组织抗原，存在于物种的某些成员中，但不存在于其他成员中），被认为是外来抗原。这些同种抗原（蛋白质）的基因

聚集在6号染色体的短臂上。因为MHC基因也称为人类白细胞抗原基因，是多态的，这些基因的产物也是多态的。2010年，世界卫生组织引入了一个新的分类，包括所有人类白细胞抗原基因及其产品。

HLA抗原基因分为3类：HLA-Ⅰ类、HLA-Ⅱ类和HLA-Ⅲ类。HLA-Ⅰ类基因包括HLA-A、HLA-B和HLA-C基因，存在于所有有核细胞的细胞表面。HLA-Ⅱ类基因包括HLA-DP、HLA-DQ和HLA-DR；这些基因编码的蛋白质存在于抗原呈递细胞中，如树突状细胞、巨噬细胞、B细胞、内皮细胞和一些上皮细胞。只有HLA-Ⅰ类和HLA-Ⅱ类基因及其抗原参与肾移植。

HLA-Ⅲ类基因编码补体蛋白、热休克蛋白和组织坏死因子，在肾移植中不起重要作用。

在移植免疫生物学中，尽管B细胞非常重要，但排斥的效应细胞主要是T细胞。T细胞识别抗原的能力取决于这些抗原与Ⅰ类或Ⅱ类HLA蛋白的关联。例如，辅助性T细胞（CD4）对与Ⅱ类蛋白质相关的抗原有反应，而细胞毒性T细胞（CD8）对Ⅰ类蛋白质有反应。因此，移植的排斥或耐受依赖于供体细胞上的Ⅰ类或Ⅱ类HLA蛋白。一般来说，Ⅱ类蛋白质在这些过程中起主要作用。供体和受体之间Ⅰ类和Ⅱ类抗原的匹配对肾移植的成功至关重要。然而，许多移植也是在6种抗原不匹配的情况下成功完成的。

推荐阅读

Fuggle S V，Taylor C J. Histocompatibility in kidney transplantation. //Kidney Transplantation：Principles and Practice.Morris P J，Knechtle S J，7th ed. Edinburgh：Elsevier/Saunders，2014：142-160.

Sayegh M H，Chandraker A. Transplantation immunobiology. //Taal M W，Chertow G M，Marsden PA，et al.Brenner & Rector's The Kidney 9th ed. Philadelphia：Elsevier Saunders，2012：2468-2494.

3. 对于任何成功的肾移植，应考虑以下哪一种免疫屏障？

A.血型不合

B.错配的HLA抗原

C.受体体内的抗供体HLA抗体

D. Rh因子阳性

E. A、C、D

答案：E

解析：肾移植前，供体和受体都要接受一定的检查以防止排斥反应。这些检查包括血型匹配、HLA抗原匹配和抗HLA抗体检测。移植成功的第一个障碍是血型不匹配（选项A正确）。有4种血型：A、B、AB和O型。在美国最常见的血型是A和O（42%～44%）。血型A和B基团是糖基化的，而O型基团缺乏糖基化。A型或B型血型的个体产生相反类型的天然抗体，O型血型的个体产生A型和B型两种抗体。由于O型缺乏糖基化部分，A型和B型都不能产生O型抗体。因此，O型供体器官可以移植到A型、B型和AB型患者身上。然而，出于伦理原因，实际操作中并不会这么做，为防止O型受体的可用移植物耗尽，O型移植物一般优先匹配给O型受体。ABO血型不合的肾脏移植后，由于预形成抗A和（或）抗B抗体，立即被排斥。表11.1显示了献血者和受血者血型之间的血液相容性。

表11.1 血管兼容性

受者血型	与受者相关供者血型
A	A，O
B	B，O
AB	A，B，AB，O
O	O（A*）

*.某中心可接受A型血供体移植给O型血受体

第二个屏障是错配的HLA抗原。尽管近年来取得了许多进展，HLA抗原匹配仍然是移植物存活的主要决定因素。没有错配的移植物存活率比有一个错配的移植物存活率高得多。然而，有学者对HLA抗原匹配问题提出了疑问，因为在非洲裔美国人中，HLA抗原匹配对移植物存活没有益处。最近的一项综述得出结论，HLA配型仍应该继续实施，因为更好的匹配可以减少免疫抑制剂的使用。这一结论是基于：①冷缺血时间（因为时间越长对移植物存活有负面影响）对移植物存活的影响高于热缺血；②由于高剂量的免疫抑制剂，HLA不匹配的患者常因恶性肿瘤住院；最后，HLAⅡ类抗原的错配似乎与移植后4～6年供体特异性抗体的产生相关。由此可见，HLA匹配是很重要的（选项B正确）。

第三个障碍是抗供体HLA抗原抗体的存在。如果不脱敏，这些供体特异性抗体会导致超急性排斥反应的发生，并限制同种异体移植物的存活。移植前，进行交叉配型测试，以确定这些抗体是否存在（选项C正确）。

最后一个障碍是次要HLA抗原的存在，对此目前还没有非常清楚的研究结果。HLA抗原完全相同的同胞受体依然需要小剂量的免疫抑制治疗，表明了这种次要HLA抗原的存在。

恒河猴（Rh）因子阴性或阳性在肾移植中不是问题，因为肾脏不表达该血型。因此，选项D错误。

推荐阅读

Santos R D，Langewisch E D，Norman D J. Immunological assessment of the transplant patient. //Weir M R，Lerma E V. Kidney Transplantation. Practical Guide to Management. New York：Springer，2014：23-34.

Süsal C，Opelz G. Current role of human leukocyte antigen matching in kidney transplantation. Curr Opin Transplant，2013，18：438-444.

4. 除了上述检测之外，在移植手术前交叉配型试验对于检测受体中的抗HLA抗体也是必要的。以下哪一项测试不用于检测受体体内的抗HLA抗体？

A.补体依赖细胞毒性试验（NIH-CDC）

B.抗人球蛋白强化试验（AHG-CDC）

C. T细胞和B细胞流式细胞试验

D.固相珠或酶联免疫吸附试验

E.群体反应抗体试验

答案：E

解析：在器官移植领域，交叉配型试验的作用是识别受体血清中可导致超急性排斥或早期移植失败的抗体。最早期的检测方式是灵敏度非常低的NIH-CDC；这种测试的灵敏度随后由于AHG试验的加入而增加。流式细胞交叉配型测试进一步提高了检测的灵敏度，灵敏度最高的测试是固相珠或酶联免疫吸附试验（选项A～D正确）。PRA测试是一种筛查测试，用于筛查全国尸体供者等候名单上的患者。因此，选项E错误。

表11.2列出了受体同种抗体的各种检测方法。

表11.2 各种同种抗体检测分析

检测项目	灵敏度
筛选检测	
群体反应性抗体（仅T细胞）	
供体特异性抗体检测	
固相微珠或ELISA	
抗HLA-Ⅰ类抗体检测	
补体依赖微量T细胞淋巴细胞毒（NIH-CDC）	非常低
抗人球蛋白-补体依赖性T细胞毒法AHG-CDC	较低
补体依赖-流式细胞术-T细胞淋巴细胞毒交叉配型（Flow-CDC）	较高
固相微珠或ELISA	非常高（最高）
Ⅰ类和Ⅱ类HLA抗原抗体测试	
补体依赖微量B细胞淋巴细胞毒（NIH-CDC）	较低
补体依赖-流式细胞术-B细胞淋巴细胞毒交叉配型（Flow-CDC）	较高
固相微珠或ELISA	非常高（最高）

读者可以参考以下关于这些检测技术方面的读物。

推荐阅读

Fuggle S V，Taylor C J. Histocompatibility in kidney transplantation. //Kidney Transplantation：Principles and Practice. Morris P J，Knechtle S J 7th ed. Edinburgh：Elsevier/Saunders，2014：142-160.

Mulley W R，Kanellis J. Understanding crossmatch testing in organ transplantation：A case-based guide for the general nephrologist. Nephrology，2011，16：125-133.

Santos R D，Langewisch E D，Norman D J. Immunological assessment of the transplant patient. //Weir M R，Lerma E V. Kidney Transplantation. Practical Guide to Management. New York：Springer，2014：23-34.

5. 等待尸体供肾的患者需要对他们进行抗体筛查。在筛查这些患者时，以下哪项抗体检测最重要？

A.血型B抗体

B.血型A抗体

C.血型 AB 抗体

D.群体反应抗体

E.以上都不是

答案：D

解析：在全国范围内等待死亡供体肾的受者中，最重要的筛查试验是 PRA 检测，其表达范围为 0 ～ 100%（选项 D 正确）。该试验是通过代表一般人群个体的淋巴细胞检测受体血清来完成的。大多数实验室使用 30 ～ 50 名受试者的淋巴细胞进行测试。PRA 为 0 表示没有针对普通人群的抗体。另一方面，如果受体的 PRA 为 30，这表明 30% 的人是不适合的肾脏捐赠者。百分比越高，等待时间越长，肾移植的可能性越小。笔者建议不要进行这种检测，因为它可能错误地提高了百分比。此外，该筛选检测不应与交叉配型检测混淆。从 A ～ C 选项的测试检测不是筛选检测。

推荐阅读

Milfrod E L, Guleria I. What is histocompatibility testing and how is it done?//McKay DB, Steinberg S M. Kidney Transplantation. A Guide to the Care of Kidney Transplant Recipients. New York：Springer，2010：41-55.

Murphey C L, Forsthuber T G. Trends in HLA antibody screening and identification and their role in transplantation. Expert Rev Clin Immunol，2008，4：391-399.

6.新的死亡捐献者肾脏分配系统已于 2014 年 12 月 4 日修订并实施。在设计移植后估计存活率（EPTS）时，下列哪个变量被包括在内？

A.患者的年龄

B.透析时间

C.糖尿病状况

D.既往器官移植病史

E.上述全部

答案：E

解析：经修订的肾脏分配制度是在移植专业人员和有捐献和移植经验的人的参与下制订的。该系统建立在两个设计上，以改善肾脏的分配：EPTS 和 KDPI（肾脏捐赠者概况指数）。EPTS 是一种评估受者移植后预期存活率的工具。它是建立在 4 个变量上的：患者的年龄、透析时间、糖尿病状况和以前实体器官移植的数量（选项 E 正确）。分数是根据这些变量计算的，用 0 ～ 100% 表示。与评分 > 20% 的患者相比，评分 < 20% 的患者移植的肾脏预计会持续更长时间。

KDPI 纳入了 10 个提供移植后肾移植失败相对风险的供体因素。因此，KDPI 可用来衡量捐助者的质量。KDPI 只适用于尸体供者，不适用于在活体供者。较低的 KDPI 分数表明较高的捐赠者质量，而较高的 KDPI 分数与较低的捐赠者质量相关。表 11.3 显示了 10 个供体因子（变量）。

表 11.3 KDPI 的供者因素

年龄
身高
体重
种族
高血压史
糖尿病史
死因
血清肌酐
丙型肝炎
循环死亡状态（脑死亡或心血管死亡）后的捐献

EPTS 评分用于将等候名单上的患者分为前 20% 和后 80%。前 20% 将获得移植后存活时间最长的肾脏。基于 EPTS 和 KDPI，肾脏按 4 个顺序分配：

顺序 A：前 20% KDPI 肾分配给 20% EPTS 受体。

顺序 B：KDPI 值在 20% ～ 35% 的肾脏，优先分配儿童等候者。

顺序 C：肾脏 KDPI 值 20% ～ 85%。

顺序 D：肾 KDPI 值 > 85%，改良扩大标准供体（ECD）（年龄较大的候选人受益于序列 D）。

因此，这种新的分配肾系统可以满足效率和公平的原则。

推荐阅读

Friedenwald J J, Samana C J, Kasiske B L, et al. The kidney allocation system. Surg Clin N Am，2013，93：1395-1406.

Rao P S, Schaubel D E, Guidinger M K, et al. A comprehensive risk quantification score for deceased donor kidneys：The kidney donor risk index. Transplantation，2009，88：231-236.

7.关于移植肾抗体的存在和排斥，以下哪一项是正确的？

A.抗HLA抗原的抗体导致急性排斥反应

B.当前而非过去血清中抗HLA-A和HLA-B抗原的IgM抗体是排斥的高度预测

C.自身免疫病（如狼疮）诱导的抗体在排斥反应中不起重要作用

D.药物（肼屈嗪、奎尼丁）诱导的抗体在排斥反应中有重要作用

E.A、B、C

答案：E

解析：以上除选项D外的说法都是正确的（选项E）。狼疮或药物诱导的抗体是IgM同种型，在肾移植中不重要，因为它们不介导排斥反应（选项D错误）。然而，IgM抗体可以导致交叉配型阳性。

推荐阅读

McKay D B，Park K，Perkins. What is transplant immunology and why are allografts rejected?//McKay DB，Steinberg SM（eds）. Kidney Transplantation. A Guide to the Care of Kidney Transplant Recipients. New York：Springer，2010：25-39.

Milfrod EL，Guleria I. What is histocompatibility testing and how is it done?//McKay D B，Steinberg S M. Kidney Transplantation. A Guide to the Care of Kidney Transplant Recipients. New York：Springer，2010：41-55.

8.42岁高加索女性，将肾脏捐献给患有Alport综合征的儿子。捐献肾脏时，eGFR 96ml/min，血压128/74mmHg，血糖和尿液分析正常。目前，患者正在一名肾病学专家处随访健康相关问题。关于移植后的医疗状况，以下哪一项是正确的？

A.她的eGFR可能会降低，但这种降低与对照组（有两个肾）相当

B.她可能出现蛋白尿/蛋白尿（蛋白尿＞500mg/d），高于对照组

C.她很可能会患上高血压（血压＞140/90mmHg）

D.她到ESRD的进展很难评估，因为ESRD的发展有争议

E.上述全部

答案：E

解析：供体术后并发症的发生相当普遍。供者肾功能似乎并未出现恶化，eGFR的预期下降与对照组相似（选项A正确）。然而，eGFR＜60ml/min的风险与年龄较大、女性和较高的体重指数有关。对活体供体蛋白尿/蛋白尿的随访显示，约12%的患者在7～12年后出现蛋白尿/蛋白尿（选项B正确）。高血压的发展很常见，据报道约有30%的供肾者发生高血压（选项C正确）。捐赠后发展为ESRD的结果喜忧参半。一些研究表明没有进展，一些研究报告了进展。在后一项研究中，发现捐献15年后ESRD的发病率为0.3%，而对照组为0.04%（增加了15倍）。此外，另一项研究显示，与对照组相比，在捐献后7.8年，ESRD的发育增加了7.4倍。因此，进展到ESRD是有争议的（选项D正确）。

推荐阅读

Ibrahim H N，Foley R，Tan L，et al. Long-term consequences of kidney donation. N Engl J Med，2009，360：459-469.

Reule S，Matas A，Ibrahim H N. Live donor transplantation. //Weir M R，Lerma E V. Kidney Transplantation. Practical Guide to Management. New York：Springer，2014：75-84.

9.1例40岁的女性愿意将肾脏捐献给患有2型糖尿病的女儿。体重指数38kg/m²，血压142/92mmHg，24h蛋白尿310mg。她有复发性草酸钙结石的病史。关于她的肾脏捐赠，以下哪一项陈述是正确的？

A.她体重超标不适合捐赠

B.她的血压过高可能会使她无法捐献

C.她的蛋白尿表明潜在的肾小球疾病

D.与体重较轻的供体相比，她的手术相关并发症风险并不会增加

E.上述全部

答案：E

解析：以上说法都是正确的（选项E）。在许多移植中心，BMI＞35kg/m²被认为是捐赠的相对禁忌证。建议肥胖个体在捐赠前将BMI降至25kg/m²以下，因为肥胖＞25kg/m²与ESRD相关。不受控

制的高血压（动态血压＞140/90mmHg）也是捐献的相对禁忌证。但是，如果捐献者年龄＞50岁，eGFR＞80ml/min，尿液分析正常，则可行肾脏捐献。

310mg/d的蛋白尿通常表明潜在的肾小球疾病。由于蛋白尿是肾脏和心血管疾病进展的危险因素，对于蛋白尿＞300mg/d且伴有或不伴有高血压的患者，不宜作为供肾者。一般来说，肥胖供肾者在肾切除术中比瘦供肾者经历更多的手术并发症；然而，一些研究报道称并没有手术风险。肾结石复发是肾移植的禁忌证。减肥可以改善代谢综合征的许多状况，并使肥胖供者适合捐肾。此捐献者有许多与健康有关的问题，使她不适合捐献肾脏。

推荐阅读

Reule S，Matas A，Ibrahim H N. Live donor transplantation. //Weir M R，Lerma E V. Kidney Transplantation. Practical Guide to Management. New York：Springer，2014：75-84.

Srinivas T R，Meier-Kriesche H U. Obesity and kidney transplantation. Sem Nephrol，2013，33：34-43.

10. 1例50岁的妇女，3个孩子的母亲，慢性肾病Ⅴ期行血液透析2年。在移植前，她的交叉配型检测发现有较高的抗HLA抗体滴度。以下哪一种暴露与抗体的产生有关是正确的？

A.妊娠

B.输血

C.既往器官移植病史

D.自身免疫病

E. A，B，C

答案：E

解析：与抗ABO抗体不同，抗HLA抗体不是自然产生的。HLA抗原的暴露和随后抗HLA抗体的产生出现在以下3种情况：妊娠、输血和既往的移植史（选项E正确）。自身免疫病诱导的抗体（IgM同种型）不参与肾移植排斥反应。因此，选项D错误。

推荐阅读

Santos R D，Langewisch E D，Norman D J. Immunological assessment of the transplant patient. //Weir M R，Lerma E V. Kidney Transplantation. Practical Guide to Management. New York，Springer，2014：23-34.

11.由于抗HLA抗体的存在，上述的该受体高度致敏。以下哪种干预措施有助于患者脱敏（去除抗体）？

A.血浆置换

B.静脉注射丙种球蛋白

C.免疫吸附

D.利妥昔单抗

E.上述全部

答案：E

解析：以上所有的干预方式都是单独或结合使用来使患者脱敏的，结果喜忧参半（选项E正确）。然而，尽管使用了这些技术，具有非常高滴度的患者仍然保留了一些抗体。抗体滴度升高的患者会出现同种异体移植物的急性和慢性排斥反应。然而，尽管存在一些抗人类白细胞抗原抗体，一些患者在移植后仍能维持移植物存活和肾功能数年。脾切除术、eculizumab（C5a和C5b的抑制剂，可防止末端补体复合物C5b-9的形成）和蛋白体抑制剂（硼替佐米）也被用作脱敏程序。

推荐阅读

Abu Jawdeh B G，Cuffy M C，Alloway R R，et al. Desensitization in kidney transplantation：review and future perspectives. Clin Transplant，2014，28：494-507.

Jordan S C，Pescovitz M D. Presensitization：the problem and its management. Clin J Am Soc Nephrol，2006，1：421-432.

Marfo K，Lu A，Ling M，et al. Desensitization protocols and their outcome. Clin J Am Soc Nephrol，2011，6：922-936.

12.脱敏后预计会出现以下哪种效果？

A.真菌感染概率增加

B.急性抗体介导的排斥反应（AMR）概率增加

C.慢性同种异体移植物肾病概率增加

D.患者存活率增加

E.上述全部

答案：E

解析：脱敏治疗价格不菲，与非致敏组或安慰剂组相比，这些治疗与真菌感染增加、急性抗体介导的排斥反应率增加及亚临床和慢性抗体介导的排斥反应增加有关。约翰·霍普金斯大学的一项研究报告称，与透析患者相比，血浆置换/IVIG治疗后患者的存活率有所提高。由此可见，选项E正确。

推荐阅读

Marfo K, Lu A, Ling M, et al. Desensitization protocols and their outcome. Clin J Am Soc Nephrol, 2011, 6: 922-936.

Montgomery R A, Lonze B E, King K E, et al. Desensitization in HLA-incompatible kidney recipients and survival. N Engl J Med, 2011, 365: 318-326.

13. 1例72岁的非肥胖妇女想将自己的肾脏捐献给她50岁的独生女，她患有高血压性肾硬化，eGFR＜15ml/min。她联系了几个移植中心，其中一个中心决定优先进行移植。下列关于老年供体移植物和受体存活率的陈述中，哪一项是正确的？

A.老年人和年轻供体之间的移植物存活率相似

B.与年轻供体相比，老年供体肾移植受者的死亡率并不高

C.年龄较大（＞70岁）捐赠者的肾脏不应用来移植

D.70岁以上供体的肾脏移植与移植物存活率降低和死亡率增加相关

E.在母亲和女儿之间进行移植时，交叉配型是不必要的

答案：D

解析：一些研究表明，与年轻供体相比，老年供体的肾移植排斥率更高，移植物功能更低，移植物存活率更低（选项A错误）。然而，其他研究表明，老年和年轻供体之间的移植物存活率没有差异。就受体死亡而言，供体年龄是受体死亡的风险因素，受体死亡归因于年龄相关的肾功能下降（或血清肌酐升高）和相关的心血管疾病（选项B错误）。最近，一些中心接受70岁以上供体的肾脏捐赠（选项C错误）。交叉配型是强制性的，即使在亲属活体之间也是如此，以评估供体特异性抗体（选项E错误）。

Berger等的一项研究表明，在移植后1年、5年和10年，70岁或以上活体供体的移植物存活率

远低于50～59岁供体的移植物存活率。同样，接受年龄较大（＞70岁）肾脏的患者存活率比接受年龄较小（50～59岁）肾脏的患者存活率低得多。实际数据如表11.4。

因此，接受年龄＞70岁的供体肾脏的受体与接受较年轻供体肾脏的受者相比，移植失败率更高，患者存活率更低（选项D正确）。有趣的是，与年龄相当的普通人群相比，捐赠者的存活率没有差异。

表11.4　肾脏资料

年数	移植物存活率（%）老年/年轻	受体存活率（%）
1	7.4/5.0	93.1/96.4
5	14.9/12.0	74.5/83.3
10	38.3/21.6	56.2/64.2

推荐阅读

Berger J C, Muzaale A D, James N, et al. Living kidney donors ages 70 and older: Recipient and donor outcomes. Clin J Am Soc Nephrol, 2011, 6: 2887-2893.

Reule S, Matas A, Ibrahim H N. Live donor transplantation. //Weir M R, Lerma E V. Kidney Transplantation. Practical Guide to Management. New York: Springer, 2014: 75-84.

14. 1例40岁的妇女接受肾脏捐赠评估。除显微镜下血尿外，所有相关检查均为阴性。她15d前有月经来潮。尿沉渣在相差显微镜下显示6个变形的红细胞。你建议对这位捐献者进行以下哪一项检查？

A.肾脏超声

B.肾脏CT

C.肾活检

D.恶性肿瘤检查

E.肾结石的治疗

答案：C

解析：目前尚没有前瞻性研究评估活体供体的血尿问题，尽管病例报告表明肾小球异常的供体肾在供体和受体中都有良好的短期预后。

一般来说，具有每高倍视野3～5个同形红细胞的孤立性血尿不是肾移植的禁忌证。另一方面，变形红细胞表明肾小球起源和疾病。在红细胞变

形的供体中，肾活检可用于评估IgA肾病、基底膜薄或Alport综合征（选项C正确）。如果捐献者患有IgA肾病，她将被禁止捐献。如果薄基底膜肾病患者没有蛋白尿、高血压或肾功能下降，一些中心可能会接受患者的肾脏捐献。如果捐献者是Alport综合征的携带者，并且肾功能正常，没有蛋白尿或高血压，即使存在显微镜下血尿，她也可以捐献肾脏。另一方面，如果活检显示Alport综合征的病理，则不应作为供体，因为受体可能会发展成抗GBM抗体疾病。该供体的所有其他检查可能无法提供足够的信息。

推荐阅读

Ierino F，Kanellis J. Donors at risk：haematuria. Nephrology，2010，15：S111-S113.

Yachnin T，Iaina A，Schwartz D，et al. The mother of an Alport's syndrome：a safe kidney donor? Nephrol Dial Transplant，2002，17：683.

15. 图11.1显示了移植后受体适应性免疫系统的激活。免疫抑制药物作用于激活的适应性免疫系统的几个步骤。图中所示的字母与表格中的免疫抑制剂匹配：

字母	免疫抑制剂
A	OKT3，ATG，Belatacept，Alefacept
B	环孢素，他克莫司
C	Daclizumab，Basiliximab
D	霉酚酸酯、硫唑嘌呤、西罗莫司、JAK3抑制剂

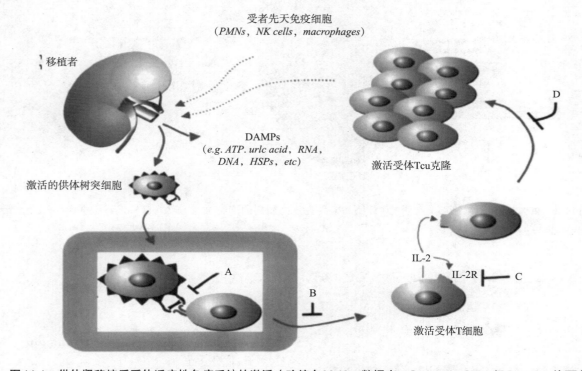

图11.1 供体肾移植后受体适应性免疫系统的激活（改编自McKay数据库，Steinberg SM，经Springer许可）

答案：A＝1；B＝2；C＝3；D＝4

一旦移植了供体肾脏，就会发生几个重要的反应，如问题1所述。

首先，受体暴露于供体肾脏释放的DAMPs（损伤激活分子模式）并激活树突细胞。激活的树突细胞进入受体的淋巴结，在那里遇到幼稚的T细胞并激活他们。这种刺激还需共刺激分子（CD28，CTLA）的参与。含有HLA抗原的树突状细胞和T细胞受体之间的相遇是细胞排斥的关键起始步骤。T细胞受体包含α链和β链及CD3链。CD3链是OKT3（A）的靶。树突细胞和T细胞受体的结合被称为"免疫突触"，由供体HLA抗原、受体T细胞受体和CD 4或CD 8分子、共刺激分子和黏附分子组成。Belatacept阻断共刺激分子（A）。

其次，T细胞的激活通过三种细胞内信号通路发生：①钙调神经磷酸酶通路；②丝裂原活化蛋白激酶（MAPK）途径；③JAK/STAT（Janus激酶/信号转导子和转录激活子）途径。前两种途径导致IL-2的产生，IL-2与T细胞上的受体（IL-2R）结合并导致哺乳动物雷帕霉素靶标（mTOR）的激活，使T细胞开始细胞分裂增殖。

最后，在T细胞活化的几个步骤中，通过各种免疫抑制剂来防止供肾的排斥。环孢素和他克莫司抑制钙调神经磷酸酶通路（B），Daclizumab和Basiliximab抑制IL-2与其受体的相互作用（C），西罗莫司和依维莫司抑制mTOR，而霉酚酸酯和硫唑嘌呤抑制细胞分裂。更具体地说，霉酚酸酯抑制肌苷单磷酸脱氢酶，这种酶控制RNA的合成。硫唑嘌呤是嘌呤合成抑制剂，嘌呤参与RNA、DNA、ATP等的合成。JAK3抑制剂（CP-690 550）抑制JAK/STAT途径。图11.2显示了供体树突细胞激活的T细胞和各种免疫抑制剂的抑制位点。

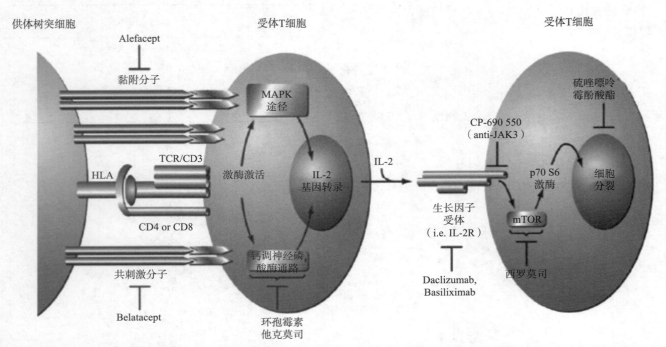

图11.2　供体树突细胞（DC）激活的T细胞和各种免疫抑制剂的抑制位点（改编自McKay数据库，Steinberg SM，经Springer许可）

推荐阅读

McKay D B，Park K，Perkins. What is transplant immunology and why are allografts rejected?//McKay D B，Steinberg S M. Kidney Transplantation. A Guide to the Care of Kidney Transplant Recipients. New York：Springer，2010：25-39.

Weltz A，Scalea J，Popescu M，et al. Mechanisms of immunosuppressive drugs. //Weir M R，Lerma E V. Kidney Transplantation. Practical Guide to Management. New York：Springer，2014：127-141.

16. 下列哪种药物不会增加钙调神经磷酸酶抑制剂（CNIs）的血药浓度水平？

A.酮康唑

B.红霉素

C.地尔硫䓬

D.阿托伐他汀

E.卡泊芬净

答案：E

解析：CNIs包括环孢素和他克莫司，是最常用的免疫抑制剂。这两种药物都由细胞色素P450（CYP450）酶系统代谢，诱导或抑制CYP450的药物可能会影响中枢神经系统的水平。此外，CNIs的血药浓度水平受到一种称为P-糖蛋白的蛋白质的影响。除了卡泊芬净，所有其他药物都抑制CYP450并增加CNIs水平。因此，选项E正确。表11.5显示了增加或降低血液CNIs水平的所有药物。

表11.5 药物对CNIs血药浓度的影响

通过抑制CYP450和（或）P-糖蛋白来升高CNIs血药浓度的药物	通过诱导CYP450和（或）P-糖蛋白降低CNIs血药浓度的药物
钙通道阻滞剂	抗结核药物
地尔硫䓬、维拉帕米、氨氯地平	利福平、利福布丁、异烟肼
尼卡地平	抗惊厥药
抗真菌剂	巴比妥酸盐、哌宁、卡马西平
酮康唑、氟康唑、伊曲康唑、伏立康唑	抗抑郁草药
抗生素	圣约翰草
红霉素，大环内酯类	抗生素
药物/食物	萘夫西林、亚胺培南、头孢菌素
胃复安，葡萄果汁	
他汀类药物	
蛋白酶抑制剂	

解析：环孢素和他克莫司都会引起肾毒性。高血压在使用这些药物的移植患者中很常见。高血压的机制包括内皮功能障碍、一氧化氮和其他血管扩张剂的产生减少及内皮素水平的增加。这些变化导致肾脏和全身血管收缩，从而导致高血压。高钾血症主要是由于远端小管钾通道的抑制和肾素–血管紧张素–醛固酮活性的降低。有报道CNIs还有可能导致4型RTA，这是由于高钾血症导致NH$_4^+$合成减少。低镁血症和低磷血症是由于这些电解质的从肾脏丢失。有趣的是，肝移植和心脏移植患者长期使用环孢素可导致慢性肾病和晚期肾病的进展。慢性肾小管间质疾病、细胞因子产生（TGF-β1）和肾血管收缩似乎是慢性肾病的原因。因此，选项E正确。

除了上述变化之外，CNIs还会导致内皮损伤和肾血管收缩，从而导致血栓性微血管病和肾缺血。

推荐阅读

Chang PC-W，Hricik D E. What are immunosuppressive medications? How do they work? What are their side effects?//McKay D B，Steinberg S M. Kidney Transplantation：A Guide to the Care of Kidney Transplant Recipients. New York：Springer，2010：119-135.

Danovitz G M. Immunosuppressive medications and protocols for kidney transplantation. //Danovitch G M. Handbook of Kidney Transplantation 5th ed. Philadelphia：Lippincott Williams & Wilkins，2010：77-126.

Kidney Transplantation-Principles and Practice. //Morris P J，Knechtle S J. Philadelphia：Elsevier Saunders，7th ed，2013.

推荐阅读

Bennett W M，DeMattos A，Meyer M M，et al. Chronic cyclosporine nephropathy：The Achilles' heel of immunosuppressive therapy. Kidney Int，1996，50：1089-1100.

Danovitz G M. Immunosuppressive medications and protocols for kidney transplantation. //Danovitch G M. Handbook of Kidney Transplantation 5th ed. Philadelphia：Lippincott Williams & Wilkins，2010：77-126.

Lee C H，Kim G H. Electrolyte and acid-base disturbances induced by calcineurin inhibitors. Electrolyte Blood Press，2007，5：126-130.

17.肾毒性是钙调神经磷酸酶抑制剂（CNIs）的一种众所周知的并发症。下列由CNIs引起的与肾脏相关的并发症中，哪一项是正确的？

A.高血压

B.高钾血症

C.慢性肾病

D.低镁血症、低磷血症、4型肾小管酸中毒

E.上述全部

答案：E

18. 许多药物会加重钙调神经磷酸酶抑制剂（CNIs）的肾毒性。下列哪一种药物不会增强CNIs的肾毒性？

A.两性霉素

B.非甾体抗炎药

C.氨基糖苷类

D.西罗莫司

E.前列环素E（PGE）

答案：E

解析：认识增强CNIs肾毒性的药物是非常重要的。这些包括两性霉素、非甾体抗炎药、不适当的高剂量氨基糖苷类药物和西罗莫司。此外，与

CNIs同时使用血管紧张素转换酶抑制剂或血管紧张素转化酶抑制剂需要密切监测高钾血症和急性肾损伤。PGE是一种血管扩张剂，与CNIs的相互作用最小。因此，选项E正确。

推荐阅读

Chang PC-W, Hricik D E. What are immunosuppressive medications? How do they work? What are their side effects?//McKay D B, Steinberg S M. Kidney Transplantation: A Guide to the Care of Kidney Transplant Recipients. New York: Springer, 2010: 119-135.

Danovitz G M. Immunosuppressive medications and protocols for kidney transplantation. //Danovitch GM. Handbook of Kidney Transplantation 5th ed. Philadelphia: Lippincott Williams & Wilkins, 2010: 77-126.

Manitpisitkul W, Wilson N S, Lee S, et al. Drug interactions in solid organ transplant recipients. //Weir M R, Lerm E V. Kidney Transplantation. Practical Guide to Management. New York: Springer, 2014: 411-425.

19. 1例肾移植患者正在接受环孢素和霉酚酸酯（MMF）的维持治疗。关于在该患者中使用MMF，以下哪项陈述是错误的？

A.MMF在胃中转化为活性麦考酚酸

B.MMF是肌苷-单磷酸脱氢酶的可逆抑制剂

C.MMF优于硫唑嘌呤，是肾移植患者维持免疫抑制的首选药物

D.环孢素和他克莫司同样降低MMF水平

E.MMF与妊娠致畸性增加有关

答案：D

解析：MMF和肠溶MMF是潜在的有用的抗增殖作用的免疫抑制药物。两种药物都被代谢成霉酚酸。MMF需要酸性环境才能吸收，而肠溶MMF需要碱性酸碱度才能吸收。因此，MMF在胃中被吸收，肠溶MMF在肠中被吸收。这两种药物都是肌苷-单磷酸脱氢酶的有效可逆抑制剂，肌苷-单磷酸脱氢酶是合成鸟苷-单磷酸的限速酶。因此，这些药物抑制嘌呤的从头合成。由于副作用少，耐受性好，疗效有据可查，MMF在很大程度上取代了硫唑嘌呤作为免疫抑制维持阶段的首选药物。动物和人类研究都表明，妊娠期间MMF具有致畸作用，

所以在孕期推荐使用硫唑嘌呤可以降低MMF血清水平。因此，选项为D。

推荐阅读

Chang PC W, Hricik D E. What are immunosuppressive medications? How do they work? What are their side effects?//McKay D B, Steinberg S M. Kidney Transplantation: A Guide to the Care of Kidney Transplant Recipients. New York: Springer, 2010: 119-135.

Danovitz G M. Immunosuppressive medications and protocols for kidney transplantation. //Danovitch G M. Handbook of Kidney Transplantation 5th ed. Philadelphia: Lippincott Williams & Wilkins, 2010: 77-126.

20. 药物之间的相互作用具有临床意义。下列哪种药物可降低西罗莫司的血浆水平？

A.环孢素

B.地尔硫䓬

C.氟康唑

D.红霉素

E.利福布丁

答案：E

解析：西罗莫司是一种抗增殖剂，是mTOR（雷帕霉素的哺乳动物靶标）抑制剂。另一种mTOR抑制剂是依维莫司。两者都是由P450酶系统代谢的。因此，当同时使用两种P450可代谢药物时，就会发生相互作用。由于这种相互作用，主要药物的水平可能低或高。除了利福布丁，所有其他药物都通过降低西罗莫司的代谢来提高其血浆水平。利福布丁通过增加西罗莫司的代谢来降低西罗莫司的水平。当环孢素和西罗莫司同时用作免疫抑制药物时，优选在环孢素后4h服用西罗莫司。西罗莫司的副作用包括高脂血症、贫血和中性粒细胞减少症。

推荐阅读

Chang PC-W, Hricik D E. What are immunosuppressive medications? How do they work? What are their side effects?//McKay D B, Steinberg S M. Kidney Transplantation: A Guide to the Care of Kidney Transplant Recipients: New York: Springer, 2010: 119-135.

Danovitz G M. Immunosuppressive medications and protocols for kidney transplantation. // Danovitch G M. Handbook of Kidney Transplantation 5th ed. Philadelphia: Lippincott Williams &Wilkins, 2010: 77-126.

21. 下列哪种生物免疫抑制药物不会耗尽淋巴细胞？

A. 胸腺球蛋白

B. Atgam

C. Muromonab CD3（OKT3）

D. 巴利昔单抗 Basiliximab

E. 阿仑单抗 Alemtuzumab

答案：D

解析：胸腺球蛋白和Atgam是通过免疫兔（胸腺球蛋白）或马（Atgam）对抗人淋巴细胞而制备的多克隆抗体。Atgam在很大程度上被胸腺球蛋白替代。OKT3是一种抗T细胞受体相关的CD3抗原的单克隆抗体。OKT3的使用导致T细胞的早期激活，导致细胞因子的释放，然后阻断T细胞的功能。阿仑单抗（Campath）是一种抗CD52的单克隆抗体，用于治疗慢性淋巴细胞白血病。因此，胸腺球蛋白、atgam、OKT3和alemtuzumab会消耗T淋巴细胞和B淋巴细胞，因此可用于诱导免疫抑制。

巴西利昔单抗是一种结合IL-2受体激活细胞α链的CD25单克隆抗体。它是一种IgG1抗体，在不消耗淋巴细胞的情况下阻断增殖信号。因此，选项D正确。

推荐阅读

Chang PC W, Hricik D E. What are immunosuppressive medications? How do they work? What are their side effects?//McKay D B, Steinberg S M. Kidney Transplantation: A Guide to the Care of Kidney Transplant Recipients. New York: Springer, 2010: 119-135.

Danovitz G M. Immunosuppressive medications and protocols for kidney transplantation. //Danovitch G M. Handbook of Kidney Transplantation 5th ed. Philadelphia: Lippincott Williams & Wilkins, 2010: 77-126.

Kirk A D. Antilymphocyte globulin,

monoclonal antibodies, and fusion proteins. // Morris P J, Knechtle S J. Kidney Transplantation-Principles and Practice, 7th ed. Philadelphia: Elsevier Saunders, 2013: 287-313.

22. 将下列药物与其在肾移植中的作用机制相匹配：

药物	机制
A.Alemtuzumab	1.抗CD20抗体
B. 利妥昔单抗	2.抗CD52抗体
C.静脉注射免疫球蛋白（IVIG）	3.蛋白体抑制剂
D. 硼替佐米	4.抗C5抗体
E.Eculizumab	5.同种抗原抗体滴度的降低

答案：A＝2；B＝1；C＝5；D＝3；E＝4

解析：Alemtuzumab是一种抗CD52的人源化IgG1单克隆抗体，CD52存在于T和B淋巴细胞、巨噬细胞、单核细胞和粒细胞的细胞表面。它被用于治疗B细胞慢性淋巴细胞白血病。Alemtuzumab也被用于器官移植的诱导治疗，可耗尽外周和中枢淋巴细胞。

利妥昔单抗是一种针对CD20和IgG1恒定区的单克隆抗体。CD20介导B细胞增殖和分化，利妥昔单抗抑制这些过程。B细胞作为抗原呈递细胞，可以激活T细胞，而利妥昔单抗抑制这种T细胞激活。

IVIG在移植中的作用是通过抑制同种抗体的产生和增加其分解代谢来消耗同种抗体滴度。

硼替佐米是一种蛋白体抑制剂，可导致细胞周期停滞和凋亡。引起血小板减少和周围神经病。它也用于移植高敏患者脱敏。

Eculizumab是一种针对补体因子C5的人源化单克隆抗体，可防止其转化为C5a和C5b。用于阵发性夜间血红蛋白尿和非典型HUS。Eculizumab用于预防抗体介导的排斥反应。脑膜炎球菌感染是Eculizumab治疗的严重并发症。

推荐阅读

Bodell, Womer K L, Rabb H. Immunosuppressive medications in kidney transplantation. // Johnson R J, Feehally J, Floege J. Comprehensive Clinical Nephrology 5th ed. Philadelphia:

Elsevier/Saunders，2015：1144-1151.

Chang PC W，Hricik D E. What are immunosuppressive medications? How do they work? What are their side effects?//McKay D B，Steinberg S M. Kidney Transplantation：A Guide to the Care of Kidney Transplant Recipients. New York：Springer，2010：119-135.

Danovitz G M. Immunosuppressive medications and protocols for kidney transplantation. //Danovitch G M. Handbook of Kidney Transplantation 5th ed. Philadelphia：Lippincott Williams & Wilkins，2010：77-126.

23. 1例33岁的非洲裔美国男性接受了尸体供体肾移植手术，并接受了抗体诱导治疗。下列关于诱导疗法的陈述中，哪一项是正确的？

A.非洲裔美国人是急性排斥的危险因素

B.兔抗胸腺细胞球蛋白是诱导治疗中最常用的药物

C.OKT3自2009年起在美国被取消临床应用

D.与非耗竭剂相比，T细胞耗竭剂与淋巴瘤的未来发生相关

E.上述全部

答案：E

解析：在移植时，使用短期免疫抑制剂来预防高风险和低风险患者的急性排斥反应已成为一种常见做法。这个策略叫作诱导疗法。据悉，2011年美国83%的肾移植受者接受了诱导治疗。急性排斥有几个危险因素。其中一个仍然被认为是非洲裔美国人，尽管法国的一项研究发现欧洲非洲裔和欧洲高加索人的排斥率没有差异（选项A正确）。

在多克隆抗体制剂中，rATG（胸腺球蛋白）是最常用的诱导治疗剂（选项B正确）。OKT3是一种针对CD3复合物的单克隆抗体。它会引发一场潜在危险的"细胞因子风暴"。由于这种明显的细胞因子释放，剩余库存被用完后OKT3在2009年退出市场（选项C正确）。

诱导剂分为T细胞耗竭剂和非耗竭剂。已经表明，与非消耗性药物或无诱导治疗相比，T细胞消耗性药物可能使患者易患淋巴瘤（选项D正确）。表11.6总结了用于诱导治疗的药物。

表11.6　诱导治疗药物

药物	作用/效果	剂量
甲泼尼龙	抑制多种细胞因子的产生	术中静脉注射500mg，然后在1～5d逐渐减量
胸腺球蛋白	T淋巴细胞耗竭	1～1.5mg/kg静脉注射，持续4～14d，总剂量为6mg/kg
巴利昔单抗	IL-2受体活性抑制	第0天和第4天静脉注射20mg
dacilizumab	IL-2受体活性抑制	每2周静脉注射1～2mg/kg，共5剂
阿仑单抗	抗CD52抗体	第0天和第4天，30～60mg 1或2剂。（临床实践中通常使用术中单次30mg的剂量）
OKT3	阻断CD3复合物	5mg静脉注射7～14d

推荐阅读

Hanaway M J，Woodle E S，Mulgoankar S，et al. For the INTAC Study Group. Alemtuzumab induction in renal transplantation. N Engl J Med，2011，364：1909-1919.

Hardinger K L，Brennan D C，Schnitzler M A. Rabbit antithymocyte globulin is more beneficial in standard kidney than in extended donor recipients. Transplantation，2009，87：1372-1376.

Wiseman A C，Cooper J E. Prophylaxis and treatment of kidney transplant rejection. //Johnson R J，Feehally J，Floege J. Comprehensive Clinical Nephrology 5th ed. Philadelphia：Elsevier/Saunders，2015：1176-1187.

24. 1例52岁的维持性血液透析女性患者被通知可以接受一名60岁的尸体供肾者的肾脏行肾移植手术。医生向她解释了供体的高血压、吸烟、酗酒和前列腺疾病的病史。她对供体的可能存在的感染和恶性肿瘤的传播很担心。下列关于由供体吸烟和酗酒史引起的恶性肿瘤传播和由前列腺炎引起的感染传播的陈述中，哪一项是正确的？

A. 供体来源的恶性肿瘤大部分是肾细胞癌

B. 肾癌的供体传播率为0.1%

C. 供体来源的感染率＜1%

D. 艾滋病病毒、乙型肝炎和丙型肝炎的术前检

测在"窗口期"可能为阴性

E.上述全部

答案：E

解析：1994—2001年的一项调查发现，从14名尸体和3名活体供体中共鉴定出21例与供体相关的恶性肿瘤。15个肿瘤是供体传播的（移植时供体中存在的恶性肿瘤），6个是供体衍生的（移植后发生的新发肿瘤）。尸体供体相关肿瘤率为0.04%。

2005—2009年，美国共报道了146例供体来源的恶性肿瘤。其中，64例（43.8%）为肾细胞癌，64例中仅有7例（0.1%）与供体传播癌有关（A、B选项正确）。此外，在2005—2009年，供体来源的感染率<1%（选项C正确）。

供肾者通常会接受艾滋病病毒、乙型肝炎和丙型肝炎的筛查。然而，这些检测在"窗口期"可能是阴性的，窗口期是指从感染到常规检查能检测出的一段时间。因此，这些病毒的传播可能会在器官捐献或在死亡供体的肾脏获取时漏诊（选项D正确）。

推荐阅读

Desai R，Collett D，Watson C J，et al. Cancer transmission in solid organ donors-an unavoidable but low risk. Transplantation，2012，94：1200-1207.

Ison M G，Nalesnik M A. An update on donor-derived disease transmission in organ transplantation. Am J Transplant，2011，11：1123-1130.

25.关于肾移植受者恶性肿瘤的流行病学，下列哪一项是正确的？

A.皮肤癌是成人肾移植受者中最常见的新发癌症，与一般人群相比，免疫抑制患者皮肤癌的发生要早20～30年。

B.移植后淋巴增生性疾病是肾移植受者中最常见的非皮肤恶性疾病

C.对于有既往恶性肿瘤病史的患者，强烈建议密切监测复发情况

D.在恶性肿瘤中，多发性骨髓瘤的复发率远远高于非黑色素瘤皮肤癌和其他癌症

E.上述全部

答案：E

解析：所有的说法都是正确的（选择E）。2004年，Kasiske等通过医疗保险账单索赔情况，报道了1995—2001年大量首次接受尸体或活体供体肾移植者的恶性肿瘤发病率。据报道，与普通人群相比，肾移植后结肠癌、肺癌、前列腺癌、胃癌、食管癌、胰腺癌、卵巢癌和乳腺癌的发病率高出2倍。黑色素瘤、白血病、肝胆肿瘤、子宫颈和外阴阴道肿瘤的发病率高5倍，睾丸癌和膀胱癌的发病率高3倍，肾癌的发病率高15倍，卡波西肉瘤、非霍奇金淋巴瘤和非黑色素瘤皮肤癌的发病率高20倍以上。作者得出结论：与普通人群相比，肾移植后大多数恶性肿瘤的发病率较高。

在所有癌症中，皮肤癌是最常见的成人移植后新发癌症，其发生率随时间而增加。在非皮肤恶性肿瘤中，PTLDs是最常见的肿瘤类型。癌症如卡波西肉瘤、前列腺癌、睾丸癌、小肠癌和甲状腺癌常发生在移植后800d内。

对于有既往恶性肿瘤病史的患者，强烈建议密切监测肾移植后的复发情况。在恶性肿瘤中，多发性骨髓瘤的复发率为67%，其次是非黑色素瘤皮肤癌的复发率为53%，膀胱癌的复发率为29%，肉瘤的复发率为29%，有症状的肾细胞癌的复发率为27%，乳腺癌的复发率为23%。前列腺癌的复发取决于疾病的阶段，Ⅲ期疾病的复发率最高。因此，对于肾移植后的复发性疾病，癌症筛查是强制性的。

推荐阅读

Kasiske B L，Snyder J J，Gilbertson D T，et al. Cancer after kidney transplantation in the United States. Am J Transplant，2004，4：905-913.

Penn I. Evaluation of transplant candidates with pre-existing malignancies. Ann Transplant，1997，2：4-17.

Pham P T，Danovitz D M，Pham P CT. Medical management of the kidney transplant recipient：Infections，malignant neoplasma，and gastrointestinal disorders. //Johnson R J，Feehally J，Floege J. Comprehensive Clinical Nephrology 5th ed. Philadelphia：Elsevier/Saunders，2015：1188-1201.

Sampaio M S，Cho Y W，Qazi Y，et al. Posttransplant malignancies in solid organ recipients：An analysis of the U.S. National

Transplant database. Transplantation, 2012, 94: 990-998.

Tessari G, Nadi L, Boschiero L, et al. Incidence of primary and second cancers in renal transplant recipients: A multicenter cohort study. Am J Transplant, 2013, 13: 214-221.

26.恶性肿瘤的复发在实体器官移植的受体中很常见。关于移植后恶性肿瘤复发的机制，以下哪一个选项是正确的？

A.免疫抑制

B.免疫抑制情况下的抗原刺激

C.免疫抑制药物的肿瘤活性

D.对致癌病毒感染的易感性增加

E.上述全部

答案：E

解析：以上选项都是正确的（选择E）。免疫抑制药物可能通过影响先天免疫和获得性免疫来改变肿瘤监测。这导致潜在的肿瘤细胞被接种到宿主体内，并逃脱免疫系统的清除。此外，同种异体移植物中的外来HLA抗原可能刺激其自身的淋巴网状系统而导致淋巴瘤发生。同时，免疫抑制药物本身可能会耗尽T细胞，并在诱导治疗后促进移植后淋巴增生性疾病的发展。环孢素和他克莫司都被证明通过刺激转化生长因子β而导致更高的恶性肿瘤发生率。

Belatacept是一种共刺激信号的抑制剂，与PTLDs的高发生率有关，尤其是EB病毒血清阴性受体接受了EBV血清阳性供体的器官。同样，抗代谢药硫唑嘌呤可能会使皮肤对紫外线过敏，并促进皮肤癌。最后，免疫抑制疗法可能激活潜在致癌病毒（EB病毒、疱疹病毒、乳头瘤病毒、乙型和丙型肝炎病毒），从而促进恶性肿瘤的发展。此外，移植时无法检测到的已有癌症可能被上述任何一种机制激活。由此可见，选项E正确。

推荐阅读

Kamal A I, Mannon R B. Malignancies after transplantation and posttranplant lymphoproliferative disorder. //Weir M R, Lerm E V. Kidney Transplantation. Practical Guide to Management. New York: Springer, 2014: 269-280.

Mucha K, Forencewicz B, Ziarkiewich B,

et al. Post-transpant lymphoproliferative disorder in view of the new WHO classification: a more rational approach to a protean disease? Nephrol Dial Transplant, 2010, 25: 2089-2098.

Thompson J F, Webster A C. Cancer in dialysis and kidney transplant patients. //Kidney Transplantation: Principles and Practice. Morris P J, Knechtle S J, 7th ed, Edinburgh, Elsevier/Saunders, 2014: 569-583.

27.将移植受者的下列感染与其相关的癌症相匹配：

传染性病原体	恶性肿瘤的类型
A. Epstein Barr病毒（EBV）	1.霍奇金和非霍奇金淋巴瘤
B.乙肝丙肝病毒	2.卡波西肉瘤
C.人类疱疹病毒-8（HHV-8）	3.肝细胞性肝癌
D.人乳头瘤病毒（HPV）	4.子宫颈、外阴、阴道、阴茎、肛门、口腔、咽
E.幽门螺杆菌	5.胃癌

答案：A＝1；B＝3；C＝2；D＝4；E＝5

解析：在免疫功能低下患者中，感染病原体和癌症之间的联系已经有了很清楚的记录。在实体器官移植和艾滋病病毒/艾滋病患者中，这种因果关系已经确立。EBV与某些形式的霍奇金淋巴瘤和非霍奇金淋巴瘤及鼻咽癌有决定性的联系。乙型和丙型肝炎病毒与肝癌的发展有关。HHV-8被认为是卡波西肉瘤的重要原因。人乳头瘤病毒感染与子宫颈癌、外阴、阴道、阴茎、肛门、口腔和咽部的癌症有关。幽门螺杆菌约占所有胃癌的60%。

推荐阅读

Grulich A E, van Leeuwen M T, Falster M O. Incidence of cancers in people with HIV/AIDS compared with immunosuppressed transplant recipients: A meta-analysis. Lancet, 2007, 370: 59-67.

Pham P T, Danovitz D M, Pham P CT. Medical management of the kidney transplant recipient: Infections, malignant neoplasma, and gastrointestinal disorders. //Johnson R J, Feehally J, Floege J. Comprehensive Clinical Nephrology

5th ed. Philadelphia：Elsevier/Saunders，2015：1188-1201.

28.1例有皮肤癌病史的60岁高加索男子在10年前接受了尸体肾移植。他的肌酐保持在1.2mg/dl。患者每天2次服用他克莫司和吗替麦考酚酯（MMF）500mg。鉴于他的皮肤癌病史，以下哪种免疫抑制剂可以降低皮肤癌的发病率？

A.环孢素

B.泼尼松

C.西罗莫司

D. Belatacept

E. Eculizumab

答案：C

解析：在上面列出的所有药物中，只有西罗莫司被发现具有抗肿瘤活性（选项C正确）。皮肤癌发生在浅色皮肤的人身上，几年后才会出现；患者最好开始服用西罗莫司并停用他克莫司。环孢素和他克莫司都被发现能促进肿瘤的发展。除了浅肤色，免疫抑制患者皮肤癌的其他危险因素是阳光和紫外线照射、遗传易感性、曾经或正在服用硫唑嘌呤及移植后的持续时间。

推荐阅读

Euvrard S，Morelon E，Rostaing L，et al. Sirolimus and secondary skin-cancer prevention in kidney transplantation. N Engl J Med，2012，367：329-339.

Pham P T，Danovitz D M，Pham P CT. Medical management of the kidney transplant recipient：Infections，malignant neoplasms，and gastrointestinal disorders. //Johnson RJ，Feehally J，Floege J. Comprehensive Clinical Nephrology 5th ed. Philadelphia：Elsevier/Saunders，2015：1188-1201.

29.几年后，上述患者向他的肾移植专家报告，他的胫前皮肤上出现了类似伤口生长的病变，他将其归因于几个月前发生的外伤。患者后来转诊至皮肤科医师，皮肤科医师对病变进行了活检，发现是皮肤癌。在以下皮肤恶性肿瘤中，肾移植后最有可能发现以下哪一种恶性肿瘤？

A.基底细胞癌

B.鳞状细胞癌

C.黑色素瘤

D.卡波西肉瘤

E.淋巴瘤

答案：B

解析：基底细胞癌是普通人群中最常见的皮肤癌。然而，在免疫抑制的肾移植患者中，鳞状细胞癌的发病率是基底细胞癌的2倍。由此可见，选项B正确。有时，基底细胞癌和鳞状细胞癌可能同时发生。其他提到的肿瘤也可发生在肾移植受者中，但发生频率较低。

推荐阅读

Euvrard S，Morelon E，Rostaing L，et al. Sirolimus and secondary skin-cancer prevention in kidney transplantation. N Engl J Med，2012，367：329-339.

Pham P T，Danovitz D M，Pham P CT. Medical management of the kidney transplant recipient：Infections，malignant neoplasma，and gastrointestinal disorders. //Johnson R J，Feehally J，Floege J. Comprehensive Clinical Nephrology 5th ed. Philadelphia：Elsevier/Saunders，2015：1188-1201.

30.下列哪种恶性肿瘤在肾移植前不需要等待的时间？

A.乳腺癌

B.肾细胞癌

C.结肠癌

D.基底细胞皮肤癌

E.恶性黑色素瘤（原位）

答案：D

解析：在移植供体中进行适当的恶性肿瘤筛查是很常见的，每种恶性肿瘤在被列入移植名单之前都有一个特定的等待时间。一般来说，对于许多肿瘤，移植前的等待时间为2年，但某些肿瘤需要5年的观察等待时间（乳腺癌，2期或更晚期的结肠癌，大的、高级别的肾细胞癌，原位恶性黑色素瘤和非侵袭性膀胱癌）。基底细胞癌不需要观察等待时间（选项D正确）。此外，相对早期癌如原位癌、位于包膜内的偶发肾细胞癌和非常早期的膀胱癌不需要等待时间。

推荐阅读

Kamal A I，Mannon R B. Malignancies

after transplantation and posttransplant lymphoproliferative disorder. //Weir M R, Lerm E V. Kidney Transplantation. Practical Guide to Management. New York: Springer, 2014: 269-280.

Thompson J F, Webster A C. Cancer in dialysis and kidney transplant patients. //Kidney Transplantation: Principles and Practice. Morris P J, Knechtle S J 7th ed. Edinburgh: Elsevier/Saunders, 2014: 569-583.

31. 下列关于移植后淋巴增生性疾病（PTLDs）的陈述中，哪一项是正确的？

A. 与肠移植受者相比，肾移植受体的PTLDs发生率最低

B. 肾移植患者患淋巴瘤的风险是普通人群的20～50倍

C. 大多数PTLDs为B细胞型（大B细胞非霍奇金淋巴瘤），T细胞和NK细胞型较少

D. PTLDs的两个好发高峰通常在术后最初为1～2年，之后为4～5年

E. 上述全部

答案：E

解析：PTLDs是一组异质性疾病，在实体器官移植后具有高发病率和死亡率。PTLDs的发生率因移植器官而异，肾移植受体为1%～2%（最低），而肠移植受体为19%～30%（最高）。由此可见，选项A正确。免疫抑制患者PTLDs的发生率比一般人群高得多（20～50倍）（选项B正确）。超过85%的PTLDs来源于B细胞，约14%来源于T细胞，1%来源于NK细胞（选项C正确）。PTLDs主要发生在移植后早期（1～2年），另一个高峰出现在4～5年后。因此，PTLDs的出现是双峰的（选项D正确）。

由于病理的多样性，PTLDs患者在组织学上（WHO分型）分为：①早期病变；②多态型；③单一型（B和T细胞肿瘤）；④经典霍奇金淋巴瘤。在所有PTLDs中，90%来源于宿主，其余来源于供体，仅限于同种异体移植。

推荐阅读

Kamal A I, Mannon R B. Malignancies after transplantation and posttransplant lymphoproliferative disorder. //Weir M R, Lerm

E V. Kidney Transplantation. Practical Guide to Management. New York: Springer, 2014: 269-280.

Mucha K, Forencewicz B, Ziarkiewich B, et al. Post-transpant lymphoproliferative disorder in view of the new WHO classification: a more rational approach to a protean disease? Nephrol Dial Transplant, 2010, 25: 2089-2098.

32. 1例50岁的男子在2年前接受了尸体供体的肾移植。此次他因发热、体重减轻和淋巴结病前来就诊。相关化验显示肝功能异常和LDH升高。血清肌酐1.3mg/dl。EBV滴度升高，3个月前正常。该患者临床诊断为移植后淋巴增生性疾病（PTLD）。他每天2次服用他克莫司和吗替麦考酚酯750mg。关于PTLD的管理，以下哪个选项是正确的？

A. 减少免疫抑制的剂量

B. 利妥昔单抗

C. 环磷酰胺、多柔比星、长春新碱、泼尼松龙（CHOP）

D. 利妥昔单抗和CHOP联合治疗

E. 上述全部

答案：E

解析：以上选项都是正确的（选项E）。关于PTLD病的治疗策略，目前还没有达成共识。然而，免疫抑制药物对T淋巴细胞耗竭的认识要求减少这些药物的剂量（选项A正确）。已经发现利妥昔单抗治疗对服用低剂量免疫抑制药物的PTLD患者有益（选项B正确）。CHOP治疗是最常用的治疗方法，5年无病生存率＞60%（选项C正确）。如果治疗选择A～C的反应不佳，则表明R-CHOP的组合适用于侵袭性疾病（选项D正确）。病变累及中枢神经系统的死亡率很高。治疗是局部放疗和甲氨蝶呤，因为这种药物可穿过血脑屏障。如果EBV滴度高，需要抗病毒治疗。在某些情况下，建议切除肿瘤和移植物。

推荐阅读

Kamal A I, Mannon R B. Malignancies after transplantation and posttransplant lymphoproliferative disorder. //Weir M R, Lerm E V. Kidney Transplantation. Practical Guide to Management. New York: Springer, 2014: 269-280.

Mucha K，Forencewicz B，Ziarkiewich B，et al. Post-transplant lymphoproliferative disorder in view of the new WHO classification: a more rational approach to a protean disease? Nephrol Dial Transplant，2010，25: 2089-2098.

33. 50岁男性，因高血压维持性透析，正在接受肾移植评估。以下关于移植患者移植前后免疫接种的陈述中，哪一项是错误的？

A.移植前4～6个月应接种疫苗

B.如果没有禁忌证，应给所有移植候选人接种甲型流感疫苗

C.所有移植受体都应接种活病毒或活生物体疫苗

D.灭活或死亡微生物的疫苗或重组疫苗对肾移植受者是安全的

E.除流感疫苗接种外，肾移植后前6个月应避免所有其他疫苗接种

答案：C

解析：肾移植患者接种疫苗的风险很小，没有证据表明接种疫苗会导致任何排斥反应。建议在肾移植前4～6个月进行免疫接种（选项A正确）。由于肾移植受者流感感染发病率和死亡率增加，建议所有移植供体和受体都接种流感疫苗（选项B正确）。有足够的数据表明接种灭活疫苗的风险极小（选项D正确）。另一方面，活病毒疫苗可能会导致肾移植受者感染，因此，移植受者中禁用（选项C错误）。移植的前几个月免疫抑制治疗剂量最高。如果没有急性排斥反应，免疫抑制药物剂量在6～12个月大幅度减少，这是接种疫苗的最佳时间（选项E正确）。然而，建议在移植后1个月对受者及其家庭进行年度流感疫苗接种。肾移植后禁止接种以下疫苗：麻疹（疫情期间除外）、腮腺炎、风疹疫苗；水痘带状疱疹疫苗；卡介苗；天花疫苗；活的口服伤寒疫苗；鼻内流感疫苗；口服脊髓灰质炎疫苗；黄热病疫苗；乙型脑炎活疫苗。

推荐阅读

Kasiske B L，Zeier M G，Chapman J R，et al. KDIGO clinical practice guideline for the care of kidney transplant recipients: a summary. Kidney Int，2010，77: 299-311.

Pilmore H，Manley P. Vaccination. KHA-CARI Adaptation of KDIGO Clinical Practice Guideline for the Care of Kidney Transplant Recipients. February 2012: 84-89.

34. 1例32岁的1型糖尿病妇女在活体肾移植术后3周出现发热、咳嗽、咽痛和深呼吸胸痛。患者否认排尿时有烧灼感、排尿困难或腰痛。服用的药物包括他克莫司、霉酚酸酯和10mg泼尼松。患者在口服制霉菌素。患者的血清肌酐是1.1mg/dl。以下哪种感染最常见于移植后的第1个月？

A.尿路感染（UTIs）

B.细菌性肺炎

C.口腔念珠菌病

D.隐球菌病

E.A、B、C

答案：E

表11.7 显示肾移植后各种感染发生的时间表

0～1个月	2～6个月	>6个月
细菌	机会性感染	社区获得性感染
肺炎	肺孢子虫	细菌性肺炎
UTIs	努卡氏菌	UTIs
外科（伤口）感染	曲霉菌	上呼吸道
菌血症	念珠菌	包括流感在内的病毒感染
病毒	分枝杆菌	急性胃肠炎
单纯疱疹1型和2型	弓形虫	巨细胞病毒视网膜炎
真菌	类圆线虫病	晚发型BK病毒肾病
口腔和食管念珠菌病	病毒	隐球菌病
	疱疹（水痘带状疱疹、带状疱疹、巨细胞病毒）	
	其他（HBV、HBC再激活、早发BK病毒）	
	其他感染	
	李斯特菌	
	隐球菌病	
	其他地方性真菌病	

解析：如表11.7所示，UTIs、细菌性肺炎、外科伤口感染、口腔和食管念珠菌病及单纯疱疹1型和2型感染在移植的第1个月很常见。由此可见，

选项E正确。患者出现肺炎的症状和体征，这很可能是由于细菌感染。口腔或食管念珠菌病是不太可能的，因为她在预防性口服制霉菌素。隐球菌病是晚期感染（选项D错误）。

推荐阅读

Pham P T, Danovitz DM, Pham P CT. Medical management of the kidney transplant recipient: Infections, malignant neoplasms, and gastrointestinal disorders. //Johnson R J, Feehally J, Floege J. Comprehensive Clinical Nephrology 5th ed. Philadelphia: Elsevier/Saunders, 2015: 1188-1201.

Santos CAQ, Brennan D C. Infections in kidney transplant recipients. //McKay D B, Steinberg S M. Kidney Transplantation: A Guide to the Care of Kidney Transplant Recipients, New York, Springer, 2010: 277-309.

35.感染在肾移植的第1个月很常见。移植后最有可能发生以下哪种感染？

A.伤口感染

B.单纯疱疹1型和2型

C.尿路感染

D.巨细胞病毒感染

E.BK病毒血症

答案：C

解析：尿路感染是移植后最常见的细菌感染。尿路感染的发病率从35%到79%不等（选项C正确）。此外，UTI是菌血症最常见的来源，其次是肺部和手术伤口。预防性使用抗生素（甲氧苄啶-磺胺甲噁唑）不仅可以预防菌血症，还可以预防同种异体移植物中的肾盂肾炎。

吸入性肺炎也是移植的常见第二种并发症。革兰阳性菌是肺炎最可能的病原体，围手术期抗生素的使用可防止这种并发症。

由于围手术期抗生素、术中膀胱冲洗和手术技术的改进，手术伤口感染有所下降。单纯疱疹病毒1型和2型的复发发生在免疫抑制治疗后，但这些感染不像尿路感染和肺炎那样常见。同样，巨细胞病毒和BK病毒感染发生在移植后1个月。

推荐阅读

Karuthu S, Blumberg E A. Common infections in kidney transplant recipients. Clin J Am Soc Nephrol, 2012, 7: 2058-2070.

Pilmore H, Manley P. Urinary tract infections. KHA-CARI Adaptation of KDIGO Clinical Practice Guideline for the Care of Kidney Transplant Recipients. February 2012: 127-129.

36.1例58岁的男子在1年前接受了尸体供体肾移植，他因血清肌酐在2周内从1.2mg/dl增加到1.9mg/dl而入院。尿液分析显示只有3个红细胞及微量蛋白尿。总蛋白尿为154mg/24h。他目前正在服用的药物有他克莫司、霉酚酸酯和5mg泼尼松。更昔洛韦最近已停用。患者否认发热、移植肾区疼痛、体重增加或尿量减少等症状。患者的血压稳定在136/80mmHg。患者体内容量充足，但肌酐并没有改善。在评估急性肾损伤（AKI）原因时，以下哪项检测是合适的？

A.decoy细胞的尿液分析

B.BK病毒尿（尿液中的病毒载量）

C.BK病毒血症（血清中的病毒载量）

D.巨细胞病毒血症

E.上述全部

答案：E

解析：所有的选择都是正确的（E）。在排除该患者肾前性AKI、急性肾小管坏死（ATN）和钙调神经磷酸酶肾毒性的诊断后，需要进行上述检测寻找病因。肾前AKI不太可能，因为患者的肌酐没有随着充分的水化而改善。尿液分析没有明显异常，排除了ATN的可能性。他克莫司引起肾毒性，可表现为急性肾小管损伤、慢性肾毒性和血栓性微血管病。肾活检是评估钙调神经磷酸酶肾毒性所必需的。

在该患者中，巨细胞病毒肾病是可能的，因为更昔洛韦已停用。因此，确定巨细胞病毒血症是排除巨细胞病毒肾毒性的必要条件。BK病毒存在于肾脏中，这种病毒的重新激活可能来自供体或受体。免疫抑制治疗后，10%～60%的受体随着尿液中病毒的排出而重新激活。病毒激活后伴随的是病毒尿、病毒血症和肾损伤的临床过程。

在BK病毒再活化后，尿沉渣会出现decoy细胞，即带有核内BK病毒体的上皮细胞。在相差显微镜下很容易看到decoy细胞。BK病毒血症是比病毒尿更好的BK肾病指标。诊断BK肾病的金标准是移植肾的活检。

推荐阅读

Karam S，Wali R. Human polyomavirus（HPyV）and organ transplantation.//Weir M R，Lerm E V. Kidney Transplantation. Practical Guide to Management. New York：Springer，2014：319-333.

Pham P T，Danovitz D M，Pham P CT. Medical management of the kidney transplant recipient：Infections，malignant neoplasms，and gastrointestinal disorders.//Johnson R J，Feehally J，Floege J. Comprehensive Clinical Nephrology 5th ed. Philadelphia：Elsevier/Saunders，2015：1188-1201.

Pilmore H，Manley P. KHA-CARI Adaptation of KDIGO Clinical Practice Guideline for the Care of Kidney Transplant Recipients. February 2012：90-95.

37.BK肾病可见以下哪种组织病理学特征？

A.出现肾小管上皮细胞轻微损伤的早期病变

B.单核细胞浸润的间质性肾炎

C.出现肿胀的小管上皮细胞并可见病毒包涵体

D.免疫组化检测SV40T抗原阳性

E.上述全部

答案：E

解析：BK病毒肾病多发生在前2年，移植后2～5年仅占5%。在移植肾活检中，主要病变是间质性肾炎；然而，在肾病的早期阶段，肾小管表现正常，间质没有任何炎症。在中度肾病中，由于病毒包涵体的存在，小管变大，细胞核变大。BK病毒感染通过免疫组织化学证实SV 40 T抗原的存在。SV 40 T抗原染色阳性对BK病毒肾病100%敏感。由此可见，选项E正确。

此外，在BK病毒肾病中可检测到病毒DNA。电子显微镜显示管状上皮中存在直径为30～40nm的核内病毒颗粒。此外，通过阴性染色电镜观察尿液沉积物可看到称为"Haufen"的放射状聚集体，其被定义为至少6个直径为40～45nm的多瘤病毒的聚集体。这表明尿液中"Haufen"的检测可作为BK病毒肾病的无创检测。

推荐阅读

Karam S，Wali R. Human polyomavirus（HPyV）and organ transplantation.//Weir M R，Lerm E V. Kidney Transplantation. Practical Guide to Management. New York：Springer，2014：319-333.

Karuthu S，Blumberg E A. Common infections in kidney transplant recipients. Clin J Am Soc Nephrol，2012，7：2058-2070.

Singh H K，Andreoni K A，Papadimitiou JC et al. Presence of urinary Haufen accurately predicts polyomavirus nephropathy. J Am Soc Nephrol，2009，20：416-427.

（杨 浩 译）

38.肾移植受体中最常见的BK病毒感染并发症是以下哪一种？

A.尿路感染（UTI）

B.出血性膀胱炎

C.输尿管狭窄

D.非典型性肺炎

E.肺结核（TB）

答案：C

解析：BK病毒和输尿管狭窄之间最常见的联系是在1972年从一个患者身上分离出BK病毒（选项C正确）。肾移植患者输尿管狭窄的发生率约3%。尿路感染、非典型性肺炎及结核病常见于细菌和其他感染，并不是特异地与BK病毒相关（选项A、D、E错误）。而且，出血性膀胱炎也是骨髓移植后BK病毒感染的并发症，而不是肾移植后（选项B错误）。

推荐阅读

Mylonakis E，Goes N，Rubin R H，et al. BK virus in solid organ transplant recipients：An emerging syndrome.Transplantation，2001，72：1587-1592.

Sanoff S L. Infectious disease in kidney transplantation.//Lerma E V，Rosner M. Clinical Decisions in Nephrology，Hypertension and Kidney Transplantation. New York：Springer，2013：427-457.

39.以下哪种治疗策略对BK病毒肾病最有效？

A.减少免疫抑制

B.来氟米特

C.环丙沙星

D. 西多福韦

E. 静脉注射免疫球蛋白G（IVIG）

答案：A

解析：早期发现BK病毒血症和病毒尿，以及减少免疫抑制药物的剂量仍是治疗BK病毒肾病最有效的策略。因此，选项A正确。减少剂量应单独进行，并在血浆滴度为＞10 000拷贝/ml时实施。

免疫抑制减少的策略是停用抗代谢物（霉酚酸酯、硫唑嘌呤）和减少50%钙调神经磷酸酶抑制剂。减少免疫抑制的主要担忧是害怕排斥。因为这个原因，逐渐转向其他免疫抑制剂已被提出。比如，将钙调神经磷酸酶抑制剂转换为西罗莫司已被证明对清除BK病毒血症和改善移植物功能有益。因此，选项A是治疗BK病毒肾病最普遍接受的方式。除了减少免疫抑制剂，一些中心还实施辅助治疗。这些治疗包括来氟米特、氟喹奈酮、西多福韦和IVIG。来氟米特除了具有免疫调节作用外，还具有抗病毒作用。然而，单靠环孢素并不能令人信服地发挥这些辅助药物的功效。单独使用这些辅助药物并不能研究表明，他克莫司比环孢素更易发生BK病毒血症和肾病。

推荐阅读

Karam S，Wali R. Human polyomavirus（HPyV）and organ transplantation. //Weir M R，Lerm E V. Kidney Transplantation. Practical Guide to Management. New York：Springer，2014：319-333.

Pilmore H，Manley P. BKV polyoma virus. KHA-CARI Adaptation of KDIGO Clinical Practice Guideline for the Care of Kidney Transplant Recipients. February 2012：90-95.

40.巨细胞病毒（CMV）感染是影响肾移植患者发病率和死亡率的重要原因。以下有关CMV的哪一项陈述是正确的？

A.血清阴性受体从血清阳性供体（D＋/R-）接受肾脏治疗后，在移植后的前3个月内患严重原发疾病的风险较高

B.CMV疾病导致急性和慢性移植物失功及长期移植物丢失

C.使用霉酚酸酯（MMF）＞3g/d会增加CMV病毒血症的风险

D.如果未进行抗病毒预防，约60%的接受者在移植后100d内会发展为严重的CMV感染

E.以上所有选项

答案：E

解析：以上所有陈述都正确。CMV感染是移植肾患者中最常见的机会感染。需要将CMV感染与CMV疾病区分开以便治疗。CMV感染是指病毒的复制而不考虑症状，而CMV疾病是由以下证据确定的：感染及病毒综合征（发热，全身乏力，白细胞减少症，血小板减少症和组织疾病，例如肺炎或视网膜色素变性）的体征和症状的存在。

CMV的危险因素包括供体血清阳性和受体血清阴性，暴露于MMF＞3g/d，T细胞耗竭的免疫抑制剂，同时进行肾胰腺移植和年龄较大（＞60岁）的供体。CMV疾病导致移植物功能障碍及移植物丢失。而且，在移植后100d内，CMV感染与受体的死亡率有关，而在某些受体中，CMV疾病会导致超过100d的心血管死亡。

由于CMV感染性疾病与受体并发症之间的联系，因此提倡抗病毒预防。如果不进行预防，则有60%的患者在移植后100d内会出现严重的CMV感染性疾病。

推荐阅读

Karuthu S，Blumberg E A. Common infections in kidney transplant recipients. Clin J Am Soc Nephrol，2012，7：2058-2070.

Pilmore H，Manley P. Cytomegalovirus. KHA-CARI Adaptation of KDIGO Clinical Practice Guideline for the Care of Kidney Transplant Recipients. February 2012：96-103.

41. 关于预防CMV感染和疾病，以下哪一项陈述是错误的？

A. 一般的预防措施可以降低高危患者（D＋/R-）中CMV疾病的发生率和与CMV相关的死亡率。

B. 高危患者的抢先治疗对CMV相关的死亡率没有任何影响

C. 在中等（D＋/R＋）和低（D-/R-）风险患者中使用更昔洛韦进行病毒载量监测的抢先治疗对CMV感染有效

D. 改进的针对移植中巨细胞病毒的保护（IMPACT）研究表明，每日口服缬更昔洛韦预防200d，与高危患者100d预防相比，可显著降低巨

细胞病毒的发病率

E. 无论肾功能如何，应服用全剂量更昔洛韦或缬更昔洛韦以发挥最大作用

答案：E

解析：研究表明，通过预防性抗病毒治疗可以降低CMV疾病的发生率。两种预防措施已被采用以减少发生率：普遍或一般预防和抢先治疗。一般预防定义为对所有肾脏接受者均使用抗病毒治疗无论CMV血清状况如何。抢先治疗是指在症状发展之前监测病毒载量和治疗病毒血症。

研究表明，一般预防性用药与CMV疾病的发生率降低及高危患者的死亡率相关（选项A正确）。但是，抢先治疗对这些高危患者没有任何益处（选项B正确）。已发现抢先治疗对中至低风险患者有益（选项C正确）。

MPACT研究评估了缬更昔洛韦（900mg每天1次）在318位CMV（D＋/R－）肾移植受者中对CMV疾病、急性排斥反应、移植物丢失患者存活率和血清转化的长期（长达2年）总体预防作用。治疗时间为200d或100d。与治疗100d相比，治疗200d的患者在2年时观察到CMV疾病明显减少。但是，在200d和100d的治疗之间，其他结局没有显著差异（选项D正确）。

更昔洛韦和缬更昔洛韦均通过肾脏排泄，因此需要根据肾脏功能调整剂量，以免产生毒性（白细胞减少症）。因此，选项E错误。

推荐阅读

Humar A, Limaye A P, Blumberg E A, et al. Extended valganciclovir prophylaxis in D＋/R? kidney transplant recipients is associated with long-term reduction in cytomegalovirus disease: two-year results of the IMPACT study. Transplantation, 2010, 90: 1427-1430.

Karuthu S, Blumberg E A. Common infections in kidney transplant recipients. Clin J Am Soc Nephrol, 2012, 7: 2058-2070.

Kotten C N, Kumar D, Caliendo A M, et al. Updated international consensus guidelines on the management of cytomegalovirus in solid-organ transplantation. Transplantation, 2013, 96: 333-360.

Pilmore H, Manley P. Cytomegalovirus. KHA-CARI Adaptation of KDIGO Clinical Practice Guideline for the Care of Kidney Transplant Recipients. February 2012: 96-103.

42. 18岁男性，因HIV垂直传播而接受血液透析3个月。患者向你询问有关肾移植的信息，患者的女友是HIV阴性且愿意捐献她的肾脏。他的CD4计数＞200/mm²，并且病毒RNA滴度无法检测到。下列关于艾滋病病毒感染者肾移植的陈述哪一项是正确的？

A. 他不是候选人，因为他的病毒血症在免疫抑制治疗后恶化

B. 移植前他不需要任何严格的检查

C. 他的CD4计数＞200/mm²以及无法检测到病毒计数都使他成为肾脏移植的候选人

D. 钙调神经磷酸酶抑制剂和蛋白酶抑制剂之间没有药物相互作用

E. 3年时患者和移植物的存活率令人沮丧

答案：C

解析：HIV/AIDS并非肾脏或肾脏与肝脏联合移植的禁忌证。许多研究报道艾滋病病毒感染者有良好的预后（选项A错误）。由于高效的抗反转录病毒疗法（HAART），HIV患者的存活率得以提高。随着生存期的增加，许多ESRD患者正在寻求肾脏移植。捐赠者和接受者都需要进行彻底检查（B选项是错误的）。150例肾脏移植患者的最大前瞻性研究结果于2010年发表。该研究的进入标准为CD4计数＞200/mm²和血浆病毒血症（RNA水平）无法检测。我们的患者符合进入标准。因此，选项C正确。钙调神经磷酸酶抑制剂和蛋白酶抑制剂之间存在药物相互作用，从而导致环孢素或他克莫司谷水平的升高。因此，密切监测钙调神经磷酸酶抑制剂的谷水平是有必要的（选项D错误）。免疫抑制剂剂量不足可能导致排斥率增加。2010年的研究显示，患者1年和3年生存率分别为94.6%和88.2%。同样，1年和3年移植物的存活率分别为90.4%和73.7%（选项E错误）。

作者指出，这些患者和移植物的存活率下降，介于年龄较大的肾脏移植受者和所有肾脏移植受者之间。但是，在1年（31%）和3年（41%）观察到较高的排斥率。因此，肾移植在患有ESRD的HIV患者中是现实的。

推荐阅读

Agarwal D K, Sharma A, Bahl A, et al.

Renal transplantation in HIV patients. Apollo Med, 2013, 10: 50-56.

Pilmore H, Manley P. Human immunodeficiency virus. KHA-CARI Adaptation of KDIGO Clinical Practice Guideline for the Care of Kidney Transplant Recipients. February 2012: 123-126.

Stock P G, Barin B, Murphy B, et al. Outcomes of kidney transplantation in HIV-infected recipients. N Engl J Med, 2010, 363: 2004-2014.

43. 1例因高血压而进入血液透析的40岁妇女被发现丙型肝炎（HCV）阳性。患者的肝功能检查（LFTs）正常，血浆白蛋白也正常。患者不喝酒也不使用任何违禁药物。患者几年前在妊娠期间输过血。患者身体检查正常，想知道在免疫抑制的情况下肾移植是否会导致丙肝病毒的重新激活，引起肾脏和肾外并发症。关于HCV血清阳性患者的肾脏移植，以下哪一项陈述是错误的？

A. 尽管LFTs正常，但仍需进行肝活检以评估隐匿性肝病的程度

B. 应考虑病毒基因型来预测对治疗的反应

C. 如果患者患有中度肝纤维化，则需要在移植前进行HCV治疗

D. 与维持性血液透析相比，肾脏移植对患者生存没有益处

E. 在肝代偿失调和肾脏不可逆转损伤的患者中，应考虑同时进行肝、肾移植

答案：D

解析：评估HCV感染或血清阳性的患者对于确定疾病的阶段和抗病毒治疗的必要性极为重要。约7.8%的血液透析患者具有HCV抗体，病毒RNA的滴度不等，大多数患者的LFTs正常。但是，正常的LFTs不能排除隐匿性肝病。因此，应考虑在移植候选者中进行肝活检（选项A正确）。除肝活检外，还必须进行病毒基因分型以预测抗病毒治疗（选项B正确）。如果肝活检显示中度纤维化，则在移植前需要抗病毒治疗（选项C正确）。发现有HCV且接受肾脏移植的患者比接受维持性血液透析的患者具有更高的生存率。因此，选项D错误。维持性透析患者伴有代偿性肝脏疾病（异常LFTs，腹水，门静脉高压症）需要同时进行肾脏和肝脏移植（选项E正确）。

HCV感染会导致自然和移植后新发糖尿病，蛋白尿和肾小球病变的发展。因此，HCV患者应在移植后监测病毒载量，以监测糖尿病，肾脏和肝脏疾病。HCV感染会引起原肾和移植肾新发糖尿病、蛋白尿和肾小球病变。因此，HCV患者应在移植后监测病毒载量，以监测糖尿病、肾脏和肝脏疾病。

推荐阅读

Karuthu S, Blumberg E A. Common infections in kidney transplant recipients. Clin J Am Soc Nephrol, 2012, 7: 2058-2070.

Pilmore H, Manley P. Hepatitis C virus. KHA-CARI Adaptation of KDIGO Clinical Practice Guideline for the Care of Kidney Transplant Recipients. February 2012: 111-115.

Terrault N A, Adey D B. The kidney transplant recipient with hepatitis C infection: Pre- and posttransplantation treatment. Clin J Am Soc Nephrol, 2007, 2: 563-575.

44. 1例45岁男子因HIV肾病进入血液透析，患者的乙型肝炎病毒表面抗原（HBsAg）阳性，LFTs正常。他想被列在肾移植名单上。关于乙型肝炎病毒（HBV）感染和肾脏移植的下列哪一项陈述是正确的？

A. 慢性乙肝病毒感染是肾脏移植的禁忌证

B. 慢性HBV感染患者的LFTs正常一般提示肝脏组织学正常

C. 目前可用的诱导和维持免疫抑制疗法可用于HBV感染的肾脏移植受者

D. 对于乙肝病毒感染的肾移植受者，干扰素比替诺福韦或恩替卡韦是更好的预防剂

E. 在减少HBV e抗原血症（HBeAg）方面，先发性预防已被证明比一般性预防更好

答案：C

解析：肾脏供体和受体都要筛查HBV感染。随着抗病毒药物的引入，HBV感染不再是肾脏移植的禁忌证（选项A错误）。与一般人群相比，接受血液透析或肾脏移植的患者的丙氨酸转移酶（ALT）浓度正常或更低，因此ALT作为肝病的标志物是不可靠的（选项B错误）。因此，需进行肝活检以评估纤维化程度。根据肝纤维化的阶段，可以计划肾脏移植或肾脏-肝脏联合移植。

目前可用的任何诱导或维持免疫抑制药物都可

用于HBV感染的肾脏接受者。因此，选项C正确。

至少有7种药物可用于治疗HBV感染：干扰素-α2b、聚乙二醇化的α-2a、拉米夫定、替诺福韦、阿德福韦、替比夫定和恩替卡韦。此外，推荐使用替诺福韦或恩替卡韦治疗对拉米夫定耐药的HBV感染。在HBV感染患者中，先发性预防已被发现不如一般性预防（选项E错误）。建议至少进行24个月的预防性治疗。在抗病毒治疗期间，应每3个月测量一次HBV-DNA和ALT，以监测药物治疗的疗效和耐药性。此外，肝硬化患者应每12个月进行一次肝超声检查和α甲胎蛋白水平检测，以检测肝细胞癌。

推荐阅读

Manley P, Pilmore H. Hepatitis B virus. KHA-CARI Adaptation of KDIGO Clinical Practice Guideline for the Care of Kidney Transplant Recipients. February 2012: 116-122.

Said A, Rice J P, Safdar N, et al. Liver disease among renal transplant recipients. //Kidney Transplantation: Principles and Practice. Morris P J, Knechtle S J 7th ed. Edinburgh: Elsevier/Saunders, 2014: 511-536.

Tsai M C, Chen Y T, Chien Y S, et al. Hepatitis B virus infection and kidney transplantation. World J Gastroenterol, 2010, 16: 1387-3887.

45. 1例接受血液透析4年的52岁非洲裔美国人接受了死者供体，术后因少尿需要血液透析，并诊断为移植物功能延迟（DGF）。以下哪一项引起DGF？

A.血流动力学不稳定

B.阻塞性泌尿科/外科并发症

C.急性肾小管坏死（ATN）

D.急性排斥

E.以上所有

答案：E

解析：尽管存在几种DGF的定义，但其中一个定义是在移植后的前7d需要透析。少尿可能存在或可能不存在。在死者供体肾脏移植中，最新的DGF发生率为21.3%。DGF可能由移植后的冷、热缺血和同种异体肾脏的再灌注引起。

DGF的鉴别诊断包括血容量不足，泌尿外科/手术并发症（淋巴结肿大，输尿管阻塞，尿漏，导管阻塞），ATN和急性排斥反应。因此，选项E正确。另外，在DGF的鉴别诊断中，还应考虑钙调磷酸酶抑制剂引起的肾血管收缩，肾动脉或静脉血栓形成，血栓性微血管病和急性间质性肾炎。

推荐阅读

Siedlecki D A, Irish W, Brennan D C. Delayed graft function in the kidney transplant. Am J Transplant, 2011, 11: 2279-2296.

Singh S K, Cole E G, Kim S J. Delayed graft function and kidney transplantation. //Weir M R, Lerm E V. Kidney Transplantation. Practical Guide to Management. New York: Springer, 2014: 143-151.

46. 关于DGF的处理，以下哪种治疗方式是正确的？

A.用晶体水化以纠正血流动力学不稳定

B.呋塞米改善血容量过多

C.诱导疗法

D.同种异体移植

E.以上所有

答案：E

解析：DGF的管理主要是支持性的。纠正血流动力学不稳定非常重要，因为血容量不足和低血压可能会损害移植物功能。晶体比白蛋白更可纠正血容量不足。许多患者可能在围手术期接受输液，引起血容量过多，进而可能导致急性肾损伤。呋塞米（100～200mg）可改善高血容量患者的尿量。抗胸腺细胞球蛋白或巴利昔单抗或阿来珠单抗的诱导治疗已显示减少。由于已知的DGF诱导的同种异体移植物免疫原性增加，导致急性排斥反应的风险。抗胸腺细胞球蛋白或巴利昔单抗或阿仑单抗的诱导治疗已被证明可降低急性排斥反应的风险，因为已知DGF诱导的同种异体移植物免疫原性增加。大多数中心在7～10d进行同种异体移植活检，以评估ATN、急性排斥反应或其他肾小球疾病的组织病理学变化，以进行适当治疗。因此，选项E正确。

推荐阅读

Schr€ oppel B, Legendre C. Delayed graft function: from mechanism to translation. Kidney

Int, 2014, 86: 251-258.

Siedlecki D A, Irish W, Brennan D C. Delayed graft function in the kidney transplant. Am J Transplant, 2011, 11: 2279-2296.

Singh S K, Cole E G, Kim S J. Delayed graft function and kidney transplantation. //Weir MR, Lerm E V. Kidney Transplantation. Practical Guide to Management. New York: Springer, 2014: 143-151.

47. 下列关于移植物延迟功能（DGF）结局的陈述哪一项是正确的？

A. DGF缩短住院时间

B. DGF不会由于血管内皮上HLA的上调而引起同种异体移植物的任何免疫原性

C. DGF导致移植物存活率显著降低

D. 在死者和活体供体肾脏移植受体中，DGF与移植物功能死亡（DWGF）均无关联

E. DGF和非DGF患者的血清肌酐水平无差异

答案：C

解析：多项研究表明，DGF与住院时间延长，住院费用增加和医院死亡率增加相关（选项A错误）。此外，由于血管内皮上HLA的上调和炎性细胞因子的释放，DGF导致同种异体移植物的免疫原性增加（B选项是错误的）。此外，还发现DGF与具有足够肾脏功能（eGFR 30～60ml/min）的死者和活体供肾移植受者的死亡有关。与无DGF患者相比，DGF患者DWGF的危险比为1.56（95%CI：1.45～1.63）。因此，选项D错误。研究表明，在3.5年的随访中，DGF组的血肌酐比非DGF组高得多（选项E错误）。

对33项研究的回顾和Meta分析表明，DGF是移植物存活的重要危险因素，相对危险度为1.41（95%CI：1.27～1.56）。因此，DGF与移植物存活率降低相关（选项C正确）。

推荐阅读

Siedlecki D A, Irish W, Brennan D C. Delayed graft function in the kidney transplant. Am J Transplant, 2011, 11: 2279-2296.

Singh S K, Cole E G, Kim S J. Delayed graft function and kidney transplantation. //Weir MR, Lerm E V. Kidney Transplantation. Practical Guide to Management. New York: Springer, 2014: 143-151.

48. 将下列选择与下列肾脏活检相匹配：

A. 急性T细胞介导的排斥反应（Banff分类ⅠA）

B. 急性T细胞介导的排斥反应（Banff分类类型Ⅱ）

C. 急性T细胞介导的排斥反应（Banff分类类型Ⅲ）

D. 慢性同种异体移植物血管病变

E. 慢性活性抗体介导的排斥反应（移植性肾小球病）

F. 急性钙调神经磷酸酶抑制剂肾毒性（CIN）

G. 慢性CIN肾毒性

H. BK病毒肾病

I. CMV肾病

答案：A＝图11.3a；B＝图11.3b；C＝图11.3c；D＝图11.3d；E＝图11.3e；F＝图11.3f；G＝图11.3g；H＝图11.3h；I＝图11.3i（所有图片都得到了Springer的许可）

解析：在肾同种异体移植病理Banff分类ⅠA级中，急性T细胞介导的排斥反应的特征是弥漫性单个核细胞浸润（T淋巴细胞、单核细胞）伴有间质水肿和肾小管炎（这些细胞浸润小管）。图11.3a显示了这些变化（A＝图11.3a）。

在Banff分类Ⅱ级中，急性T细胞介导的排斥反应的特征是小动脉的单核细胞内皮细胞炎（内皮炎）和内皮下浸润。图11.3b显示了这些特征（B＝图11.3b）。

在Banff分类急性T细胞介导的排斥反应Ⅲ级中，存在动脉透壁炎症伴单核浸润。

图11.3c显示了这些变化（C＝图11.3c）。

图11.3d显示了慢性同种异体血管病变，内膜扩张及内膜中纤维组织沉积。内弹力膜复层化，中膜正常或增厚，以及弓形和大动脉的稀疏是高血压的特征而非慢性排斥反应。在慢性排斥反应中，小动脉通常可以幸免，与CIN肾毒性和血栓性微血管病相反（D＝图11.3d）。

图11.3e显示了移植肾小球病，其特征是多个毛细血袢的肾小球基底膜（GBM）双层状（左侧箭头）。在右侧，毛细管的EM显示GBM双层状以及在GBM两层之间插入的细胞成分和基质（箭头）（E＝图11.3e）。

CIN引起三种病理类型：急性肾毒性，慢性肾

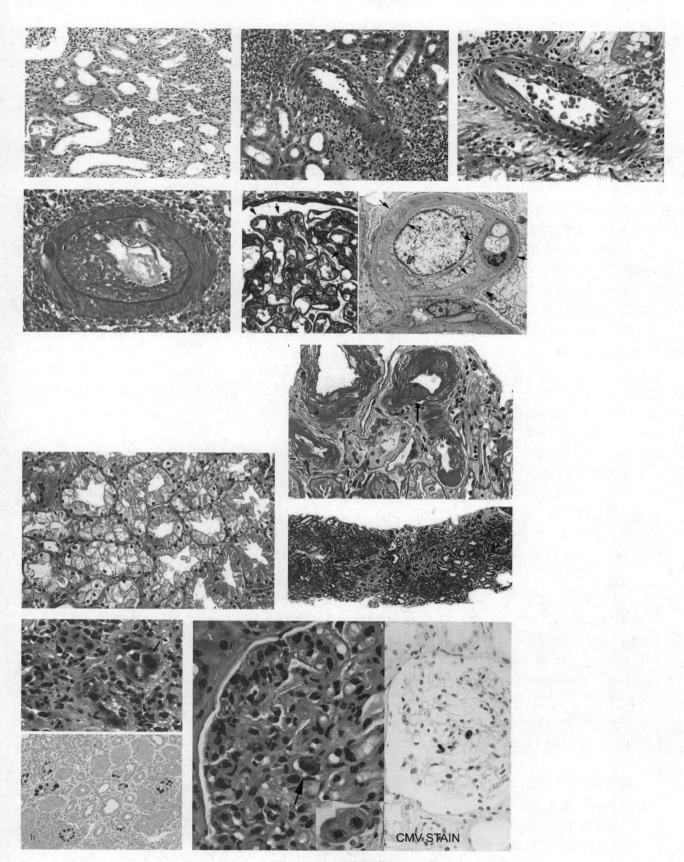

图11.3 不同的肾脏病理

毒性和血栓性微血管病（TTP/HUS）。急性肾毒性的特征是近端肾小管的等轴空泡化（定义为细胞充满大小一致的液泡）和刷缘缺失。图11.3f显示了这些特性（F＝图11.3f）。

慢性CIN的特征是间质纤维化、肾小管萎缩以及小动脉的透明沉积物。但是，这些改变是非特异性的。因此，有学者认为新近发展的结节性玻璃样纤维化（图11.3g；上图）和条纹状纤维化（图11.3g下图）提示慢性CIN。因此，新近形成的结节状动脉透明样变（图11.3g；上图）和条带状纤维化（11.3g下图）提示慢性CIN。

BK病毒肾病最初的特征是肾小管上皮细胞增大，识别病毒核体（图11.3h上方的箭头）是诊断该病毒感染的关键。早期改变中，在感染扩散到皮质之前，先影响肾髓质。间质纤维化和肾小管萎缩伴单核浸润是相当普遍的。

BK病毒肾病通过免疫组化确认，在活检标本中存在simian病毒（SV）40抗原（图11.3h；下图）。同样，可在活检标本中证实BK病毒DNA的存在。

尽管由于普遍预防，CMV感染很少见，但在某些肾炎病例中会发生。增大的小管上皮细胞伴细胞病理改变可作出诊断。在这些细胞中，大核中有一个显著的病毒包涵体（图11.3i中的箭头）。在肾小球中，内皮细胞是最常受CMV感染（CMV肾小球炎）的细胞。肾间质也受到单核浸润，CMV的免疫组化证实存在病毒颗粒。因此，图11.3i对应CMV肾炎（答案I）。

推荐阅读

Drachenberg C，Papadimitriou J C. Practical renal allograft pathology. //Weir M R，Lerm E V. Kidney Transplantation. Practical Guide to Management. New York：Springer，2014：355-375.

Fogo A. Fundamentals of Renal Pathology. New York：Springer，2014：1-230.

49. 1例患有SLE的32岁妇女因虚弱和不适2周到诊所就诊。她在7个月前接受了2/6匹配的死者供肾。患者服用他克莫司和霉酚酸酯，泼尼松5mg/d。他克莫司水平未检出。她的血清肌酐为1.9mg/dl，1个月前为1.1mg/dl。存在供体敏感抗体（DSA）滴度。输液并不能降低肌酐水平。同种异体移植

的活检显示微血管浸润和内膜动脉炎。C4d染色为阴性。

该患者最有可能诊断以下哪一项？

A. 慢性抗体介导的排斥反应（ABMR）

B. 急性ABMR表型2

C. ABMR不太可能是因为C4d染色阴性

D. T细胞介导的急性排斥反应

E. 肾前AKI

答案：B

解析：根据肾活检结果（微血管炎症，动脉内膜炎），最有可能是急性ABMR。两种急性ABMR表型被定义：①ABMR表型1出现在预敏患者，并发生在移植后早期；②ABMR表型2与移植后期DSA的新生有关。认为表型2与免疫抑制不足或对免疫抑制药物的不依从有关。该患者似乎患有急性ABMR表型2（选项B正确）。肾脏活检结果没有提示慢性ABMR或T细胞介导的急性排斥反应（A、D选项不正确）。2013年的Banff分类表明，C4d染色不再是诊断ABMR的必要条件（选项C错误）。肾前AKI不太可能，因为补水后血清肌酐并未改善（选项E错误）。

推荐阅读

Djamali A，Kaufman D B，Ellis T M，et al. Diagnosis and management of antibody-mediated rejection：Current status and novel approaches. Am J Transplant，2014，14：255-271.

Haas H，Sis B，Racusen L C，et al. Banff 2013 meeting report：Inclusion of C4d-negative antibody-mediated rejection and antibody-associated arterial lesions. Am J Transplant，2014，14：272-283.

50. KDIGO指南推荐的针对抗体介导急性排斥反应（ABMR）的治疗策略中，下列哪一种是正确的？

A. 血浆置换

B. 静脉注射免疫球蛋白（IVIG）

C. 利妥昔单抗

D. 淋巴细胞消耗抗体

E. 以上所有

答案：E

解析：治疗ABMR的基本原理是改善现有抗体并抑制抗体的进一步形成。KDIGO指南建议所

有上述治疗策略单独或联合使用或不使用糖皮质激素（E选项正确）。Roberts 等的一篇综述指出，在10篇388次引用的关于急性ABMR治疗研究中，只有5个小型随机和8个非随机研究。这些研究显示了血浆置换、利妥昔单抗和硼替佐米的益处。发现血浆置换联合利妥昔单抗或其他药物有利于治疗ABMR。但是，尚无大型随机对照研究比较不同治疗策略的安全性和有效性。

推荐阅读

Djamali A, Kaufman D B, Ellis T M, et al. Diagnosis and management of antibody-mediated rejection: Current status and novel approaches. Am J Transplant, 2014, 14: 255-271.

Kasiske B L, Zeier M G, Chapman J R, et al. KDIGI clinical practice guideline for the care of kidney transplant recipients: a summary. Kidney Int, 2010, 77: 299-311.

Roberts D M, Jiang S H, Chadban S J. The treatment of acute antibody-mediated rejection in kidney transplant recipients: A systematic review. Transplantation, 2012, 94: 775-783.

51. 1例42岁的妇女在3个月前接受了死者的供肾（2/6匹配）。1周前她的肌酐为1.2mg/dl。她因尿量减少7d来到诊所，发现肌酐为2.3mg/dl。补水后她的肌酐并没有改善，排除其他原因的AKI后，进行了肾活检。光镜下，肾间质和肾小管水肿，肾间质中有T细胞和单个核细胞浸润。基于肾小管炎，诊断了T细胞介导的急性banff分类Ⅰa（急性细胞排斥反应）。以下哪种初始治疗策略适合该患者？

A. 口服泼尼松60mg/d

B. 甲泼尼龙500～1000mg/d，持续注射3d，然后逐渐减量泼尼松剂量

C. 他克莫司直至谷水平＞20ng/ml

D. 霉酚酸酯每天3g

E. 巴西立西单抗

答案：B

解析：急性T细胞介导的排斥反应的选择治疗方法是每天泼尼松龙500～1000mg，持续3～5d（取决于中心），并逐渐降低至维持剂量（选项B正确）。如果肾功能在5～7d没有改善，则可以重复使用糖皮质激素剂量，或消耗T细胞的生物制剂，

例如胸腺球蛋白或使用阿仑单抗。Banff分类ⅠA级组织学（＞25%肾实质的间质性炎症和灶状严重的肾小管炎）通常对冲击糖皮质激素有反应。其他选项不正确。

推荐阅读

Kanellis J, Mulley W. Treatment of acute rejection. KHA-CARI Adaptation of KDIGO Clinical Practice Guideline for the Care of Kidney Transplant Recipients. February 2012: 47-52.

Zhang R. Clinical management of allograft dysfunction. Open J Organ Transplant Surgery, 2014, 4: 7-14.

52. 61岁男性，15年前接受死者供肾移植手术，他因肾功能缓慢进行性下降到诊所就诊，肌酐为3.2mg/dl，并有不适和疲劳。排除AKI的血流动力学原因后，进行了肾活检，诊断为慢性活性抗体介导的排斥反应（ABMR）。下列哪一种组织学特征是慢性活动性ABMR的特征？

A. C4d染色阳性

B. 移植肾小球病

C. 新出现的动脉内膜纤维化

D. 间质纤维化和肾小管萎缩

E. 以上所有

答案：E

解析：以上所有选项均正确（选项E）。2013年的Banff分类将慢性活动性ABMR定义为：①C4d染色线性阳性；②移植性肾小球病，其特征是肾小球基底膜双层，肾小球系膜扩张，毛细血管内单核细胞浸润，肾小球呈分叶状外观，类似于1型膜增生性肾小球肾炎。

动脉病变是慢性排斥反应的主要特征。新出现的动脉内膜纤维化是慢性活动性ABMR的特征。另外，在慢性排斥反应中可见肾小管间质纤维化和肾小管萎缩。EM检查，肾小管周围毛细血管基底膜的多层化是慢性活动性ABMR的特征。在慢性活动性ABMR中应确认存在供体特异性抗体。

肾小管间质纤维化和肾小管萎缩的鉴别诊断包括其他原因，例如BK病毒肾病、钙调神经磷酸酶抑制剂的肾毒性、供体疾病、肾动脉狭窄、之前的缺血性发作和慢性阻塞。适当的检查将区分每种情况。

推荐阅读

Djamali A，Kaufman D B，Ellis T M，et al. Diagnosis and management of antibody-mediated rejection：Current status and novel approaches. Am J Transplant，2014，14：255-271.

Kasiske B L，Zeier M G，Chapman J R，et al. KDIGI clinical practice guideline for the care of kidney transplant recipients：a summary. Kidney Int，2010，77：299-311.

Roberts D M，Jiang S H，Chadban S J. The treatment of acute antibody-mediated rejection in kidney transplant recipients：A systematic review. Transplantation，2012，94：775-783.

53. 在上述患者中，以下哪种免疫和非免疫治疗方法是正确的？

A. 血压控制

B. 生活方式的改变

C. 控制葡萄糖和脂质

D. 单独使用利妥昔单抗或利妥昔单抗/IVIG

E. 以上所有

答案：E

解析：以上所有选项均正确（选项E）。慢性ABMR难以治疗并逆转同种异体移植物中的慢性病理变化。稳定肾功能可以通过控制血压的方法，最好用ACEI或ARB，控制吸烟、高血糖和高脂血症。由于ABMR主要是B细胞介导的过程，因此单独或与IVIG联合使用利妥昔单抗可以稳定肾功能。几个单中心研究表明，这些药物对许多慢性活动性ABMR患者有益。

推荐阅读

Djamali A，Kaufman D B，Ellis T M，et al. Diagnosis and management of antibody-mediated rejection：Current status and novel approaches. Am J Transplant，2014，14：255-271.

Sun Q，Yang Y. Late and chronic antibody-mediated rejection：Main barrier to long term graft survival. Clin Develop Immunol，2013，Article ID 859761：1-7.

54. 以下哪种情况是进行肾移植活组织检查的指征？

A. 血清肌酐持续升高无法解释

B. 新出现蛋白尿

C. 急性排斥反应治疗后血肌酐无反应

D. 治疗后1～2个月未达到预期的肾功能

E. 以上所有

答案：E

解析：所有上述情况都需要进行同种异体移植物活检以确定无法解释的血肌酐和蛋白尿升高的原因。但是，没有随机临床研究评估同种异体移植物活检的适应证。肾活检可发现诸如急性或慢性排斥反应，感染，药物毒性（钙调神经磷酸酶抑制剂毒性），恶性肿瘤（如移植后淋巴增生性疾病）和复发性或新生疾病等疾病。这些活检的临床用途是适当地治疗该疾病。

推荐阅读

Kasiske B L，Zeier M G，Chapman J R，et al. KDIGI clinical practice guideline for the care of kidney transplant recipients：a summary. Kidney Int，2010，77：299-311.

Mulley W，Kanellis J. Kidney allograft biopsy. KHA-CARI Adaptation of KDIGO Clinical Practice Guideline for the Care of Kidney Transplant Recipients. February，2012：62-67.

55. 以下是关于程序性活检的说法以下哪种是正确的？

A. 程序性活检对患者来说是不必要的风险，因为它们没有任何预后意义

B. 对于肾功能稳定的患者，程序性活检可以检测到亚临床病理

C. 程序性活检的正常组织学可以使肾脏科医师增加免疫抑制

D. 程序性活检的并发症发生率，例如出血、血尿和移植物丢失可能超过10%

E. 程序性活检的成本极低

答案：B

解析：程序性活检或监视活检是移植后在预定时间进行的选择性活检，与肾功能无关。它们有助于检测亚临床病理变化，例如急性排斥反应，钙调神经磷酸酶肾毒性和移植后淋巴增生性疾病，因此可以采用适当的方案（选项B正确）。因此，程序性活检可以改善长期移植物和患者的预后（选项A错误）。

程序性活检的正常组织学和稳定的肾功能可

以让肾病医师明智地减少免疫抑制（选项C错误）。程序性活检的安全性已得到充分研究。诸如出血、血尿、移植物丢失、因出血引起的输尿管阻塞和腹膜炎等并发症的风险约为1%（选项D错误）。一项研究表明，检测一例急性排斥反应的程序性活检的成本为114 000美元（选项E错误）。因此，对程序性活检需要仔细评估。

推荐阅读

Rush D. Protocol biopsies for kidney transplantation. Saudi J Kidney Dis Transplant, 2010, 21: 1-9.

56. 1例30岁妇女接受了死者供肾移植手术。以下哪一项关于监测异体移植物功能的医嘱是正确的？

A. 移植后每隔1～2h测量1次尿量，至少到24h，然后每天测量1次，直到移植物功能稳定为止

B. 在第1个月测量1次尿蛋白，然后在第一年每3个月测量1次，然后每年测量1次

C. 每天用eGFR测量血肌酐，持续7d或直到出院，或每周测2～3次，持续2～4周，第2～3个月每周测1次，第4～6个月，每2周测1次，第7～12个月，每月测1次，之后每2～3个月测1次

D. 第1个月和每隔几周测量1次血脂

E. A、B和C

答案：E

解析：移植功能是普遍采用的，以避免移植后并发症。选项A、B和C中提到的测试是KDIGO和其他准则推荐的最低测试。脂质测量虽然很重要，但并不能保证经常测量。因此，选项D错误。

推荐阅读

Kasiske B L, Zeier M G, Chapman J R, et al. KDIGI clinical practice guideline for the care of kidney transplant recipients: a summary. Kidney Int, 2010, 77: 299-311.

Mulley W, Kanellis J. Kidney allograft biopsy. KHA-CARI Adaptation of KDIGO Clinical Practice Guideline for the Care of Kidney Transplant Recipients. February, 2012: 62-67.

57. 1例39岁的妇女接受了死者的供肾，无移植后并发症。患者的血清肌酐稳定在1.0mg/dl。以下哪种维持免疫抑制疗法适合该患者？

A. 环孢素、硫唑嘌呤、糖皮质激素（泼尼松或泼尼松龙）

B. 他克莫司、霉酚酸酯（MMF）、西罗莫司

C. 巴利昔单抗、MMF、糖皮质激素

D. 他克莫司、MMF、糖皮质激素

E. 他克莫司、MMF、巴利昔单抗

答案：D

解析：环孢素和他克莫司与抗增殖剂（硫唑嘌呤、MMF）和糖皮质激素合用可防止排斥反应。环孢素主要被他克莫司取代，硫唑嘌呤被MMF取代。KDIGO和其他指南建议，如果在移植第1周后继续使用糖皮质激素，应继续使用。因此，在美国和大多数西方国家，他克莫司、MMF和泼尼松（每天5mg）联合使用。MMF可以换成麦考酚酸钠（MPS）。2011年，美国约59%的患者使用他克莫司、MMF-MMS和泼尼松出院。因此，选项D正确。其他组合未被普遍接受。

推荐阅读

Kasiske B L, Zeier M G, Chapman J R, et al. KDIGI clinical practice guideline for the care of kidney transplant recipients: a summary. Kidney Int, 2010, 77: 299-311.

Rogers N M, Russ G R, Coates P T. Long-term maintenance immunosuppressive medications. KHA-CARI Adaptation of KDIGO Clinical Practice Guideline for the Care of Kidney Transplant Recipients. February, 2012: 25-29.

58. 关于监测免疫抑制药物，以下哪个选择是错误的？

A. 高效液相色谱法（HPLC）测定免疫抑制药物浓度比免疫测定法更提供了实际值

B. 钙调神经磷酸酶（CNI）水平应在移植后立即进行，直到达到目标达到水平

C. 只需要跟踪12h波谷水平或剂量后2h环孢素水平

D. 只需要跟踪他克莫司的波谷水平

E. 应在固定剂量的药物上常规测定霉酚酸酯（MMF）水平

答案：E

解析：经常监测免疫抑制药物不仅需要调整这些药物的剂量，而且要防止它们的毒性。高效液相色谱法测定母体化合物，而免疫分析法测定母体化合物及其代谢物。结果，通过免疫测定得到的含量远远高于高效液相色谱法测定的含量（A选项正确）。

在移植后即刻，应经常监测CNI水平直至达到治疗水平（选项B正确）。使用环孢素时，应遵循波谷值或给药后2h的水平（选项C正确）。但是，他克莫司只建议使用波谷水平（D选项是正确的）。

不建议定期监视MMF水平（选项E错误）。但是，KHA-CARI指南建议在以下情况下监测MMF水平：

（1）免疫风险高的患者。

（2）当临床参数发生重大变化时，同时进行免疫抑制或药物治疗可能会影响药物水平。

（3）当担心免疫抑制过度或不足时。

（4）除非已使用负荷剂量策略。

表11.8显示了理想的CNI血液水平。

表11.8　CNIs的理想维护水平

药品	0～3个月	3～12个月	＞12个月
环孢素（ng/ml）	200～400	100～200	100～200
他克莫司（ng/ml）	8～15	5～15	5～15

推荐阅读

Eris J, Wyburn K. Initial maintenance immunosuppressive medication. KHA-CARI Adaptation of KDIGO Clinical Practice Guideline for the Care of Kidney Transplant Recipients. February, 2012: 17-24.

Rogers N M, Russ G R, Coates P T. Long-term maintenance immunosuppressive medications. KHA-CARI Adaptation of KDIGO Clinical Practice Guideline for the Care of Kidney Transplant Recipients. February, 2012: 25-29.

59. 32岁女性，患1型糖尿病，1年前接受死者供肾移植手术，目前因肌无力、疼痛和轻微震颤而到诊所就诊。患者的维持性免疫抑制药物包括他克莫司，MMF和泼尼松（每天5mg）。去年患者因为反应严重而拒绝注射流感疫苗。相关血清化学包括

K^+ 6.5mmol/L，肌酐1.5mg/dl（上个月为1.1mg/dl）和葡萄糖102mg/dl。下列哪一项检查和病史对治疗患者的肾功能最有帮助？

A. 糖化血红蛋白

B. 血脂检查

C. 他克莫司波谷水平

D. MMF水平

E. T淋巴细胞

答案：C

解析：震颤和高钾血症是他克莫司的不良反应。因此，测量他克莫司波谷水平是指导进一步治疗的最合适测试（选项C正确）。其他实验室检查很重要，但目前对她的治疗没有帮助。

他克莫司的水平为20ng/ml，其震颤和高钾血症由他克莫司的毒性引起。进一步询问，患者服用了她的初级保健医师开出的克拉霉素，以治疗流感样症状。应该注意的是，红霉素和其他大环内酯类会增加钙调神经磷酸酶抑制剂的水平。用kayexalate树脂加水混合后，患者的高钾血症得到改善，而停用他克莫司后，患者的震颤也有所改善。再次检测他克莫司水平为8ng/ml，重新开始使用他克莫司的初始剂量。

推荐阅读

Bodell, Womer K L, Rabb H. Immunosuppressive medications in kidney transplantation. // Johnson RJ, Feehally J, Floege J. Comprehensive Clinical Nephrology 5th ed. Philadelphia: Elsevier/Saunders, 2015: 1144-1151.

Chang PC W, Hricik D E. What are immunosuppressive medications? How do they work? What are their side effects?//McKay DB, Steinberg S M. Kidney Transplantation: A Guide to the Care of Kidney Transplant Recipients. New York: Springer, 2010: 119-135.

Danovitz G M. Immunosuppressive medications and protocols for kidney transplantation. // Danovitch G M. Handbook of Kidney Transplantation 5th ed. Philadelphia: Lippincott Williams & Wilkins, 2010: 77-126.

60. 58岁男性，2年前接受死者供肾移植手术，目前发现血肌酐从1.1mg/dl增加至1.5mg/dl（eGFR＞40ml/min）和蛋白尿100mg/g肌酐。肾活检显示

慢性同种异体移植物损伤。他服用他克莫司、MMF和泼尼松（每天5mg）。根据KDIGO指南，下列哪一项更改对该患者最适合？

A.增加糖皮质激素剂量

B.降低他克莫司剂量

C.用西罗莫司代替他克莫司

D.开始用贝拉西普

E.继续目前的治疗方案

答案：C

解析：该患者似乎具有他克莫司（CNI）的肾毒性。尽管CONVERT试验没有显示从CNI改为西罗莫司有任何益处，但其他研究（例如SPARE、NEPHRON）表明，把MMF/CNI切换成MMF/西罗莫司治疗后12个月和24个月的GFR有所改善。从基于CNI的治疗转向mTOR抑制剂的治疗后，观察到移植物功能的改善（CONCEPT试验）。建议将eGFR＞40ml/min且蛋白尿＜500mg/g肌酐的CNI肾毒性患者改用西罗莫司，以防止进一步的CNI肾毒性。但是，该决定应根据个人情况考虑，并随访肾功能和蛋白尿。因此，选项C是该患者最合适的答案。

增加糖皮质激素剂量同时减少他克莫司剂量是不合适的。同样，在没有任何证据证明其有效性和安全性的情况下，在慢性异体移植物损伤患者中使用贝拉西普是不合适的。

推荐阅读

Kasiske B L, Zeier M G, Chapman J R, et al. KDIGI clinical practice guideline for the care of kidney transplant recipients: a summary. Kidney Int, 2010, 77: 299-311.

Wong G, O'Connell P. Treatment of chronic allograft injury. KHA-CARI Adaptation of KDIGO Clinical Practice Guideline for the Care of Kidney Transplant Recipients. February, 2012: 54-57.

61. 下列关于贝拉西普的陈述中哪一项是错误的？

A. 贝拉西普抑制T细胞共刺激

B. 与环孢素相比，贝拉西普可在移植受体中维持长期肾功能

C. 与环孢素治疗相比，贝拉西普增加心血管和代谢并发症

D. 贝拉西普在EBV血清阴性患者中不禁忌

E. 贝拉西普与巴西利昔单抗联合用于诱导，并与MMF和糖皮质激素联合用于维持疗法

答案：C

解析：除选项C以外，以上所有陈述均正确。实际上，与环孢素治疗的患者相比，接受贝拉西普治疗的患者心血管和代谢状况得到改善。因此，选项C错误。同样，与环孢素治疗的患者相比，贝拉西普在肾移植患者中显示在1年及以后的几年中可改善肾功能。但是，已显示贝拉西普会导致移植后淋巴增生性疾病，而EBV血清阴性的患者患这些疾病的风险更高。因此，在EBV血清阴性患者中禁用贝拉西普。

推荐阅读

Bodell, Womer K L, Rabb H. Immunosuppressive medications in kidney transplantation. //Johnson R J, Feehally J, Floege J. Comprehensive Clinical Nephrology 5th ed. Philadelphia: Elsevier/Saunders, 2015: 1144-1151.

Sayed B A, Kirk A D, Pearson T C, et al. Belatacept. //Morris P J, Knechtle S J. Kidney Transplantation-Principles and Practice 7th ed. Philadelphia: Elsevier Saunders, 2013: 314-319.

62. 肾移植术后复发/新生肾小球疾病很常见。以下陈述关于复发/新生疾病的患病率和临床表现哪一项是错误的？

A.肾脏同种异体移植物疾病登记处（RADR）报告，在65个月的随访后，复发/新生疾病发生率为3.4%

B.澳大利亚和新西兰的注册数据报告，8.4%的同种异体移植物丢失发生于移植后10年的复发性疾病

C.疾病的临床复发表现为蛋白尿，镜下或肉眼血尿和移植物功能障碍

D.新生疾病的发生总是比复发性疾病早得多

E.钙调磷酸酶抑制剂诱导的血栓性微血管病（TMA）可能在移植后的头几个月内发生

答案：D

解析：复发的定义是原肾和移植肾发生相同的原生疾病，而新生疾病是原肾以外的新疾病的发生。RADR是由6个美国移植中心组成的联盟，该中心报告在平均65个月的随访期间复发和新生肾

小球疾病的发生率为3.4%（选项A正确）。Briganti等根据澳大利亚和新西兰的注册数据，报道8.4%的同种异体移植物丢失发生于移植后10年的复发性疾病（选项B正确）。在这项研究中，作者没有报告那些复发性疾病的患者，但并未丢失其移植物。因此，实际复发率远高于8.4%。复发性或从头疾病的常见表现是蛋白尿，血尿和移植物功能障碍（选项C正确）。

移植后可立即发生复发性肾脏疾病（局部节段性肾小球硬化），或移植10年后出现（IgA肾病或糖尿病性肾病）。相反，除了Alport综合征中的抗GBM疾病和钙调神经磷酸酶或mTOR抑制剂诱导的TMA的发生（在移植后的几个月内发生）外，大多数移植患者可能需要数年的时间才能发生新生疾病。除了这些例外，新生疾病是移植的晚期表现。因此，选项D错误。

推荐阅读

Briganti E M, Russ G R, McNeil J J, et al. Risk of renal allograft loss from recurrent glomerulonephritis. N Engl J Med, 2002, 347: 103-109.

Dube G K, Cohen D J. Recurrent and de novo disease after renal transplantation. //Weir M R, Lerm E V. Kidney Transplantation. Practical Guide to Management. New York: Springer, 2014: 159-172.

Hariharan S, Adams M B, Brennan D C, et al. Recurrence and de novo glomerular disease after renal transplantation: a report from Renal Allograft Disease Registry (RADR). Transplantation, 1999, 68: 635-641.

63. 下列哪一种原发性疾病在同种异体移植物中复发率最低？

A. 局部节段性肾小球硬化症（FSGS）

B. IgA肾病

C. 膜增生性肾小球肾炎1型（MPGN 1）

D. 膜性肾病

E. Fabry病

答案：E

解析：在上述所有疾病中，据报道Fabry病的复发率最低（＜5%）。因此，选项E正确。

表11.9　各种原发性和继发性肾病的复发率

疾病	复发率（%）	5～10年后移植肾失功率（%）
FSGS	30～50	20～30（塌陷型FSGS＞50）
IgA肾病	30～60	10～30
膜性肾病	10～40	30～50
膜增生性肾小球肾炎1型（MPGN 1）	20～50	10～20
致密物沉积病	80～100	30～60
狼疮肾炎	2～10	3
糖尿病肾病	80（组织学）	＜5
aHUS	65	65
HSP	25～50	10
ANCA相关性肾炎	20～25	5
抗GBM病	5～10	5
草酸盐沉着症	80～100	80
Fabry病	＜5	＜5

在上述所有疾病中，同种异体移植物中更容易发生塌陷型FSGS、致密物沉积病、aHUS和原发性草酸沉着症。尽管从组织学来看，糖尿病肾病复发率＞80%，但移植物失功率通常较低（表11.9）。同种异体移植物中Fabry病、抗GBM病和先天性肾病的复发率＜5%。因此，选项E正确。

推荐阅读

Ivanyi B. A primer on recurrent and de novo glomerulonephritis in renal allografts. Nature Clin Pract Nephrol, 2008, 8: 446-457.

Morozumi K, Takeda A, Otsuka V, et al. Recurrent glomerular disease after kidney transplantation: An update of selected areas and the impact of protocol biopsy. Nephrology, 2014, 19 (suppl 3): 6-10.

Ponticelli C, Glassock R J. Transplant recurrence of primary glomerulonephritis. Clin J Am Soc Nephrol, 2010, 5: 2263-2372.

Ponticelli C, Moroni G, Glassock R J. Recurrence of secondary glomerular disease after renal transplantation. Clin J Am Soc Nephrol, 2011, 6: 1214-1221.

64. 同种异体移植物中不会新出现以下哪种疾病?

A.膜性肾病

B.糖尿病性肾病

C.原发性草酸沉着症

D.aHUS

E.抗GBM病

答案: C

解析:除原发性草酸沉着症外,所有其他疾病都会在异体移植物中重新发生。因此,选项C正确。应当注意,上述所有疾病均在同种异体移植物中复发。异体移植物中有0.7%~9.3%出现新生的膜性肾病。据报道,新发糖尿病平均5.9年后,新发生了糖尿病肾病。aHUS的发病率为0.8%~14%,这种疾病的危险因素是年龄较小、女性和初次使用西罗莫司。抗-GBM疾病在Alport综合征的接受者中发生。血浆置换已被证明是有益的。

原发性草酸症是由于肝酶缺乏,导致草酸盐积累,肾结石和肾衰竭。该病不会重新发生,但在约80%移植功能高的患者中会复发。

推荐阅读

Dube G K,Cohen D J. Recurrent and de novo disease after renal transplantation. //Weir M R,Lerm E V. Kidney Transplantation. Practical Guide to Management. New York:Springer,2014:159-172.

Ivanyi B. A primer on recurrent and de novo glomerulonephritis in renal allografts. Nature Clin Pract Nephrol,2008,8:446-457.

65. 将以下复发性和新生肾小球疾病与潜在的治疗干预措施相匹配:

疾病	潜在的干预措施
A.FSGS	1. 血浆置换、利妥昔单抗、半乳糖、糖皮质激素
B.膜性肾病	2. 利妥昔单抗
C.抗GBM病	3. 血浆置换、环磷酰胺、糖皮质激素
D.ANCA血管炎	4. 血浆置换、环磷酰胺、糖皮质激素
E.IgA肾病	5. 糖皮质激素、环孢素
F.aHUS	6. 依库丽单抗

答案:A=1;B=2;C=3;D=4;E=5;F=6

解析:对于复发性特发性FSGS,通常每周进行3次血浆置换术直至缓解。但是,有些患者可能需要进行慢性血浆置换以维持缓解。利妥昔单抗血浆置换也被证明是有益的。年轻患者和白蛋白正常的患者似乎对利妥昔单抗治疗有反应。复发性FSGS的其他治疗选择包括糖皮质激素、环孢素和半乳糖(A=1)。

利妥昔单抗已被证明对某些复发性膜性肾病患者有益。其他研究显示ACE抑制剂、环磷酰胺和高剂量糖皮质激素对复发性疾病患者的蛋白尿有益(B=2)。

对于可以在移植后立即发生或数年后发生的抗GBM病,人们尝试了血浆置换、环磷酰胺和糖皮质激素治疗,取得了不同程度的成功(C=3)。

复发性ANCA血管炎患者需要与非移植患者相同的治疗,包括高剂量糖皮质激素、血浆置换和环磷酰胺。单独使用利妥昔单抗与环磷酰胺方案同样有效(D=4)。

在一项研究中,IgA肾病的复发率为32%。在52%的复发性疾病患者中发现尿液分析正常。发现环孢素可阻止79%的患者复发。在另一项研究中,发现使用糖皮质激素1年与IgA肾病复发减少有关。另外,发现早期停用糖皮质激素会增加各种形式的肾小球肾炎的风险(E=5)。

aHUS是一种遗传性疾病,其补体因子H、I和膜辅因子蛋白发生突变。H和I因子异常患者的复发率为70%~90%。已经发现依库丽单抗是一种防止膜攻击复合物形成的抗C5抗体,可用于治疗aHUS(F=6)。

推荐阅读

Clayton P,McDonald S,Chadban S. Steroids and recurrent IgA nephropathy after kidney transplantation. Am J Transplant,2011,11:1645-1649.

Dube G K,Cohen D J. Recurrent and de novo disease after renal transplantation. //Weir M R,Lerm E V. Kidney Transplantation. Practical Guide to Management. New York:Springer,2014:159-172.

Ortiz F,Gelpi R,Koskinen P,et al. IgA nephropathy recurs early in the graft when assessed by protocol biopsy. Nephrol Dial Transplant,

2012，27：2553-2558.

（张　萍　译）

66. 1例36岁的非洲裔美国妇女，因FSGS而进行血透4年，8个月前行已故供体肾移植。在一次常规随访中发现尿蛋白1600mg/d，血肌酐为88.4mmol/L，患者目前服用他克莫司、MMF和泼尼松。下列哪一种选择最可能是患者蛋白尿的原因？

A.急性排斥反应

B.他克莫司（CNI）毒性

C.小管间质纤维化

D.复发性肾小球疾病

E.急性小管间质病（aTID）

答案：D

解析：蛋白尿，即使仅150mg/d，也是移植肾失功的危险因素。一般情况下，原肾蛋白尿在移植后4个月内消失，在此之后出现的任何蛋白尿都被认为是来自同种异体移植肾，故在这个病例中，蛋白尿来自她的移植肾。多项研究表明，肾脏的组织学诊断依赖于蛋白尿的严重程度，一般来说，蛋白尿＞1.5g/d最常与复发和（或）移植肾小球病变的相关（选项D正确）。移植肾活检显示FSGS、CNI相关的病理改变较少见。

鉴别诊断时，应注意鉴别急性和慢性排斥反应、CNI毒性、小管间质纤维化、复发/新生疾病和慢性抗体介导的移植肾小球病变等，当出现新发蛋白尿时，可通过移植肾活检鉴别以上情况。

推荐阅读

Akbari A，Knoll G A. Post-transplant proteinuria：Differential diagnosis and management. //Weir M R，Lerm E V. Kidney Transplantation. Practical Guide to Management. New York：Springer，2014：335-340.

Shamseddin M K，Knoll G A. Posttransplantation proteinuria：An approach to diagnosis and proteinuria. Clin J Am Soc Nephrol，2012，6：1786-1793.

67.肾脏科医师希望通过改变生活方式和其他药物来控制某患者的蛋白尿，包括将他克莫司转换为另一种免疫抑制剂。以下哪一种药物对该患者是不利的？

A.低盐饮食

B.坎地沙坦

C.把他克莫司换成西罗莫司

D.低蛋白饮食

E.贝拉西普

答案：C

解析：生活方式的改变，如低盐饮食已被证明可以降低移植和非移植CKD患者的蛋白尿，添加一种ACEI或ARB也可降低蛋白尿。虽然低蛋白饮食确实改善了蛋白尿，但这种方法必须个体化以避免营养不良。

许多移植肾病科医师都提倡用ACEI或ARB治疗高血压，因为它们对蛋白尿和心血管并发症有益处；然而一些肾病学家认为这些肾素-血管紧张素-醛固酮抑制剂会升高血肌酐和血钾水平，因此不建议肾移植患者常规使用ACEI或ARB。

坎地沙坦在肾移植术后的评价研究（SECRET）显示，与安慰剂相比，坎地沙坦可以降低血压、减少蛋白尿，因此，本研究显示了ARB在肾移植患者中的安全性。

虽然贝拉西普已被批准用于肾移植患者蛋白尿的研究，但相关研究尚未开展。不过已有报道称贝拉西普可以改善FSGS患者的蛋白尿。

西罗莫司已被证明会通过减少足细胞上肾素的表达而增加蛋白尿，而且西罗莫司还能降低血管内皮生长因子在肾小球的表达。因此，选项C正确。

推荐阅读

Akbari A，Knoll G A. Post-transplant proteinuria：Differential diagnosis and management. //Weir M R，Lerm E V. Kidney Transplantation. Practical Guide to Management. New York：Springer，2014：335-340.

Philipp T，Martinez F，Geiger H，et al. Candesartan improves blood pressure control and reduces proteinuria in renal transplant recipients：Results from SECRET. Nephrol Dial Transplant，2010，25：967-976.

Reiser J，Alachkar N. Abate or applaud belatacept in proteinuric kidney disease. Nature Rev Nephrol，2014，10：128-130.

Shamseddin MK，Knoll GA. Posttransplantation proteinuria：An approach to diagnosis and proteinuria. Clin J Am Soc Nephrol, 2012, 6: 1786-1793.

68. 1例42岁女性因丙型肝炎和急性肾损伤而肝衰竭,4年前接受肝移植,术后长期服用他克莫司、MMF和泼尼松。在一次随访中,她被发现蛋白尿(＋)、24h尿蛋白定量1.6g,血清肌酐从1.1mg/dl增加到1.4mg/dl(GFR＜60ml/min)。下列哪一项是患者肾功能下降和蛋白尿最可能的原因?

A. 钙调神经磷酸酶抑制剂毒性(CNI)诱发的血栓性微血管病(TMA)

B. 急性小管坏死(ATN)

C. 高血压性肾硬化症

D. 原发性肾小球疾病

E. 以上均是

答案: E

解析: 以上均正确(选项E)。Schwarz及其同事对肾功能下降和蛋白尿的非肾脏移植受者(骨髓移植、肝脏移植、肺移植和心脏移植)进行了肾活检,结果显示,在39例肝移植患者中共取出41个活检,其中49%为ATN、13%为小动脉透明变性、18%为全局肾小球硬化、26%为原发性肾小球疾病(IgA肾病、微小病变、MPGN)、41%为良性肾硬化、13%为TMA,因此肾衰竭和蛋白尿的原因是多因素的。Kim等也在肝脏移植患者(主要由丙型肝炎引起)中进行的肾活检研究显示,42%的患者存在原发性肾小球疾病,只有16%的患者存在CNI毒性。综上,以上两项研究都表明肾功能下降和新发蛋白尿很可能与肾小球疾病有关,而不仅仅是CNI毒性。

推荐阅读

Kim J Y, Akalin E, Dikman S, et al. The variable pathology of kidney disease after liver transplantation, 2010, 89: 215-221.

Schwarz A, Haller H, Schmitt R, et al. Biopsy-diagnosed renal disease in patients after transplantation of other organs and tissues. Am J Transplant, 2010, 10: 2017-2025.

69. 你被要求去诊治1例52岁女性,她在15个月前因为乙型肝炎接受肝移植,血清肌酐从1.1mg/dl增加到1.6mg/dl,在充分的水化作用下血肌酐保持在1.6mg/dl。患者目前服用他克莫司(谷浓度6ng/ml)、MMF和泼尼松10mg,每日1次。若不考虑乙肝病毒血症,下列哪一种危险因素可能导致这位妇女的慢性肾病(CKD)?

A. 年龄

B. 钙调神经磷酸酶抑制剂(CNI)肾毒性

C. 肝移植前终末期肝病(MELD)高模型评分

D. 移植前低eGFR

E. 以上均是

答案: E

解析: 以上均是正确的(选项E)。Lee等曾研究431例韩国肝移植受体的慢性肾病的发展(eGFR＜60ml/min),多元分析发现移植受者年龄(＞40岁)、CNI毒性、移植前低eGFR、肝肾综合征、移植后肾功能不全的严重程度、高Child-Pugh和MELD评分和移植前蛋白尿都是CKD的危险因素,慢性肾病的累积发病率为32%,这些患者中约85%患有乙型肝炎相关的肝硬化和肝细胞癌。

另一项研究报道了肝移植5年后CKD的累积发病率为45%。在这项研究中,移植前eGFR是CKD的唯一独立预测因子,其他一些研究也报道了肝脏移植患者CKD的其他危险因素。

推荐阅读

Lee J P, Heo N J, Joo K W, et al. The risk factors for consequent kidney impairment and differential impact of liver transplantation on renal function. Nephrol Dial Transplant, 2010, 25: 2772-2785.

Giusto M, Berenguer M, Merkel C, et al. Chronic kidney disease after liver transplantation: pretransplantation risk factors and predictors during follow-up. Transplantation, 2013, 15: 1148-1153.

70. 1例48岁酒精性肝硬化男性患者,在戒酒8个月后发展为进行性肝衰竭,他的MELD评分是32分。以下哪一个是肝肾联合移植(SLK)的正确适应证?

A. AKI、肝肾综合征(HRS)且血肌酐＞2mg/dl或以上、透析8周或更长时间

B. eGFR＜30ml/min持续超过90d(CKD)

C. CKD活检显示30%肾小球硬化(GS)或30%间质纤维化

D. ESRD透析患者有症状或证据显示有门静脉高压或肝静脉压≥10mmHg

E. 以上均是

答案：E

解析：一个由几个相关协会主办的共识会议推荐所有上述标准均为SLK的适应证。因此，选项E正确。然而，一些研究人员认为，该标准需要改进和修订。器官获取和移植网络（OPTN）提出了以下SLK修订准则（OPTN Policy 3.5.10）：

（1）需要透析的CKD。

（2）CKD（MDRD-6计算eGFR ≥ 30ml/min或碘酞酸盐法测定且蛋白尿＞3g/d）。

（3）持续AKI需要透析6周或以上（透析频率至少2次/周）。

（4）持续AKI（MDRD-6计算或直接测量eGFR ≥ 25ml/min，持续6周或更长时间）不需要透析。

（5）持续AKI：如果患者在上述第3条和第4条的时间合计为6周也有资格进入SLK列表（例如eGFR＜25ml/min 3周后又透析了3周）。

（6）代谢性疾病。

推荐阅读

Chava S P, Singh B, Zaman M B, et al. Current indications for combined liver and kidney transplantation in adults.Transplant Proc，2009，23：111-119.

Eason J D, Gonwa T A, Davis C L, et al. Proceedings of consensus conference on simultaneous liver and kidney transplantation（SLK）. Am J Transplant，2008，8：2243-2251.

Nadim M K, Sung R S, Davis C L, et al. Simultaneous liver-kidney transplantation summit：Current state and future directions. Am J Transplant，2012，12：2901-2908.

71. 27岁女性，因高血压导致终末期肾病，并行维持性血液透析治疗。她移植了一个活体亲属捐献的肾脏，术后恢复良好。她正在服用他克莫司、MMF和泼尼松。以下哪一个法医学问题需要向移植肾受者告知？

A.在移植手术后采取适当的避孕措施，妊娠必须延迟至少1年

B.虽然可以正常生育，但妊娠仍被认为是存在高风险的，应告知患者可能发生先兆子痫、新发糖尿病、低出生体重早产儿及流产等情况

C.妊娠期和哺乳期应说明免疫抑制剂对胎儿的不良影响，必要时需转介遗传咨询

D.无论是经阴道分娩还是剖宫产，均应解释清楚分娩方式

E.以上均是

答案：E

解析：以上所有事项都应在妊娠前几周向患者及其配偶告知，患者应有计划地妊娠。美国移植学会建议受体可在一年内妊娠，条件是：①同种异体移植物功能稳定（肌酐＜1.5mg/dl，蛋白尿＜500mg/d）；②无急性排斥反应；③无感染，或未使用更昔洛韦等致畸形药物。尽管有争议，但研究显示移植后前2年的妊娠与自然流产密切相关。

以上所列的问题也应在征得患者同意的情况下与患者配偶（伴侣）或家属沟通。移植受者的剖宫产率似乎高于一般人群。

以下是降低移植后妊娠并发症风险的因素：移植后至少1年以后再怀孕；肾功能良好（肌酐＜1.5mg/dl，蛋白尿＜500mg/d）；无急性排斥反应；移植肾超声正常；目标血压的维持；患者对药物和门诊的依从性；无感染。

推荐阅读

Ahmad M，Pyrsopoulos N. Transplantation and pregnancy. Medscape，2014.

McKay D，Josephson M. Reproduction and transplantation：report on the AST consensus conference on reproductive issues and transplantation. Am J Transplant，2005，5：1-8.

72.若上述患者决定妊娠，以下哪一种免疫抑制药物需要停用？

A. 糖皮质激素

B. 他克莫司

C. 西罗莫司

D. MMF

E. C和D

答案：D

解析：除MMF外，以上药物均可在妊娠期间使用，MMF因存在胎儿致畸而禁用。因此，选项D正确。他克莫司和西罗莫司属于妊娠C类药物，但仍有一定的风险，孕期安全性尚不确定，许多关于西罗莫司的病例报告均未发现任何不良反应。

西罗莫司似乎对男性有生殖抑制作用。因此，

此药物不应该用于有生育意愿的男性。

推荐阅读

Ahmad M, Pyrsopoulos N. Transplantation and pregnancy. Medscape, 2014.

McKay D, Josephson M A. Risks of pregnancy in renal transplant recipients. //Weir MR, Lerma EV. Kidney Transplantation. Practical Guide to Management. New York, Springer, 2014: 183-188.

73. 1例64岁非肥胖男性, 因高血压肾硬化症行血液透析3年, 接受已故供体肾脏移植。在一次常规门诊随访中发现其空腹血糖水平为130mg/dl, HbA1c为7.8%。以下哪一个危险因素与移植后新发糖尿病(NODAT)的发生有关?

A.年龄增长

B.男性

C.非白种人

D.免疫抑制剂

E.以上均是

答案: E

解析: 以上因素均与NODAT的发生有关(选项E)。NODAT的发生常在免疫抑制使用的前6个月, 在移植的前3个月只推荐查空腹血糖或糖耐量试验, 而不推荐查HbA1c, 因为新的血红蛋白可能还没有合成和糖化。在移植前没有空腹高血糖或糖耐量受损(经口服糖耐量试验检测)的患者中, 约有20%的患者出现NODAT。

一些危险因素已经被确定, 包括老年人(>60岁)、男性、非洲裔美国人、西班牙裔和其他非白种人、肥胖、家族糖尿病病史、糖皮质激素、CNIs、mTOR抑制剂、多囊肾病、急性排斥反应和丙型肝炎感染。

推荐阅读

Ghisdal L, Van Laecke S, Abramovicz A, et al. New-onset diabetes after renal transplantation. Diabetes Care, 2012, 35: 181-188.

Sarno G, Muscogiuri G, De Rosa P. New-onset diabetes after kidney transplantation: Prevalence, risk factors, and management. Transplantation, 2012, 93: 1189-1195.

Yates C J, Fourlanos S, Hjelmesaeth J, et al. New onset diabetes after kidney transplantation-

changes and challenges. Am J Transplant, 2012, 12: 820-828.

74.在上述患者中, 下列哪一种免疫抑制药物组合对NODAT的风险最高?

A. MMF 联合环孢素

B. MMF 联合西罗莫司

C. 他克莫司联合西罗莫司

D. 硫唑嘌呤联合贝拉西普

E. MMF联合贝拉西普

答案: C

解析: 可引起高血糖的免疫抑制药物包括糖皮质激素、CNIs和mTOR抑制剂, 而抗增殖药物如MMF、硫唑嘌呤和贝拉西普未发现与NODAT相关。糖皮质激素会促进肝脏产生葡萄糖, 也会引起胰岛素抵抗, 从而导致血糖升高。环孢素和他克莫司比较, 前者的高血糖风险比后者小, 一项大型研究表明, 接受环孢素治疗的患者中有26%出现NODAT, 而接受他克莫司治疗的患者中有33.6%出现NODAT。西罗莫司具有直接β细胞毒性, 抑制胰岛素诱导的肝葡萄糖生成, 并通过药物本身引起的高甘油三酯血症引起胰岛素抵抗。

MMF与环孢素合用虽可引起NODAT, 但不如他克莫司联合西罗莫司严重(选项A错误), 此外, MMF和西罗莫司联合使用也不是NODAT的最高风险(选项B错误), 与这两种组合相比, 他克莫司联合西罗莫司会导致严重的高血糖, 并对该患者构成最高的风险, 因此, 选项C正确。

硫唑嘌呤与贝拉西普、MMF与贝拉西普的其他组合均不是NODAT的危险因素(选项D、E错误)。

推荐阅读

Ghisdal L, Van Laecke S, Abramovicz A, et al. New-onset diabetes after renal transplantation. Diabetes Care, 2012, 35: 181-188.

Sarno G, Muscogiuri G, De Rosa P. New-onset diabetes after kidney transplantation: Prevalence, risk factors, and management. Transplantation, 2012, 93: 1189-1195.

Yates CJ, Fourlanos S, Hjelmesaeth J, et al. New onset diabetes after kidney transplantation-changes and challenges. Am J Transplant, 2012, 12: 820-828.

75.上述患者患NODAT，以下哪一种选项是该患者的预后？

A.生存率降低

B.移植物存活率降低

C.心血管并发症增加

D.感染的风险增加，以及眼科和神经系统并发症增加

E.以上都是

答案：E

解析：以上所有预后均已报道跟NODAT有关（选项E正确）。有报道称该类患者的存活率和移植物的存活率都很低。NODAT使心血管疾病死亡风险增加1.8倍，总死亡率增加1.5倍；与此同时，高血糖的急性并发症（如酮症酸中毒、高血糖高渗综合征）及慢性并发症（视网膜病变和神经病变）也有报道。另外，NODAT增加了移植受者的管理成本。

推荐阅读

Ghisdal L, Van Laecke S, Abramovicz A, et al. New-onset diabetes after renal transplantation. Diabetes Care, 2012, 35: 181-188.

Sarno G, Muscogiuri G, De Rosa P. New-onset diabetes after kidney transplantation: Prevalence, risk factors, and management. Transplantation, 2012, 93: 1189-1195.

Yates C J, Fourlanos S, Hjelmesaeth J, et al. New onset diabetes after kidney transplantation-changes and challenges.Am J Transplant, 2012, 12: 820-828.

76. 1例患有1型糖尿病、肌酐为362.44mmol/L（eGFR 18ml/min）的30岁女性询问你关于移植的选择，下列哪一项被认为是该患者的最佳选择？

A.活体亲属肾移植

B.仅尸体移植

C.胰腺单独移植（PTA）

D.胰肾联合移植（SPK）

E.肾移植后胰腺移植（PAK）

答案：D

解析：虽然以上所有的选择都是可行的，但SPK是她最好的治疗方式，因为患者在移植后不需依赖胰岛素，而且患者和移植物存活率均优于PAK和PTA。另外，在SPK患者中可以观察到肾脏病理好转、视网膜病变改善或稳定。因此，选项D

正确。

值得注意的是，尽管上述所有移植的效果都很好，但由于无法解释的原因，SPK、PAK和PTA的数量一直在减少。

推荐阅读

Gruessner A C, Gruessner RWG. Pancreas and kidney transplantation for diabetic nephropathy. //Kidney Transplantation: Principles and Practice. Morris P J, Knechtle S J 7th ed. Edinburgh: Elsevier/Saunders, 2014: 584-605.

Klassen D K. Kidney and pancreas transplantation. //Weir M R, Lerma E V. Kidney Transplantation. Practical Guide to Management. New York: Springer, 2014: 401-410.

77.以下关于eGFR为18的2型糖尿病患者胰腺移植的陈述哪一项是错误的？

A. 2000—2008年，约10%的2型糖尿病患者（BMI 18～30kg/m^2，年龄＜60岁）接受胰肾联合移植（SPK）

B.同种异体胰腺移植在1型和2型糖尿病患者之间生存率相似

C.单独活体供肾移植（LDKTA）的生存优势小于SPK受体

D.在未经校正的分析显示，与只接受死亡供体肾（DDKA）的受体相比，SPK受体5年的肾脏、胰腺和患者生存率更优

E.SPK受体的生存优势不是由于额外的胰腺移植，而是与更年轻的患者年龄、更年轻的供体年龄和移植前较短的等待时间有关

答案：C

解析：2型糖尿病患者占所有糖尿病患者的90%～95%，仅少于10%为1型糖尿病患者。由于1型糖尿病患者缺乏胰岛素，所以被认为是胰腺单独移植或SPK移植的主要对象。然而一些2型糖尿病患者在胰岛素需求和低血糖发作方面与1型糖尿病患者表现相似。器官共享联合网络（UNOS）指出2型糖尿病患者进行胰腺移植的资格包括：①胰岛素依赖；②C肽＜2ng/ml，或C肽＞2ng/ml且BMI＜30kg/m^2。

2000—2008年的9年，约有424/4005（10.6%）例2型糖尿病患者接受SPK。1型糖尿病患者胰腺移植5年生存率为72.4%，2型糖尿病患者为69.8%。

未经校正的分析显示，与DDKA受体相比，接受SPK的患者5年的肾脏、胰腺和患者生存率更佳。SPK受体的生存优势与额外的胰腺移植无关。因此，选项A、B、D和E正确。

Wiseman和Gralla在移植接受者科学登记数据库的分析中报告说，与SPK患者相比，LDKTA的5年生存优势相关当。因此，选项C错误。

推荐阅读

Cohen D J，Ratner L E. Type 2 diabetes：The best transplant option is still uncertain. Clin J Am Soc Nephrol，2012，7：530-532.

Sampaio M S，Kuo H T，Bunnapradist S. Outcomes of simultaneous pancreas-kidney transplantation in type 2 diabetic recipients. Clin J Am Soc Nephrol，2011，6：1198-1206.

Wiseman A C，Gralla J. Simultaneous pancreas kidney transplant versus other kidney transplant options in patients with type 2 diabetes. Clin J Am Soc Nephrol，2012，7：656-674.

78. 1例34岁的1型糖尿病妇女接受了死亡供体肾移植和术后免疫抑制治疗。近期她的尿量减少，图11.4是她的多普勒结果，阻力指数（RI）为0.61。下列哪项最可能是她尿量减少的原因？

A.急性排斥反应

B.急性肾小管坏死

C.血管血栓形成

D.肾盂积水

E.血流动力学异常

答案：E

解析：超声是肾移植患者评价移植肾形态特征最常用的影像学技术。彩色/能量超声和双多普勒超声技术可以评估肾实质血流及肾动脉的通畅程度。多普勒肾阻力指数（RI）已被广泛用于评估CKD和肾移植患者的肾血流或肾脏结构（如血栓形成、狭窄或动静脉内瘘）。RI的应用已经扩展到高血压患者，以及重症患者的肾脏和整体预后。

图中绿色为正常的多普勒动脉波形（图11.4），波形显示收缩期峰值（顶部白色圆圈）和舒张末期（底部白色圆圈）。根据这些波形，可以计算出RI：

$$RI（阻力指数）= PSV-EDV/PSV$$

其中，PSV为收缩期峰值速度，EDV为舒张末期速度。

正常的RI为0.6，成人＞0.7就算RI升高。RI值取决于局部血管状态，而不是肾功能。急性排斥反应、ATN、血栓形成和肾积水均可导致RIs升高。该患者的RI是0.61，因此，患者无血管异常，尿量减少的原因可能为血容量低等血流动力学异常（选项E正确）。

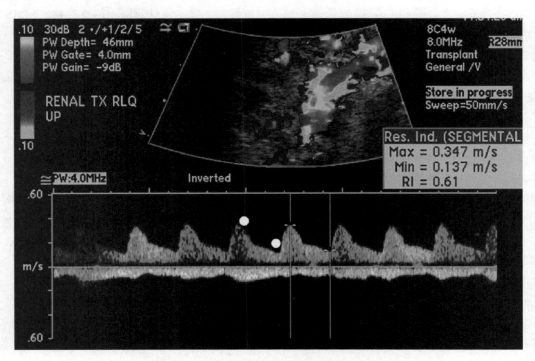

图11.4 肾脏多普勒超声（经Springer允许）

推荐阅读

Manning M，Wong-You-Cheong J. Imaging of the renal transplant patient. //Weir M R，Lerma EV. Kidney Transplantation. Practical Guide to Management. New York：Springer，2014：377-400.

Viazzi F，Leoncini G，Derchi L E，et al. Ultrasound Doppler renal resistive index：A useful tool for the management of the hypertensive patient. J Hypertens，2014，32：149-153.

79. 1例60岁的非洲裔美国人因高血压肾损害导致肾衰竭，在接受了4年血液透析治疗后，于12年前接受了肾移植手术。他目前用药包括他克莫司、MMF、泼尼松（5mg/d），别嘌醇100mg每日2次，阿托伐他汀20mg/d，氨氯地平10mg/d，氯沙坦50mg/d，目前血肌酐1.4mg/dl，尿酸8.5mg/dl，他在移植前有痛风症状，移植后偶尔发作。以下哪一种治疗策略不适用于该患者？

A. 秋水仙碱0.6mg/d

B. 非布司他

C. 将他克莫司改为环孢素

D. 拉布立酶

E. 嘌呤丰富的蔬菜

答案：C

解析：实体器官移植后高尿酸血症和痛风相当普遍。有10%～30%的肾脏和心脏移植受体会患痛风，肝移植受体的痛风发生率要低一些。无症状高尿酸血症（＞6.5mg/dl）在肾脏移植受体中也很常见，肾移植受体发生高尿酸血症和痛风的危险因素包括移植前痛风、环孢素和他克莫司等免疫抑制药、饮酒、肥胖和利尿剂使用。

已显示环孢素引起高尿酸血症和痛风的比例分别为30%～84%和2%～28%。他克莫司引起痛风的患者＜3%。因此，将他克莫司改为环孢素会引起高尿酸血症和痛风，从而给该患者带来更多伤害。因此，选项C错误。其余选择是正确或适当的。

在高尿酸血症的治疗中，目标尿酸水平＜6.5mg/dl可防止复发的痛风发作。该患者每天可使用秋水仙碱0.6mg，但因为该药物会引起肌病和腹泻，所以对于正在使用他汀类药物的患者，需要谨慎使用秋水仙碱，并且需要密切监测肌病和CK水平。

非布司他与别嘌醇相似，是一种黄嘌呤氧化酶抑制剂，它可以用于对别嘌醇过敏的人。然而，在肾脏移植接受者中，非布司他的长期作用尚不完全清楚。服用硫唑嘌呤的患者应谨慎使用别嘌醇或非布司他，因为黄嘌呤氧化酶会抑制硫唑嘌呤的代谢，从而加重骨髓抑制作用。拉布立酶和聚乙二醇化酶是尿酸酶，其将尿酸迅速转化为低尿酸诱导体，此药常在其他药物失效时使用。

富含嘌呤的饮食不仅会增加尿酸水平，而且还容易引起痛风发作，肉、海鲜、啤酒和一些含乙醇等富含嘌呤的食物会增加患痛风的风险；但是，富含嘌呤的蔬菜（豌豆、豆类、小扁豆、菠菜、蘑菇、燕麦片和花椰菜）和低脂乳制品与痛风的风险增加无关。

推荐阅读

Choi H K，Atkinson K，Karlson E W，et al. Purine-rich foods，dairy and protein intake，and the risk of gout in men. N Engl J Med，2004，35：1093-1103.

Stamp L K，Chapman P K. Gout and organ transplantation. Curr Rheumatol Rep，2012，14：165-172.

80. 1例30岁的患1型糖尿病高加索女性，在1年前接受了活体亲属供肾移植。在常规随访时诉轻度髋痛2周。她目前服用他克莫司、MMF和泼尼松（5mg/d），他克莫司血药浓度是5ng/ml，血清钙、磷、碱性磷酸酶和PTH水平均在正常范围内，目前血肌酐为1.3mg/dl、HbA1c为6.8%、骨化三醇水平正常、25-羟维生素D［25（OH）D_3］水平较低（15ng/ml；正常＞30ng/ml）。DXA（双能X线吸收法）扫描显示股骨颈骨质疏松。以下哪种治疗策略最适合该患者？

A. 单用双膦酸盐

B. 维生素D_2（骨化醇）50 000U，3次/周

C. 维生素D_2 25 000U，3次/周，骨化三醇（罗盖全）0.25μg/d，钙剂1g/d

D. 重组人PTH

E. 降钙素

答案：C

解析：由于糖皮质激素和钙调神经磷酸酶抑制剂（CNIs）的使用，移植后骨质流失在移植后的前6个月非常普遍。前6个月的骨质流失率

为5.5%～19.5%，6～12个月的骨质流失率为2.6%～8.2%，其后几年为0.4%～4.5%。移植后骨质流失的原因包括：①糖皮质激素；②CNIs；③雌激素或睾丸激素缺乏；④三发性甲状旁腺功能亢进；⑤钙摄入不足；⑥吸烟。糖尿病患者也易患骨质疏松症。

上述所有治疗策略均需根据骨矿物质密度（BMD）而定。文献已显示双膦酸盐可增加BMD并减少股骨颈骨折，但是，最近的一项研究表明，与骨化三醇和钙剂的治疗方案相比，在骨化三醇（0.25μg/d）和钙剂（500mg，每天2次）的治疗方案中添加伊班膦酸钠对提高BMD并没有优势。因此，单用双膦酸盐不足以改善BMD（选项A错误）。

单独使用骨化醇虽然可以增加25（OH）D₃水平，但不足以改善骨质疏松症（选项B错误）。与安慰剂相比，重组人PTH（特立帕肽）给药6个月并未改善腰椎或桡骨的BMD，除非有更多研究可用，否则目前不建议常规使用特立帕肽（选项D错误）。降钙素对移植患者骨密度的影响不一致，因此不建议常规使用（选项E错误）。

该患者的适当治疗方案是：首先用骨化醇提高25（OH）D₃水平，同时使用骨化三醇和钙剂以改善骨密度（选项C正确）。需要定期随访并评估BMD参数（钙、磷、碱性磷酸盐、PTH和维生素D水平）。HbA1c应保持在6%～6.5%。一旦25（OH）D₃水平正常，骨化醇就可以换为维生素D₃（1000U/d）。

推荐阅读

Kalantar-Zadeh K, Molnar M Z, Kovesdy C P, et al. Management of mineral and bone disorder after kidney transplantation. Curr Opin Nephrol Hypertens, 2012, 21: 389-403.

Pham P T, Danovitz D M, Pham P CT. Medical management of the kidney transplant recipient: Infections, malignant neoplasms, and gastrointestinal disorders. //Johnson R J, Feehally J, Floege J. Comprehensive Clinical Nephrology 5th ed. Philadelphia: Elsevier/Saunders, 2015: 1188-1201.

81. 1例接受血液透析一年的28岁女性在3个月前接受了活体供肾移植。在随访期间，她就使用的免疫移植药物［他克莫司、MMF和泼尼松（5mg/d）］询问一些外貌方面的问题。这位年轻患者可能出现以下哪项外貌变化？

A. 牙龈增生

B. 多毛症

C. 脱发

D. 满月脸

E. 以上均是

答案：E

解析：在治疗过程中，无论使用哪种免疫抑制药物，都应向移植受者告知用药后的外貌变化问题。使用环孢素后牙龈增生常见，这与环孢素浓度无关，将环孢素换成他克莫司后，牙龈增生可在几周内消退，必要时可选择手术治疗。除了将环孢素改为他克莫司以外，口腔卫生、停用钙通道阻滞剂和适当的抗生素使用均有助于牙龈增生的消退。

在使用环孢素治疗的患者中，超过20%的患者出现多毛症，同时使用糖皮质激素或米诺地尔可加重多毛现象，换成他克莫司是治疗多毛症的最佳手段。该患者正在服用他克莫司，所以她患多毛症的概率较小。

脱发是他克莫司的并发症，通常停药后会自发消退，不推荐改用环孢素，这可能会引起其他外貌改变并发症，可以通过降低他克莫司剂量来减轻脱发的严重程度。因此，选项E正确。

除有计划妊娠外，长期使用糖皮质激素的其他问题如满月脸也应向患者告知。

推荐阅读

Danovitz G M. Immunosuppressive medications and protocols for kidney transplantation. //Danovitch G M. Handbook of Kidney Transplantation 5th ed. Philadelphia: Lippincott Williams & Wilkins, 2010: 77-126.

Fernando ON, Sweny P, Varghese Z. Elective conversion of patients from cyclosporine to tacrolimus for hypertrichosis. Transplant Proc, 1998, 30: 1243-1244.

Kohnle M, Lutkes P, Zimmermann U, et al. Conversion from cyclosporine to in renal transplant recipients with gum hyperplasia. Transplant Proc, 1999, 31: 44S-45S.

（杨 浩 张亚玲 张 萍 译）

彩　图

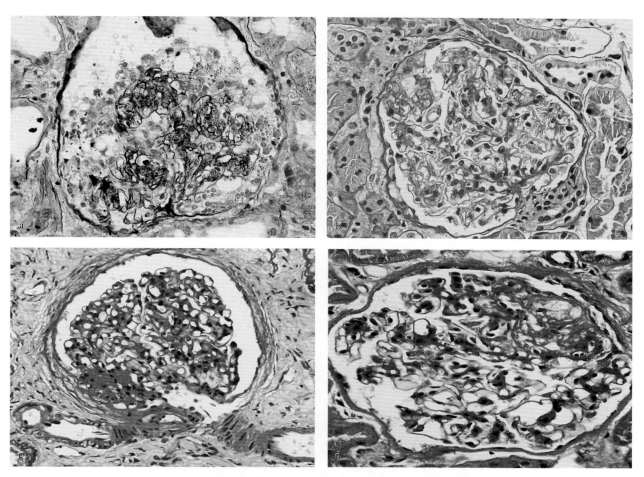

图2.1　不同类型局灶节段硬化性肾炎（FSGS）的肾脏病理改变

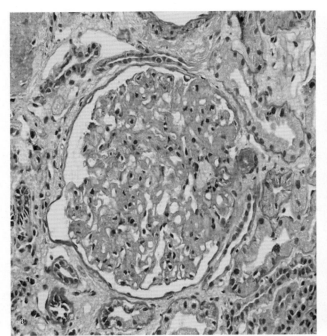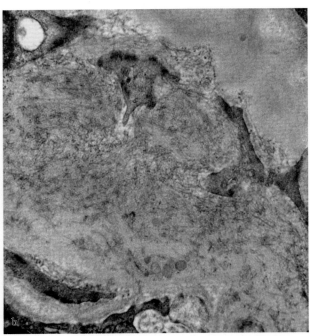

图2.4　患者的光镜（a）和电镜（b）显微照片

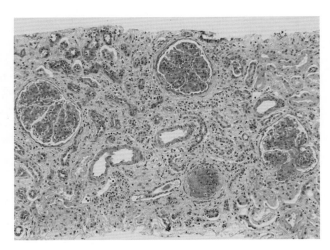

图2.5　光镜下可见肾小球损伤

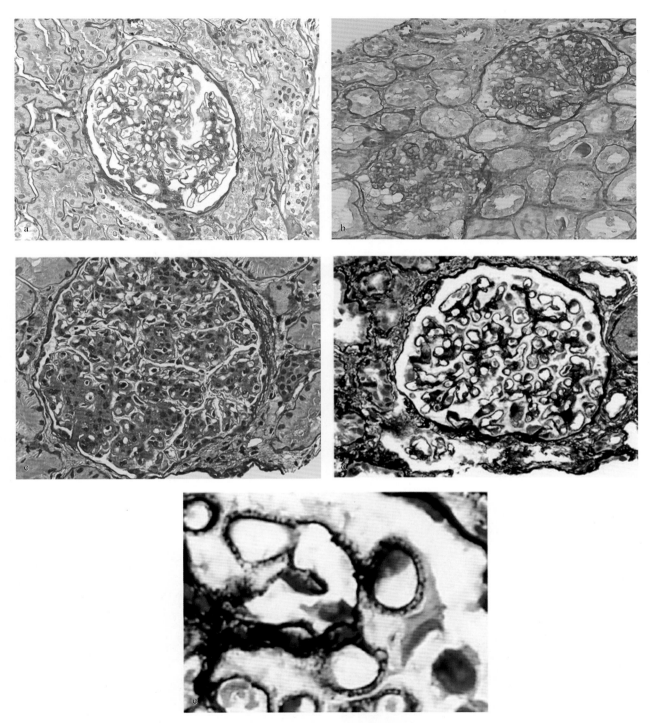

图2.9　光镜下可见肾小球损伤

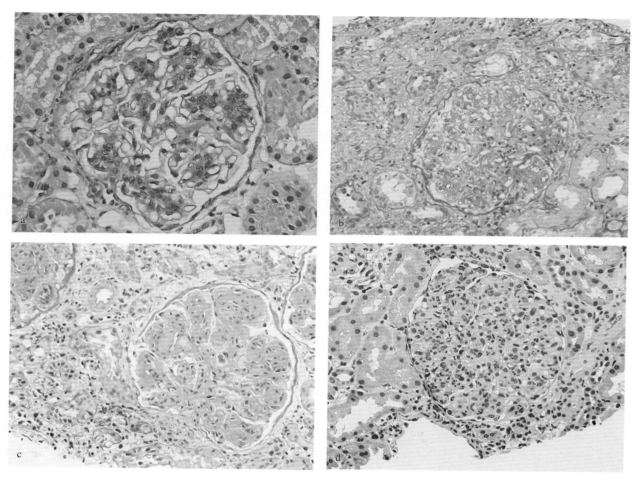

图2.10　光镜下可见肾小球损伤

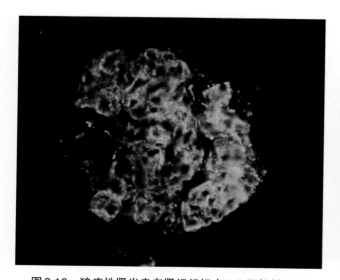

图2.16　狼疮性肾炎患者肾组织标本IgG颗粒样沉积

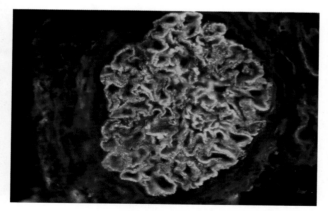

图2.17　膜性肾病患者免疫荧光，IgG沿毛细血管袢及内皮下均匀沉积

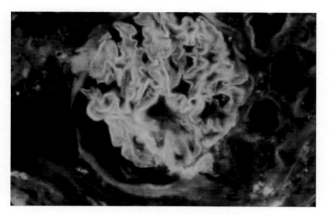

图2.18　Goodpasteur病患者出现IgG线样沉积

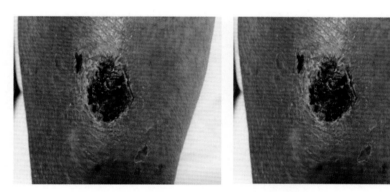

图2.19　患者的左、右胫骨的皮损

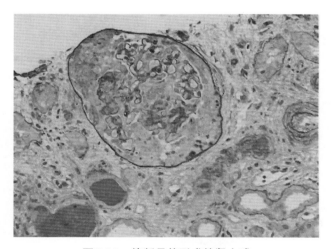

图2.20　伴新月状形成的肾小球

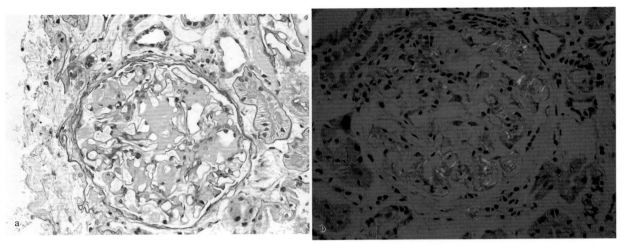

图2.21　光镜（图a）和免疫荧光（图b）见肾小球改变

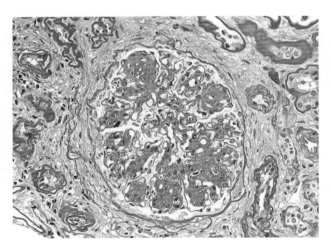

图2.22　光镜下肾小球所见

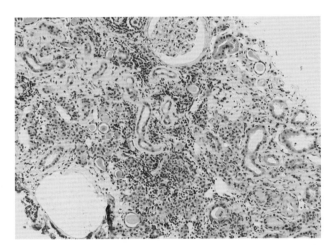

图2.23　急性肾小管间质性肾炎的LM照片，显示间质性水肿，淋巴细胞，单核细胞和浆细胞浸润，肾小球正常

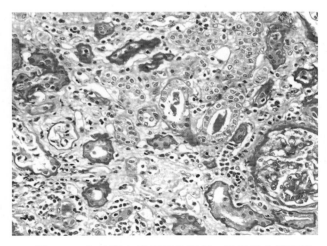

图2.24　急性肾小管间质性肾炎，显示肾小管萎缩、肾小管基底膜增厚、肾小管纤维化、淋巴细胞浸润、肾小球周围增厚及肾小球系膜基质增加

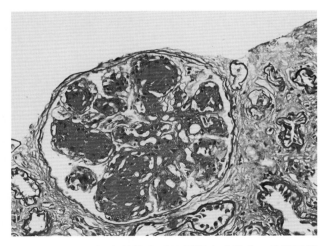

图2.25　吸烟者的肾小球可见肾小球结节，类似于糖尿病性结节性肾小球硬化

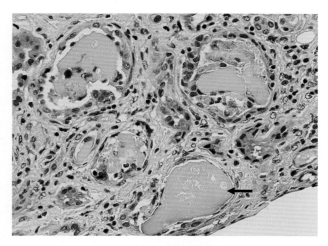

图2.26　肾小管病

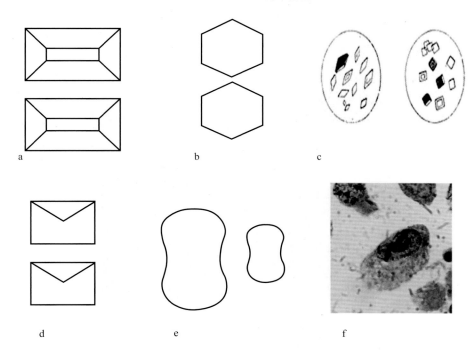

图2.27　尿沉渣的具体发现

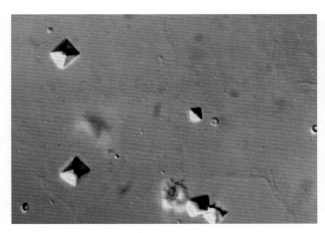

图2.28　草酸钙二水合物晶体（外观类似信封）

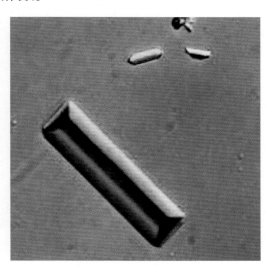

图2.29　"棺盖状"磷酸铵镁晶体

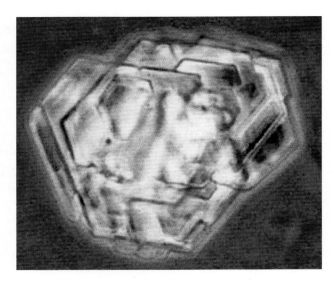

图2.30　胱氨酸（六角形）晶体

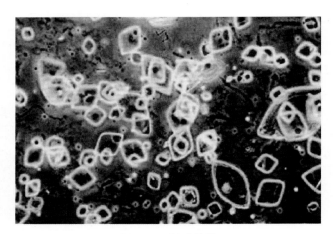

图2.31　尿酸结晶

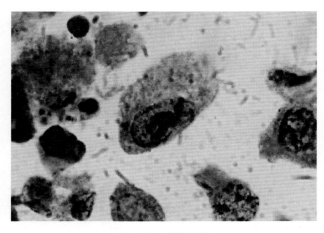

图2.32　诱饵细胞

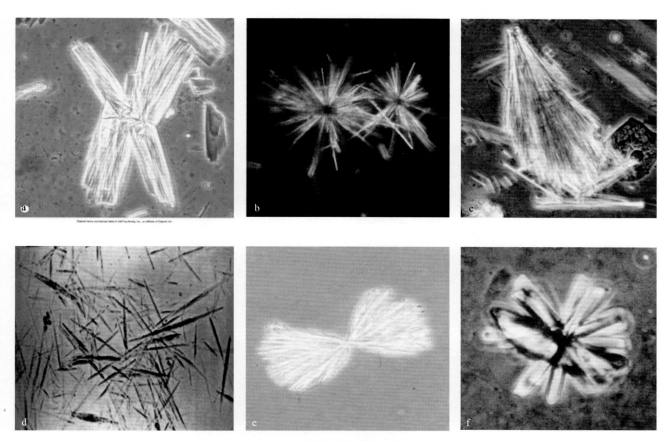

图2.33　药物诱导的尿液结晶

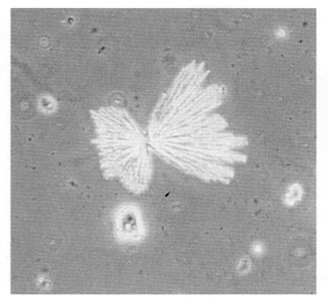

图3.1　患者的尿液晶体（经Giovanni B. Fogazzi 教授许可复制）

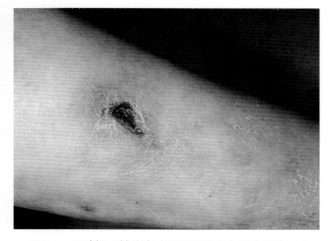

图5.1　下肢坏死性病变（经爱思唯尔有限公司许可）

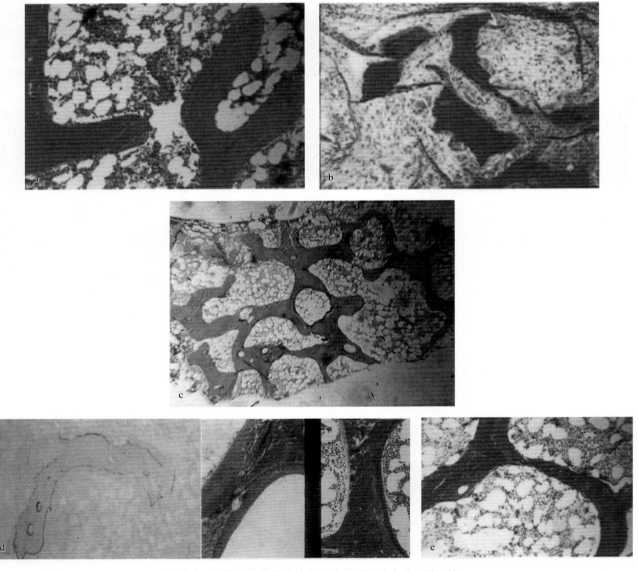

图5.2　正常和异常骨活检结果（经爱思唯尔公司许可）

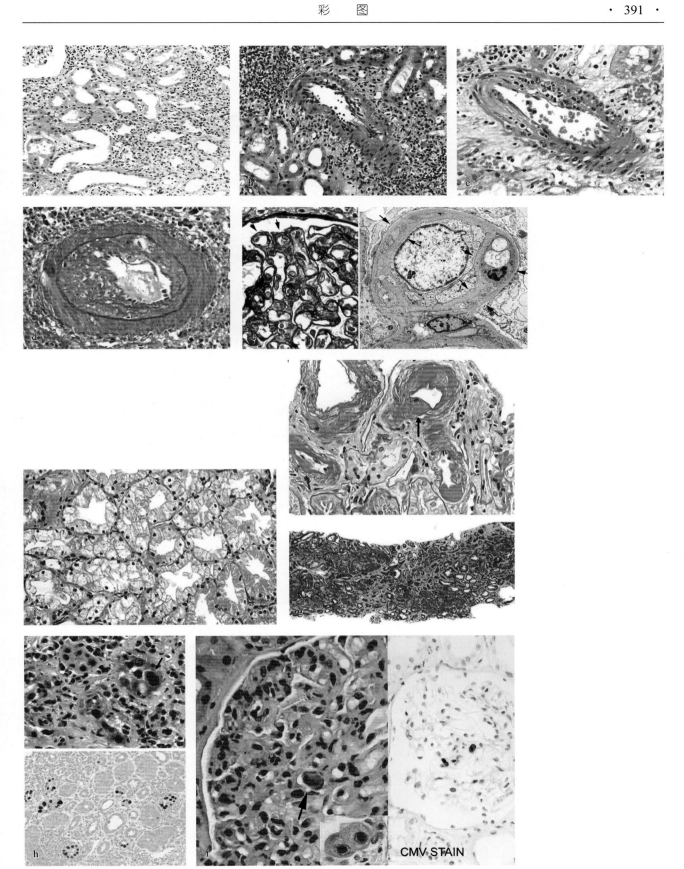

图 11.3　不同的肾脏病理

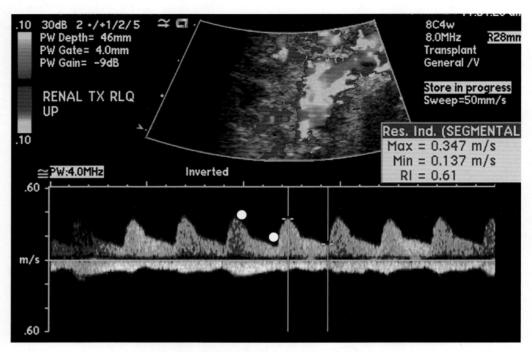

图11.4　肾脏多普勒超声（经Springer允许）